中国康复医学会"康复医学指南"丛书

视觉康复指南

主　　编　卢　奕

副 主 编　申屠形超　刘庆淮　李朝辉
　　　　　张建华　　钟　勇　蒋永祥

人民卫生出版社
·北京·

图书在版编目（CIP）数据

视觉康复指南 / 卢奕主编 . —北京：人民卫生出版社，2023.9

ISBN 978-7-117-35163-8

I.①视… II.①卢… III.①视觉障碍 – 康复 – 指南 IV.①R774.09-62

中国国家版本馆 CIP 数据核字（2023）第 153459 号

人卫智网	**www.ipmph.com**	医学教育、学术、考试、健康，购书智慧智能综合服务平台
人卫官网	**www.pmph.com**	人卫官方资讯发布平台

视觉康复指南
Shijue Kangfu Zhinan

主　　编：卢　奕
出版发行：人民卫生出版社（中继线 010-59780011）
地　　址：北京市朝阳区潘家园南里 19 号
邮　　编：100021
E - mail：pmph @ pmph.com
购书热线：010-59787592　010-59787584　010-65264830
印　　刷：廊坊一二〇六印刷厂
经　　销：新华书店
开　　本：787 × 1092　1/16　印张：17　插页：4
字　　数：424 千字
版　　次：2023 年 9 月第 1 版
印　　次：2023 年 10 月第 1 次印刷
标准书号：ISBN 978-7-117-35163-8
定　　价：89.00 元

打击盗版举报电话：010-59787491　E-mail：WQ @ pmph.com
质量问题联系电话：010-59787234　E-mail：zhiliang @ pmph.com
数字融合服务电话：4001118166　E-mail：zengzhi @ pmph.com

编者（按姓氏笔画排序）

卢　奕（复旦大学附属眼耳鼻喉科医院）

叶　剑［陆军特色医学中心（大坪医院）］

申屠形超（浙江大学医学院附属第二医院）

朱益华（福建医科大学附属第一医院）

刘庆淮（南京医科大学第一附属医院）

刘祖国（厦门大学附属厦门眼科中心）

李朝辉（中国人民解放军总医院）

杨培增（重庆医科大学附属第一医院）

吴明星（中山大学中山眼科中心）

沈　玺（上海交通大学医学院附属瑞金医院）

张建华（海军军医大学附属长海医院）

陈君毅（复旦大学附属眼耳鼻喉科医院）

竺向佳（复旦大学附属眼耳鼻喉科医院）

周行涛（复旦大学附属眼耳鼻喉科医院）

赵　晨（复旦大学附属眼耳鼻喉科医院）

胡　柯（重庆医科大学附属第一医院）

柳　林（上海交通大学医学院附属仁济医院）

钟　勇（北京协和医院）

姜春晖（复旦大学附属眼耳鼻喉科医院）

洪佳旭（复旦大学附属眼耳鼻喉科医院）

袁一飞（复旦大学附属眼耳鼻喉科医院）

蒋　沁（南京医科大学附属眼科医院）

蒋永祥（复旦大学附属眼耳鼻喉科医院）

戴锦晖（复旦大学附属中山医院）

魏锐利（海军军医大学附属长征医院）

瞿小妹（复旦大学附属眼耳鼻喉科医院）

编写秘书

樊　琪（复旦大学附属眼耳鼻喉科医院）

中国康复医学会"康复医学指南"丛书
序言

受国家卫生健康委员会委托,中国康复医学会组织编写了"康复医学指南"丛书(以下简称"指南")。

康复医学是卫生健康工作的重要组成部分,在维护人民群众健康工作中发挥着重要作用。康复医学以改善患者功能、提高生活质量、重塑生命尊严、覆盖生命全周期健康服务、体现社会公平为核心宗旨,康复医学水平直接体现了一个国家的民生事业发展水平和社会文明发达程度。国家高度重视康复医学工作,近年来相继制定出台了一系列政策文件,大大推动了我国康复医学工作发展,目前我国康复医学工作呈现出一派欣欣向荣的局面。康复医学快速发展迫切需要出台一套与工作相适应的"指南",为康复行业发展提供工作规范,为专业人员提供技术指导,为人民群众提供健康康复参考。

"指南"编写原则为,遵循大健康大康复理念,以服务人民群众健康为目的,以满足广大康复医学工作者需求为指向,以康复医学科技创新为主线,以康复医学技术方法为重点,以康复医学服务规范为准则,以康复循证医学为依据,坚持中西结合并重,既体现当今现代康复医学发展水平,又体现中国传统技术特色,是一套适合中国康复医学工作国情的"康复医学指南"丛书。

"指南"具有如下特点:一是科学性,以循证医学为依据,推荐内容均为公认的国内外最权威发展成果;二是先进性,全面系统检索文献,书中内容力求展现国内外最新研究进展;三是指导性,书中内容既有基础理论,又有技术方法,更有各位作者多年的实践经验和辩证思考;四是中西结合,推荐国外先进成果的同时,大量介绍国内开展且证明有效的治疗技术和方案,并吸纳中医传统康复技术和方法;五是涵盖全面,丛书内容涵盖康复医学各专科、各领域,首批计划推出66部指南,后续将继续推出,全面覆盖康复医学各方面工作。

"指南"丛书编写工作举学会全体之力。中国康复医学会设总编写委员会负总责,各专业委员会设专科编写委员会,各专业委员会主任委员为各专科指南主编,全面负责本专科指南编写工作。参与编写的作者均为我国当今康复医学领域的高水平专家、学者,作者数量达千余人之多。"指南"是全体参与编写的各位同仁辛勤劳动的成果。

"指南"的编写和出版是中国康复医学会各位同仁为广大康复界同道、

为人民群众健康奉献出的一份厚礼，我们真诚希望本书能够为大家提供工作中的实用指导和有益参考。由于"指南"涉及面广，信息量大，加之编撰时间较紧，书中的疏漏和不当之处在所难免，期望各位同仁积极参与探讨，敬请广大读者批评指正，以便再版时修正完善。

衷心感谢国家卫生健康委员会对中国康复医学会的高度信任并赋予如此重要任务，衷心感谢参与编写工作的各位专家、同仁的辛勤劳动和无私奉献，衷心感谢人民卫生出版社对于"指南"出版的高度重视和大力支持，衷心感谢广大读者对于"指南"的关心和厚爱！

百舸争流，奋楫者先。我们将与各位同道一起继续奋楫前行！

中国康复医学会会长

方国恩

2020 年 8 月 28 日

中国康复医学会"康复医学指南"丛书
编写委员会

中国康复医学会"康复医学指南"丛书

目录

30. 精神疾病康复指南	主编	贾福军	
31. 生殖健康指南	主编	匡延平	
32. 产后康复指南	主编	邹燕	
33. 疼痛康复指南	主编	毕胜	
34. 手功能康复指南	主编	贾杰	
35. 视觉康复指南	主编	卢奕	
36. 眩晕康复指南	主编	刘博	
37. 听力康复指南	主编	周慧芳	
38. 言语康复指南	主编	陈仁吉	
39. 吞咽障碍康复指南	主编	窦祖林	
40. 康复评定技术指南	主编	恽晓萍	
41. 康复电诊断指南	主编	郭铁成	
42. 康复影像学指南	主编	王振常	
43. 康复治疗指南	主编	燕铁斌	陈文华
44. 物理治疗指南	主编	王于领	王雪强
45. 运动疗法指南	主编	许光旭	
46. 作业治疗指南	主编	闫彦宁	李奎成
47. 水治疗康复指南	主编	王俊	
48. 神经调控康复指南	主编	单春雷	
49. 高压氧康复指南	主编	潘树义	
50. 浓缩血小板再生康复应用指南	主编	程飚	袁霆
51. 推拿技术康复指南	主编	赵焰	
52. 针灸康复技术指南	主编	高希言	
53. 康复器械临床应用指南	主编	喻洪流	
54. 康复辅助器具临床应用指南	主编	武继祥	
55. 社区康复指南	主编	余茜	
56. 居家康复指南	主编	黄东锋	
57. 心理康复指南	主编	朱霞	
58. 体育保健康复指南	主编	赵斌	
59. 疗养康复指南	主编	单守勤	于善良
60. 医养结合康复指南	主编	陈作兵	
61. 营养食疗康复指南	主编	蔡美琴	
62. 中西医结合康复指南	主编	陈立典	陶静
63. 康复护理指南	主编	李秀云	郑彩娥
64. 康复机构管理指南	主编	席家宁	周明成
65. 康复医学教育指南	主编	敖丽娟 陈健尔 黄国志	
66. 康复质量控制工作指南	主编	周谋望	

前言

　　人类 80% 的信息获取来源于视觉，通过视觉，人和动物可以感知外界物体的大小、形状、明暗、颜色、动静，获得对机体生存具有重要意义的各种信息，其重要性远远大于人类的其他基本感觉（听觉、嗅觉、触觉、味觉）。视觉的损伤将严重影响患者的身心健康，是继肿瘤、心血管疾病之后严重影响生存质量的疾患，也是重大的公共卫生问题。我国是世界上盲和视力损伤人数最多的国家之一，*The Lancet Public Health* 研究指出，至 2019 年，我国中度视力障碍、重度视力障碍、失明的整体患病率分别为 3.23%（4 592 万）、0.33%（467 万）和 0.61%（869 万）。

　　中国古代视觉康复治疗的发展从殷商时代（公元前 1324—公元前 1066 年）算起，唐宋时代已有显著发展，到明清时期已出现眼科专著。比如，中国传统的针拨白内障术，大约在南北朝（公元 5 世纪）时就已经开始在患者身上实施了，要比西方的白内障摘除术早 1 300 多年。另外，眼镜最早起源于中国，早期称为"空空格"。在明初艺衡《留青日札摘抄》及屠隆的《文房器具笺》都有记载，主要用于老人"目力昏倦，不辨细书"。张自烈《正字通》则明确指出："空空格，眼镜也"。此后，渐称眼镜。在 13 世纪末（中国元朝），眼镜由马可·波罗传入西方。

　　视觉康复是一个长期性、系统性工程，目的在于借用各种措施，包括医学的、社会的、教育的、职业等措施，有意识地提供各种看的机会和各种视觉刺激，帮助患者掌握视觉技巧和技能，提高利用自身视力的能力，尽可能地提高视力；鼓励患者克服视觉缺陷带来的心理上的障碍；创造和借助更有利的视觉环境和辅助设备，使他们的现存视力得到更好的发挥和利用，改善视功能，提高功能性视力，减轻视力残疾造成的影响，使视力残疾者重返社会。

　　在过去的几十年中，我国视觉康复的重点是在消除贫困白内障盲，并且做出了令人瞩目的成绩。但是，我国视觉康复工作的康复资源相对有限。根据《中国残疾人事业"十一五"发展纲要（2006 年—2010 年）》的说明，我国约有 80% 有康复需求的低视力患者难以得到康复服务。因此，我国的低视力康复工作所面临的问题和挑战仍然很多。

　　综上所述，在我国，虽然防盲治盲的工作近年来每年都有很大发展，但由于我国视力损伤人群较为庞大，视觉康复和防盲治盲的工作还远远不够充分。这正是我辈需要努力的方向,希望通过各位视觉康复工作者的不断努力,能改善我国视觉康复的现状,为更多视觉障碍人群带来光明和希望。

中国康复医学会视觉康复专业委员会
主任委员　卢　奕
2023 年 3 月

目录

第七章 **白内障与晶状体疾病的视觉康复**

第一章　绪　论

第一节　视觉康复治疗简史

一、视觉康复的概念

我们要研究视觉康复，就要先了解"视觉"的定义。视觉（vision）是一个生理学词汇，指物体的影像刺激眼睛所形成的感觉。光作用于视觉器官，使其感受细胞兴奋，其信息经视觉神经系统加工后便产生视觉或视力（vision）。需要指出的是：临床上常用"视力"来表示"视觉"，但视力表检查下来的视力并不等同于"视觉"，视力表视力通常仅为"中心视力"，而"视觉"的范围更广泛，不仅包括中心视力，还包括周边视力（或视野）、色觉、对比敏感度等。

视觉形成的解剖通路和传导路线包括：光线→角膜→前房→晶状体→玻璃体→视网膜（形成物像）→视神经→视交叉→视束→外侧膝状体→视放射→大脑枕叶皮质视觉中枢（形成视觉）。

通过视觉，人和动物可以感知外界物体的大小、形状、明暗、颜色、动静，获得对机体生存具有重要意义的各种信息，至少有 80% 以上的外界信息经视觉获得，视觉是人和动物最重要的感觉，其重要性远远大于人类的其他基本感觉（听觉、嗅觉、触觉、味觉）。

视觉在文学作品中也曾被很好地描述。胡适在《答蓝志先书》中曾提及："其实'拼音文字'是双方的，拼的音是'听觉的'，拼成的文字是'视觉的'。"瞿秋白在《〈饿乡纪程〉绪言》中曾说："这个阴影呵！他总在我眼前晃着——似乎要引起我的视觉。"

视觉康复的对象是存在视觉障碍的人群，通过综合地、协调地应用医学的、教育的、社会的、职业的等各种方法，使受损视功能尽快地、尽最大可能地得到恢复和重建。视觉康复治疗离不开眼科学的发展，换言之，视觉康复治疗发展史，就是眼科治疗的发展史。

二、中国视觉康复治疗的发展简史

在中国，历史资料记载了中国古代视觉康复治疗的发展。根据陈耀真教授整理的《中国眼科学发展史》一文分析，中国眼科学治疗史应从殷商时代（公元前 1324—公元前 1066 年）算起，唐宋时代已有显著发展，到明清时期已出现眼科专著。其代表性文献有《黄帝内经》《千金方》《圣济总录》《龙树眼论》《银海精微》《原机启微》《审视瑶函》《目经大传》《眼科心法》等。这些论著记载了中国眼科学和视觉康复治疗的发展史，其中不乏各种有意思的视觉康复治疗的大胆尝试，领先欧美数百年甚至千年。

比如，中国传统的针拨白内障术，大约在南北朝（公元 5 世纪）时就已经开始在患者身上实施了，要比西方的白内障摘除术早 1300 多年。另外，眼镜最早起源于中国，早期称为"空空格"。中国最古老的眼镜是水晶或透明矿物质制作的圆形单片镜（即现在的放大镜），在公元前就已出现。在明初艺衡《留青日札摘抄》及屠隆的《文房器具笺》都有记载，主要用于老人"目力昏倦，不辨细书"。张自烈《正字通》则明确指出："空空格，眼镜也"。此后，渐

1

称眼镜。在 13 世纪末(中国元朝),眼镜由马可波罗传入西方。

到了民国初年,康维恂的《眼科菁华录》内容简明,接近现代讲义;陈滋《中西眼科汇通》是眼科中西医汇通的代表。再往后,西医眼科的理论和治疗方法越来越多。1835 年美国 Peter Parker 医生赴广州开办眼科医局,即中山医科大学前身,1903 年美籍医生贺庆在北京开办同仁医院,随后,四川成都、上海、湖北武汉等均有国外医生开办眼科诊所。此时,恰逢一大批老一辈眼科学家相继国外学成归国,带来了先进的理论和技术设备,涌现了一大批老一辈眼科学家,如:毕华德、郭秉宽、陈耀真、石增荣、张锡祺等,拉开了现代眼科学和视觉康复治疗的帷幕。

三、欧美视觉康复治疗的发展简史

文献记载,欧美视觉康复治疗起源于 16 世纪法国,当时即有关于眼科疾病和眼部解剖的详细描述。需要重点提出以下几件对于西方现代视觉康复治疗的发展大事件:至今仍令眼科学界感到骄傲的是瑞典眼科学家 Gullstrand Allvar(1862—1930 年),他对眼科学和视觉康复治疗发展做出了跨时代的贡献。他因发明裂隙灯显微镜、直接检眼镜、双目间接检眼镜以及简约眼相关生物学参数而获得迄今眼科学界唯一的诺贝尔生理学或医学奖,现代眼科学和视觉康复治疗因他而发展,他开启了现代眼科学的百年辉煌史。1910 年,H.Smith 施行首例白内障摘除术;1927 年 J.Gonin 首创外路法视网膜脱离复位术;1949 年 Harold Ridley 成功发明了人工晶状体,成功施行首例白内障囊外摘除术 + 人工晶状体植入术,使得白内障患者术后视觉康复得到了跨时代发展;随后人工晶状体材料和技术也在不断革新,1967 年 Kelman 率先施行超声乳化白内障摘除联合人工晶状体术,实现了小切口进行白内障手术操作的可能,可以说是当代视觉康复治疗最重大的进展;1968 年 Carins 发展出标准小梁切除术,现在仍然是青光眼患者的主流手术之一;1971 年,Machemar 首创玻璃体切割术,突破了玻璃体手术的禁区,使得眼底病患者的视觉康复治疗成为可能;20 世纪 80 年代,激光技术的迅猛发展使医用激光技术使用领域日益扩大,最具代表性的例子为准分子激光技术角膜切削术治疗屈光不正,其成为视光学领域视觉康复治疗的里程碑,随着准分子激光角膜切削术(PRK)、准分子激光原位角膜磨镶术(LASIK)、准分子激光上皮下角膜磨镶术(LASEK)、飞秒激光的飞速发展,各种屈光不正的治疗方法更加个体化、更安全。

四、眼科新设备和流行病学在视觉康复治疗中的作用

眼科学诊疗技术的革命性进展催生了眼科诊疗仪器设备的飞速更新换代,如光学相干断层扫描(optical coherence tomography,OCT)、眼前段 OCT、眼底相干光层析血管成像术(optical coherence tomography angiography,OCTA)、彩色多普勒超声、超声生物显微镜、视网膜血管造影仪、角膜内皮镜、眼前节分析仪(pentacam)、角膜共聚焦显微镜、相差测量仪等,这些仪器又极大地促进和提高了视觉康复的诊断和治疗水平,尤其是复杂性眼病的诊疗效果,为视觉康复治疗的发展做出了极大的贡献。

另一方面,流行病学普查也是视觉康复治疗的重要组成部分。与西方发达国家相比,我国眼科流行病学调查起步较晚,但近年来的流行病学研究表明,我国低视力和盲的比例和人群在不断增加,其原因与老年人口的快速增长密切相关。我国于 1987 年、2006 年进行了两次全国残疾人抽样调查,结合当时的全国人口数据,推算 1987 年我国低视力人数为 622 万,2006 年为 1 117 万,2001 年北京眼科研究(Beijing Eye Study)低视力与盲的患病率为

1.4%,2006—2007 年的九省眼科研究(Nine-Province Eye Survey)低视力和盲的患病率增长至 6.2%,2012—2013 年的泰州眼科研究(Taizhou Eye Study)低视力和盲的患病率为 6.1%。基于人口普查的流行病学的发展,为视觉康复提供了重要的流行病学数据。

(唐雅婷 卢 奕)

第二节 视觉康复与眼科治疗

视觉康复对象是不同年龄段、不同眼病的人,包括先天性和后天性视觉障碍,其目的在于借用各种有利措施,包括医学的、社会的、教育的、职业等措施,改善视功能,提高功能性视力,减轻视力残疾造成的影响,使视力残疾者重返社会。

视觉康复比眼科治疗的范围更广泛,更全面。视觉康复不仅包括医学治疗,还包括一系列基于社会的、教育的、职业的康复训练,这一点对于低视力婴幼儿的全面视觉康复是非常重要的。由于我国低视力婴幼儿早期干预还没有普及,很多家长对于视力障碍儿童缺乏正确的认识和训练,很多仍然完全寄希望于眼科医学治疗上,却忽略了儿童的早期视力训练,有的家长甚至为了"保护"孩子的视力,不去鼓励甚至不让孩子去使用他们的现有视力,从而错失了宝贵的弱视训练时机。所以,医学手段不能完全达到视觉康复的目的,任何矫正与治疗的行为都必须辅以其他多方面的学习与训练,持续地追踪和关怀。

视觉康复训练是从承认儿童低视力这一既定事实出发,从后续的各个方面针对这一现状开展工作,目的是改善和减少这一事实可能对儿童带来的障碍和影响。一方面通过系统的弱视训练,发挥视觉潜在的能力,提高运用视觉的基本技能和技巧;另一方面,还注重从改变外部环境条件,通过光学或非光学的各种手段来充分发挥视觉潜能。另外,新的视觉康复理念还应从社会、教育、职业意义的角度赋予更丰富的内容。

总之,视觉康复的目的和意义就在于运用各种医学和非医学手段,有意识地提供各种看的机会和各种视觉刺激,帮助患者掌握视觉技巧和技能,提高利用自身视力的能力,尽可能地提高视力;鼓励患者克服视觉缺陷带来的心理上的障碍;创造和借助更有利的视觉环境和辅助设备,使他们的现存视力得到更好的发挥和利用。

(唐雅婷 卢 奕)

第三节 视觉康复与防盲治盲

如前所述,视觉康复的对象是所有存在视觉障碍的人群,其范围是一个相对比较广的范畴。而防盲治盲的对象是视力残疾,即盲和低视力人群。低视力和盲患者视觉康复的愿望更迫切,可以说,防盲治盲是视觉康复的重点。

一、盲和低视力的定义

关于盲和低视力的定义:目前,国际上通用的低视力和盲的标准为 WHO 标准。该标准规定:低视力(low vision)定义为较好眼的最佳矫正视力(best-corrected visual acuity, BCVA)<20/63 且≥20/400;盲(blindness)定义为较好眼的 BCVA<20/400 或视野半径<10°。

1987 年我国参考 WHO 标准制定了我国视力残疾的分类标准,如表 1-3-1 所示。

表 1-3-1　视力残疾分类标准

较好眼的最佳矫正视力（BCVA）	中国标准		WHO 标准	
	类别	级别	类别	级别
无光感	盲	一级盲	盲	5
BCVA＜20/1 000 或视野半径＜5°	盲	一级盲	盲	4
BCVA＜20/400 或视野半径＜10°	盲	二级盲	盲	3
BCVA＜20/100	低视力	一级低视力	低视力	2
BCVA＜20/63	低视力	二级低视力	低视力	1

二、我国防盲治盲工作特点

根据世界卫生组织（World Health Organization,WHO）统计数据,由于不同视功能损伤造成的视功能残疾占全球卫生医疗负担的 3.9%。在我国,老年人口的快速增长是一个医疗和社会经济学的热点问题。我国的防盲治盲和视觉康复工作有以下特点。

1. 我国低视力和盲的人群非常巨大　据统计,由于老年人口的不断增长,在 2000 年,我国 60 岁及以上人群已达到 12 000 万,到 2020 年将会双倍增长至 24 800 万,到 2050 年将达到超过 40 000 万。老年人口的快速增长可能导致庞大的视力损伤人群。近年来,泰州眼科研究和九省眼科研究均表明,按照 WHO 视力损伤的定义,我国有约 2 430 万人为低视力人群,465 万人为盲人,远远高于西方国家的患病率和人口基数。这意味着我国低视力和盲的人群非常巨大。

2. 防盲治盲的覆盖率仍较低　白内障是我国 45 岁以上人群低视力和盲的最主要原因,高度近视性黄斑变性和老年性黄斑变性（AMD）为其次的原因。我国白内障人群的手术率与发达国家相比仍然较低。百万人口白内障手术率（CSR）的数据可以作为我国白内障防盲治盲的工作参考。

根据中国防盲治盲网提供的数据,2008 年 CSR 为 550 人,到 2018 年增长为 2 600 人。2012—2013 年的泰州眼科研究中白内障手术率与 2001 年北京眼科研究的白内障手术率相比有所提高,但是仍然低于新加坡、美国和澳大利亚等发达国家。基层医疗渠道和经济状况的差异是我国与发达国家白内障手术率差距的主要原因,特别是在农村及中西部地区,这一现象更为普遍。

综上所述,在我国,虽然防盲治盲的工作近年来每年都有很大发展,但由于我国视力损伤人群较为庞大,视觉康复和防盲治盲的工作还远远不够充分,与发达国家相比差距较大,这正是我辈需要努力的方向,希望通过各位视觉康复工作者的不断努力,能改善我国视觉康复的现状,为更多视觉障碍人群带来光明和希望。

（唐雅婷　卢　奕）

参 考 文 献

［1］崔珊珊,李乾,邹燕红.低视力者视觉相关生存质量和康复现状.中国康复医学杂志,2018,33（11）:

1378-1381.

［2］陈耀真.中国眼科学发展史.眼科学报,1986,1：3-8.

［3］国家重点研发计划 YFC2008200 项目组,中华医学会眼科学分会眼视光学组,中国医师协会眼科医师
　　分会眼视光专业委员会.中国低视力康复临床指南（2021）.中华眼视光学与视觉科学杂志,2021,23
　　（03）：161-170.

［4］何明光,王伟,赵家良.中国防盲治盲与眼病流行病学研究 70 年.中华眼科杂志,2020,56（08）：561-
　　566.

［5］玛依努尔·于苏甫,王宁利."视觉 2020"：中国防盲治盲与眼健康工作进展.中华医学杂志,2020,100
　　（48）：3831-3834.

第二章 **眼睑病的康复**

第一节　概　　述

如果我们把眼睛比做"心灵的窗户"，那么在眼球前面的上下眼睑（眼皮）组织其实就是一对窗帘，为眼部遮风挡雨，提供了良好的保护作用。

上眼睑有抬起闭合功能，每天瞬目多次，完成泪液在眼球表面的分布，对维持角膜的透明性和眼部的舒适度至关重要。下眼睑虽然固定，但和眼球表面的良好贴附维持了泪液的正常循环，泪液依靠泪小点的虹吸作用，自泪小管、泪囊自鼻腔排出。

眼睑中睑板腺腺体分泌的油脂也是泪液的重要组成部分，罹患眼睑疾病时如果泪液失去对眼球的正常保护作用，引发角膜疾患可以导致异物感、畏光、刺痛、眼部敏感等眼表刺激症状。

眼睑的位置与人的外观形象、气质密切相关，因此美容类手术和女性的面部化妆都会围绕眼部区域进行。尽管每个人长相各异，但上下眼睑和角膜的相对位置关系都有相应的正常标准。任何眼睑位置的异常都可能在外观、功能和眼部舒适度方面给患者带来困扰。

由于眼睑内各种组织成分都有，又是身体的暴露部位，受紫外线等外界因素影响，也可以罹患各种肿瘤性病变，好在眼睑部位表浅，比较容易察觉。如果有一定的健康知识和警惕性，肿瘤性病变相对而言容易早期发现得到治疗。

医疗及康复从业人员有责任为患者普及医学科普并指导诊疗。

（袁一飞）

第二节　眼睑位置异常的治疗及康复

一、眼睑的正常位置和结构

眼睑的正常位置和结构如下：

1. 眼睑与眼球表面紧密相贴，中间有一潜在间隙，由泪液湿润。
2. 上下睑睫毛应伸展指向前方，不与角膜接触。
3. 上下眼睑能紧密闭合。
4. 上睑遮盖上方角巩膜缘 1mm 左右，至少能上举至瞳孔上缘，不遮挡视线。
5. 上下泪点贴靠在眼球表面，使泪液顺利进入泪道。
6. 正常的睫毛生长于眼睑睑缘的前唇，排列成 2~3 排。睫毛有避光，遮挡灰尘，防止外界异物进入眼内以及眼部美容的作用，乌黑、上翘的睫毛对人的眼部神采、容貌美起重要的修饰作用。

7. 眼睑睑缘的后唇有多数小孔排列成一行,这些小孔是睑板腺导管的开口,睑板腺本身位于睑板内。睑板腺如果排出受阻可以导致睑板腺囊肿、睑板腺阻塞等各种疾病。

二、睑内翻和倒睫

睑内翻指眼睑,特别是睑缘向角膜方向内卷的位置异常,当内翻达到一定程度时睫毛也倒向眼球,因此睑内翻和倒睫经常同时存在。眼睑内翻一定可以引起倒睫,但是倒睫不一定都伴有眼睑内翻,倒睫可以单独存在。

(一)睑内翻分类

1. 先天性睑内翻　多见于婴幼儿,特别是脸部偏胖者,亚洲人群发病率更高,只发生在下睑,多在下眼睑内侧部位。和内眦赘皮牵拉、眼轮匝肌过度发育或睑板发育不全有关。鼻根发育欠饱满、下睑赘皮亦是原因。睫毛向内与角膜和结膜接触,可引起畏光、流泪,有时表现为眨眼频繁,喜揉眼。随年龄增长,面部鼻梁发育,部分内翻倒睫可能自行缓解,因此不必急于手术治疗。4~5岁后睫毛往往增粗变硬,症状加重,此时患儿通常更容易配合医生完成眼科裂隙灯检查,可根据患儿角膜受损情况决定手术与否。

2. 痉挛性睑内翻　多见于下睑,由于眼部轮匝肌痉挛引起。常由于眼部急性炎症、眼部外伤、干眼症或者眼部手术后,眼部不适刺激引起眼轮匝肌,特别是近睑缘的肌纤维反射性痉挛,导致睑缘内卷而形成眼睑内翻。由于下睑的睑板薄而窄,发生痉挛的机会较多,上睑睑板较宽,不易发生。此种内翻多为暂时性的,一旦刺激因素解除,多数可以自行消失。

3. 瘢痕性睑内翻　由睑结膜及睑板瘢痕收缩牵拉,造成眼睑后层明显比前层缩短,而使睑缘向内卷曲倒向眼球,上下睑均可累及。主要是沙眼瘢痕、结膜化学伤以及结膜天疱疮等疾病引起。此类内翻必须手术治疗,术中充分解除或松解瘢痕的异常牵引。

(二)倒睫

倒睫是指睫毛向后生长触及眼球表面,进而带来诸多眼表刺激症状。凡能引起睑内翻的各种原因,均可以造成倒睫,也有睑缘位置正常,只是睫毛方向的异常。过去倒睫的病因以沙眼导致的结膜瘢痕最为常见,现阶段整体卫生条件改善,沙眼导致的倒睫发病率明显下降。目前倒睫发病的原因多是睑缘炎、眼睑外伤或化学伤产生的瘢痕所致。倒睫患者常有畏光、眼痛、流泪和异物感,如果睫毛长期摩擦眼球,可以导致眼白充血、角膜浅层混浊、血管长入角膜、角膜上皮角化甚至角膜溃疡、瘢痕进而影响视力。

1. 婴幼儿及儿童的倒睫的治疗　由于婴幼儿鼻根部扁平,亚洲人种常有下睑赘皮或者联合有内眦赘皮,因而造成下睑倒睫。由于婴儿睫毛细小柔软,刺激症状一般不明显,有的患儿随着年龄增长鼻梁的发育,睑内翻倒睫可自行消失。有的家长粘贴胶布翻转睫毛,但是需要注意胶布会引起幼儿娇嫩的皮肤过敏,皮疹或者糜烂,此方法最终不能治愈倒睫,因此不建议行此治疗。

眼部刺激症状明显时可以使用抗生素滴眼液、人工泪液和促进角膜上皮修复的眼药水点眼。如果遇到患儿突然畏光,流泪,眼红,分泌物增多,说明有可能出现结膜和角膜炎症,需及时就诊。如果倒睫引起角膜的损伤比较严重,可以考虑全麻下手术治疗。

采用缝线矫正术矫正倒睫是利用3对褥式缝线翻转牵引的力量,将睑缘向外牵拉,方法简单,但是容易复发,尤其是睑部肥胖、眼睑赘皮明显者。有部分患者术后下眼睑呈双眼皮样的外观,并不美观。

因此目前更推荐的手术方案是下睑皮肤和眼轮匝肌的部分切除术,此手术方法和缝线法相比是治本而非治标,因此成功率更高,效果持久,虽然采用皮肤切口,但由于眼睑皮肤是全身最薄的部位,留下皮肤瘢痕的机会极少。很多情况下由于去除了下睑内侧的多余皮肤,术后孩子的眼睛会显得更大一些。控制皮肤的切除量对手术医生提出了更高的技术要求,手术难度明显高于缝线法。

如果倒睫位于上睑,根据倒睫程度采用缝线法或小切口双重睑的手术都可以翻转上睑睑缘,矫正倒睫并同时形成双眼皮的外观。

2. 成人倒睫的治疗　不伴有眼睑内翻的局部倒睫,表现为睫毛生长方向异常的,可采用:

(1)拔除法:可以直接用睫毛镊拔除,简单有效,但是由于毛囊没有破坏,几周后会再次长出更粗更硬的睫毛,刺激症状在睫毛短的时候尤为明显,因此拔除在多数情况下只是作为应急的办法。

(2)电解法:电解破坏毛囊并拔除,有时需要重复多次才能达到理想效果。

(3)可在显微镜直视下将毛囊切除,若倒睫数量多,可行眼睑楔形切除或前板层切除,对于局部成簇的倒睫或局部睫毛乱生有效。

对于倒睫数量较多的和伴有眼睑内翻的患者,常用的手术方法有如下几种:

(1)上睑缝线法矫正内翻倒睫:此法适合年轻、上睑皮肤较薄不松弛、皮下脂肪不多、内眦赘皮不明显的上睑轻度内翻倒睫的患者,睑板瘢痕明显者手术成功率低,并不适用。

(2)下睑缝线法矫正下睑内翻倒睫:又称下穹窿皮肤缝线术,适合部分先天性睑内翻、痉挛性睑内翻及退行性睑内翻。该方法操作简便,但术前评估很重要。

(3)皮肤眼轮匝肌切除术:适合于青少年伴有下睑赘皮的内翻倒睫和部分老年人的退行性内翻倒睫,通过多余皮肤和肥厚眼轮匝肌的切除,增加皮肤张力,阻止眼轮匝肌超过睑缘从而矫正倒睫。

(4)眼轮匝肌缩短术:适合退行性眼睑内翻,通过眼轮匝肌的缩短固定改变下睑内翻状态,但需要避免过度矫正引起眼睑外翻。

(5)睑板楔形切除术(Hotz术):适用于瘢痕性睑内翻引起的上睑倒睫,手术切除部分肥厚的睑板,再借助缝线的结扎力量折叠睑板恢复睑缘的位置,矫正睑板的异常状态。

(6)睑板切断术:适合睑板瘢痕变形但增厚不明显的病例,通常将睑板自睑板下沟处切断,解除瘢痕的牵引,利用缝线结扎使睑缘恢复到正常的位置。

(7)睑缘灰线切开术:适合内翻程度在整个眼睑不一致的患者或者作为其他手术方式的加强方法,解决部分倒睫未能完全矫正者。

倒睫术后可能出现的问题包括:倒睫复发,眼睑皮肤瘢痕、外翻和下睑出现"双眼皮"影响外观等,有时复杂、严重的病例会出现术中倒睫不能完全矫正,术者需要熟悉各种倒睫矫正技术,灵活组合应用。

仔细的术前评估、熟悉眼睑解剖和各种术式、控制好手术的量和度,可以将上述问题控制在尽量小的范围内。对于复发倒睫尤其要关注手术不成功的原因,设计合理的二次手术术式。

(三)疾病护理和康复

术后每日换药,清理伤口的正常渗出,7天左右拆线。伤口如果出现红肿、明显触痛或者愈合不良需要警惕感染可能。不少患者按照民间"伤口不碰水"的观念,手术切口不进行清洁护理,甚至自行使用抗生素消炎。伤口血痂、正常渗出未做清理,最终导致伤口愈合不良者不在少数。作为专业的医疗康复从业者,有责任指导患者进行术后正确的伤口护理、换药清洁。

术后一周内少食辛辣刺激食物,注意用眼休息,避免疲劳。饮食上以富含营养,易于消化的食物为主,促进伤口的愈合。

和任何眼睑手术一样,眼睑皮肤瘢痕一般在3~6个月后逐渐稳定,如果瘢痕超出预期,在瘢痕稳定前(术后1~3个月)可给予积极治疗。术后的肿胀,特别是上睑,一般在手术3个月后逐渐消肿,慢慢恢复自然。

上述的护理康复原则其实适用于本章节各类眼睑手术,和外科手术后伤口护理原则也是一致的。

三、睑外翻

指睑缘向外翻转离开眼球表面,上下睑均可发病,外翻程度不同,症状亦有差异。轻者仅睑缘离开眼球,累及下睑内侧泪小点者可导致泪溢。若程度严重,睑结膜常有不同程度的暴露,影响外观,进而眼部充血干燥、结膜粗糙变厚,分泌物增多、疼痛。严重者眼睑不能闭合,可继发暴露性角膜炎或溃疡,即使最终眼球不穿孔得以保留,仍可能因为严重的角膜瘢痕影响视力。

睑外翻根据病因可分为瘢痕性睑外翻、老年性睑外翻和麻痹性睑外翻。

1. 瘢痕性眼睑外翻 多数是眼睑皮肤面瘢痕收缩所致,瘢痕可由创伤、烧伤、化学伤、眼睑慢性炎症溃疡或脸部手术等引起。

2. 老年性眼睑外翻 仅限于下睑。随年龄增加,眼睑皮肤及内外眦韧带逐渐松弛,眼睑不能紧贴眼球,并因眼睑重量下坠而引起。

3. 麻痹性眼睑外翻 也仅限于下睑。由于面神经麻痹,眼轮匝肌收缩功能丧失,又因下睑自身重量下坠而发生。

其中瘢痕性睑外翻须手术治疗,手术中彻底切除瘢痕,采用游离植皮术或周边移行或旋转皮瓣弥补眼睑皮肤的缺失是最常用的方法。治疗原则是增加眼睑前层的垂直长度,充分消除眼睑垂直方向的牵引力。需要注意的是如果植皮,往往需要行睑裂缝合术以对抗组织的收缩,这种眼睑闭合状态需要维持3~6个月以防止因皮片挛缩导致手术失败,针对可以活动的上睑,这一点尤其重要。

老年性睑外翻基本都是下睑,手术重点是去除眼睑松弛组织后,以缩短睑缘为原则,对内外眦角成型固定。麻痹性睑外翻往往和面瘫有关,可用油性眼膏、牵拉眼睑保护角膜和结膜,或做暂时性睑缘缝合避免角膜溃疡穿孔的发生,然后视面神经功能恢复情况决定手术干预的时机。

四、眼睑闭合不全

又称"兔眼",指上下眼睑不能完全闭合,轻者用力可使睑裂缩小或闭合,但在睡眠时仍不能闭合;重者眼睑完全不能闭合,使角膜及睑裂部球结膜长期暴露干燥,引起眼部充血不适、暴露性角膜炎,引发角膜瘢痕甚至穿孔的严重后果。

少数正常人睡眠时,睑裂也有一缝隙,但因为Bell现象的存在,眼球保持上转状态,角膜不会暴露,称为生理性兔眼。

病理性最常见原因为面瘫后眼睑轮匝肌麻痹,无法完成眼睑闭合动作,可同时伴有下睑松弛外翻。

其他原因还包括瘢痕性睑外翻、任何眼眶容积与眼球大小的比例严重失调如甲状腺相关眼病性突眼、角巩膜葡萄肿和眼眶肿瘤引起的眼球突出等。全身麻醉或重度昏迷时，可发生暂时的功能性眼睑闭合不全，需要提前预防保护角膜。

眼睑闭合不全首先应针对病因进行治疗。例如甲状腺眼病性突眼时，符合指征的及时采用激素冲击疗法减轻组织水肿，减少眼球突出，必要时考虑眼眶减压术回退眼球。任何诊治过程中需要关注角膜的情况，使用油性眼膏、牵拉眼睑保护角膜，进行暂时性或永久性睑缘缝合避免角膜溃疡穿孔的发生。

五、上睑下垂

指上睑的上睑提肌的功能不全或丧失，导致上睑部分或全部下垂。正常眼向前注视时，上睑缘位于上方角膜缘与瞳孔缘之间。上睑下垂眼在向前水平注视时，上睑缘的位置异常降低，轻者不遮盖瞳孔，但影响美观，重者部分或全部遮盖瞳孔影响视物和外观。

（一）上睑下垂的病因

可为先天性或获得性。先天性者主要由于动眼神经核或上睑提肌发育不良，单双侧发病都有，出生后即存在，但需要排除产伤等其他疾病所致。

获得性者为后天发生，需要寻找病因。分类如下。

1. 麻痹性上睑下垂　动眼神经麻痹所致。多为单眼，常合并有动眼神经支配的其他眼外肌或眼内肌麻痹，表现为患侧瞳孔扩大以及除眼球外转功能外的眼球各方向运动障碍。

2. 交感神经性上睑下垂　为米勒肌（Müller's muscle）的功能障碍或因颈交感神经受损所致，如为后者，则同时伴有同侧瞳孔缩小、颜面潮红、眼球内陷及无汗等，称为 Horner 综合征。

3. 肌源性上睑下垂　多见于重症肌无力症，常伴有全身随意肌容易疲劳的现象。特点是晨轻夜重，休息后好转，连续瞬目时立即加重。肌内注射新斯的明，15~30 分钟后症状暂时缓解。

4. 慢性进行性眼外肌麻痹　是以进行性上睑下垂与眼球运动受限为特征，其病变部位可能在肌肉、神经-肌肉结合处、末梢神经及脑神经核。通常需要神经内科共同会诊，通过肌肉病理活检和肌电图检查确诊。

5. 其他

（1）外伤损伤动眼神经或上睑提肌，可引起外伤性上睑下垂，有自行恢复的可能。外伤半年后，上睑下垂的程度可继续再观察 3 个月，如症状仍无改善，则可考虑手术治疗。

（2）眼睑本身的疾病，如眼睑炎症性水肿、重症沙眼、睑部肿瘤等，使眼睑重量增加无法抬起而引起的机械性上睑下垂。

（3）无眼球、小眼球、眼球萎缩及各种原因导致眶脂肪或眶内容物减少，如眼眶骨折导致的眼球内陷可引起假性上睑下垂。

先天性上睑下垂以手术治疗为主。如果遮盖瞳孔，为避免弱视应尽早手术，尤其是单眼患儿。单眼患者为能视物常皱额抬眉，额纹加深、对侧睑裂增大，双侧下垂者常仰首视物。这种本能的代偿动作对视力发育其实是有利的。

因神经系统疾病、其他眼部及全身病所致的获得性上睑下垂，应先进行病因的寻找和药物治疗，无效时再考虑手术。部分病因需要协同神经眼科、神经内科医生一起会诊。

（二）上睑下垂的术前检查和评估

1. 视力检查　这一点对先天性上睑下垂非常重要，因为视线遮挡和上眼睑压迫角膜导致的散光都可能引起弱视。多数孩子在 4 岁左右可以教会视力表辨识，也可以配合医生的指令完成眼球运动动作，此时应检查视力，必要时扩瞳验光，然后根据视力情况决定手术时机，不错过 6 岁前弱视治疗的最佳时机。

2. 上睑提肌肌力的检查　上睑提肌的功能检查，需要在阻断额肌收缩力量代偿（按压眉毛上方）的前提下，分别测定眼球极度向上、向下注视时的上睑缘位置。如前后相差不足 4mm 者，表示上睑提肌功能严重不全。医生会根据肌力决定上睑下垂的手术方式。

3. 眼球上转是否正常？贝尔现象是否存在？对于动眼神经麻痹和外伤性上睑下垂的患者需要特别注意，部分先天性下垂患者上直肌功能异常也会上转不足，因为负责眼球上转运动功能的上直肌和上睑提肌在胚胎发生学上有关联。当上转运动受限时，需要注意 Bell 征是否存在（闭眼睡觉时眼球自动上翻，一种自我保护机制）是否存在。任何上睑下垂术后早期眼睑都无法闭合，如果上转运动异常，术后发生暴露性角膜溃疡的概率增加。手术方式以及手术是否有禁忌都要仔细考量。

4. 眼位　是否存在水平性或垂直性斜视，因为上睑下垂的手术效果取决于眼睑和角巩缘的关系，任何眼位的偏斜都可以影响两者间的相对关系，所以多数情况下需要先矫正斜视再进行上睑下垂手术，特别是垂直性斜视。

5. 先天性上睑下垂患者需要检查咀嚼动作以及眼球左右运动和眼睑位置的关系，以排除下颌瞬目综合征或眼球后退综合征，这种特殊类型的上睑下垂治疗有其特殊性。

6. 成年人的上睑下垂术前评估，特别是老年患者，应该注意有无眉下垂、眼睑皮肤松弛、眼袋脂肪突出以及对侧眼的状态，有些问题可以双眼一并解决以期达到比较好的美观效果。

7. 双眼正面外观照片　记录并保存，单眼上睑下垂患者充分注意对侧眼的睑裂高度和上睑重睑皱襞位置。

（三）诊断

根据典型的临床症状即可诊断。

（四）治疗

上睑下垂根据下垂程度分轻、中、重度，是否遮盖瞳孔是重要的评判标准。

先天性上睑下垂严重者，早期手术可以暴露视轴，促进视力的正常发育，单侧下垂遮挡瞳孔者更应争取早期手术。重度者可以早至 1 岁左右手术，采用硅胶带等材料的额肌悬吊术。程度较轻不影响视力发育者，可择期手术改善外观，临床经验表明儿童行上睑提肌缩短术需要慎重，因为手术量并不容易控制。手术的目的并非只是让眼睛变大，而是最终达到双眼的对称性。

中等程度下垂患儿手术时间最好在 4 岁左右，因为四岁左右额肌发育基本成熟，进行额肌瓣悬吊术成功率更高，之后 4~6 岁期间进行弱视训练也是比较适宜的时机。随着年龄增加，孩子的自我认知加强，心理建设也很重要，部分拖延到成年手术的病例有内向、自卑心态。

肌源性或麻痹性上睑下垂可针对病因治疗，久治无效时再慎重考虑手术。以外伤性上睑下垂为例，一年之内自行恢复改善的不在少数，手术不宜过分积极，以防肌肉力量持续好转，术后形成过矫状态。

1. 上睑下垂的手术主要分两类

（1）上睑提肌缩短术：适用于：凡上睑提肌的肌力在 6mm（含 6mm）以上的先天性、老年性、外伤性或其他类型的上睑下垂均适用。手术原理是把功能不健全的上睑提肌进行折叠，在节制韧带上高位悬吊，或者上睑提肌适量截除、前徙从而提升眼睑。这个术式和额肌悬吊术相比，较为合乎生理和美容要求。

术中肌肉缩短量的计算，不能机械地根据下垂量来计算，需要参考肌力强弱、术中肌肉厚薄、弹性等情况。

（2）额肌悬吊术：适用于上睑提肌肌力小于 4mm 的病例，也可用于存在联带运动的上睑下垂患者如 Marcus-Gunn 下颌瞬目综合征。

额肌悬吊术的原理是人为地将额肌与上眼睑睑板组织发生关联，额肌收缩的力量借助悬吊材料上提眼睑。如果使用额肌直接和睑板固定，称为额肌瓣悬吊术，是国内多数医院眼科医生首选的术式。其他可作为悬吊材料包括自体阔筋膜、硅胶管等。手术中悬吊材料一端固定于上睑睑板，另一端悬吊于额肌上。迄今为止最理想、使用最为广泛的悬吊材料是自体阔筋膜，具有术后感染少和复发率低的优点，其他悬吊材料最终多数会复发。但阔筋膜需在大腿外侧取材并留下伤口，耗时较长，在国内采用的医生不多。

因为额肌和大腿外侧的阔筋膜都需要到儿童 4 岁左右才能发育成熟，因此对于年龄小于 4 岁，眼睑重度下垂遮挡瞳孔可能导致弱视者可以先行采用额肌悬吊术提升眼睑避免弱视，后期如果眼睑再次下垂，采用额肌瓣悬吊术或者阔筋膜悬吊术永久解决。

上睑下垂手术两种术式术后的眼睑的运动迟滞和眼睑闭合不全是必然出现的现象，需要在术前告知患者及其家属。

任何上睑下垂矫正手术结束前，一定都要仔细检查睑缘的弧度和矫正的程度，如果发现不理想，必须即刻耐心地调整，如上睑提肌或者额肌、悬吊材料在睑板上的缝合位置、缝线松紧等，直到调整满意为止。

儿童手术在全麻下完成，比成人局麻下手术更难，因为手术结束时眼睑的高度和患儿苏醒后高度有时并不一致，由于 Hering 法则的原因，双眼高度类似于"跷跷板"的原理，术后达到对称性需要主刀医生更多的临床经验。

2. 术后并发症

（1）矫正不足：多见于先天性上睑下垂肌力不足但仍然选择上睑提肌缩短术者。额肌悬吊术也可因悬吊高度不够或者相关材料松脱出现矫正不足。术后患者眼轮匝肌收缩过度是原因之一，常见于不合作的儿童。

预防矫正不足的关键在于术前做详细检查，根据检查结果选择合适的手术，绝不能用一种手术方法治疗各种不同肌力和不同原因所致的上睑下垂。

上睑提肌肌力在 5mm 以上，做上睑提肌缩短后发生矫正不足，可在术后 3~6 个月肿胀消退后，再做经皮肤径路的上睑提肌缩短；额肌悬吊术后发生矫正不足，还可重新再做悬吊术，但由于第一次手术的粘连瘢痕存在，手术并非易事。

（2）矫正过度：见于上睑提肌缩短术中切除量过多，或额肌悬吊术固定偏高所致术后早期可用按摩法或缝线牵引法纠正。晚期则需重新手术，根据上睑高度调整牵引力量。

（3）兔眼及暴露性角膜炎：轻度兔眼（睑裂闭合不全）只要 Bell 现象存在，下方角膜不暴露，不会发生角膜并发症。如兔眼明显，或上直肌麻痹或伴有下斜肌功能不全致角膜下方暴露，引起角膜上皮干燥、脱落，甚至浸润、溃疡者应急诊手术矫正兔眼。一般术后兔眼随时间推移会逐渐减轻，已有轻度角膜并发症者，须做临时牵引缝线或另做手术纠正。

（4）穹隆部结膜脱垂：手术结束前发现结膜脱垂则用 0 号丝线从穹隆部做 3 对褥式缝线，穿出上睑皮肤予以结扎。术后发现脱垂者需剪除部分脱垂结膜。

（5）睑内翻倒睫：各种上睑下垂矫正术后都有发生睑内翻倒睫的可能，尤其内侧睑缘的部分内翻，多因上睑提肌缝于睑板的下 1/3 处。术后出现内翻，须重新打开切口，调整上睑提肌或筋膜在睑板上的附着位置。

（6）睑外翻：较少见。轻者待水肿消退后可自行复位；重者应重新打开切口，调整筋膜或上睑提肌在睑板上的附着位。

（7）上睑皱襞不对称：如矫正不足，则按矫正不足处理；如矫正尚满意，等待术后 3 个月左右，切除原切口瘢痕及部分切口下唇的皮肤，重新缝合。

（8）睑缘成角畸形或弧度不佳：可发生于额肌悬吊术后。常因筋膜各臂牵引力不均匀，或缝于睑板位置不当所造成。手术结束前认真检查睑缘弧度，发现不理想及时纠正。

3. 上睑下垂术后护理康复　除了遵循常规眼睑手术术后护理常规外，还有其特殊性。

（1）术后眼睑伤口皮肤和结膜囊内涂布抗生素眼药膏，下睑睑缘吊线，拉起下眼睑并用胶条固定下睑缝线于额部，下眼睑遮盖保护角膜，眼垫纱布覆盖，眼部绷带加压包扎 1~2 天，有压迫止血，防止水肿的作用，随着术后眼睑闭合功能的改善，暴露性角膜炎的风险会降低。

（2）术后 48 小时内冰敷，可以镇痛、减轻水肿、减少术后出血风险。通常一天 3~5 次，每次 15 分钟，用塑料袋包着冰袋或自制冰块，或者冷冻过的袋装饮料都可以，隔着绷带或纱布，以患者能够忍受的温度进行，注意不要弄湿纱布。

（3）术后早期需要重点防护暴露性角膜炎。术前眼球上转功能正常，贝尔现象存在时，出现该并发症的概率其实不是很大，但是不管采用何种手术方式，术后都会存在不同程度的眼睑闭合不全，建议裂隙灯下观察角膜上皮是否有脱落。如果有问题出现，眼睛疼痛、畏光和下方眼白充血是最常见的首发症状。

为此术后早期白天频点人工泪液，辅以抗生素滴眼液。午睡或夜间睡眠前要涂上油性眼膏，将下眼睑缝线继续拉起覆盖角膜，悬吊于额部，胶条固定以保护角膜，根据恢复情况术后一周拆线时候，连同下眼睑缝线一起拆除。多数患者术后 1~3 个月，眼睑闭合的状态逐步改善，最终无需长期使用抗生素药膏涂眼。

（4）当暴露性角膜炎确实发生，角膜出现炎症甚至溃疡时，处理应该当机立断。必要时需要手术再次将眼睑放下来，甚至将上下眼睑缝合起来，避免角膜穿孔等严重并发症的发生。

（5）提醒患者家属观察术后睡觉时角膜暴露的程度。术后随着贝尔征的恢复，眼球的上翻功能良好，发生暴露性角膜炎的机会越来越小。即使眼睑闭合不全，留有缝隙只露出白眼球，就可以少用或者不用眼膏。

（6）术后早期需要控制用眼时间，尤其是电子产品使用时间。

（袁一飞）

第三节　眼睑肿瘤的手术及整形康复

大部分的眼睑肿瘤是良性的，各个年龄段均可以发生，根据眼睑组织结构来源，种类繁多。多数来自皮肤病变,在身体其他部位也可以发生,如囊肿、血管瘤、痣等色素性病变。由于位置表浅,易于观察,多数可以从肿物的生长特性和外观表现明确诊断,少数难以排除恶性肿瘤的有赖于活检明确病理诊断。

一、诊断和检查

1. 注意肿瘤发生时间、部位、生长速度及发展经过,有无家族史。

2. 注意肿瘤位置、大小、境界、色泽、形状、有无压痛及波动感,有无破溃,与深部或邻近组织粘连情况,能否移动等。

3. 检查有无局部淋巴结,特别是耳前、耳后、颌下淋巴结异常肿大及远处转移,如脑、骨骼、肺部及肝脏等。

4. 除常规眼部检查外,当眼部肿块检查超越眶隔进入眼眶或有淋巴结转移时,需进行眼眶增强 CT 扫描、磁共振成像(MRI)等检查。

5. 治疗前后病变正侧面照片的记录,对今后随访有利。

二、治疗原则和手术时机

即使是良性病变,当肿物不断增大时也应该积极手术治疗,因为多数最终影响外观,而手术的复杂性、难度和风险会增加。以发生在眼睑内上方的黄色瘤为例,肿块小的时候只是简单的切除缝合,拖到一定程度就需要身体其他部位取皮植皮来修补缺损了。

当肿物邻近内侧泪小点或泪道结构时,肿物越大和泪道关系越是密切,术后泪道损伤导致流泪的概率会增加。

眼睑肿物如果位于睑缘,早期手术切除后行局部皮肤的移行转位修补;持续增大累及眼睑后层就必须全层切除,手术复杂许多,恢复也更慢。

三、眼睑常见的恶性肿瘤

不同的眼睑恶性肿瘤往往具有不同的特征,年龄大的患者罹患恶性肿瘤的概率较大。恶性病变除基底细胞癌以外往往生长较为迅速,可以侵犯破坏周围组织,甚至发生局部和远处转移。临床表现上细小的眼睑结构破坏是恶性病变的特征,需要在裂隙灯下仔细观察,注意有无溃疡,有无异常增生的扩张血管,由于裂隙灯的放大作用,眼科的观察比皮肤科、整形科肉眼看有一定的优势。手术是治疗的主要方法,术中冰冻切片控制安全切缘对于彻底切除病变,保留最多正常组织有利。

（一）基底细胞癌

是眼睑最常见的恶性肿瘤,与长期阳光照射和皮肤刺激有关。多见于老年人,下睑和内眦部多发。早期典型者呈半透明小结节,不痛、渐向四周扩展,中央形成溃疡,溃疡常附有色素沉着及痂皮,拭之易出血。溃疡也可向深部侵蚀,晚期病例可破坏眼睑、鼻背、面部和眼眶等组织而外观不良。基底细胞癌一般不引起远处转移,临床上早期因有色素存在,易被误诊为色素痣而手术切除,病理证实后需要再次行扩大手术的不在少数。

治疗:

（1）手术疗法:手术切除是最有效的方法,可以根据切除范围完成眼睑重建。手术安全切缘控制在 3mm 左右,术中冰冻切片控制切缘可以最大限度保留正常组织。

（2）放射疗法:目前适用于术后补充治疗,用于基底细胞癌术后切缘阳性者;年龄偏大、全身条件不能耐受手术者；范围过大，手术前的减瘤治疗或者姑息治疗。

（二）鳞状细胞癌

在眼睑恶性肿瘤的发病率为 8%，多见于老年人，男性居多。肿瘤好发于眼睑皮肤结膜交界处。开始呈结节状，与基底细胞癌很相似，但因恶性程度高生长迅速。

1. 鳞状细胞癌临床类型

（1）溃疡型：溃疡底部坚硬、充血、溃疡较深，高低不平，边缘高起，甚至外翻，有时呈火山口状。

（2）菜花状或乳头状：肿瘤向表面发展，可以很大，表面呈菜花状或乳头状，表面有破溃感染则有腥臭味。

鳞状细胞癌破坏范围广，可以破坏眼睑、眼球、眼眶、鼻窦及面部等，一般易沿淋巴组织转移到附近组织，如耳前及颌下淋巴结甚至全身，这是它与基底细胞癌的不同点。

2. 治疗

（1）手术疗法：广泛、彻底切除，切缘至少达到 5mm。

（2）放射疗法：放射治疗并不敏感，适应证同基底细胞癌

（3）化学疗法：有迹象表明有转移者。

（三）睑板腺和皮脂腺癌

睑板腺癌好发于中老年女性。最常起源于睑板腺和睫毛部位的皮脂腺。上睑病例约占 2/3。初起时为眼睑内坚韧的小结节，与睑板腺囊肿相似，以后逐渐增大，睑结膜呈弥散性斑块状增厚，睑结膜面相对处呈黄白色隆起，表现为菜花样团块，生长不均匀，可形成溃疡。睑板腺癌的表面皮肤往往是正常的。如病变起自皮脂腺，多数在睑缘呈黄色小结节，逐步增大。

临床上，睑板腺癌初起病变容易被误诊为睑板腺囊肿。因此术中发觉异常、患者年龄超过 40 岁以及反复发作的睑板腺囊肿都需要医生保持高度警惕，及时将病变组织送病理。本病恶性程度较高，延误诊治，可有淋巴结转移。

需要注意的是，有一种睑板腺癌的特殊类型，并没有明显的肿块，表现为久治不愈的结膜炎症，称为"伪装综合征"，需要及时活检明确诊断，病理提示肿瘤细胞呈现弥漫性浸润而非聚集形成肿块。

因为腺癌对放化疗并不敏感，主要有赖于手术切除，经验性安全切缘 5~8mm，应查清楚切缘是否有肿瘤残存，以免复发。

术后需要加强面部的护理清洁，短时间内面部不要沾水，也不要化妆，避免创口部位发炎感染。饮食方面注意清淡饮食，避免刺激性较强的食物。禁止剧烈的运动，适当休息。

四、手术设计和原则

绝大多数眼睑肿物的治疗都需要手术切除。肿物的大小、范围及病变的位置、深度各不相同，治疗方法也不尽相同。

比较小而表浅的肿物，手术并不困难，切除、分离、缝合即可，特别是年龄稍大皮肤比较松弛者。如果肿物比较大特别是侵犯较深部组织，切除后会形成较大缺损，需要采用局部睑板、皮瓣转移，甚至游离植皮等才能完成修复，所谓"拆东墙补西墙"的策略。每位患者的具体情况不同，需要灵活地选择适当的手术方式。

眼睑肿物手术治疗的关键首先是做到彻底切除,然后根据组织缺损的情况予以修复。病变越早期发现,治疗效果越好,手术操作也更简单。

眼睑良性肿瘤无论位于皮肤上还是皮下,有经验的医生都会选择符合美容的皮纹切口。多数肿块完整摘除才能避免复发,而从皮肤入路手术才有可能做到完整摘除,类似睑板腺囊肿的结膜入路方法是会破坏肿物完整性的,所以有时候患者出于美观的要求提出"内切口"的想法,医生有必要从专业角度给予引导。

病理检查通常作为眼睑肿块手术后的常规。对于良性肿瘤患者也需要足够重视病理检查,临床上偶尔遇到中青年的患者临床诊断为睑板腺囊肿的,最终被证实为早期的恶性肿瘤。为此病理登记时的信息应该完整,医院有责任落实通知到位。而恶性肿瘤的病理也应该进一步关注。因为涉及是否和临床相符,肿瘤的病理类型、安全切缘是否足够、是否需要后续进一步治疗。

五、眼睑肿瘤的手术方法

绝大部分眼睑肿瘤肉眼可见,在裂隙灯的观察下可以判断肿瘤的范围和性质。需要注意的是活检明确性质并不是必需的,有时病变表现不典型或者患者对性质有疑问时可以考虑采用,活检的部位应该避开肿瘤坏死区域,避免假阴性。

眼睑组织的结构可以分为两层,前层为皮肤、皮下组织和眼轮匝肌,后层为睑板和睑结膜。

前层的替代物包含游离皮片和邻近部位的移行或旋转皮瓣等,皮片的取材部位可以根据缺损范围取自眼睑、耳后、锁骨上、上臂内侧和腹部。

后层的替代物常用的为游离或带蒂的睑板结膜瓣和硬腭黏膜。前者的优点是含黏膜组织且有睑板结构的支撑,重建眼睑的睑缘位置不容易出现内卷,避免了皮肤上的睫毛或汗毛组织接触角膜等眼表结构,术后舒适度更高。但因不能影响取材一侧的眼睑正常功能,所以范围相对有限,无法完成大范围缺损的后层重建。硬腭黏膜的优点是取材范围较大并有黏膜层,可以减少睑球粘连的发生,但不适合眼睑中央部位的后层重建,因为可以导致角膜上皮的愈合不良和血管化。一些全层组织瓣也应用在组织重建中,通常以率先应用的外科医生命名,比如 Cutler-Beard 瓣取自下睑中央,可以修补上睑中央 2/3 的全层缺损;Tenzel 半圆形皮瓣可以修补上下眼睑外侧 1/3 左右的缺损。Glabellar 瓣取自眉间适用于眼睑内眦部的组织缺损。

眼睑全层缺损的重建原则是前后层至少有一层有血供,因此在肿瘤切除后,术者应该根据缺损的范围灵活组合上述的技术来完成眼睑的重建。当组织瓣带蒂的时候,手术需要分二期完成,需要告知患者第一次手术后眼部是关闭遮挡状态,无法正常视物,生活需要依靠对侧眼(笔者遇到对侧眼白内障严重影响视力者先完成白内障手术复明后再考虑眼睑肿瘤手术的病例)。如果眼科评估发现患者前房偏浅,需要预防性进行虹膜激光,避免睑裂关闭后诱发急性闭角性青光眼发作。

二期手术的睑裂切开根据一期手术的设计而有所不同,多数在 2~3 个月后完成,因为新的血液和淋巴循环这时已经建立起来,切开后不会引起持续的眼睑水肿等问题。

眼睑恶性肿瘤的手术不仅需要遵循外科无菌原则,无瘤原则也至关重要。前者决定了皮肤植片的存活、手术是否成功;后者包括更换手术器械、术者的手套诸多细节等,对于减少肿瘤的局部种植和复发至关重要。

六、眼睑肿瘤切除重建手术的目标

如果排序的话应该遵循以下的原则：

1. 完整切除病变,恶性肿瘤尤其重要。

2. 术后眼部的舒适度　要点是眼睑睑缘的结膜面高于皮肤面。有时候患者甚至可以接受术后外观的某些不足,但无法忍受术后的异物感、刺痛、畏光流泪的角膜刺激症状,因为确实严重影响生活。

3. 眼睑的功能　包含上眼睑的睁开闭合,良好的上睑缘高度;下眼睑的良好贴附,避免眼睑外翻、内卷。

4. 眼睑的外观　除非有瘢痕体质,多数患者术后瘢痕并不明显,即使植皮,肤色有时也很接近。

为了达到上述目标,在手术前对眼睑肿物的评估包括:

1. 肿物累及前层、后层还是全层,绝大多数情况下恶性肿瘤需要全层切除!

2. 判断肿物的范围,占眼睑全长的范围以及高度,这些都会影响手术方案的设计。前后层的缺损是否需要其他部位取材?取自何处?需要告知患者,相应部位备皮做术前准备。

3. 手术是一次完成还是需要二次,需要告知家属及患者。

4. 需要遮蔽的眼睛应该除外浅前房等闭角型青光眼解剖因素,必要时采用虹膜激光等方法预防闭角型青光眼急性发作。患眼在遮蔽期间眼底如果发生疾病可能被延误治疗也应告知。

5. 年龄、组织是否松弛、是否有过手术、放疗史在手术设计时需要考虑。很多患者会担心眼睑手术后的瘢痕,由于眼睑皮肤是人身体上最薄的部分,皮肤的性质决定了瘢痕发生的概率偏小;当然患者是否有瘢痕体质、医生手术中是否做到组织正确对位、是否选择合适的缝线、在瘢痕确实发生的早期是否处理得当都会影响到最终的外观。

七、术后康复

1. 取材部位的护理　取材部位的清洁消毒、避免感染是避免伤口愈合不良的重要环节,当取材范围较大,伤口有张力时,术者应该采用深部组织分离,减张缝合等方法增加伤口的稳定性。腹部取皮时指导患者使用腹带固定可以减少术后伤口意外裂开,严格按照取材部位的组织特点选择拆线时间。

2. 手术部位的护理　主要是清洁正常的术后分泌物,观察植皮皮片以及皮瓣的色泽,及时发现感染坏死等现象并处理。

八、术后的随访

绝大部分恶性眼睑肿瘤需要随访观察 3~5 年,如果期间无任何转移或复发,通常被认为治愈,因为如果之前有肿瘤细胞残留,经历足够时间生长,一定能被目前影像学检查发现。

眼睑恶性肿瘤的复查需要关注手术局部有无不痛、不痒的肿物持续增大,肿物生长迅速、不规则、有溃疡、血管异常增生都是要警惕的,基底细胞癌的肿物复发早期常有色素,不要误以为是痣。

由于眼睑肿瘤切除手术涉及眶隔,因此有部分患者的复发是位于眼眶内的,表现为无痛性肿物增大。这类情况因为病变位置较深，往往不能触诊扪及，尤其需要警惕。

　　根据眼睑淋巴循环的规律，每次复查时应检查患侧的耳前、耳后、颌下、颈部淋巴结有无异常增大，这对于皮脂腺癌或睑板腺癌的患者需要特别注意。必要时增强 CT 检查有助于发现早期的眼眶复发和淋巴结转移病例。

（袁一飞）

参 考 文 献

［1］ Ilhan HD, Yaman A, Soylev Bajin M.A small incision technique for repairing involutional lower eyelid entropion.Int Ophthalmol, 2020, 40（2）：281-285.

［2］ Iwayama T, Hashikawa K, Fukumoto T.A Novel Plastic Surgical Technique for Treating Congenital Entropion in Asians.Plast Reconstr Surg Glob Open, 2019, 7（4）：e2122.

［3］ Diab MM, Allen RC.Recurrent upper eyelid trachomatous entropion repair：long-term efficacy of a five-step approach.Eye（Lond）, 2021, 35（10）：2781-2786.

［4］ Young W, Scofield-Kaplan SM, Levy RE, et al.Change in Lower Eyelid Contour Following Ectropion Repair With Lateral Tarsal Strip.Ophthalmic Plast Reconstr Surg, 2020, 36（6）：557-561.

［5］ Ferraz LC, Meneghim RL, Galindo-Ferreiro A, et al.Outcomes of two surgical techniques for major trichiasis treatment.Orbit, 2018, 37（1）：36-40.

［6］ Kreis AJ, Guirou N, Coulibaly S, et al.Challenges in addressing post-operative trachomatous trichiasis.Eye（Lond）, 2020, 34（11）：2131-2132.

［7］ Elbaklish KH, Saleh SM, Gomaa WA.Lamellar Tarsectomy Procedure In Major Trichiasis Of The Upper Lid. Clin Ophthalmol, 2019, 13：2251-2259.

［8］ Karlin JN, Rootman DB.Brow height asymmetry before and after eyelid ptosis surgery.J Plast Reconstr Aesthet Surg, 2020, 73（2）：357-362.

［9］ Finsterer J.Uncovering the etiology of ptosis prior to blepharoplasty.Arch Plast Surg, 2020, 47（5）：487.

［10］ Oh DJ, Liu CY, MacIntosh PW.Unusual Cause of Ptosis.JAMA Ophthalmol, 2019, 137（3）：320-321.

［11］ 林茂昌.现代眼部整形美容学.西安：世界图书出版公司, 1997.

［12］ 徐乃江, 朱慧敏, 杨丽.实用眼整形美容手术学.郑州：郑州大学出版社, 2003.

［13］ 李美玉, 王宁利.眼解剖与临床.北京：北京大学医学出版社, 2003.

［14］ 刘家琦, 李凤鸣.实用眼科学.第2版.北京：人民卫生出版社, 1999.

［15］ Cicinelli MV, Kaliki S.Ocular sebaceous gland carcinoma：an update of the literature.Int Ophthalmol, 2019, 39（5）：1187-1197.

［16］ Yin VT, Merritt HA, Sniegowski M, et al.Eyelid and ocular surface carcinoma：diagnosis and management. Clin Dermatol, 2015, 33（2）：159-169.

［17］ Goto H, Tsubota K, Nemoto R, et al.Clinical features and prognosis of sebaceous carcinoma arising in the eyelid or conjunctiva.Jpn J Ophthalmol, 2020, 64（5）：549-554.

第三章　泪道阻塞及康复治疗

第一节　概　　述

　　泪道阻塞是指各种原因引起的泪液流出通道发生病理性阻塞的一类疾病。泪道阻塞在眼科门诊并不少见,多数患者以溢泪和流脓为主要主诉。泪道阻塞给患者带来的主要困扰是流泪导致的生活质量下降,由于并不影响患者视力,可能会被部分患者轻视,导致病情迁延。按照泪道系统的解剖位置,阻塞常发生于泪点、泪小管、泪囊与鼻泪管交界处以及鼻泪管下口。

　　眼科门诊患者中约有 3% 患有泪道阻塞性疾病,其中泪小管阻塞的病例占 13%,其余为泪小管以下部分阻塞的病例。1 岁以内有溢泪症状的新生儿中,有近 20% 患有先天性鼻泪管阻塞。先天性鼻泪道阻塞发病率为 1%~6%,其中 30% 左右为双眼发病。泪道阻塞更常见于中老年患者。一般认为,女性较男性发病率高,这可能与女性骨性鼻泪管较狭窄、雌激素水平下降导致泪道黏膜功能退化有关。黄种人较白种人、黑种人发病率高。泪道阻塞患病与职业有一定关系,卫生环境差、接触有毒化学物质可使泪道黏膜充血肥厚诱发阻塞。泪道阻塞好发于冬季,可能与冷空气诱发鼻黏膜肿胀充血,从而妨碍泪道系统的排出功能。部分泪道阻塞患者伴有鼻部疾病如下鼻甲肥大或鼻中隔偏曲,均可导致鼻泪管下端机械性阻塞。鼻腔的急慢性炎症可刺激黏膜肿胀,引起鼻泪管下端阻塞。与此同时,由于鼻窦与泪囊在解剖上互相邻近,泪骨可气化为筛泡,骨薄如纸,甚至有陷窝相通,鼻窦炎感染可由此直接扩散到泪囊。

　　泪道阻塞的诊断应该尽量明确阻塞发生的部位、性质、原因及有无并发症产生等,从而选择最佳的治疗及康复方案。一段或者数段发生泪道阻塞的治疗方案需要有针对性的处理,后者的康复时间较长、恢复较慢。伴有较多黏脓性分泌物或者出现骨质增生、骨性狭窄的泪道阻塞预后较差。出现血性分泌物的老年泪道阻塞患者,需要警惕泪道肿瘤的可能。泪道阻塞需要加以鉴别的其他疾病包括:①泪囊泵泪功能不全:老年性的眼轮匝肌力量下降,使泪液的生理引流功能下降;②结膜松弛:老年患者球结膜变薄、弹力下降导致球结膜松弛,形成皱褶,阻塞泪液的流动导致泪液不能被正常引流到泪道;③眼表炎症性疾病:过敏性结膜炎、角膜炎等可引起患者泪液分泌量增多,也可表现为泪液留出,但患者泪道系统正常。

　　总之,泪道阻塞时泪液排出不畅、眼表自我清洁能力下降,有诱发眼内、外感染的风险。在另一方面,泪道阻塞通常是许多眼内手术的禁忌证,临床医师应该加以重视,其治疗目的是恢复或重建泪道引流功能。以下将按照解剖部位的不同展开讨论。

(洪佳旭)

第二节　泪道阻塞的原因及治疗

(一)泪点阻塞

　　1. 病因　泪点栓塞的病因包括原发性及继发性,前者多数为先天性,后者可继发于外伤、烧伤、炎症后的瘢痕形成或者全身放化疗。泪点栓塞诊断较为容易,裂隙灯下即可明确。但应当注意到,泪点栓塞可能同时伴发泪小管或鼻泪道阻塞,需要结合经健侧泪小点的泪道冲洗等才能明确。

2. 治疗　单纯泪点膜闭患者,可用尖头泪点扩张器突破封闭处解决。如果泪点阻塞处已过泪点壶腹,可同时将泪小管垂直部从睑结膜处垂直于睑缘切开。泪点完全性闭锁患者,可在睑缘睫毛根部内侧 6~7mm 处如能见到白色小点,可由此试行放入泪点扩张器,如能成功突破进入泪小管,可适当扩大内径,再将泪小管垂直部从睑结膜处垂直于睑缘切开。如泪点完全无法找到的患者,可以从泪囊侧切开泪囊,把导丝送入泪小管或利用亚甲蓝加压注入泪囊寻找泪小管,在睑缘睑结膜面可疑泪点处如前述切开,而后再行置入硅胶管,经 3~6 个月上皮覆盖后拆除。部分免疫性眼表疾病患者,如无明显溢泪症状,由于常规手术治疗疗效差,可定时随访、不予手术。

(二)泪小管阻塞

1. 病因　泪小管阻塞常发生于泪点至泪囊或泪总管处,其原因尚未完全明确。同泪点阻塞,可源于先天性发育畸形,也可因泪小管炎症继发瘢痕形成,还可因外伤或烧伤引起。此外,泪道结石、泪小管周围炎症、多次放化疗也可引起泪小管阻塞。

2. 治疗　总体而言,泪小管阻塞的手术治疗远期预后都不甚理想。临床上首诊泪小管阻塞的患者,还应进一步检查了解有无并发鼻泪道阻塞等,以便确定合适的治疗方案。

如果泪小管阻塞继发于炎症,可先行抗炎治疗,如用抗生素滴眼液(氟喹诺酮类或氨基糖苷类)加地塞米松滴眼液进行局部冲洗,必要的时候,可加用探针扩张,直至奏效。伴有泪小管结石的泪小管炎,泪道冲洗可诱发急性泪囊炎,切不可进行冲洗。这部分患者的治疗同接近泪小点出现器质性泪小管阻塞患者一样,可行泪小管切开术。

泪小管阻塞发生于近泪囊处或者泪总管处、远端泪小管尚正常的患者,可切除阻塞部,而后将健康泪小管与泪囊做端侧吻合,泪小管内植入硅胶管支持,保留 3~6 个月。

泪小管阻塞合并鼻泪道阻塞的患者,可行结膜囊鼻腔吻合术,部分患者可缓解溢泪症状。有国外报道,对于泪小管阻塞段较长的患者,可以完全切除泪小管,使用结膜上皮片再造泪小管并于内侧置入硅胶管维持,但这种治疗方法预后较差。也有使用泪小管切开,再行探通并置入硅胶管 3~6 个月,使其阻塞部位重新上皮化。置入材料还包括聚乙烯管、尼龙线、硬膜外麻醉导管、丝线等。

泪小管大部分阻塞但鼻泪道尚通畅的患者,可行结膜囊泪囊吻合术,即将泪囊底部游离,从泪湖切开结膜,将结膜与泪囊底部吻合;或用颊黏膜管做桥状吻合泪湖结膜与泪囊侧壁;或用静脉移植进行结膜泪囊造口术。既往有研究使用泪道激光应用于阻塞性泪道疾病且风靡一时,但随着随访时间的延长,这部分患者出现肉芽增生、假道形成等并发症,远期预后不理想,目前在临床上已不推荐医师选择此种治疗方法。

(三)鼻泪管阻塞

1. 病因　鼻泪管阻塞部位常发生于泪囊与鼻泪管连接处以及鼻泪管下三分之一段。鼻泪管阻塞的发生原因包括:先天性发育畸形,主要发生在鼻泪管下口;外伤引起的鼻泪管偏位或者骨折;急慢性泪囊炎引起的瘢痕形成;泪囊或者泪囊周围肿瘤性占位;骨性鼻泪管阻塞;鼻部手术造成的鼻泪管开口瘢痕形成激发阻塞;鼻腔占位阻塞鼻泪管开口等。

2. 治疗

（1）单纯泪道探通：适用于先天性鼻泪管阻塞患者的治疗，一般建议在出生后 4~13 个月龄施行；伴有较多脓性分泌物的患儿一般难以自愈，可在 6 个月前尽早手术。既往多在父母固定患儿体位的情况下由医师进行操作，这种方法存在一定风险。随着麻醉技术的不断提高，特别是婴幼儿喉面罩的改进，建议医师在患儿全麻后进行操作，并通过鼻内镜检查确认鼻泪道阻塞完全解除。探通时力量应轻柔，避免损伤鼻泪管黏膜、造成假道。探通后早期也不建议进行泪道冲洗，避免冲洗液外渗，诱发炎症。另外，术者在探通泪道时，注意根据患者泪点的情况选择合适大小的泪点扩张器和泪道探针。探针太尖、太钝、太粗或者操作时用力过猛等都可能损伤泪道。在探通泪道时，需固定好眼睑，拉直泪小管以便探针进入，避免造成假道。在探通鼻泪管时，探针在轻抵泪囊窝鼻侧骨壁后再紧贴泪囊窝鼻侧骨壁垂直下插，探针应紧贴额际，再由骨窝往鼻泪管推进。

（2）鼻泪道置管：在通过鼻泪道探通后可置入鼻泪管支撑物，如硅胶、聚乙烯管等，在留置 3~6 个月后使其形成通道。鼻泪道置管包括顺行置管及逆行置管两种术式。既往操作多数是在肉眼下凭借临床医师的手感进行操作，存在一定盲目性。患者如果伴有鼻甲肥大、鼻中隔偏曲容易损伤鼻黏膜，在术中、术后可出现较为严重的鼻出血。随着鼻内镜技术的发展，医师在鼻内镜辅助下直视术野进行操作更有利于保护黏膜、避免形成泪道假道，建议临床医师使用。

（3）鼻腔泪囊吻合术：鼻腔泪囊吻合术仍然是目前治疗鼻泪管阻塞成功率最高的手术方法，可分为经皮入路（外路）和经鼻腔入路（内路，见本章第三节）两种术式。对于可疑泪囊占位引起的鼻泪道阻塞首选外路手术，内路手术由于无皮肤切口、操作精细损伤小的特点更适用于对外观有更高要求的患者。外路手术使手术区域暴露充分，是治疗鼻泪管阻塞及慢性泪囊炎的"金标准"，其主要缺点是颜面部遗留手术瘢痕。外路鼻腔泪囊吻合术的操作步骤如下：①鼻腔填塞：在下鼻道或者总鼻道填入含有 1% 丁卡因和 1% 麻黄碱的纱条或者棉片；②麻醉：泪点表面麻醉，2% 利多卡和 0.75% 布比卡因行眶下神经、滑车下神经、筛前神经阻滞麻醉，儿童或者不耐受局麻患者可在全麻下进行手术；③手术切口：位于内眦鼻侧 3~5mm 的内眦韧带处，平行于泪前嵴行深达真皮层的皮肤切口，切口稍向颞侧弯曲呈弧形，长度建议 15~20mm；④暴露内眦韧带及泪前嵴：术者可钝性分离皮下组织及肌肉层，在泪囊撑开器辅助下暴露内眦韧带及泪前嵴。术中可观察有无必要切断内眦韧带，如果需要切断，可在内眦韧带处做一标记缝线，以便术后重新固定复位，避免内眦移位及眼睑畸形；⑤暴露泪囊窝：沿着泪前嵴骨沿鼻侧切开骨膜，骨膜剥离器辅助下剥离泪囊离开泪囊窝，向上分离至内眦韧带，向下至鼻泪管开口，向后至泪后嵴；⑥制作骨窗：使用闭合的血管钳将泪囊窝下端内侧壁薄的骨板压破形成小孔，再将咬骨钳深入骨孔向前方及上下端方向咬破周围骨质，形成大小约 10mm×15mm 的卵圆型骨窗，骨窗的制作也可在骨凿或电钻下进行；⑦泪囊及鼻腔黏膜的处理：自泪小点插入泪道探针进入泪囊，在泪囊鼻侧壁顶起。使用尖头刀片在该处做"工"形全层泪囊黏膜切口，使泪囊黏膜形成前后页，并在骨窗内将鼻黏膜做相应"工"形切开；⑧泪囊鼻腔黏膜的吻合：使用 6-0 可吸收缝线将步骤 7 制作的泪囊、鼻腔黏膜按照前后页对合的方式间断缝合 2~3 针，使两者形成黏膜管道，常规在该黏膜管道放入引流管支撑，避免吻合口瘢痕形成；⑨泪道冲洗及切口的关闭：吻合口完成后常规进行泪道冲洗确定泪道已通畅，并可清除切口内的淤血。术毕时逐层缝合肌肉、皮下组织和皮肤。

（4）激光或电凝辅助的泪道成形术：近年来我国学者报道了利用激光或者电凝气化鼻泪管瘢痕组织的方法重建鼻泪道引流功能。对于常规泪道手术治疗效果不佳的患者，可有选择地使用这些方法。目前文献报道相关的研究仍以大陆学者为主，需要在其他国家及地区更多的研究证实其远期有效性。

（5）泪道内镜辅助的泪道成形术：泪道内镜最大的优点是可以直观地观察泪道阻塞的原因、性质、部位等；与此同时，临床医师可以观察鼻泪管黏膜、病理情况，定位病变区域，并在直视下使用激光或者电钻治疗泪道阻塞部位。

（四）泪道阻塞的康复治疗

根据泪道阻塞患者的病情及所选择治疗方式的不同，康复措施方面有所不同。改善泪道阻塞患者的生活质量、降低围手术期患者的并发症发生率并提高远期预后是泪道阻塞康复的主要原则及目的。泪道阻塞患者的饮食无明显禁忌，注意保持眼部的清洁，避免感染。

一般认为药物治疗对于泪道阻塞的疗效有限，主要原因是尚无任何药物能够缓解泪道的机械性阻塞。药物治疗的主要目的是预防或治疗泪道阻塞引起的感染性炎症、提高患者舒适度。目前临床常用的抗生素滴眼液包括三代氟喹诺酮类滴眼液及氨基糖苷类滴眼液。2018年复旦大学附属眼耳鼻喉科医院针对华东地区细菌性泪囊炎菌种分布及耐药性的15年（2002—2016）回顾性分析结果显示，在华东地区6个城市8家医院收集的2 388例细菌性泪囊炎患者中，革兰氏阳性细菌、革兰氏阴性细菌及厌氧性细菌占的比例分别是63%、29.4%和13.3%。研究期间革兰氏阳性细菌比例呈现上升趋势。常见的细菌包括凝血酶阴性葡萄球菌、金华葡萄球菌、铜绿假单胞菌和流感嗜血杆菌。与此同时，耐药性研究显示四代喹诺酮类药物加替沙星在该研究中是最为有效的抗生素，这可能与革兰氏阳性菌在细菌性泪囊炎中所占比例逐年上升有关。部分结膜囊分泌物较多的泪道阻塞患者也可使用硼酸洗眼液清洁眼部，减少脓性分泌物带来的刺激感。先天性泪道阻塞的患者多数是由于覆盖于鼻泪管末端的Hasner瓣发生膜性阻塞所致，导致患儿出现持续流泪和感染，其在健康新生儿中患病率可高达6%。患儿在6月龄前超过80%可自愈，因此只需保守按摩即可，但一般认为伴有泪囊炎表现的先天性泪道阻塞需要手术干预，无法自愈。另外，使用药物治疗的一个常见问题是是否需要长期使用抗生素滴眼液？目前认为如患者出现脓性或者黏性分泌物时建议使用抗生素滴眼液，但如果分泌物少仅有溢泪症状可仅给予硼酸滴眼液清洁。

泪道探通目前在临床上仅作为先天性泪道阻塞的首选术式，其最佳手术时间仍有一定争议，但多数学者认为4~13月龄的患儿是最佳窗口期。少于4个月龄的患儿由于泪道发育尚未完全，有损伤泪道的风险，另外有部分患儿有自愈倾向；高于13月龄的患儿行泪道探通的主要问题在于成功率有所下降，但从未手术过的患儿仍可选择该术式进行治疗。泪道探通术前需仔细检查患者有无泪囊炎表现，手术时应轻柔操作。完成探通并拔出探针后，可尝试用生理盐水或抗生素滴眼液冲洗泪道，如冲洗泪道时发现盐水渗入内眦区眼睑皮下，则提示探通泪道时穿破了泪小管，应立即停止冲洗。探通术后患者常规每日滴抗生素眼液4~6次，滴药前可先挤压泪囊再滴药。如果患者术后出现鼻血较多且伴有溢泪加重，需警惕手术造成的假道问题。泪道探通术后患者可在术后第3天开始进行泪囊区按摩，注意动作轻柔。先天性泪道阻塞患者若探通2~3次后仍不见改善，则很难有探通的希望，此时，应择机选择其他治疗方式，避免因反复多次探通损伤泪道，形成瘢痕。

泪道置管仍然是我国眼科医师用于治疗泪道阻塞的常用手段。泪道置管材料不同在置入体内后取管的时间有所不同,一般可放 1~6 个月不等。一般术后患者的溢泪症状即可得到缓解,也有术后数天后溢泪仍得不到缓解的,可能的原因是手术对泪道黏膜的刺激导致短暂的水肿。随着黏膜水肿的缓解以及泪道的重新开放,患者的溢泪就可以逐步缓解。患者术后还可由于手术操作刺激导致结膜充血、结膜囊分泌物增多,但一般 1~2 周内消失。患者术后 1 周以内,由于鼻腔损伤或者泪道阻塞部位重新打开的原因,可能仍有少中量的鼻出血存在,需充分告知患者,必要时可行鼻部填塞并点麻黄素滴鼻液止血。目前临床常用的泪道置管有顺行置管与逆行置管两种方式,患者术后康复要点有所不同。顺行置管在内眦处上下泪小管之间形成 U 型套环,患者应该避免过度揉眼而将硅胶管拔出,如果置管少量脱出,患者可自行用消毒棉签将其推回泪小点内,但如果突出较多难以自行复位,患者应用胶布将置管固定于面部并及时到医院就诊,由医生将置管进行复位,切忌向外继续拉扯置管或自行将置管剪断,否则可形成泪囊异物。逆行置管多数置于泪囊至下鼻道之间,由于无缝线固定,患者打喷嚏后可能使其脱出,如果少量脱出,仍可推回鼻内,但若完全脱出则可能需使用新的置管进行二次手术。患者术后用药前可压迫泪囊区,将分泌物挤净后再滴眼药水。患者在取管后如仍有流泪现象可行泪道冲洗明确病因,如果泪道通畅仍有流泪,则可先练习"闭嘴 - 捏鼻 - 轻呼吸"动作,练习闭眼增加眼轮匝肌的挤压作用并配合泪囊区的按摩动作,促进泪液流入鼻腔。泪道置管术后应注意眼部卫生,避免污水入眼。

鼻腔泪囊吻合手术相对于泪道探通损伤较大,需注意围手术期的患者康复的宣教。术前应充分向患者及家属介绍手术要点及相关并发症。患者术后可取半坐卧位,以便引流淤血,避免吻合口血凝块堆积。术后早期由于鼻黏膜水肿或者吻合口出血可造成术源性阻塞,必要时可行泪道冲洗、鼻部使用麻黄碱滴鼻液,使吻合口重新开放。术后晚期如果吻合口肉芽增生、瘢痕形成、吻合口缩窄可使吻合口闭合,可在术后 3 个月视病情决定是否行吻合口再通术。鼻腔泪囊吻合术后患者饮食宜清淡、高蛋白、低脂肪,不宜食用辛辣刺激性强的食物。

(洪佳旭)

第三节　内镜下泪道手术及整形康复

一、内镜技术的发展及现状

(一)内镜技术的起源与发展

德国 Karl Storz 公司在 1982 年推出了首个完整的内镜设备,使内镜外科技术真正走到了临床应用阶段。内镜凭借其良好的光学放大成像系统使得术者在手术时可直观地观察病灶及术野,手术操作更为精确。在此之前,经内眦部皮肤入路的泪囊鼻腔吻合手术(dacryocystorhinostomy, DCR)是公认的经典泪道手术,疗效确切但是其缺点是在术后切口处可遗留不同程度的瘢痕。1989 年,McDonogh 首次在内镜监视下实施经鼻 DCR,为治疗鼻泪管阻塞提供了新的思路。

近年来,内镜辅助 DCR 手术在我国蓬勃发展,操作日益规范。周文光等人于 1991 年率先报道了 30 例在国内使用内镜辅助进行 DCR 手术的临床结果,有效率达到 93% 以上。

1995 年周冰等人报道了最长随访 1 年以上的 59 例经鼻 DCR 结果,有效率也达到 90%。总体而言,内路 DCR 由于不影响外观、损伤较小,深受中青年患者或对外观有较高要求患者的欢迎。

内镜的设备包括摄像系统、监视器、图像和录像采集系统、光源及内镜等组成(图 3-3-1)。①摄像系统:由摄像系统主机和摄像头组成;②监视器:高清显示屏幕;③图像、录像采集系统:通过采集内镜观察到的影响来记录手术过程,录像系统常需额外定制;④光源:由冷光源及导光纤维束;⑤内镜(图 3-3-2):常用内镜面视角为 0°、30°、70°。成人用内镜直径为 4mm,长度为 20cm;儿童用内镜较为纤细,直径为 2.7mm,长度为 11cm。

内镜泪道手术的操作方式一般为术者左手持镜,右手操作手术器械,并在监视器辅助直视视野的情况下进行手术。持镜方法根据个人的习惯可以有所不同,常规是拇指与示指固定摄像头,其余手指稳定导光纤维连接头。

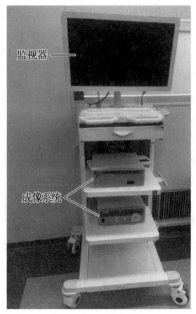

监视器

成像系统

图 3-3-1　内镜摄像系统、监视器及图像、录像采集系统

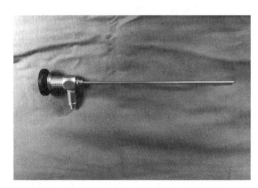

图 3-3-2　0° 内镜

(二)内镜技术的进展与现状

无论国内外,目前外路 DCR 仍然是治疗鼻泪管阻塞的"金标准"术式。外路手术由于可直视泪囊,对于可疑泪囊肿瘤病变的患者相较内路 DCR 具有更高的优势。对于普通鼻泪道阻塞及泪囊炎患者,二者临床有效率均在 90% 左右。近年来,内镜、手术器械等设备的进步使得内路 DCR 技术越来越流行。内路 DCR 的最大优势在于减少对内眦肌腱和泪囊生理泵功能产生影响,手术在患者颜面部不遗留瘢痕,深受年轻患者的欢迎。另一方面,内路 DCR 术后恢复较快,术后并发症如出血、脑脊液漏等发生率也低。当然,同外路 DCR 一样,内路 DCR 的一些严重并发症不应被术者所忽视,如眼球后出血、眼眶脂肪疝、眼眶气肿和内直肌损伤等。由于内路 DCR 可在术中观察鼻腔结构,对于鼻中隔偏曲、鼻窦疾病、鼻甲肥大及鼻腔占位等患者还可进行诊断和必要的处理。对于外路 DCR 手术失败的患者,内路 DCR 可以处理骨窗的瘢痕形成,无需额外进行皮肤面切口进行治疗,更容易为患者所接受。内路 DCR 的缺点在于设备价格及手术价格较贵、常需患者进行全身麻醉,此外,其手术操作对术者的要求也较高。

近年来,内路 DCR 的主要进展包括手术辅助用料、泪道置管等几个方面。在内镜导光方面,有学者使用 20G 眼内导光纤维,通过扩张后的泪小点进入泪囊,对泪囊进行光学定位,从鼻腔面可观察到透光的泪囊,再对其进行切开,避免损伤周围组织。多数术者使用 0° 内镜进行手术,但部分鼻中隔偏曲、鼻甲过度肥大的患者可以使用 30° 内镜来增加术野可视面积。除了传统手术刀切口,也有学者应用不同波长的激光切割鼻黏膜,不过这些患者术后常规需要在创口冲洗和清创。一般术者使用咬骨钳去除泪骨,电钻的发展使得更多医师开始重视其在内路 DCR 手术的便捷性,研究发现两者手术成功率和并发症无统计学差异。在手术辅助用料方面,研究表明应用透明质酸可显著降低术后粘连、结痂及感染率,同时手术成功率更高。多项随机、对照的临床研究结果均提示内路 DCR 术中同时置入硅胶置管术后成功率高于不置管的患者,一般在术中从上下泪小管顺行置入硅胶管。

二、内镜鼻腔泪囊吻合术

(一)适应证

内镜 DCR 的临床适应证包括各种原因导致的慢性泪囊炎和鼻泪管阻塞,但是小泪囊或伴有萎缩性鼻炎的患者疗效相对较差。泪囊有急性炎症的患者应控制感染及炎症后择期手术。

(二)术前评估和准备

1. 询问病史 注意询问患者发病的诱因、发作频率、有无脓性或黏性分泌物、有无外伤史、泪道手术史、鼻腔手术史等。

2. 全身情况 了解患者有无高血压、冠心病、糖尿病及卒中史等以选择合适麻醉方式并评估术中心电监护的必要性。老年患者注意有无异常凝血状态,使用抗凝药物需在术前 7 天及术后 7 天暂停使用抗凝药物。

3. 鼻腔评估 患者术前需用内镜评估鼻腔情况以判断鼻腔有无足够的空间进行手术。如若鼻腔空间有限,可改选外路 DCR 手术或选择全麻下内路 DCR。鼻内镜检查还有助于明确患者是否存在以下情况:鼻甲肥大、鼻中隔偏曲、萎缩性鼻炎、鼻腔息肉、鼻腔肿瘤性病变等不利于手术进行的鼻部病变。

4. 眼部评估 利用裂隙灯检查明确患者溢泪原因。常见的可导致患者流泪的眼睑病变包括先天性眼睑缺损,睑内、外翻导致的眼睑位置异常,泪点闭锁等泪点阻塞的异常病变。另外,结膜松弛、结膜囊异物、结膜炎等其他导致流泪的眼表病变也需注意。

(三)内镜 DCR 的麻醉方法

1. 表面麻醉 将利多卡因与 1% 麻黄素滴鼻液按 2:1 的体积比混合,并将适量棉片浸于其中。在扩鼻器的协助下,使用枪状镊将棉片放入患者的总鼻道、下鼻道、中鼻道等处,留置 5 分钟以上。

2. 局部浸润麻醉 于泪囊在鼻腔投影区黏膜下注射 1ml 罗哌卡因注射液以增强手术区域的麻醉效果。

3. 神经阻滞麻醉 可选择眶下神经阻滞麻醉或滑车下神经及筛前神经阻滞麻醉。前者先定位眶下孔,针头从鼻翼沟外侧旁斜向上、后外放刺入,而后注入麻醉剂 1ml。后者用长度为 35mm 的注射针从滑车下眶内缘沿眶壁向后刺入约 20mm 达到滑车下神经,再刺入 10mm 达到筛前神经,可注入麻醉剂 1ml。麻醉时注意避免损伤骨膜及筛前动脉。

4. 全身麻醉 内镜 DCR 手术的首选麻醉方式。适用于各年龄段,尤其年龄较小的患者、精神过度紧张或精神病患者。临床上常用的全身麻醉包括吸入麻醉、静脉麻醉和复合麻醉。

患者全麻手术结束时,应彻底清除咽喉出血及分泌物,并对肌肉松弛做相应的拮抗,一定要等患者咳嗽、吞咽反射恢复后再返回病房,避免发生误吸积血导致的吸入性肺炎。

（四）手术步骤

1. 患者选卧位,麻醉后消毒、铺巾　术中用膨胀海绵填塞后鼻孔避免术中出血流入咽部。

2. 制作鼻黏膜瓣　使用刀片在术侧下鼻甲上缘自后向前做第一道 8mm 鼻黏膜切口。第二道鼻黏膜切口位于中鼻甲前缘平行钩突,长度约 10mm,与第一道切口形成 90°。用剥离子自切口前缘向后钝性分离鼻黏膜。用弯剪刀从黏膜前缘向中鼻甲根部将鼻黏膜瓣剪开,形成一个基底在上方和一个基底在后方的鼻黏膜瓣。

3. 暴露骨壁　利用明胶海绵将上瓣翻转至鼻顶部并固定,下瓣翻转至中鼻甲下方,从而暴露上颌突和颌泪缝。

4. 制作骨窗　用咬骨钳从颌泪缝向前去除骨质,此后用骨钻打磨骨窗边缘并将其扩大、使其光滑,建议骨窗大小为 1~1.5cm²。

5. 暴露泪囊　在制作完骨壁后一般即可见到泪囊内侧壁。在泪道探针的引导下,用刀片由下向上切开泪囊,并顺着囊腔继续扩大泪囊切口,将泪囊切口下方侧壁展开,形成泪囊后瓣。

6. 吻合口的处理　可在中鼻甲与鼻黏膜瓣之间填入明胶海绵进行止血,并根据泪囊后瓣的规格修剪鼻黏膜,使两者能够对位贴附良好。而后将上方鼻黏膜瓣复位,使其覆盖骨窗上方和前缘裸露的骨质。鼻黏膜瓣要求与泪囊前瓣贴合。同样,可用明胶海绵将上方鼻黏膜瓣固定于鼻顶穹窿部。

7. 根据术者手术习惯选择是否置入硅胶管,硅胶管下端可打结避免置管脱出泪小点。

8. 术毕常规使用明胶海绵及棉片进行填塞止血。

（五）术后处理

吻合口使用明胶海绵的主要目的是降低术后出血的概率,同时避免吻合口早期闭锁。术后如若需要清理鼻腔,注意仍需要保持明胶海绵的敷贴状态。术后可用 1% 麻黄素滴鼻液收缩血管,每天 2 次,用药 1 周。一般术后 3~6 个月拔管。术后随访时如果发现吻合口有肉芽生长,可清理肉芽并用抗代谢药物敷贴。

（六）常见并发症及预防

内镜 DCR 的主要操作区域在鼻腔、泪囊和眼眶,因此,多数的并发症也集中在这个区域。

1. 鼻出血　内镜 DCR 导致的出血多见于术后 24 小时之内。迟发性出血临床可发生在术后数月。鼻出血的预防强调术前、术中控制血压。局麻患者术前可应用镇静、镇痛药物。鼻黏膜局部浸润麻醉时,可添加适量肾上腺素。术中切开黏膜时如若遇到血管丰富的黏膜,可采用电灼止血。手术即将结束时,注意观察术野有无明显出血点,并予电凝。术后一周由于鼻腔痂皮脱落,需注意避免剧烈运动和弯腰憋气动作,防止鼻腔干燥。

鼻出血的处理以物理压迫为主,必要时使用缩血管药物。对于普通出血,可用肾上腺素棉片压迫止血。如若出血血管较粗,可在内镜下烧灼止血。骨质或骨窗的出血可使用骨蜡。具有出血倾向的患者可全身使用止血药物。

2. 鼻窦炎　钩突肥大或者术中损伤钩突的患者,术后钩突与吻合口粘连导致额窦、筛窦引流通道受阻可诱发鼻窦炎。患者在术后可出现头痛、中鼻道脓性分泌物等症状。鼻窦炎的预防以术中处理为主。钩突肥大的患者应在术中予以充分切除,并在术毕时明确上颌窦等是否有阻塞。

3. 鼻腔黏膜粘连　鼻腔黏膜粘连是内镜 DCR 最常见的并发症,这与手术损伤正常鼻黏膜、围手术期感冒及未控制的鼻腔炎症有关。

鼻腔黏膜粘连的预防包括：①手术时应精细操作，避免损伤吻合口以外的鼻黏膜；②鼻中隔偏曲严重的患者应同期矫正；③手术结束时可用明胶海绵等将可能发生粘连的地方隔离开；④围手术期应预防感冒。鼻腔黏膜粘连的处理要根据粘连的范围与部位决定。对于不影响吻合口观察及不影响泪道引流功能的粘连可不予处理。如需干预，可在内镜下剪开粘连的鼻腔黏膜，并用填充物等将其隔开，术后使用缩血管药物及激素类药物进行局部治疗。

4. 吻合口及周围组织肉芽增生　吻合口及周围组织肉芽增生是导致内镜 DCR 手术术后失败的重要原因之一。术中充分扩大骨窗、保护好鼻黏膜及泪囊黏膜、减少大面积的骨质暴露可减少黏膜肉芽组织的形成。术后使用类固醇类喷鼻剂也有利于减少肉芽增生。较小的肉芽组织可使用类固醇类喷鼻剂治疗；较大的肉芽组织可在内镜下使用血管钳去除。

5. 吻合口狭窄与闭锁　骨窗过小、骨窗位置不当、小泪囊等是导致术后吻合口狭窄与闭锁的原因。对于小泪囊患者，可在术中调整骨窗位置，尽量暴露大部分泪囊黏膜并充分铺开，再与鼻黏膜瓣吻合，并在手术结束时联合置管。另外，术中注意避免损伤泪囊其他部位，骨窗的中心位置应与泪囊囊腔处于同一水平。术后黏膜水肿导致继发性吻合口狭窄的患者可使用类固醇类药物；吻合口已经阻塞的患者可在鼻内镜检查后决定是否进行二次手术。

6. 眼周皮肤淤血　泪囊周围组织的出血可渗透至皮下导致术后眼周皮肤淤血。术中在制作骨窗的时候，前缘不宜靠前，避免暴露眼眶软组织，术中应充分止血。术后早期可冰敷，促进淤血吸收及消退。

7. 眼眶气肿　术后嘱患者不要用力打喷嚏和擤鼻涕，避免增加鼻腔压力，导致眼眶内气肿。眼眶气肿通常只需要随访即可，无需处理。

8. 眼眶蜂窝织炎　鼻腔分泌物进入眼眶的患者可诱发眼眶感染，术前具有鼻窦炎等潜在感染风险的患者可在术前预防性使用抗生素。术中注意充分清理组织，避免阻塞窦口。鼻腔填塞物应及时去除，保持鼻腔引流通畅。

9. 脑脊液鼻漏　手术切口过于偏上可损伤颅底导致脑脊液鼻漏。虽然发生率很低，但术者应注意避免。术前检查提示可疑解剖异常、有外伤、肿瘤等病史的患者术中应注意观察，操作时用锋利的咬骨钳以避免去除的骨片过大，伤及颅底。如若术中发现脑脊液鼻漏可应及时封闭硬脑膜裂口。

三、内镜下其他泪道手术

（一）内镜下辅助泪道探通术

鼻内镜对于泪道阻塞的其他手术方式也有帮助，特别是鼻泪管探通及置管，其优点在于可避免假道形成、减少黏膜损伤及出血概率等。

1. 术前检查　注重病史询问，了解患者流泪的病程长短、发作规律、结膜囊分泌物情况、眼部外伤史、感染史等。小儿患者注意鉴别先天性青光眼、过敏性结膜炎等其他导致流泪的病变。裂隙灯检查需要注意观察眼睑及睫毛有无异常、泪小点是否闭锁或狭窄、角膜透明度及直径大小。需要排除以下情况：睑内翻、睑外翻、倒睫、泪小点闭锁、结膜炎、角膜炎等。通常泪道阻塞的患者可出现泪河升高、溢泪、结膜囊脓性或黏性分泌物、泪囊膨胀等，部分患者压迫泪囊区出现脓性分泌物从泪小点溢出，需怀疑有无慢性泪囊炎或者泪小管炎的可能。

2. 鼻泪管探通术　传统的"盲"操作，鼻泪管探通依赖于操作者的手感及经验，术中出现假道的可能性较大。笔者的经验是更为推崇在鼻内镜下进行操作，安全且操作成功率高。

一般认为先天性泪道阻塞进行鼻泪管探通术的最佳手术时机是出生后 4~13 个月。伴有脓性分泌物等泪囊炎表现的患儿可选择在 4~6 个月进行，但若无脓性分泌物，可选择泪囊区按摩联合药物治疗直至出生后 6 个月。如若泪道阻塞仍无改善，再选择鼻泪管探通。

先天性泪道阻塞进行鼻泪道探通建议在全麻下进行，操控性更佳且术中可以直视鼻腔泪道引流是否成功，同时可以降低黏膜损伤及假道形成的概率。鼻泪管探通所需的器械较为简单，传统泪道探针、泪点扩张器、冲洗针头及内镜系统即可完成。

鼻泪管探通的手术步骤如下：①气管内插管和静脉麻醉全麻后进行消毒铺巾；②用扩鼻器和枪状镊将浸润 1% 麻黄碱滴鼻液的棉片放至下鼻道和总鼻道；③用泪点扩张器扩张上下泪小点后进行泪道冲洗，再次明确阻塞部位，并将脓性分泌物冲洗干净；④使用泪道探针沿泪小管垂直部进入 0.5~1mm，而后旋转至水平位往泪囊区进针，动作轻柔，理论上不会有明显阻力；到达骨性泪囊窝时可感觉到有较大阻力；⑤此时，探针从侧后方做 90° 旋转并向下方进针，推动探针到达下鼻道为止，可来回反复几次；⑥再次进行泪道冲洗，并在鼻内镜观察下确认鼻泪道冲洗通畅。

鼻泪管探通术后常规用左氧氟沙星滴眼液或者妥布霉素滴眼液滴眼，每天 4 次，维持 1~2 周。如果患儿溢泪不能缓解，在 1 个月后可再次进行探通。2 次以上探通不成功者可考虑后期进行泪道置管或泪囊鼻腔吻合术。

3. 内镜下辅助泪道置管术　泪道置管仍然是我国眼科用于治疗泪道阻塞的常用手术方式。根据置管方式的不同可分为顺行置管和逆行置管。鼻内镜在这两种手术中的应用都更有利术者缩短手术时间、降低术中鼻出血的概率。

顺行置管的手术步骤包括：①用扩鼻器和枪状镊将浸润利多卡因与 1% 麻黄素滴鼻液混合液（2∶1 的体积比）的棉片放至下鼻道和总鼻道；②用泪点扩张器扩张上下泪小点后进行泪道冲洗，再次明确阻塞部位；③经下泪点插入 RS 一次性泪道引流管，并沿水平方向进入泪小管，到达骨性泪囊窝时旋转 90°，进入鼻泪管和鼻腔；④上泪点插入 RS 一次性泪道引流管同步骤③；⑤上下泪小点插入后可在内眦角形成一小段裸露的弧行管；⑥手术结束前应再次进行泪道冲洗，确保泪道通畅。

逆行置管的手术步骤包括：①用扩鼻器和枪状镊将浸润利多卡因与 1% 麻黄素滴鼻液混合液（2∶1 的体积比）的棉片放至下鼻道和总鼻道；②用泪点扩张器扩张上下泪小点后进行泪道冲洗，再次明确阻塞部位；③使用带有导丝的泪道探针沿泪小管垂直部进入 0.5~1mm，而后旋转至水平位往泪囊区进针，动作轻柔，理论上不会有明显阻力；到达骨性泪囊窝时可感觉到有较大阻力；④此时，探针从侧后方做 90° 旋转并向下方进针，推动探针到达下鼻道为止，并释放导丝；⑤从鼻前庭将导丝拉出，在导丝末端缠绕逆行置管所带丝线，并往上抽拉导丝将置管头端拉至泪囊区；⑥手术结束前应再次进行泪道冲洗，确保泪道通畅。

泪道置管术后常规使用左氧氟沙星滴眼液、加替沙星滴眼液或莫西沙星滴眼液滴眼，每天 4 次，维持 1~2 周。如果患者恢复顺利，可于术后 2~3 个月取出置管。

四、内镜下泪道手术的康复治疗

内镜下泪道手术的康复治疗的原则与目的与其他泪道手术大同小异，以改善泪道阻塞患者的生活质量、降低围手术期患者的并发症发生率为主。患者饮食、日常行为注意事项参见第三章第二节泪道阻塞患者的康复治疗。以下将围绕内镜下泪道围手术期的康复展开叙述。

拟行内镜下泪道手术的患者在术前注意疏导其紧张、忧郁及焦虑等不良情绪。充分跟患者沟通,通过介绍该手术的特点及潜在并发症,消除患者的顾虑,增强其信心及依从性。患者术前注意预防感冒并戒烟戒酒,非全麻的患者应训练张口呼吸,避免术中呼出气体使内镜模糊。告知术中使用咬骨钳及电钻时会有声响,不必紧张。术前常规使用抗生素滴眼液滴眼,并于术前1天修建鼻毛,避免损伤鼻腔黏膜,做好面部清洁工作。

　　患者术后早期可行半卧位,以减少伤口局部出血,并有利于引流术腔分泌物。患者术后由于鼻腔填塞,常需用口呼吸,导致食欲下降、口腔干燥、咽喉疼痛等,应鼓励患者少量多次饮水,术后1周内可用生理盐水漱口,保持口腔清洁,预防感染。手术创伤及伤口刺激可导致患者出现不同程度的头痛、切口痛、口干等不适,可给予鼻部冷敷,必要时予止痛剂口服治疗。

　　患者安全返回病房后,应注意观察鼻腔出血情况,包括鼻腔分泌物性质、出血量以及有无活动性出血。患者术后早期鼻腔少量出血为正常现象,无需处理,出血量较多时再行干预。血液及鼻腔分泌物流入口中需及时吐出,避免刺激胃肠道造成不适及呕吐。术后2天内避免进食刺激性、过热的食物,减少手术创面出血。术后3~7天时可在门诊清理鼻腔,重点去除分泌物、鼻腔填塞物。术后1周以上可轻微擤鼻,促进鼻腔分泌物排除,避免吻合口结痂阻塞。术后常规随访时需检查吻合口情况,必要时需行泪道冲洗,可用生理盐水或者8万单位庆大霉素联合5mg地塞米松液冲洗,冲洗时需观察有无异常分泌物溢出。围手术期可全身应用抗生素3~5天,术后使用抗生素滴眼液每天4次。术后随访重点关注吻合口瘢痕愈合及息肉生长情况。

　　在日常生活方面,患者需注意用眼卫生,避免用力擤鼻涕,预防感冒,半年内不宜游泳。告知出现溢泪、结膜囊分泌物增多时需来院就诊。饮食清淡,多吃蔬菜水果,保持大便通畅,避免进食辛辣刺激性食物,避免剧烈咳嗽及打喷嚏。

(洪佳旭)

参 考 文 献

[1] Sia PI, Curragh D, Howell S, et al.Interobserver agreement on interpretation of conventional dacryocystography and dacryoscintigraphy findings: A retrospective single-centre study.Clin Exp Ophthalmol, 2019, 47(6): 713-717.

[2] Wladis EJ, Aakalu VK, Yen MT, et al.Balloon Dacryoplasty for Congenital Nasolacrimal Duct Obstruction: A Report by the American Academy of Ophthalmology.Ophthalmology, 2018, 125(10): 1654-1657.

[3] Sathiamoorthi S, Frank RD, Mohney BG.Incidence and clinical characteristics of congenital nasolacrimal duct obstruction.Br J Ophthalmol, 2019, 103(4): 527-529.

[4] Tooley AA, Klingler KN, Bartley GB, et al.Dacryocystorhinostomy for Acquired Nasolacrimal Duct Stenosis in the Elderly (≥80 Years of Age).Ophthalmology, 2017, 124(2): 263-267.

[5] Saiju R, Morse LJ, Weinberg D, et al.Prospective randomised comparison of external dacryocystorhinostomy with and without silicone intubation.Br J Ophthalmol, 2009, 93(9): 1220-1222.

[6] Takahashi Y, Kakizaki H, Chan WO, et al.Management of congenital nasolacrimal duct obstruction.Acta Ophthalmol, 2010, 88(5): 506-513.

[7] Goldich Y, Barkana Y, Zadok D, et al.Balloon catheter dilatation versus probing as primary treatment for congenital dacryostenosis.Br J Ophthalmol, 2011, 95(5): 634-636.

[8] Sasaki H, Takano T, Murakami A.Direct endoscopic probing for congenital lacrimal duct obstruction.Clin Exp

Ophthalmol, 2013, 41(8): 729-734.

[9] Cannon PS, Chan W, Selva D.Incidence of canalicular closure with endonasal dacryocystorhinostomy without intubation in primary nasolacrimal duct obstruction.Ophthalmology, 2013, 120(8): 1688-1692.

[10] Lee KA, Chandler DL, Repka MX, et al.A comparison of treatment approaches for bilateral congenital nasolacrimal duct obstruction.Am J Ophthalmol, 2013, 156(5): 1045-1050.

[11] Al-Faky YH, Mousa A, Kalantan H, et al.A prospective, randomised comparison of probing versus bicanalicular silastic intubation for congenital nasolacrimal duct obstruction.Br J Ophthalmol, 2015, 99(2): 246-250.

[12] Zhang C, Wu Q, Cui Y, et al.Anatomy of nasolacrimal canal in congenital nasolacrimal duct obstruction-18 cases retrospective study.Acta Ophthalmol, 2015, 93(5): e404-405.

[13] Fayers T, Dolman PJ.Bicanalicular Silicone Stents in Endonasal Dacryocystorhinostomy: Results of a Randomized Clinical Trial.Ophthalmology, 2016, 123(10): 2255-2259.

[14] Coumou AD, Genders SW, Smid TM, et al.Endoscopic dacryocystorhinostomy: long-term experience and outcomes.Acta Ophthalmol, 2017, 95(1): 74-78.

[15] Connell PP, Fulcher TP, Chacko E, et al.Long term follow up of nasolacrimal intubation in adults.Br J Ophthalmol, 2006, 90(4): 435-436.

[16] Badhu BP, Karki BS, Khanal B, et al.Microbiological patterns of chronic dacryocystitis.Ophthalmology, 2006, 113(12): 2377.e1-2.

[17] Bleyen I, van den Bosch WA, Bockholts D, et al.Silicone intubation with or without balloon dacryocystoplasty in acquired partial nasolacrimal duct obstruction.Am J Ophthalmol, 2007, 144(5): 776-780.

[18] Demirci H, Elner VM.Double silicone tube intubation for the management of partial lacrimal system obstruction.Ophthalmology, 2008, 115(2): 383-385.

[19] Shams PN, Chen PG, Wormald PJ, et al.Management of functional epiphora in patients with an anatomically patent dacryocystorhinostomy.JAMA Ophthalmol, 2014, 132(9): 1127-1132.

[20] Couch SM, White WL.Endoscopically assisted balloon dacryoplasty treatment of incomplete nasolacrimal duct obstruction.Ophthalmology, 2004, 111(3): 585-589.

[21] Burkat CN, Lucarelli MJ.Tear meniscus level as an indicator of nasolacrimal obstruction.Ophthalmology, 2005, 112(2): 344-348.

[22] Doğan M, Alizada A, Yavaş GF, et al.Laser-assisted dacryocystorhinostomy in nasolacrimal duct obstruction: 5-year follow-up.Int J Ophthalmol, 2018, 11(10): 1616-1620.

[23] Shinder R, Wu A, Mehendale RA, et al.Lacrimal intubation during dacryocystorhinostomy utilizing the STENTube.Orbit, 2017, 36(1): 6-12.

[24] Chan W, Wilcsek G, Ghabrial R, et al.Pediatric endonasal dacryocystorhinostomy: A multicenter series of 116 cases.Orbit, 2017, 36(5): 311-316.

[25] Lee-Wing MW, Ashenhurst ME.Clinicopathologic analysis of 166 patients with primary acquired nasolacrimal duct obstruction.Ophthalmology, 2001, 108(11): 2038-2040.

[26] Delaney YM, Khooshabeh R.External dacryocystorhinostomy for the treatment of acquired partial nasolacrimal obstruction in adults.Br J Ophthalmol, 2002, 86(5): 533-535.

[27] Bernardini FP, Moin M, Kersten RC, et al.Routine histopathologic evaluation of the lacrimal sac during dacryocystorhinostomy: how useful is it? Ophthalmology, 2002, 109(7): 1214-1217.

第四章

眼表疾病的康复

第一节 概 述

一、眼表疾病的定义

眼表(ocular surface)的解剖学含义是指起始于上下眼睑缘灰线之间的眼球表面全部黏膜上皮,包括角膜上皮和结膜上皮(球结膜、睑结膜、穹隆部结膜)。角膜上皮和结膜上皮在维持眼表健康中起着重要的作用。眼表上皮来源于各自的干细胞,由于干细胞不断地增殖、分化和迁移,因此角膜上皮能迅速进行自我更新。结膜上皮主要由复层扁平细胞组成,其中含有许多分泌黏蛋白的杯状细胞,有研究认为结膜上皮可能起源于结膜穹隆部或睑缘的皮肤黏膜结合处,也有学者认为眼表均匀地分布着结膜干细胞。

泪膜(tear film)是眼睑瞬目后泪液在眼表形成的一层膜,厚度约为7~10μm,主要分为三层,从内向外依次为黏蛋白层、水样层、脂质层。黏蛋白层由结膜杯状细胞分泌的黏蛋白、结膜非杯状细胞和角膜上皮细胞表达的跨膜蛋白构成;水样层主要由泪腺、副泪腺(Krause腺和Wolfring腺)分泌,为角膜输送各种水溶性营养成分;脂质层由睑板腺分泌,能够抑制泪液蒸发、稳定和保持泪膜弧度。

正常及稳定的泪膜是维持眼表上皮正常结构及功能的基础,而泪膜的构成离不开眼表上皮细胞分泌的黏蛋白成分。因此眼表上皮和泪膜之间互相依赖,互相影响,任何一方的异常都将影响到另一方,进而造成眼表功能的异常,导致眼部不适和视功能下降。因此,真正临床意义上的眼表是指参与维持眼球表面健康所有外眼结构,包括角膜、结膜、眼睑、泪器及泪道。

1980年,Nelson首次提出了眼表疾病(ocular surface disease)这一概念,泛指损害角结膜眼表正常结构与功能的疾病。由于眼表是一个整体的概念,对于任何原因引起的眼表改变,均要从眼表构成方面考虑,才能使疾病的诊断、治疗及康复达到理想的效果。眼表在内、外因素的共同作用下得以维持健康,其中内源性因素主要为眼表上皮下的基质微环境,外源性因素为表面稳定的泪膜,二者共同调控上皮干细胞而维持正常的眼表。其中任何一部分发生异常即可引起眼表的异常。通常在功能上将眼表疾病和泪液疾病综合起来,概括为眼表泪液疾病(ocular surface & tear disease),其中包括了所有的泪液性疾病、浅层角膜病、结膜病以及泪腺泪道疾病。

本章节主要介绍干眼及睑板腺功能障碍的治疗及康复,其他疾病在本书的相应章节均有详细介绍。

二、我国干眼的发展历史

"干眼"的定义最早由美国国立眼科研究所成立的干眼研究小组于1995年提出,为"由于泪液缺乏或蒸发过强引起的一种泪膜不稳定的疾病,可导致眼表损害,并伴有眼部不适症状。"同时提出以症状、眼表损害、泪液不稳定及泪液高渗四个方面作为诊断的参考指标，并将干眼分为泪液缺乏型和蒸发过强型两大类。自此，人类对干眼的认识上升到了一个新高度，并有了统一的概念与分类。

原第一军医大学张汉成教授团队最先在我国开展泪液生理成分以及干燥综合征方面的临床研究。1999 年在珠海召开的全国眼表疾病学术会议上，刘祖国教授在我国最先提出了"干眼"的概念，并详细阐述了定义及范围，开启了我国对"干眼"疾病认识与研究的篇章。2004 年，刘祖国教授进一步提出将"干眼"作为此类疾病的统一名词予以规范，同时提出了按照泪液的组成成分与维持泪膜稳定性的因素将干眼分为水液缺乏型、蒸发过强型、黏蛋白缺乏型、泪液动力学异常型及混合型五种类型的分类方法，这一概念和分类标准已被我国干眼临床诊治专家共识（2013 年）所采用。

2004 年，刘祖国教授在中山大学中山眼科中心开设了我国第一个干眼门诊，并创建了我国第一个眼表疾病研究中心，逐渐在我国广泛推广干眼的概念。2013 年，由中华医学会眼科学分会角膜病学组组织，刘祖国教授执笔制定了我国首个干眼临床诊疗专家共识，该共识结合我国干眼患者的临床特点将干眼定义为"由于泪液的量或质或流体动力学异常引起的泪膜不稳定和 / 或眼表损害，从而导致眼不适症状及视功能障碍的溢泪疾病"，该共识为我国干眼临床诊疗起到了很好的规范作用，有效地提高了我国干眼的临床诊疗水平。2003 年我国第一本《眼表疾病学》（刘祖国主编）专著出版，2017 年我国第一本《干眼》（刘祖国主编）专著出版。干眼领域的学术组织也先后成立，2015 年成立了亚洲干眼学会中国分会，2017 年成立了海峡两岸医药交流协会眼科专业委员会眼表与泪液病学组，2019 年成立了中国医师协会眼科分会眼表与干眼学组。

三、干眼的流行病学研究

干眼的流行病学研究通过描述干眼在普通人群及患病人群中的分布特征来分析致病的危险因素，并能够揭示干眼在特定人群中的社会经济学效应。目前为止，世界范围内已有多个国家报道了干眼相关的流行病学结果。由于不同研究者使用的诊断标准存在一定的差异，干眼在不同人种的患病率也缺乏最后的定论，如何界定干眼的自然病程仍然存在争议，这些对干眼流行病学的研究存在着一定的影响。

以患者自觉症状为诊断标准的干眼流行病学研究中，新加坡不同团队的干眼患病率研究结果分别为 6.5% 和 12.3%；西班牙的干眼患病率为 18.4%；美国的患病率为 14.5%；英国和韩国研究结果类似，约 20%。国内研究显示，高原地区青海牧民的干眼患病率高达59.1%，其他地区的干眼患病率介于 11.03%~38.9% 之间。所有研究结果均提示干眼患者中女性多于男性，女性患病率比男性高近 1.5 倍。需要注意的是，大部分流行病学研究入组样本均要求不小于 40 岁，因此上述研究结果并不一定适用于年轻人。有研究显示，年轻人患病率低于老年人。

以患者体征为诊断标准的流行病学研究与上述研究结果有所不同。若以泪膜破裂时间小于 10 秒为诊断标准，患病率为 15.6%~85.6%；若以 Schirmer 试验小于 5mm 为诊断标准，患病率为 19.9%~37.0%；若以角膜荧光素钠染色评分为诊断标准，患病率为 5.8%~77.0%。体征性干眼在不同人群中的患病率差异比较大，其原因包括采用不同的体征指标、诊断截断值、样本的年龄、性别及人种差异等。所有研究结果显示年龄越大，干眼体征的阳性率越高。此外,由于黄种人与白种人相比,泪膜稳定性和眼表上皮完整性稍差,因此,人种差异仍影响着干眼流行病学的研究。

(康 洁 刘祖国)

第二节 干眼的康复

一、概述

干眼的定义是以泪膜稳态失衡为主要特征并伴有眼部不适症状的多因素眼表疾病,泪膜不稳定、泪液渗透压升高、眼表炎性反应和损伤以及神经异常等是其主要病理生理机制。

当水液性泪液生成不足和／或质的异常时,便出现了水液缺乏型干眼。蒸发过强型干眼主要由于泪膜脂质层的质或量的异常而引起。当结膜杯状细胞或角膜上皮细胞发生炎症或损伤时,会造成凝胶型黏蛋白或跨膜蛋白缺乏,终将导致泪膜不稳定引起黏蛋白缺乏型干眼。由于泪液的动力学异常引起的泪液动力学异常型干眼。若由两种及以上上述原因所引起的干眼,则为混合型干眼。

根据严重程度可将干眼分为轻度、中度、重度。轻度主观症状而无裂隙灯显微镜下可见的眼表面损害体征为轻度干眼;中重度主观症状同时有裂隙灯显微镜下的眼表面损害体征,但经过治疗后体征可消失为中度干眼;中重度主观症状及裂隙灯显微镜下的眼表面损害体征,治疗后体征不能完全消失为重度干眼。

二、干眼的危险因素

自 20 世纪 90 年代中期开始,国内外研究者开始围绕干眼患者的生活方式、饮食、日常行为等因素展开了大量的研究,并取得了相应的成果,如表 4-2-1 所示。

表 4-2-1 干眼危险因素

明确危险因素	可能危险因素	有争议危险因素
年龄:老年人	酒糟鼻	月经期
性别:女性	病毒感染	粉刺
睑板腺功能障碍	甲状腺功能异常	结节病
视频终端的使用	精神因素:焦虑、抑郁	吸烟
佩戴角膜接触镜	翼状胬肉	饮酒
全身疾病:糖尿病等	饮食:低脂肪酸	怀孕
环境因素:空气污染等	屈光手术	肉毒杆菌注射

三、干眼的病理生理

干眼的发病机制复杂，其原因众多，但其共同的机制是各种原因引起泪膜的稳定性改变从而导致患者的症状或眼表的改变，并影响其功能。眼表泪膜的不稳定引起一系列的病理生理改变，认识这些病理生理改变有助于干眼的诊断和治疗。

1. 泪膜稳定性下降 泪膜稳定性下降是引起干眼的核心机制。健康稳定的泪膜是维持眼表上皮正常结构与功能的基础，不仅可以保持角膜及结膜上皮的光滑特性，防止细菌毒素及抗原性物质损害角结膜上皮引起的免疫病理反应，还含有大量蛋白质及细胞因子形成的眼表屏障。任何引起泪膜稳定性下降的因素均会导致泪膜异常，从而引起干眼。

2. 泪液渗透压升高 各种原因引起的泪膜不稳定均可导致泪液渗透压的升高，高渗的泪液可激活促分裂原活化的蛋白激酶（MAPK）和核因子κB（NF-κB）信号通路，促使前炎症因子白细胞介素-1β（IL-1β）、肿瘤坏死因子-α（TNF-α）、基质金属蛋白酶（MMPs）等释放，引起眼表上皮细胞损害，并进一步放大炎症反应，此外，眼表炎症与上皮损伤反过来又加重了泪液高渗，就这样相互作用形成了恶性循环。

3. 眼表炎症及免疫异常 炎症是干眼发病的核心因素之一。眼表炎症过程中有多种细胞因子、炎症因子和免疫细胞参与，泪液渗透压升高引起炎症介质释放，如IL-1、IL-6、IL-17等，不仅可直接损害眼表上皮细胞，还伴随有炎症反应的刺激、角膜知觉下降、瞬目频率下降等改变，还可以刺激产生更多的炎症介质，进一步激活并诱导未成熟的抗原呈递细胞迁移至淋巴组织内。国内外多项研究已经证实了干眼主要为CD4$^+$介导的免疫性炎症，表现在自身免疫性CD4$^+$T细胞的浸润。干眼是一种慢性炎症性、自身免疫性眼表疾病，所以抑制炎症是干眼的重要治疗方法。

4. 细胞凋亡 干眼患者泪腺细胞、结膜上皮细胞和角膜细胞的凋亡增加，而局部组织中淋巴细胞的凋亡却被抑制。一方面导致了眼部组织的损伤和破坏，另一方面淋巴细胞存活时间的延长促进了炎症激活状态，因此，细胞凋亡在干眼发病机制中占有重要地位。

5. 氧化应激 有研究显示，干燥环境刺激可使眼表的氧化-抗氧化系统失衡，这种失衡导致抗氧化应激的主要还原酶（SOD、GSH-Px、CAT）水平降低，氧化应激产物活性氧（ROS）水平升高，可能破坏蛋白质、脂质、DNA等大分子，引起眼表组织的损伤。

6. 神经调控异常 正常的眼表、泪腺和副泪腺组织均有丰富的神经分布，通过完整的神经反射环路完成泪液分泌、涂布和清除整个过程，该环路中任一环节异常均可能导致干眼发生或加重，主要涉及三叉神经、面神经、自主神经，通过泪液分泌减少、瞬目减少、眼睑闭合不全、脂质分泌减少、黏蛋白分泌异常等方面导致或加重干眼。

7. 内分泌调控异常 人体内分泌系统也是维持正常泪液的关键因素之一，主要涉及性激素（如雄激素、雌激素等）、胰岛素、甲状腺激素、糖皮质激素等。泪腺、睑板腺、角膜、结膜上皮均分布着大量的性激素受体，若激素水平降低，可引起上述组织结构及功能的异常，导致炎症因子表达增加、泪液分泌减少、脂质分泌异常、泪膜稳定性下降、角膜修复和新生血管抑制的作用减弱等改变，引发或加重了干眼。有研究显示胰岛素有维持泪腺结构、功能和角膜上皮增殖的作用，胰岛素缺乏将导致泪腺重量减轻，泪液分泌减少，泪液中IgA和分泌蛋白浓度下降，免疫耐受性下降等改变，促进了干眼的发病。内分泌系统对眼表的结构和功能有关键性影响,但每种激素并不是单独发挥作用,多种激素之间相互作用、相互影响、相互转化,共同发挥调节。

8. 眼表上皮细胞鳞状化生　泪膜不稳定造成眼表暴露于空气,杯状细胞密度降低,眼表上皮细胞动态平衡被破坏。眼表上皮细胞过度增生、异常分化导致了无分泌功能的角化鳞状上皮取代了具有分泌功能的非角化上皮,从而导致正常上皮功能的丢失。

9. 黏蛋白分泌异常　黏蛋白的改变既是干眼发病机制的中间环节,也是干眼导致的结果之一。干眼病程初期,杯状细胞减少,跨膜型及其他黏蛋白的代偿性增多,但随着病程的迁徙,黏膜上皮细胞的结构和功能受损,造成了眼表黏蛋白和 / 或糖基化表达下降。

四、干眼的检查和诊断

(一) 干眼的检查

干眼的临床检查方法众多,可分为常规检查和辅助检查两大类,每类检查又涵盖了多项内容,本书主要介绍当前临床上常用的一些检查方法。

1. 常规检查

(1) 裂隙灯显微镜:可在显微镜下观察患者眼睑、睑缘、睑板腺及其开口、泪河高度、角膜、结膜等形态结构。

(2) 泪河高度:眼表荧光素染色后,显微镜下观察投射光带与下睑缘光带交界处的泪液液平;正常范围为 0.3~0.5mm。

(3) 泪膜破裂时间(BUT):眼表荧光素染色后,嘱患者眨眼 3~4 次,最后 1 次瞬目后自然平视睁眼并开始计时,观察角膜出现第 1 个黑斑时停止计时,正常时间应>5 秒。

(4) 泪液分泌试验(Schirmer test):目前最常用的定量检测水液性泪液分泌的方法,分为基础 Schirmer 试验、Schirmer Ⅰ和 Schirmer Ⅱ试验。在安静、暗环境下,用 Schirmer 试纸一端折叠 5mm 放在下睑中外 1/3 处的结膜囊内,眼可睁开,在不使滤纸脱落的情况下可自然瞬目,5 分钟后取出滤纸,测量试纸湿润长度。若测试前使用表面麻醉,则为基础 Schirmer 试验,反映基础泪液分泌情况,若结果<5mm/5min,提示异常。若测试前未使用表面麻醉,则为 Schirmer Ⅰ试验,反映主副泪腺功能、反射性泪液分泌、泪河容量等,若结果<5mm/5min,提示异常。Schirmer Ⅱ试验检测的是反射性的泪液分泌情况,在基础 Schirmer 试验的前提下,用棉棒刺激鼻黏膜,若结果<5mm/5min,提示异常。泪液分泌试验结果变异性较大,但若多次测量结果均<5mm/5min,仍提示患者泪液缺乏。

Schirmer Ⅰ试验测量泪腺对眼表刺激的反应,其结果异常的原因可能是泪腺疾病、眼表敏感性降低或缺乏,或眼表至中脑的传入神经异常。在泪腺正常情况下,也可能由于眼表炎症导致角膜敏感性下降从而使泪液分泌减少。当 Schirmer Ⅰ试验异常时,进一步行 Schirmer Ⅱ试验可帮助判断泪液分泌减少的原因,眼表异常或泪腺异常。如果 Schirmer Ⅱ试验的结果大于 Schirmer Ⅰ试验,说明眼表异常。如果 Schirmer Ⅰ和Ⅱ均异常,表明泪腺异常。

(5) 眼表活体染色:主要包括荧光素、虎红、丽丝胺绿染色三种,三种方法对比见表 4-2-2。

表 4-2-2　三种眼表活体染色对比

	荧光素	虎红	丽丝胺绿
作用	评价角膜上皮细胞的屏障功能	评价泪膜保护功能	评价结膜病变
正常细胞是否染色	否	是	否
死亡或变性细胞是否染色	否	是	是
临床意义	"+"提示角膜上皮缺损、角膜上皮细胞膜破坏、细胞间连接缺失	"+"提示角结膜上皮细胞死亡或变性,眼表黏蛋白缺乏或不足	"+"提示细胞变性和死亡

2. 辅助检查

（1）眼表综合分析仪：眼表综合分析仪是基于 Placido 盘原理和穿透摄像技术设计,能对眼表状态进行评估的多功能临床检查仪器,检查项目包括非侵入式泪膜破裂时间、非侵入式泪河高度、脂质层观察、睑板腺拍照、眼表充血分析、眼表图片和视频采集、角膜点染分析等。

（2）眼表干涉仪：用于临床检测和评价泪膜脂质层厚度的仪器,采用白光干涉原理,通过镜面反射方法,直接对泪膜进行干涉光颜色的评估,从而间接测量出脂质层的厚度。此外,眼表干涉仪还可以动态记录患者瞬目的全过程,检测一只眼用时 30~60 秒,需观察 5 次以上的瞬目,记录患者不完全瞬目或正常瞬目的数据。

（3）泪膜镜：在适宜环境中,根据弥散光在泪膜脂质层不同厚度发生衍射形成不同的颜色和形态改变,来评估泪膜脂质层,并可推测其厚度和泪膜破裂时间。

（4）角膜地形图：用于了解泪膜分布的规则性。干眼患者的角膜表面规则性指数（SRI）和表面不对称指数（SAI）增高;泪膜像差分析既有助于分析泪膜动力学特性,又能解释泪膜稳定性和像差、视觉质量的关系。

（5）前节 OCT：非侵入性地测量干眼患者的泪河相关参数,包括泪河高度、泪河深度及泪河横截面积,通常情况下,下方泪河高度及深度可反映整个眼表的泪液量、泪液系统的功能及病理变化,若泪河高度≥0.2mm,提示泪液分泌正常,若泪河高度<0.2mm,提示泪液分泌异常。

（6）活体共聚焦显微镜：具有无创和高分辨率的优势,实现了在活体下观察角结膜各层细胞形态的可能,有助于干眼疾病的研究、患者的诊疗和随访。干眼患者的检查显示,其角膜上皮细胞形态不规则并伴有斑片状改变,角膜基质层相较于正常人更薄,角膜上皮基底层下神经的弯曲度及反光程度增加,角膜内朗格汉斯细胞及炎症细胞密度显著增加等。

（7）泪液成分检测：包括基质金属蛋白酶（MMP）、淋巴毒素 α（LTA）及乳铁蛋白（LF）等。MMP 是一组由结缔组织细胞分泌的参与细胞外基质降解的内肽酶,研究显示,干眼患者泪液中 MMP 的浓度和活性增加,且 MMP-9 活性越大,干眼症状越明显,可作为干眼临床诊断的参考指标,正常人泪液中 MMP-9 平均浓度约为 8ng/ml,MMP-9 免疫试剂盒在浓度大于 40ng/ml 时显示阳性结果。LTA 是一种淋巴细胞被刺激后反应产生的细胞因子,参与眼表免疫平衡的维持,研究显示,干眼患者泪液中 LTA 水平显著降低,LTA 快速免疫检测试剂有较高临床诊断价值,正常泪液中 LTA 含量应>0.9ng/L,若结果<0.9ng/L,提示异常。泪液中 LF 含量的检测有助于干眼的诊断,干眼患者随着疾病的进展,其测量值逐渐降低,正常泪液中的 LF 含量约为(1.46±0.32)mg/ml,若结果<0.9mg/ml,提示异常。

（8）泪液渗透压测定:泪液渗透压的升高不仅是干眼的表现,也是推动疾病发展的重要原因,因此,泪液渗透压的测定对干眼诊断具有重要意义,但操作过程不易。

（9）睑板腺成像检查:通过红外线睑板腺观察仪可透视睑板腺的形态,客观观察腺体有无缺失。

（10）其他:泪液清除率试验、泪液蕨样变试验、印迹细胞学检查、白介素测定、血清学检查等。

（二）干眼的诊断

根据我国 2013 年发表的《干眼临床诊疗专家共识》,干眼的诊断应包括以下三方面内容:①是否为干眼;②干眼的病因和分类;③干眼的严重程度。

1. 干眼的诊断标准

（1）有干燥感、异物感、烧灼感、疲劳感、不适感、视力波动等主观症状之一,和 BUT≤5 秒或 Schirmer Ⅰ试验(无表面麻醉)≤5mm/5min 可诊断干眼。

（2）有干燥感、异物感、烧灼感、疲劳感、不适感、视力波动等主观症状之一,和 5 秒<BUT≤10 秒或 5mm/5min<Schirmer Ⅰ试验(无表面麻醉)≤10mm/5min 时,同时有角结膜荧光素染色阳性可诊断干眼。

2. 干眼的严重程度

（1）轻度:轻度主观症状,无角结膜荧光素钠染色。

（2）中度:中重度主观症状,有角结膜荧光素染色,但经过治疗后体征可消失。

（3）重度:中重度主观症状,角结膜荧光素染色明显,治疗后体征不能完全消失。

3. 干眼的分类

（1）水液缺乏型干眼:由于水液性泪液生成不足和/或质的异常而引起,如泪腺缺失、干燥综合征(Sjögren syndrome, SS)和许多全身性因素引起的干眼。

（2）蒸发过强型干眼:由于泪膜脂质层的质或量的异常而引起,如睑板腺功能障碍、睑缘炎、视频终端综合征、眼睑缺损或异常引起蒸发增加等。

（3）黏蛋白缺乏型干眼:由于眼表上皮细胞受损而引起,如药物毒性、眼表化学伤、热烧伤对眼表的损害及角膜缘功能障碍等。

（4）泪液动力学异常型干眼:由于泪液的动力学异常引起,如瞬目异常、泪液排除延缓、眼睑位置异常、结膜松弛等。

（5）混合型干眼:由两种及以上上述原因所引起的干眼,是临床上最常见的干眼类型。

五、干眼的治疗与康复

（一）干眼的治疗

1. 治疗原则　干眼的治疗原则为改善患者眼部不适症状与保护患者视功能,通过补充或恢复泪液正常成分,恢复眼表面的正常解剖结构,抑制眼表面的炎症,最终达到恢复眼表及泪膜的正常解剖及生理功能。干眼发病机制较为复杂,单一治疗方式可能无法解决全部问题,针对发病过程的多因素性综合治疗对干眼患者十分重要。干眼的严重程度决定其治疗目标,轻度干眼患者主要是缓解眼部症状,而严重干眼患者主要是保护视功能。临床上,对于不同的干眼患者,常在针对病因治疗的前提下,制订适合其病情的个性化治疗方案。

2. 治疗方法

(1)去除病因:干眼可由一种或者多种原因引起,故针对病因治疗是关键。若因生活习惯或工作环境导致的干眼,可通过改善生活习惯、饮食习惯,工作中适度用眼等方法缓解症状;若因全身性疾病引发的干眼,可积极治疗原发病;若因服药造成的干眼,应及时停药等。

(2)非药物治疗

1)物理治疗:物理治疗可起到改善睑板腺功能障碍,减少泪液流失,增强泪膜稳定性,保护角膜上皮等作用,有助于改善干眼症状,临床常用物理治疗方法见表4-2-3。

表 4-2-3 各种物理治疗方法

名称	操作方法
睑缘清洁	使用次氯酸眼部清洁巾或无菌棉签蘸取少量生理盐水,沿睑缘进行擦洗
眼睑热敷	使用热敷眼贴或干净的湿热毛巾(约40℃)敷于双眼10min以上;此外加热眼罩、水蒸气加热仪等也可改善眼部不适症状
湿房镜	湿房镜能在眼睛周围形成一个相对密闭的空间,减少眼表的泪液蒸发,并散发水蒸气增加眼周湿度和温度,防止风尘、雾霾、紫外线、蓝光等外界刺激与避免过敏原,适用于各类型干眼患者
睑板腺按摩	通常在眼睑热敷后进行,操作者用示指指腹前端在睑缘做旋转的动作或者牵拉外眦固定上下眼睑,之后用玻璃棒或对侧示指指腹向下或向上按摩上、下眼睑 LipiFlow热度脉动系统是近些年较为推广的睑板腺自动按摩装置,其同时具有热敷和按摩的功能
睑板腺针刺疏通法	眼表麻醉后,在裂隙灯下使用探针缓慢进入睑板腺导管内,达到疏通睑板腺的作用
泪道栓塞	可分为临时性泪道栓和永久性泪道栓,一般先使用临时性泪道栓,治疗有效且患者接受后再根据病情决定是否使用永久性泪道栓。眼表麻醉后,根据患者泪点大小选择不同直径的栓子,如植入困难可适当扩大泪小点,然后用植入器将栓子置于泪小点或泪小管中 泪道感染者、眼表炎症较重者、对材料过敏者禁用该治疗
强脉冲光治疗	根据患者皮肤状况调整仪器参数后,两侧对称同时治疗,通常从眶周皮肤的一侧耳前到另一侧耳前(避开眉部),鼻部也包括在治疗部位内,每3~5周进行一次治疗,每疗程3~5次治疗
角膜接触镜	治疗性角膜接触镜主要包括:绷带式角膜接触镜、药物缓释型角膜接触镜、巩膜镜。适用于干眼伴角膜损伤患者,医生需根据患者病情选择

2）院外指导与心理干预：向患者介绍干眼的知识，指导患者于家中如何进行简易治疗；对于出现心理问题的患者要积极沟通，减轻其心理压力。

（3）药物治疗

1）人工泪液：模仿人体泪液成分，有助于补充眼部水分、湿润眼表面、改善干眼症状，是干眼治疗的一线用药，常用人工泪液有爱丽、海露、思然、泪然、潇莱威、卡波姆凝胶等。眼科医生应根据患者的干眼类型、严重程度、经济条件等多种因素进行个性化选择，轻症患者应选用黏度较低的人工泪液，中重度干眼伴蒸发过强的患者应选择黏度较高的人工泪液，对于需长期或高频率使用人工泪液的患者，首选不含防腐剂的药物。

2）促泪液分泌药物：部分重度干眼患者，尤其是泪液分泌不足型，可采用局部促泪液分泌药物治疗，如地夸磷索钠滴眼液、瑞巴派特混悬液等，此类药物能促进角结膜黏蛋白的分泌、减轻角结膜上皮损伤等作用。

3）抗炎药物：干眼重要发病机制之一就是眼表的炎症反应，因此有效和安全的抗炎治疗是必不可少的，治疗干眼的抗炎药物主要为三大类，分别为糖皮质激素、免疫抑制剂、非甾体抗炎药。糖皮质激素类，如0.02%或0.1%氟米龙、0.5%氯替泼诺，用于中重度干眼伴有眼部炎症的患者，使用过程中要警惕眼压升高及其他并发症；免疫抑制剂，如0.1%环孢素A、他克莫司，用于中重度干眼伴有眼部炎症的患者；非甾体抗炎药，如普拉洛芬、双氯芬酸，用于轻中度干眼患者的治疗。

4）血清类药物：包括自体血清及小牛血去蛋白提取液等，自体血清不仅含有天然人工泪液的成分，还含有多种生长因子及纤维连接蛋白，有利于角结膜上皮愈合，临床使用浓度为20%~100%不等，主要用于重度干眼患者。

5）其他药物：包括性激素替代疗法、ω-3、碱性成纤维细胞因子、重组人表皮生长因子、维生素A棕榈酸酯、四环素等。

（4）手术治疗

1）泪点封闭术：适用于干眼不可逆的重症患者，如泪液分泌很少或无泪液分泌者；适用于泪道栓塞治疗效果不理想且干眼较重者。临床常规方法为泪点切除、泪点缝合、泪点烧灼等。

2）睑缘缝合术：适用于由于眼睑及睑缘结构异常导致眼球严重暴露的干眼患者，包括暂时性睑缘缝合术、部分睑缘缝合术、全睑缘缝合术。

3）羊膜移植术：适用于重度干眼引起的持续角膜上皮缺损和角膜溃疡。

结膜瓣遮盖术：适用于药物治疗无效并伴有角膜暴露的干眼患者，包括部分球结膜瓣遮盖术、全球结膜遮盖术。

4）腺管移植术：适用于泪液分泌明显减少且常规治疗方法效果欠佳的严重干眼患者。包括自体下颌下腺游离移植、自体舌下腺移植、唇腺移植等。

（二）不同严重程度干眼的治疗与康复

1. 轻度干眼 指导患者改善生活和饮食习惯、工作环境，如避免熬夜及过度用眼、增加眨眼频率、定时休息、减少高油高脂食物的摄入、避免长时间呆在空调房等；眼睑物理治疗；人工泪液。

2. 中度干眼 在轻度干眼的基础上根据患者病情适当增加湿房镜、局部抗炎治疗、泪道栓塞。

3. 重度干眼 在中度干眼的基础上根据患者病情适当增加全身性抗炎药物、促泪液分泌药物、自家血清、治疗性角膜接触镜；必要时行手术治疗。

（三）干眼的预后

经过个性化的治疗，在患者遵医嘱的前提下，大部分轻中度患者的症状和体征可明显缓解甚至消失，如异物感及烧灼感消失、泪膜破裂时间增加、泪河高度增加、角膜荧光素染色阴性、睑板腺及其开口形态改善等，同时维持较好的视功能及视觉质量；极少数患者视力下降甚至视力丧失。

（康　洁　刘祖国）

第三节　睑板腺功能障碍的康复

一、概述

睑板腺功能障碍（meibomian gland dysfunction, MGD）是一种慢性、弥漫性睑板腺病变，以睑板腺终末导管的阻塞和 / 或睑酯分泌的质或量改变为主要病理基础，临床上可引起泪膜异常、眼部刺激症状、炎症反应，严重时会导致眼表损伤，引起视功能异常。不同于睑腺炎等睑板腺急性感染，MGD 是一种慢性炎症，常表现为较长期、反复发作性的疾病，且疾病早期具有一定的隐匿性；不同于睑板腺囊肿等局限性睑板腺异常，MGD 是弥漫性、多条睑板腺腺体受累的疾病；MGD 是睑板腺分泌睑酯功能的紊乱，导致睑酯质和 / 或量的改变，进而造成泪膜稳定性下降等表现，进一步加重可引起眼表的炎症和损伤。

从病理生理学角度，根据睑板腺分泌状态的不同，将 MGD 分为两大类，即睑酯低排出型和高排出型，而低排出型又进一步分为低分泌型和阻塞型。

目前为止，各个国家都进行了大量的 MGD 流行病学研究，不同国家关于 MGD 的定义及诊断存在一定的差异，这些资料缺乏真正意义的可比性，故在参考资料时不能简单地比较发病率，应该认真分析观察指标、诊断标准、样本数量及调查对象等因素。中国、日本、韩国、泰国、新加坡等亚洲国家地区以睑缘充血、睑板腺开口状态、分泌物性状和睑板腺缺失作为观察指标，调查了 40 岁以上居民的 MGD 患病率，结果介于 46.2%~61.9% 之间；美国以睑板腺开口阻塞和睑缘痂皮及鳞屑为研究观察指标，结果发现 65 岁以上人群 MGD 患病率约为 3.5%；这些国家与地区的调查结果提示，亚洲地区的 MGD 患病率可能高于欧美地区。

二、睑板腺功能障碍的危险因素

导致睑板腺功能障碍的危险因素主要有内部因素和外部因素两部分。

1. 内部因素

（1）眼部因素：前部睑缘炎、配戴角膜接触镜、毛囊蠕形螨及干眼等眼表长期慢性炎症。

（2）全身因素：雄激素缺乏、女性更年期、年龄相关、SS、胆固醇水平、过敏性疾病、红斑痤疮、高血压以及良性前列腺增生症等。

（3）药物相关因素：抗雄激素药物，绝经后激素治疗、抗组胺药物、抗抑郁药物以及维A 酸药物的长期使用等。

2. 外部因素　主要为环境因素,如熬夜、失眠,长时间使用电脑、手机等电子产品,高油高糖饮食习惯等。

三、睑板腺功能障碍的病理生理

MGD 的病理生理改变主要表现在以下几个方面:

1. 睑板腺终末导管及开口的过度角化　睑板腺终末导管及开口的过度角化是睑板腺阻塞的主要原因。在年龄、性别、激素分泌、长时间看荧光屏等危险因素作用下,引发了睑板腺终末导管及开口角化抑制失控或前体细胞异常移行,最终导致了过度角化的产生。

2. 睑酯黏稠度增加　睑酯黏稠度增加为睑板腺阻塞的另一重要原因。在危险因素作用下,发生分泌物淤积,导致异常代谢,导致或加重了睑板腺阻塞。

3. 睑板腺阻塞　睑板腺阻塞引起睑酯排出减少,导致泪液蒸发过强、泪膜稳定性降低;此外,睑酯淤积促进了眼表及腺体内细菌生长,细菌产生的分解酯酶可使睑板腺脂质分解为游离脂肪酸等毒性介质,诱发亚临床炎症反应及炎性细胞因子的释放,毒性及炎性介质可促进腺体及眼表炎症、破坏泪膜稳定性、改变睑酯性质、增加黏稠度,脂质分泌细胞反馈性的持续分泌增加了腺泡内压力,激活了睑缘或腺体内上皮,促进角化,又一次形成睑板腺阻塞的恶性循环。

4. 腺泡萎缩　睑酯淤积导致腺体内压力增加,使得腺管扩张,进而腺泡萎缩,随之脂质分泌细胞减少及腺体缺失。

5. 继发因素　继发于螨虫感染及某些全身疾病的 MGD 患者,如脂溢性皮炎等,可伴随脂溢性睑缘炎、睑缘油脂量增加及黏稠度增加等改变。

四、睑板腺功能障碍的临床表现和诊断

(一)睑板腺功能障碍的临床表现

1. 症状　MGD 患者的临床症状无特异性,常与其他眼表疾病类似,包括眼干(晨重暮轻)、眼痒、异物感、烧灼感、畏光、视力模糊、视力波动、睑缘分泌物增多等。但是,临床中部分 MGD 患者在早期无任何症状,仅表现为挤压睑板时睑酯质和 / 或量的改变,若不加干预,随着疾病的发展,患者会逐渐出现上述临床症状。

2. 体征

(1)睑缘改变:常于裂隙灯下观察到患者睑缘形态的改变或睑板腺开口的异常。前者如睑缘肥厚,睑缘毛细血管扩张、充血及新生血管,睑缘形态不规则等;后者如睑板腺开口堵塞,睑板腺开口隆起,睑板腺开口处脂栓形成等。

(2)睑板腺分泌异常:挤压正常睑板腺后分泌的睑酯是清亮、透明的油性液体,但 MGD 患者睑板腺挤压出的分泌物质和量都发生了改变,如睑酯污浊呈颗粒状、睑酯浓稠呈牙膏状等。

(3)眼表染色着色:对中重度 MGD 患者进行眼表染色,可观察到角膜周边或下方着色。

3. 相关检查

(1)睑板腺成像技术:通常情况下,医生无法在裂隙灯下直接观察到患者睑板腺的缺失情况,主要通过睑板腺成像技术进行观察与评估,睑板腺的缺失可发生在腺体的近端、中心部或者末梢,也可累及全部腺体。

(2)泪液检测:MGD 与泪膜稳定性密切相关,故临床上泪液的检查结果有助于对患者

的病情进行评估,主要包括泪膜破裂时间、泪液分泌试验。

（3）蠕虫镜检:用镊子从双眼上、下睑各拔除 3 根睫毛,置于载玻片上,滴加香柏油,于生物显微镜下寻找蠕形螨,观察各期的蠕形螨并进行计数。临床简易诊断标准为:每个眼睑发现蠕形螨(包括成虫、幼虫、若虫和卵)的数量≥3 只 /3 根,则结果为阳性。

（4）其他检查仪器:眼表综合分析仪,综合应用于眼表及干眼检查,提供包括非侵入式泪膜破裂时间、非侵入式泪河高度、脂质层观察、睑板腺拍照、眼红分析等方案,可以帮助医生对疾病病因的分析和病情的评估;活体共聚焦显微镜,通过睑板腺的断层扫描,观察腺腔大小及腺泡情况、睑板腺开口的变化,发现睫毛毛囊内的螨虫,观察角结膜层次变化。

（二）睑板腺功能障碍的诊断

1. 睑板腺功能障碍的诊断标准和分类　根据患者是否具有临床症状,将 MGD 分为睑板腺功能异常和睑板腺功能障碍。

（1）睑板腺功能异常:患者无自觉症状,睑板腺分泌物质和 / 或量发生改变,睑缘结构未见明显异常,进一步检查可发现泪膜脂质层变薄,若不及时治疗,绝大多数患者最终会发展为 MGD,因此及时发现、尽早干预十分重要。

（2）睑板腺功能障碍:患者有明显的症状,睑板腺分泌异常,睑缘结构异常,睑板腺成像显示缺失,其中睑板腺分泌异常和睑缘结构异常是诊断 MGD 的必要条件。

2. 睑板腺功能障碍的严重程度　根据 MGD 病变程度不同,将其分为轻度、中度、重度,详见表4-3-1。

表 4-3-1　MGD 的严重程度

	症状	睑缘改变	睑酯性质	睑板腺缺失	角膜情况
轻度	无	正常或轻度充血,可有脂帽形成	混浊	<1/3	正常,无着色
中度	轻中度	睑缘钝圆、增厚,睑板腺开口堵塞、隆起	伴有颗粒	1/3~2/3	轻 - 中度着色,位于周边
重度	中重度	睑缘肥厚、明显新生血管,睑板腺开口有脂栓形成	呈固态、牙膏状	>2/3	角膜上皮或浅基质损伤

五、睑板腺功能障碍的治疗与康复

（一）睑板腺功能障碍的治疗

1. 治疗原则　睑板腺功能障碍主要以局部治疗为主,严重患者可联合全身治疗;尽量寻找可能的病因或危险因素,并去除;要足够疗程,通常为 3~6 个月,以避免复发;若患者同时伴有干眼或相应角结膜病变,应同时给予治疗;调整生活习惯,避免熬夜、长时间过度用眼、避免高油高糖饮食,有益于该病的治疗及康复。

2. 治疗方法

（1）局部物理及非药物治疗

1）睑缘清洁:使用次氯酸眼部清洁巾或无菌棉签蘸取稀释的婴儿洗发液、沐浴液(无泪配方)或少量生理盐水,沿睑缘进行擦洗,去除睑缘鳞屑与结痂,持续 1~2 个月,使用过程中注意避免接触角膜及结膜。

2）局部热敷：可用热毛巾、加热眼罩、红外线设备、水蒸气加热仪等对双眼进行热敷，温度约 40℃，每次 10 分钟以上，持续 1~2 个月；热敷过程中避免挤压眼球。

3）眼睑按摩：一只手向外侧牵拉外眼角以固定上睑，另一只手按睑板腺走行方向（上睑向下，下睑向上），由鼻侧向颞侧轻轻按压睑板腺，每次 3~5 分钟，持续 1~2 个月。重度患者或自行按摩效果不佳的患者，可以在眼科门诊由医务人员进行按摩，包括玻璃棒法、睑板腺垫板法、棉签法及手指挤压法。此外，近年上市的 LipiFlow 睑板腺热脉动治疗仪具有局部热敷同时加压按摩的功能，在临床中逐渐推广。

4）睑板腺针刺疏通治疗：通过机械性扩张睑板腺口及腺管，去除淤积的睑酯，重建睑板开口及中心导管。眼表麻醉后，在裂隙灯下使用探针缓慢进入睑板腺导管内，进针深度约 2mm。

5）湿房镜：若患者的 MGD 造成蒸发过强型干眼，可配戴湿房镜，湿房镜能在眼睛周围形成一个相对密闭的空间，减少眼表的泪液蒸发，并散发水蒸气增加眼周湿度和温度，从而减轻眼睛干涩等不适。

6）强脉冲光治疗：近年来，人们发现用于治疗皮肤疾病的强脉冲光治疗能有效缓解 MGD 患者的睑板腺堵塞问题，逐渐应用于眼科。其作用机制可能为热效应、抑制促炎介质的分泌及细菌生长、缓解疼痛等。根据患者皮肤状况调整仪器参数后，两侧对称同时治疗，通常从眶周皮肤的一侧耳前到另一侧耳前（避开眉部），鼻部也包括在治疗部位内，每 3~5 周进行一次治疗，每疗程 3~5 次治疗。

7）除螨虫治疗：若患者为蠕形螨睑缘炎引起的 MGD，治疗疗程一般 2~3 个月，除上述睑缘清洁、局部热敷、眼睑按摩、强脉冲光等物理治疗外，需联合除螨药物治疗，并建议使用局部眼贴，如茶树精油眼贴、秋葵眼贴，每天 1 次，持续 2~3 个月。

（2）药物治疗

1）人工泪液和眼表润滑剂：轻中度患者可选用滴眼液剂型药物，如玻璃酸钠、聚乙二醇等，每天 3~4 次，持续 2~3 个月；中重度患者可选用黏稠度较高的眼膏、凝胶，如卡波姆等，或含有脂质成分的人工泪液，如羟糖甘滴眼液等，每天 4~6 次，持续 2~3 个月。

2）局部抗生素类药物：主要用于睑缘涂擦，通常使用眼用凝胶或眼膏，常用有喹诺酮类（氧氟沙星眼膏等）、大环内酯类（红霉素眼膏等）、氨基糖苷类（妥布霉素眼膏等）；若为蠕形螨睑缘炎，可使用唑类药物（甲硝唑软膏及 2% 甲硝唑滴眼液）、5% 茶树油眼膏。

3）局部抗炎类药物：抗炎药物主要有三大类，分别为糖皮质激素、免疫抑制剂、非甾体抗炎药。轻中度患者可选用非甾体抗炎药，如普拉洛芬、双氯芬酸等，每日 2~3 次，逐渐减量，持续至少 2 个月；中重度患者可选择糖皮质激素类，如 0.02% 或 0.1% 氟米龙、0.5% 氯替泼诺等，用药过程中注意监测眼压及其并发症，症状缓解后可改为非甾体抗炎药；重度患者可酌情将糖皮质激素和免疫抑制剂联合使用。

4）全身药物治疗：主要包括口服抗菌药和不饱和脂肪酸，适用于重度 MGD 或合并全身疾病的患者，如酒糟鼻、红斑痤疮、脂溢性皮炎等。

（3）手术治疗：主要为对症治疗，对于同时伴有眼睑缘畸形等患者，根据情况选择手术方案。

（二）不同类型睑板腺功能障碍的治疗与康复

1. 睑板腺功能异常　向患者进行疾病的科普，嘱其建立良好的生活及饮食习惯，改善工作环境，注意眼睑的卫生和按摩，如避免熬夜及过度用眼、减少高油高脂食物的摄入、增加鱼类摄入等，若对于症状有加重趋势的患者，可给予局部物理治疗、使用人工泪液等。

2. 睑板腺功能障碍　在睑板腺功能异常治疗的基础上增加局部物理治疗、局部药物治疗（人工泪液、抗生素类、抗炎类），必要时全身药物治疗，及时处理并发症。

（三）睑板腺功能障碍的预后

在患者遵医嘱的前提下，经过治疗，大部分轻中度患者的症状和体征可明显缓解并消失，如干涩缓解、泪膜破裂时间增加、角膜荧光素染色阴性、睑板腺开口及形态改善等，对视力及视觉效果无影响；少数患者视觉质量稍下降。

（康　洁　刘祖国）

参 考 文 献

［1］ Samar K Basak, Partha Pratim Pal, Soham Basak, et al.Prevalence of dry eye diseases in hospital-based population in West Bengal, Eastern India.Journal of the Indian Medical Association, 2012, 110(11): 789-794.

［2］ Schaumberg D A, Dana R, Buring J E, et al.Prevalence of Dry Eye Disease Among US Men.Archives of Ophthalmology, 2009, 127(6): 763-768.

［3］ 中华医学会眼科学分会角膜病学组. 干眼临床诊疗专家共识（2013 年）. 中华眼科杂志, 2013, 49(1): 73-75.

［4］ Jones L, Downie L E, Korb D, et al.TFOS DEWS Ⅱ management and therapy report.The ocular surface, 2017, 15(3): 575-628.

［5］ Uchino M, Nishiwaki Y, Michikawa T, et al.Prevalence and risk factors of dry eye disease in Japan: Koumi study.Ophthalmology, 2011, 118(12): 2361-2367.

［6］ Juan Murube.Tear Osmolarity.Ocular Surface, 2006, 4(2): 62-73.

［7］ Stahl U, Willcox M, Stapleton F.Osmolality and tear film dynamics.Clinical and Experimental Optometry, 2012, 95(1): 3-11.

［8］ De-Quan Li, Lihui Luo, Zhuo Chen, et al.JNK and ERK MAP kinases mediate induction of IL-1β, TNF-α and IL-8 following hyperosmolar stress in human limbal epithelial cells.Experimental Eye Research, 2006, 82(4): 588-596.

［9］ Cejková J, Ardan T, Jirsová K, et al.The role of conjunctival epithelial cell xanthine oxidoreductase/xanthine oxidase in oxidative reactions on the ocular surface of dry eye patients with Sjögren's syndrome.Histol Histopathol, 2007, 22(9): 997-1003.

［10］ Rana Sorkhabi, Amir Ghorbanihaghjo, Alireza Javadzadeh, et al.Oxidative DNA damage and total antioxidant status in glaucoma patients.Molecular Vision, 2011, 17(6-7): 41-46.

［11］ Alessandro Lambiase, Alessandra Micera, Marta Sacchetti, et al.Alterations of Tear Neuromediators in Dry Eye Disease.Archives of Ophthalmology, 2011, 129(8): 981-986.

［12］ Jin J, Chen LH, Liu XL, et al.Tear film function in non-insulin dependent diabetics.Chinese Journal of Ophthalmology, 2003, 39(1): 10-13.

［13］ Dogru M.Tear secretion and tear film function in insulin dependent diabetics.Br J Ophthalmol, 2000, 84(10): 1210.

［14］Yu D F，Chen Y，Han J M，et al.MUC19 expression in human ocular surface and lacrimal gland and its alteration in Sjögren syndrome patients.Experimental Eye Research，2008，86（2）：403-411.

［15］Blackie CA，Solomon JD，Scaffidi RC，et al.The Relationship Between Dry Eye Symptoms and Lipid Layer Thickness.Cornea，2009，28（7）：789-794.

［16］Vora GK，Gupta PK.Intense pulsed light therapy for the treatment of evaporative dry eye disease.Current Opinion in Ophthalmology，2015，26（4）：314-318.

［17］罗顺荣，邹留河.重症角结膜干燥症的手术治疗.国际眼科纵览，2010，34（5）：295-298.

［18］亚洲干眼协会中国分会，海峡两岸医药交流协会眼科专业委员会眼表与泪液病学组.我国睑板腺功能障碍诊断与治疗专家共识（2017年）.中华眼科杂志，2017，53（9）：657-661.

［19］Driver PJ，Lemp MA.Meibomian Gland Dysfunction.Survey of Ophthalmology，1996，40（5）：343-367.

［20］Anna Nowińska，Edward Wylegała，Tarnawska D，et al.Meibomian gland dysfunction—review.Klinika Oczna，2012，114（2）：147-152.

［21］Jie Y，Xu L，Wu YY，et al.Prevalence of dry eye among adult Chinese in the Beijing Eye Study.Eye，2008，23（3）：688-693.

［22］Sang Beom Han，Joon Young Hyon，Se Joon Woo，et al.Prevalence of Dry Eye Disease in an Elderly Korean Population.Archives of Ophthalmology，2011，129（5）：633.

［23］Jay J K Siak，Louis Tong，Wan Ling Wong，et al.Prevalence and Risk Factors of Meibomian Gland Dysfunction：The Singapore Malay Eye Study.Cornea，2012，31（11）：1223-1228.

［24］Blackie CA，Korb DR，Knop E，et al.Nonobvious Obstructive Meibomian Gland Dysfunction.Cornea，2010，29（12）：1333-1345.

［25］Erich K，Nadja K，Thomas M，et al.The International Workshop on Meibomian Gland Dysfunction：Report of the Subcommittee on Anatomy，Physiology，and Pathophysiology of the Meibomian Gland.Investigative Opthalmology & Visual Science，2011，52（4）：1938-1978.

［26］Romero JM，Biser SA，Perry HD，et al.Conservative Treatment of Meibomian Gland Dysfunction.Eye & Contact Lens Science & Clinical Practice，2004，30（1）：14-19.

［27］Wang Q Q，Jia X G，Zhang W B，et al.Application of the microprobe dredging operation in the treatment of the meibomian gland dysfunction（MGD）.International Journal of Ophthalmology，2014，14（7）：1269-1271.

［28］Lane S S，Dubiner H B，Epstein R J，et al.A New System，the LipiFlow，for the Treatment of Meibomian Gland Dysfunction.Cornea，2012，31（4）：396-404.

［29］Kaido M，Ibrahim O M A，Kawashima M，et al.Eyelid cleansing with ointment for obstructive meibomian gland dysfunction.Japanese Journal of Ophthalmology，2016，61（1）：1-7.

［30］Li L H，Tang X H.Analysis of the efficacy in the treatment of meibomian gland dysfunction.International Journal of Ophthalmology，2013，13（7）：1495-1497.

［31］Doughty M J.On the prescribing of oral doxycycline or minocycline by UK optometrists as part of management of chronic Meibomian Gland Dysfunction（MGD）.Contact Lens & Anterior Eye，2016，39（1）：2-8.

第五章

结膜病的康复

第一节 概 述

结膜是一层覆盖在眼睑后面和眼球表面的薄而透明的黏膜,分为睑结膜、穹隆结膜和球结膜。它所形成的囊样间隙称为结膜囊。睑结膜位于眼睑后面与睑板紧密连接,不可移动。球结膜覆盖于眼球表面,终止于角膜缘,因球结膜与其下的筋膜疏松相连,故可在眼球上移动,在泪阜前球结膜形成皱褶称半月皱襞,相当于低等动物第三眼睑。穹隆结膜是睑结膜与球结膜的移行部位,形成皱褶,以便眼球运动。结膜由富含神经、血管以及大量淋巴细胞的固有层和含有杯状细胞的上皮层组成。结膜上的杯状细胞多位于球结膜,可分泌黏液,滑润眼球。

结膜含有丰富的感觉神经末梢,感觉神经源于三叉神经第一支。故结膜可分辨多种感觉,如痛觉、温度觉、触觉、痒感和干燥感等。结膜的触觉刺激敏感度仅为中央角膜的1/100。结膜的触觉刺激定位不十分准确,患者往往难以辨清产生异物感的具体部位,触觉最不敏感的部位在角膜缘附近,这一部位的异物患者往往感受不到;触觉最敏感的区域在睑裂周围。

结膜的血液供应来自眼睑动脉弓和前睫状动脉,前者起自睑结膜,止于角膜缘外4mm,其充血称结膜充血,表示结膜自身的炎症。而后者于角膜缘外形成血管网,其充血称睫状充血,代表角膜或虹膜睫状体有炎症。

结膜中含有丰富的相互吻合的淋巴管网。在离角膜缘1mm处便开始出现小而不规则的淋巴管,相互吻合而在结膜深基质层形成大的收集管,然后结膜淋巴管汇入眼睑淋巴管。

结膜因直接与外界接触,具有丰富的血液循环、淋巴循环、分泌功能以及良好的上皮再生能力,因此成为防止眼内感染及异物侵犯的屏障,但同时也使结膜成为许多疾病的好发部位。结膜病包括感染、外伤、先天性疾病和肿瘤等。其中最常见为感染性的,具有传染性,可由细菌、病毒等感染致病。

当各种原因导致结膜组织发生炎症反应时,称为结膜炎,为眼科最常见的疾病。

（一）病因

结膜炎的病因可根据其不同性质分为感染性和非感染性两大类。

1. 感染性　由病原微生物感染所致的炎症。包括如细菌、病毒、真菌、立克次体、寄生虫等。

2. 非感染性　以局部或全身的变态反应引起的过敏性炎症最常见,此外,外界的物理性刺激（如风沙、烟尘、紫外线等）和化学性损伤（如酸、碱化学物质、医用药品、有毒气体等）也可成为致病因素。

（二）临床表现

1. 症状　常有眼部的异物感、烧灼感、眼睑沉重、痒、流泪及分泌物增多等。如累及角膜可出现畏光、疼痛、流泪及不同程度的视力下降。

2. **体征**　结膜炎的体征是正确诊断各种不同结膜炎的重要依据。

（1）结膜充血：结膜充血为结膜血管扩张所致，是结膜炎的最基本体征。结膜血管充血的特点是越接近穹隆部充血愈明显，血管呈网状分布，呈鲜红色，可推动。而睫状充血源于角膜缘深层血管网，越靠近角膜缘充血越明显，呈深红色，不可推动。

（2）分泌物增多：是结膜炎又一重要体征。各种结膜炎均可导致结膜分泌物增多：①水样性分泌物通常见于病毒性结膜炎；②黏液性分泌物多见于过敏性结膜炎或干眼症者；③脓性分泌物多见于细菌性结膜炎，其中大量的脓性分泌物是淋球菌性结膜炎的特征性表现。

（3）结膜水肿：结膜炎症致使结膜血管扩张、渗出导致结膜组织水肿隆起，由于球结膜及穹隆结膜组织较疏松，水肿时隆起明显；睑结膜与睑板相连紧密，水肿表现不明显。

（4）结膜下出血：出血形状多为点状或小片状，色鲜红，量多时呈暗红色，常见于腺病毒和肠道病毒所引起的流行性出血性结膜炎和Koch-Weeks杆菌所致的急性结膜炎等。

（5）结膜乳头：结膜乳头增生是结膜炎症的非特异性体征，由结膜上皮细胞大量增生而形成。可位于睑结膜或角膜缘，裂隙灯下可见其中央有扩张的毛细血管通过，表现为隆起的多角形马赛克样外观，充血区域被苍白的沟隙所分离。常见于春季卡他性结膜炎和结膜对异物（如缝线等）的刺激反应等。直径大于1mm的结膜乳头，称为巨乳头。

（6）结膜滤泡：滤泡是结膜基质内的腺样组织受刺激后引起增殖的淋巴细胞在结膜上皮下的局限性聚集。滤泡呈黄白色、光滑的圆形隆起，滤泡直径约0.5~2mm，但在有些情况下如衣原体性结膜炎，也可出现更大的滤泡。中央无血管，但表面有小血管分布和在其边缘绕行，这是其与结膜乳头区别的最主要特征。结膜滤泡主要见于病毒性结膜炎及衣原体性结膜炎等。

（7）膜与假膜：脱落的结膜上皮细胞、炎症细胞、病原体和纤维素渗出物在结膜表面附着凝结成膜或假膜。真膜与结膜连接较紧不易分离，强行剥离后创面出血，主要见于白喉杆菌感染；假膜则容易分离，常见于严重的腺病毒性流行性角结膜炎和自体免疫性结膜炎。两者本质的不同在于炎症反应程度的差异，真膜的炎症反应更为剧烈。

（8）结膜瘢痕：结膜病变仅累及上皮层，在病变消退后不留瘢痕；若病变侵及基质，则可导致结膜瘢痕形成。早期的结膜瘢痕化表现有结膜穹隆部缩窄和结膜上皮下纤维化，后期可引起瘢痕性睑内翻、倒睫等并发症，还可形成睑球粘连。

（9）淋巴结肿大和压痛：结膜的淋巴液回流至耳前和颌下淋巴结。病毒性结膜炎常伴有耳前淋巴结肿大。淋巴结肿大和压痛还可见于衣原体、淋球菌感染和各种可致肉芽肿性结膜炎和泪腺炎的疾病。

（10）结膜小泡：为局限性的淋巴细胞结节，可在结膜上形成局限性的纤维化和血管化，这种结膜小泡通常在角膜缘或球结膜上出现，最常见于泡性结膜炎。

（11）结膜肉芽肿：较少见，可为结核、麻风、梅毒和立克次体等引起的慢性炎症。

（12）假性上睑下垂：由于细胞浸润或瘢痕形成使上睑组织肥厚，质量增加而引起轻度的上睑下垂，多见于沙眼晚期。

（三）检查

1. **结膜刮片**　革兰氏染色和吉姆萨染色初步确定病原菌的种类和结膜的炎症反应特点。细菌感染以中性粒细胞的浸润为主；病毒感染时单核细胞、淋巴细胞增多为主；衣原体感染则能见到均等量的浆细胞和淋巴细胞,细胞胞质内可见包涵体;而过敏性结膜炎细胞学检查可见大量嗜酸性和嗜碱性粒细胞;春季卡他性结膜炎可见嗜酸性粒细胞结节。

2. 结膜的细菌学检查、分泌物的细菌培养和药敏试验　这些检查有助于病原学的诊断和指导治疗,如怀疑病毒或衣原体感染可做病原体分离或应用免疫荧光、酶免疫测定、聚合酶链式反应(PCR 技术)及免疫学检测帮助诊断。

（四）诊断

根据病史,观察结膜有否充血、分泌物、滤泡及乳头增生、膜形成等体征并结合病原学、细胞学检查一般可以明确诊断。

（五）治疗

首先对因治疗。结膜炎的治疗以局部治疗为主,必要时可配合全身治疗。

1. 冲洗结膜囊　其作用主要是清洁结膜囊内分泌物,用无刺激性冲洗剂(生理盐水、3% 硼酸溶液或 1 : 10 000~1 : 5 000 升汞(或高锰酸钾)溶液等冲洗结膜囊,每天 1~2 次。

2. 不遮盖患眼　因结膜炎时分泌物很多,如果把患眼遮盖,会使分泌物不易流出并使结膜囊局部温度升高而加剧细菌的繁殖,反而加重了结膜炎的发展。

3. 局部用药　是结膜炎治疗最基本的给药途径。可根据病原学诊断,选择相应的抗菌药物或抗病毒滴眼剂。急性期应频繁滴用眼药水,每 1~2 小时一次,待病情好转后逐渐减少滴眼次数。晚间可使用眼药膏涂眼,眼药膏在结膜囊内维持时间较长,治疗作用持久。

4. 角膜接触镜的处理　因配戴角膜接触镜过程中消毒不严所引发的细菌感染或接触镜性巨乳头性结膜炎患者,应立即停止使用角膜接触镜。

5. 全身治疗　对于严重的结膜炎,如淋球菌性结膜炎和衣原体性结膜炎,除局部治疗外,还需结合全身抗感染药物治疗。

（六）预防

结膜炎多是接触传染,故应提倡勤洗手,避免随意揉眼。提倡流水洗脸,毛巾、手帕等物品要与他人分开,并经常清洗消毒,对配戴角膜接触镜的要注意镜片的经常清洗消毒。医务人员接触结膜炎患者后必须洗手消毒。要在公共场所进行卫生宣传,消毒管理。如果一眼患结膜炎,必须告诉患者保护健眼不受感染。对传染性结膜炎患者应采取一定的隔离措施,更不允许到公共游泳区游泳。凡工作环境多风、尘烟等刺激物,应改善环境和戴保护眼镜,以防引起结膜炎。

（沈　玺　姜思宇）

第二节　感染性结膜疾病的治疗与康复

感染性结膜病是指结膜受到感染,通常是由细菌、病毒、真菌、立克次体、寄生虫等感染引起的。感染性结膜炎会经直接接触传染,如接触到患者咳出的痰、打喷嚏时产生的飞沫,以及透过手、纸巾及不洁毛巾等传播。传染期以细菌的种类而定,通常为感染后的 2~7 天。

一、细菌性结膜炎

正常情况下结膜囊内可存有细菌,大约 90% 的人结膜囊内可分离出细菌,其中 35% 的人可以分离出一种以上的细菌。这些正常菌群主要是表皮葡萄球菌（>60%），类白喉杆菌（35%）和厌氧痤疮丙酸杆菌，这些细菌可释放抗生素样物质和代谢物，减少其他致病菌的侵袭。在正常情况下，这些细菌相互作用处于相对稳定状态。当这种稳定状态被破坏或致病菌的侵害强于宿主的防御功能时，即可发生感染，导致细菌性结膜炎。

细菌性结膜炎是一种常见感染性眼部疾病，约占所有结膜炎病例的 5%。当患者有结膜炎症和脓性渗出物时，应怀疑细菌性结膜炎。毒性强的细菌如淋球菌引起的细菌性结膜炎可危及视力。临床上按病情严重情况可分为轻、中、重度。按发病的快慢可分为慢性（数天至数周）、急性或亚急性（几小时至几天）、超急性（24 小时内）。

（一）病因

现代医学认为，引起超急性结膜炎的细菌有：淋病奈瑟球菌和脑膜炎奈瑟菌；引起急性或亚急性结膜炎的通常有：Koch-Weeks 杆菌、流感嗜血杆菌、肺炎链球菌及金黄色葡萄球菌；引起慢性细菌性结膜炎的通常有：金黄色葡萄球菌、Morax-Axenfeld 双杆菌、变形杆菌、大肠埃希菌及假单胞菌属。此外，慢性结膜炎可由急性结膜炎治疗不当演变而来。

（二）临床表现

1. 超急性细菌性结膜炎　由奈瑟菌属（淋球菌或脑膜炎球菌）引起。其特点为潜伏期短（10 小时 ~3 天不等），病情进展迅速，结膜充血水肿伴有大量脓性分泌物为本病的特点。有 15%~40% 的患者可迅速引起角膜混浊、浸润、周边或中央角膜溃疡。若治疗不及时，几天后可发生角膜穿孔，严重影响视力。淋球菌是成年人超急性结膜炎的主要致病菌，通过生殖器 - 眼的接触传播而感染。新生儿主要是分娩时经患有淋球菌性阴道炎的母体产道感染，发生率大约为 0.04%，新生儿淋球菌性结膜炎俗称"脓漏眼"，一般在出生后 1~3 天发病，病情与并发症较成人为轻。脑膜炎球菌性结膜炎多见于儿童，最常见的患病途径为血源性播散感染，也可通过呼吸道分泌物传播，通常为双侧性。两种致病菌均可引起全身扩散，包括败血症。

2. 急性或亚急性细菌性结膜炎　是由细菌感染引起的常见的急性流行性眼病，又称"急性卡他性结膜炎"，俗称"红眼病"。此病的急性期具有很强的传染性，多见于春秋季节，可散发感染或流行于集体生活场所。潜伏期 1~3 天，3~4 天时病情达到高峰。病情发展迅速，其主要特征为结膜充血明显，有眼红、黏性分泌物多、异物感和烧灼感、畏光、流泪、刺痛等症状。检查时可见眼睑肿胀，结膜充血水肿，充血常以睑部及穹隆部最显著，严重时结膜表面可覆盖假膜，结膜下斑点状出血、耳前淋巴结多不肿大，常双眼同时或先后发病，是一种急性自限性眼病。

3. 慢性细菌性结膜炎　可由急性结膜炎演变而来，或毒力较弱的病原菌感染所致。多见于鼻泪管阻塞或慢性泪囊炎患者，或慢性睑缘炎及睑板功能异常者。本病进展缓慢，持续时间长，临床症状多样，可表现为眼痒、烧灼感、干涩感、眼睛刺痛或视疲劳。检查可见结膜轻度充血，乳头增生，分泌物呈黏液性或白色泡沫样。

（三）诊断

根据典型的临床表现即可明确诊断。就诊早期也可进行结膜囊分泌物涂片或睑结膜刮片，做细菌培养和药物敏感试验以指导治疗，但对一般性细菌性结膜炎，细菌培养并不作为常规检查。有刺激症状者，可用荧光素染色检查角膜，有全身症状的还应进行血培养。

（四）治疗

细菌性结膜炎的治疗原则是去除病因，抗感染治疗。在等待实验室结果时，医生应开始局部使用广谱抗生素。在发病早期和高峰期做分泌物涂片或结膜刮片检查,确定致病菌,并做药敏试验,选择有效药物治疗。一般病程晚期细菌学检查阳性率较低。超级性细菌性结膜炎的治疗应在诊断性标本收集后立即进行,以减少潜在的角膜及全身感染的发生。慢性细菌性结膜炎的治疗基本原则与急性结膜炎相似,需长期治疗。

1. 局部治疗　可根据临床表现和实验室细菌检查结果对不同致病菌选用敏感的抗菌药物滴眼,对未做细菌培养的可选用广谱抗菌药物,根据病情轻重,每隔 2~3 小时以至每隔 1 小时一次;睡前涂抗生素眼膏,可防止眼睑粘连,同时使药物在结膜囊内保留较长时间。对分泌物多的患者,可用 3% 硼酸溶液或生理盐水冲洗结膜囊;若分泌物不多,可用消毒棉签蘸上述溶液清洁眼部,清除分泌物后再滴用抗生素滴眼液。早期冷敷可以减轻本病引起的眼部不适症状。注意不要遮盖包扎患眼。

2. 全身治疗　奈瑟菌性结膜炎应全身及时使用足量的抗生素,肌注或静脉给药。成年人淋球菌性结膜炎若未波及角膜,可每日肌注青霉素或头孢曲松钠 1g 即可,如果角膜也被感染,加大剂量,至每日 2g。青霉素过敏者,可用喹诺酮类抗生素。新生儿可静脉点滴或肌内注射青霉素,但禁用喹诺酮类药物。大约 1/5 脑膜炎球菌性结膜炎可引起脑膜炎球菌血症,单纯局部治疗患者发生菌血症的概率比联合全身用药患者高 20 倍,因此必须联合全身治疗。脑膜炎球菌性结膜炎可静脉注射或肌注青霉素,青霉素过敏者可用氯霉素代替,2 天内可有明显疗效。

流感嗜血杆菌感染而引起的急性细菌性结膜炎,伴有咽炎或急性化脓性中耳炎的患者局部用药的同时应口服头孢类抗生素或利福平。

慢性结膜炎的难治性病例和伴有酒糟鼻患者需口服多西环素 100mg,每天 1~2 次,持续数月。

（五）预防

1. 严格注意个人卫生及集体卫生,提倡勤洗手,不用手或衣袖擦拭眼睛。

2. 本病为接触性传染,对处于急性期患者应按传染病防治法上报并隔离,防止社会流行。一眼患病,应预防另一只眼睛的交叉感染。

3. 严格消毒患者用过的物品如滴眼液、毛巾以及使用过的医疗器械。

4. 医护人员接触患者后必须洗手消毒,要注意自我保护。

5. 新生儿出生后应常规滴用 1% 硝酸银滴眼液 1 次或涂 0.5% 四环素眼药膏,以预防新生儿淋球菌性结膜炎和衣原体性结膜炎。

二、衣原体性结膜炎

衣原体性结膜炎中的衣原体是介于细菌与病毒之间的微生物,可寄生于细胞内形成包涵体。衣原体目分为二属,属Ⅰ为沙眼衣原体,可引起沙眼、包涵体性结膜炎和性病淋巴肉芽肿性结膜炎;属Ⅱ为鹦鹉热衣原体,可引起鹦鹉热性结膜炎。

（一）沙眼

沙眼是由沙眼衣原体引起的一种慢性传染性眼病,因其在睑结膜表面形成粗糙不平的外观,形似沙粒,故名沙眼。沙眼是导致视力下降甚至盲的主要疾病之一,20 世纪 50 年代年代以前曾在我国广泛流行并成为当时主要致盲原因。20 世纪 70 年代后至 80 年代初由于生活水平的提高、卫生常识的普及和医疗条件的改善,沙眼的发病率大大降低,大部分地区基本消失。

1. 病因　我国的汤飞凡、张晓楼等人于1955年用鸡胚培养的方法在世界上首次分离出沙眼衣原体。沙眼衣原体可感染结膜和角膜上皮细胞,衣原体侵入宿主细胞后形成子代原体充满胞质内,宿主细胞破裂释放出原体再感染上皮细胞,每个分裂周期约48小时。根据抗原性不同,沙眼衣原体可分为A、B、Ba、C~K等12个免疫型。地方性流行性沙眼多由A、B、C或Ba抗原型所致,D~K型抗原主要引起生殖泌尿系统感染以及包涵体性结膜炎。张力、张晓楼等(1990)对中国华北地区沙眼衣原体免疫型进行检测,结果表明我国华北地区沙眼以B型为主,C型次之。沙眼通过直接接触或污染物间接传播,节肢昆虫也是传播媒介。热带、亚热带地区和干旱季节易传播。

2. 临床表现　急性沙眼感染主要发生在学前或低年龄段儿童。本病病变过程早期结膜有浸润,如乳头、滤泡增生,同时发生角膜血管翳;晚期由于受累的睑结膜发生瘢痕化,以致眼睑内翻畸形,加重角膜的损害,严重者可影响视力甚至造成失明。幼儿感染后初发症状较隐匿,呈慢性滤泡性结膜炎,可自行缓解而无后遗症。成人沙眼为亚急性或急性炎症,双眼发病,潜伏期5~14天,一般起病缓慢,初期表现为滤泡性结膜炎,逐渐导致结膜瘢痕的形成。

(1)急性期:畏光、流泪、异物感,较多黏液性或黏液脓性分泌物,眼睑红肿,结膜高度充血,睑结膜表面粗糙不平,乳头增生,上下穹隆结膜出现大量滤泡增生,弥漫性角膜上皮炎,耳前淋巴结肿大等症状可持续数周。

(2)慢性期:仅有眼痒、异物感、干燥或烧灼感,结膜慢性充血、睑结膜乳头及滤泡增生、上方角膜缘可出现垂帘状角膜血管翳、睑内翻、倒睫等。结膜出现瘢痕、角膜缘滤泡发生瘢痕化和形成Herbert小凹是沙眼特有的体征。

(3)后遗症和并发症:急性期治愈后可不留瘢痕,不影响视力。反复感染则会形成瘢痕,晚期可发生眼睑内翻、倒睫、上睑下垂、睑球粘连、慢性泪囊炎、角膜混浊、角膜血管翳形成、干眼(角结膜干燥)等,严重者可因角膜并发症损害视力甚至造成失明。

3. 临床分期

(1)在国际上有多种沙眼分期法,较为通用者为MacCallan分期法:

Ⅰ期(浸润初期):睑结膜与穹隆结膜充血肥厚,上方尤甚,可有初期滤泡,轻微上皮下角膜混浊、弥漫点状角膜炎和上方小角膜血管翳。

Ⅱ期(活动期)

Ⅱa期:滤泡增生,角膜混浊,上皮下浸润和明显的上方浅层角膜血管翳。

Ⅱb期:乳头增生,滤泡模糊。可以见到滤泡坏死,上方表浅角膜血管翳和上皮下浸润,瘢痕不明显。

Ⅲ期(瘢痕前期)

同我国第Ⅱ期。

Ⅳ期(完全瘢痕期)

同我国第Ⅲ期。

(2)我国1979年在全国第二届眼科学术会议上制定了适合我国国情的分期方法:

Ⅰ期(进行活动期):上睑结膜乳头与滤泡同时并存,上穹隆结膜组织模糊不清,有角膜血管翳。

Ⅱ期(退行期):上睑结膜自瘢痕开始出现至大部分变为瘢痕,仅残留少许活动性病变。

Ⅲ期(完全瘢痕期):上睑结膜活动性病变完全消失,代之以瘢痕,无传染性。

同时按活动性病变(乳头和滤泡)占上睑结膜面积的多少制定了沙眼的分级标准,分为轻(+)、中(++)、重(+++)三级。占 1/3 面积以下者为(+),占 1/3~2/3 面积为(++),占 2/3 以上面积为(+++)。

角膜血管翳的分级法:将角膜分为四等分,血管翳侵入上 1/4 以内者为(+),侵入 1/4~1/2 为(++),达到 1/2~3/4 者为(+++)。

我国制定的诊断标准适合临床应用和普及。

(3)世界卫生组织(WHO)1987 年使用以下体征来评价沙眼的严重程度:

沙眼滤泡期:上睑结膜有 5 个以上滤泡。

沙眼炎症期:上睑结膜弥漫性炎症浸润、乳头增生、血管模糊区>50%。

沙眼瘢痕期:典型的睑结膜瘢痕形成。

沙眼倒睫期:出现倒睫或睑内翻。

角膜混浊期:角膜混浊侵入瞳孔区,视力低于 0.3。

4. 诊断　根据睑结膜的乳头、滤泡、角膜上皮炎、血管翳、结膜瘢痕、角膜缘滤泡及 Herbert 小凹等典型体征多可做出诊断,但早期沙眼的诊断由于有一般结膜炎共有的症状,需辅以实验室检查。WHO 要求诊断沙眼时至少符合以下标准中的 2 条:①上睑结膜 5 个以上滤泡;②典型的睑结膜瘢痕;③角膜缘滤泡或 Herbert 小凹;④广泛的角膜血管翳。

除了临床表现,实验室检查能帮助确立沙眼的诊断。沙眼细胞学的典型特点是可以检出淋巴细胞、浆细胞和多形核白细胞,但细胞学检查假阳性率较高,结膜刮片后可检测到常见的包涵体,也可用荧光标记的单克隆抗体试剂盒、酶联免疫测定等方法来检测出沙眼衣原体。

5. 治疗　沙眼的治疗包括全身和眼局部药物治疗及对并发症的治疗。

(1)局部治疗:常用 0.1% 利福平眼水,0.1% 酞丁安滴眼液、磺胺类滴眼液滴眼,夜间使用四环素、红霉素、磺胺等眼膏涂眼。疗程最少 10~12 周。治疗一段时间后,在上睑结膜仍可能存在滤泡,但这并不是治疗失败的证据。

(2)全身治疗:急性期或严重的沙眼应全身应用抗生素治疗,一般疗程为 3~4 周。

(3)并发症治疗:手术矫治是防止晚期沙眼瘢痕形成导致盲的关键措施,手术方式包括睑内翻矫正、角膜血管翳切除、板层角膜移植术等。

WHO 针对沙眼的临床特征提出了有效控制沙眼的 4 个要素,即"SAFE"战略:S(surgery),即手术矫正沙眼性睑内翻;A(antibiotics),即抗生素治疗活动性沙眼感染人群;F(facial cleanliness),即清洁眼部;E(environmental improvements),改善环境,通过改善供水、卫生和居住环境预防沙眼。

6. 预防　沙眼是一种持续时间长的慢性疾病,预防措施和重复治疗应结合进行,养成良好的个人卫生习惯,避免接触传染,改善环境卫生,加强对游泳池、旅馆、理发店等服务行业的卫生管理,培养和提高公民卫生素质。

(二)包涵体性结膜炎

包涵体性结膜炎是沙眼衣原体中 D~K 抗原型衣原体所致的结膜炎,它是一种通过性接触或产道传播的急性或亚急性滤泡性结膜炎。此型衣原体能引起子宫颈炎及尿道炎。眼部感染来自生殖泌尿系统。通过性接触或手 - 眼接触传播到结膜,新生儿为母体的产道感染。常侵及双眼,为急性发病,以下睑结膜和下穹窿滤泡增生最为显著。由于表现有所不同,临床上又分为新生儿和成年人包涵体性结膜炎。

1. 病因 包涵体性结膜炎由 D~K 型沙眼衣原体引起,成年人传播途径主要为尿道和阴道的分泌物或游泳池等间接接触,新生儿为经母体产道感染。

2. 临床表现

(1)新生儿包涵体性结膜炎:又称"新生儿包涵体性脓漏眼"。新生儿出生时,在患有衣原体性宫颈炎的产道中受感染。潜伏期为出生后 5~12 天,胎膜早破时可在出生后第 1 天即出现体征。双眼急性或亚急性发病,新生儿开始有水样或少许黏液样分泌物,随着病程进展,分泌物明显增多并呈脓性。结膜表现主要是睑结膜充血、肥厚、乳头肥大,主要见于下穹隆及下睑结膜,因新生儿结膜的腺样层尚未发育,故 2~3 个月内无滤泡形成,结膜炎持续 2~3 个月后,出现乳白色光泽滤泡,严重病例可有假膜形成、结膜瘢痕化、角膜血管翳甚至角膜混浊。衣原体还可引起新生儿其他部位感染,如呼吸道感染、肺炎等。

(2)成人包涵体性结膜炎:主要见于青年人,潜伏期 5~12 天,单眼或双眼同时发病。开始时结膜充血,很快眼睑红肿,伴耳前淋巴结肿大,睑结膜和下穹隆部结膜有大的滤泡形成,并伴有乳头增生反应,结膜因细胞浸润而肥厚,结膜囊有很多脓性分泌物,结膜刮片可见包涵体。3~4 个月后急性炎症逐渐减轻消退,但结膜仍肥厚、充血、有滤泡,持续 3~6 个月可恢复正常。此病可有周边部角膜上皮及上皮下浸润或细小浅表的血管翳,一般不发展成溃疡。临床上成人包涵体性结膜炎可有结膜瘢痕但无角膜瘢痕。可同时存在其他部位如生殖器、咽部的衣原体感染征象。

3. 诊断 根据该病临床表现不难诊断。实验室检测和沙眼相同。新生儿包涵体性结膜炎上皮细胞的胞质内易检出嗜碱性包涵体。成人包涵体性结膜炎结膜囊脓性分泌物内含大量多形核白细胞,结膜刮片可见包涵体。故应强调做结膜刮片检查,与沙眼、淋球菌性结膜炎等相鉴别。

4. 治疗

(1)局部治疗

1)用 1∶5 000 高锰酸钾、3% 硼酸或 1∶1 000 苯扎溴铵溶液冲洗结膜囊,清除脓性分泌物,直至分泌物减少。

2)冲洗后滴用 0.1% 利福平,睡前涂用抗生素眼膏。

(2)全身治疗:衣原体感染可波及呼吸道、胃肠道,所以衣原体结膜炎应强调全身治疗。成人口服多西环素 100mg,每天 2 次,疗程 3 周。婴幼儿可口服红霉素,用药至少 14 天。成人包涵体性结膜炎,应该注意其性伙伴的检查与治疗;新生儿包涵体性结膜炎应对其母亲进行检查与治疗。

5. 预防 应加强对青年人的健康卫生知识特别是性知识的教育;提高围产期的检查包括生殖道衣原体感染的检测,积极治疗孕妇沙眼衣原体性宫颈炎,以降低新生儿的感染。新生儿出生后即用 1% 的硝酸银、0.5% 红霉素或 2.5% 的聚烯吡酮碘点眼,有较好的预防性治疗作用。

三、病毒性结膜炎

病毒性结膜炎是一种常见的感染性结膜疾病,可由多种病毒引起,病变程度因个体免疫状况、病毒毒力大小不同而存在差异,通常有自限性,严重者也可有全身症状。临床上按病程可将病毒性结膜炎分为急性和慢性两组。急性组:包括流行性角结膜炎、流行性出血性结膜炎、咽结膜热单疱病毒性结膜炎和新城鸡瘟结膜炎等。慢性组:包括传染性软疣性睑结膜炎、水痘-带状疱疹性睑结膜炎、麻疹性角结膜炎等。

本节仅介绍两种常见的病毒性结膜炎。

（一）流行性角结膜炎

流行性角结膜炎是一种传染性很强、发病急剧的病毒性结膜炎,可在学校、家庭中引起流行,亦可散发。

1. 病因　由腺病毒8、19、29和37型(人腺病毒D亚组)感染所致。其他血清型感染也可引起。

2. 临床表现　其临床特点为急性滤泡性结膜炎,可同时伴有角膜上皮下圆形浸润。急性发病,潜伏期约5~7天,发病后5~7天达到高峰。初发时常伴有异物感、水样分泌物、疼痛、畏光和流泪等症状。眼部体征表现为眼睑水肿、睑球结膜显著充血、球结膜水肿,睑结膜和穹隆部48小时内出现大量滤泡。结膜滤泡可被水肿的结膜掩盖。偶有结膜下出血,少数严重者可出现结膜假膜或膜的形成。80%的患者有角膜损害,早期表现为弥漫性点状上皮损害,约2周后消失或继续发展形成圆点状灰白色上皮下炎性混浊。少数病例可形成角膜中央区浅基质层圆形斑点状浸润。此斑点可于数月后逐渐吸收。有耳前淋巴结肿大并伴有压痛,甚至向颌下腺和锁骨上淋巴结侵犯。成人多局限于眼部表现,儿童则可有全身症状、如发热、咽痛、中耳炎、腹泻等。

3. 诊断　根据急性滤泡性结膜炎和炎症晚期出现的角膜上皮下浸润、耳前淋巴结肿大和压痛、结膜刮片见单核细胞增多等特点即可诊断。病毒分离、PCR检测可协助诊断。

4. 治疗　以局部治疗为主,常用广谱抗病毒滴眼液,如0.1%利巴韦林、3%阿昔洛韦、0.15%更昔洛韦、0.1%三氮唑核苷、4%吗啉双胍等。角膜出现基质浸润者,可以考虑联合应用低浓度的糖皮质激素滴眼液,病情控制后应减少糖皮质激素眼药水的点眼频度,应用中应注意逐渐减药,不要突然停药,以免复发。此外还可用支持疗法,局部冷敷和使用血管收缩剂以缓解症状。因不常合并细菌感染,一般不需使用抗菌药。为预防继发感染,可以适当加用抗生素滴眼液。

5. 预防　本病传染性极强、易流行,故必须采取措施减少感染传播。一经发现患者应立即采取严格消毒隔离措施,切断传播途径,避免交叉感染。所有接触感染者的器械必须仔细清洗和消毒。避免接触患眼及其分泌物,经常洗手。

（二）流行性出血性结膜炎

流行性出血性结膜炎又称急性出血性结膜炎,是一种具有高度传染性、可爆发流行的自限性眼部传染病,1969年在我国第一次爆发,1971年曾在我国大范围流行,是我国的国家法定眼科传染病。多见于成人,自然病程短,预后较好。

1. 病因　最常见的病原体为70型肠道病毒。偶由A24型柯萨奇病毒引起。以手-眼接触为最主要的传播途径。感染所引起的免疫时间短,容易再次感染。

2. 临床表现　本病的潜伏期短,最短约2~3小时,一般在24小时内发病,多为双眼,病程5~7天。自觉症状重,患者常出现畏光、流泪、眼红、异物感和剧烈眼疼等。主要体征是眼睑及结膜充血、水肿,常伴有结膜下出血,出血可为点状、线状或片状,多自上方球结膜开始。睑结膜滤泡显著增生。多数患者可有耳前淋巴结肿大。病初角膜上皮可有细点状的上皮型角膜炎。少数患者出现前葡萄膜炎及发热不适和全身肌痛等全身症状。印度和日本曾报道个别病例出现类似小儿麻痹样下肢运动障碍。

3. 诊断　根据流行性发病，临床上起病急、症状重、急性滤泡性结膜炎的症状，同时又伴有显著的结膜下出血，耳前淋巴结肿大等即可诊断。

4. 治疗　局部应用抗病毒药，如 0.1% 利巴韦林滴眼液或 3% 阿昔洛韦滴眼液、重组人干扰素 α-2b 滴眼液和表皮生长因子滴眼液等。夜间可涂更昔洛韦眼用凝胶等。病情重、伴全身症状者联合全身用药。

5. 预防　本病预防原则是控制传染源及切断传播途径。本病传染性极强，患者要注意隔离，不能到公共场所去，以免传染他人。平时应分开使用毛巾、手帕、脸盆等洗漱用品。医生检查患者后，应常规洗手。注意加强个人卫生和医院管理是防止传播的关键。

（沈　玺　姜思宇）

第三节　非感染性结膜疾病的治疗与康复

非感染性结膜疾病包括免疫型结膜病、增生与变性性结膜病及结膜肿瘤等。本节将分别加以介绍。

一、免疫性结膜病

免疫性结膜病也称变态反应性结膜炎，是结膜对外界过敏原的一种超敏性免疫反应。结膜经常暴露在外界环境中，易与空气中的致敏原，如花粉、尘埃、动物羽毛等接触，药物的使用也可使结膜组织发生过敏反应。免疫性结膜病主要由体液介导的 I 型变态反应及由细胞介导的 IV 型变态反应引起。以 I 型及 IV 型变态反应所致的免疫性结膜炎又称过敏性结膜炎，发病迅速，最常见，主要包括季节性过敏性结膜炎、常年性过敏性结膜炎、春季角结膜炎、巨乳头性结膜炎、特应性角结膜炎等；IV 型变态反应所致的免疫性结膜炎呈迟发型，主要有泡性结膜炎。还有一种自身免疫性结膜炎，包括干燥综合征、Stevens-Johnson 综合征、瘢痕性类天疱疮等。

（一）过敏性结膜炎

过敏性结膜炎是结膜对过敏性刺激产生超敏反应所引起的一类疾病，以 I 型和 IV 型超敏反应为主。据报道，在美国有 40% 的人罹患过过敏性结膜炎，仅有 10% 的患者会选择就医。目前我国仍缺乏过敏性结膜炎的大样本流行病学研究数据，但从人口基数、生活环境、卫生状况等因素考虑，中国的过敏性结膜炎患者数量将更为庞大。

1. 分类　根据过敏性结膜炎的发病机制及临床表现，可分为 5 种亚型，它们分别是：季节性过敏性结膜炎、常年性过敏性结膜炎、春季角结膜炎、巨乳头性结膜炎和特应性角结膜炎。其中季节性过敏性结膜炎和常年性过敏性结膜炎以 I 型超敏反应为主，结膜及炎症细胞增生性病变极少或缺乏，春季角结膜炎、巨乳头性结膜炎和特应性角结膜炎为 I 型和 IV 型超敏反应共同参与，结膜及炎症细胞增生性病变较为常见。

2. 临床表现　过敏性结膜炎的典型症状为眼痒、异物感及结膜囊分泌物增多。分泌物以白色黏液性分泌物为主。多数患者主诉眼痒，儿童患者可表现为揉眼或频繁眨眼。其他常见的体征还包括结膜充血、结膜水肿、结膜乳头增生等。

过敏性结膜炎各亚型的典型症状及体征如下：

（1）季节性过敏性结膜炎：又名枯草热性结膜炎，是眼部过敏性疾病最常见的类型。主要特征是季节性发作。常双眼发病，起病迅速，接触过敏原时发病，脱离过敏原后病症缓解或消失，眼痒是患者最主要的主诉，多数致敏原是花粉，因此 60% 的本病患者伴有过敏性鼻炎。

（2）常年性过敏性结膜炎：本病致敏原通常为房屋粉尘、虫螨等，由于抗原常年均有，故其症状持续存在。部分患者的过敏症状及体征非常轻，缺乏特异性的临床表现，故本病的确诊存在一定难度。

（3）春季角结膜炎：又名春季卡他性结膜炎，主要过敏原为尘螨，部分患者对花粉和动物皮毛过敏，大部分患者找不到过敏原因。本病与遗传因素有关。眼部奇痒是本病的主要症状，其他症状还有强烈畏光、流泪、异物感，分泌物多而黏稠、有时形成假膜。结膜乳头是本病的主要体征，多发于上睑结膜，本病在临床上可分为结膜型（以结膜乳头为主）、角膜缘型（以角膜缘 Horner-Trantas 结节为主）和混合型（结膜和角膜缘均累及）。

（4）巨乳头性结膜炎：本病主要见于常戴角膜接触镜或义眼、角膜手术缝线病史或视网膜脱离手术史的患者。最先出现上睑结膜轻度的乳头增生，以后被大乳头替代，最终出现大于 1mm 的巨乳头。常伴眼痒、视蒙、异物感及分泌物等症状。

（5）特异性角膜炎：本病除具有过敏性结膜炎的表现外，最主要的体征是面部伴发特异性皮炎，部分病情迁延者甚至可以出现睑球粘连和结膜囊狭窄。

3. 诊断　过敏性结膜炎的临床诊断需要同时满足以下两项必要条件：

（1）症状：眼痒、可伴有异物感，结膜囊分泌物增多。

（2）体征：结膜充血、结膜乳头、角膜特异性病变特征至少 1 项。

在实验室辅助检查中，结膜刮片发现嗜酸性粒细胞，更有助于明确诊断过敏性结膜炎。

4. 治疗　在参考各国临床诊断治疗指南的基础上，结合我国国情制定的《我国过敏性结膜炎诊断和治疗专家共识（2018 年）》中指出，过敏性结膜炎的治疗原则包括：健康教育、脱离过敏原、减轻患者症状及体征。对于多数患者，主要缓解眼痒、眼红等不适；对于长期发作或病情迁延者，则以控制炎性反应状态为主。

（1）脱离过敏原及健康教育：尘螨过敏患者应做好室内清洁和除螨工作，花粉过敏症患者则需要在花粉季节尽量采取保护措施。空气污染严重时患者应适当减少户外活动时间。眼部清洁及冷敷能一定程度减缓眼痒等不适。

（2）药物治疗

1）抗组胺药：局部点眼仅可治疗轻中度过敏性结膜炎，使用口服抗组胺药可能会加重干眼患者的症状，进一步加重眼部不适，须加以注意。闭角型青光眼患者慎用抗组胺药。

2）肥大细胞稳定剂：此药物的作用过程需 3~5 天才能达到最佳效果，因此仅适用于过敏性结膜炎患者发作期间的病情控制。

3）抗组胺药及肥大细胞稳定剂双效药物：为治疗过敏性结膜炎的首选基础药物，局部点眼对于急性发作期的炎性反应和间歇期的炎性反应活化均有较好的控制作用。

4）糖皮质激素药物：适用于严重过敏性结膜炎和病情反复迁延的患者。使用时间不宜过长，应注意随访观察，以免引起白内障、青光眼、真菌感染及角膜上皮愈合延迟等并发症。

5）免疫抑制剂：对于重度过敏性结膜炎，尤其不耐受糖皮质激素药物的患者，可考虑使用该类药物的眼用制剂。同时需注意观察患者病情变化,病情缓解后调整用药。

6)其他药物:人工泪液可稀释结膜囊内的过敏原,润滑眼表,缓解患者症状。缩血管药物局部点眼可收缩血管,降低毛细血管通透性,减轻眼红、水肿和分泌物增多症状,但不能阻止炎性反应和缓解眼痒,不建议常规使用。非甾体抗炎药适用于部分轻度的季节性过敏性结膜炎患者。

(3)其他治疗:对于伴有难以愈合的角膜上皮缺损或溃疡的过敏性结膜炎,根据严重程度和性质,可考虑绷带镜、羊膜覆盖或其他手术治疗。

(二)泡性角结膜炎

泡性角结膜炎是由微生物蛋白质引起的角结膜迟发型免疫反应性疾病,多见于女性、青少年及儿童,春秋季节好发。过敏性体质、营养低下、维生素缺乏、卫生条件差、体弱多病者易患本病。

1. 病因　常见致病微生物包括结核分枝杆菌、金黄色葡萄球菌、白念珠菌、球孢子菌属,以及沙眼衣原体。本病是结膜、角膜组织对内源性微生物蛋白质变态反应引起的局部病变。

2. 临床表现　起病时有异物感及流泪等刺激症状,如累及角膜则症状加重。根据病变的部位不同可分为泡性结膜炎、泡性角膜炎和泡性角结膜炎。泡性结膜炎初起为实性隆起的红色小病灶,周围充血,疱疹顶端易破溃后形成溃疡,多在10~12天内愈合,不留瘢痕。泡性角膜炎的疱疹结节最常位于角膜缘,呈灰白色小结节,有时疱疹后有一束血管进入角膜,称为束状角膜炎,角膜基质层受累愈合后会留有角膜薄翳。泡性角结膜炎可单发或多发,多发时有几个或十几个小的病变沿角膜排列,称为粟粒性泡性角结膜炎。角膜缘疱疹溃疡可向角膜中央发展,愈合后有局限性浑浊。

3. 诊断　根据典型的角膜缘或球结膜处实性结节样小泡,周围局限性充血等症状即可诊断。

4. 治疗

(1)寻找和治疗诱发此病的潜在性病因。

(2)局部应用皮质类固醇及抗生素。

(3)加强营养,锻炼身体,增强体质。

(4)严重角膜病变者可行角膜移植。

(三)自身免疫性结膜炎

自身免疫性结膜炎主要有干燥综合征、Stevens-Johnson综合征、瘢痕性类天疱疮三种疾病。

1. 干燥综合征　干燥综合征是一种累及全身多系统的疾病。该综合征包括:眼干、口干、结缔组织损害(关节炎),绝经期妇女多发。

(1)病因:病因不明,可能是一种自身免疫性疾病。干眼症的发生主要是泪腺有淋巴细胞和浆细胞的浸润,造成泪腺增生,结构功能破坏所致。

(2)临床表现:病变分为原发性和继发性两型。

1)原发性:表现为角结膜干燥和口腔干燥,睑裂区结膜充血,角膜下方上皮点状缺损,丝状角膜炎也不少见,疼痛有晨轻暮重的特点。

2)继发性:除原发性症状外,部分患者还有类似于边缘性角膜溃疡的表现,有的还伴有角膜边缘变薄甚至穿孔。

（3）诊断：眼干、口干、结缔组织损害（关节炎）症状中有两个即可诊断。泪膜消失，泪液分泌试验异常，结膜和角膜虎红染色及丽丝胺绿染色阳性有助于临床诊断。

（4）治疗：主要为对症治疗，缓解症状。

1）治疗干眼症：可采用人工泪液，封闭泪点，湿房镜等措施。对于角膜明显变薄近穿孔者，可以先行羊膜移植或结膜遮盖；睑裂缝合有时也可使用。

2）全身的免疫学治疗应请内科医师协助治疗。

2. Stevens-Johnson 综合征

（1）病因：Stevens-Johnson 综合征也称重症多形性红斑，其发病和免疫复合物沉积在真皮和结膜基质所引起的超敏反应有关。部分药物如氨苯磺胺、水杨酸、青霉素、异烟肼、抗惊厥药物，或单纯疱疹病毒、腺病毒、金黄色葡萄球菌感染可诱发此病，是一种急性的、可能致命的皮肤和黏膜炎性水疱样病变。

（2）临床表现：Stevens-Johnson 综合征好发儿童和青年，35 岁以后很少发病，女性多于男性。该病的特征是黏膜和皮肤的多形性红斑。患者在接触了敏感药物或化合物后，首先可有发热、头痛或上呼吸道感染等前驱症状，数天内出现皮肤和黏膜损害，典型病程持续4~6 周。病变可累及结膜、口腔、生殖器和肛门的黏膜。

眼部表现分成急性和慢性两类。急性期患者主诉有眼疼刺激，分泌物和畏光等，双眼结膜受累。最初表现为黏液脓性结膜炎和浅层巩膜炎，急性期角膜溃疡少见，结膜杯状细胞破坏加上泪腺分泌导管的瘢痕性阻塞可致严重干眼。眼部晚期并发症包括结膜瘢痕化、倒睫、睑内翻等。由于这些并发症导致角膜慢性刺激使角膜瘢痕化，对视力有严重影响。

（3）治疗：全身应用糖皮质激素可延缓病情进展，结膜分泌物清除后局部应用人工泪液可减轻不适症状。对已经血管化和瘢痕化的角膜，可行羊膜移植、角膜缘干细胞移植、板层角膜移植及穿透性角膜移植术等。出现倒睫和睑内翻要手术矫正。

3. 瘢痕性类天疱疮

（1）病因：本病是一种病因未明，治疗效果不佳的非特异性慢性结膜炎，由Ⅱ型超敏反应引起。

（2）临床表现：常表现为反复发作的中度、非特异性的结膜炎，偶尔出现黏液脓性的改变。特点为结膜病变形成瘢痕，造成睑球粘连，特别是下睑，以及睑内翻、倒睫等。病程可分为四期：

Ⅰ期：结膜水肿充血，结膜上皮下纤维化形成。

Ⅱ期：结膜瘢痕收缩，主要表现为穹隆部缩窄。

Ⅲ期：出现睑球粘连、混浊、倒睫和泪液异常。

Ⅳ期：因广泛的睑缘粘连而导致眼球运动障碍。

（3）诊断：根据进行性结膜瘢痕牵缩的临床表现，结膜活检有嗜酸性粒细胞，基底膜有免疫荧光阳性物质（IgG、IgM、IgA）等可诊断。在某些类天疱疮患者的血清中可以检测到抗基底膜循环抗体。有的患者因有皮肤病变被皮肤科确诊为天疱疮的诊断病史。口腔等皮肤黏膜溃疡有助于诊断。

（4）治疗：治疗应在瘢痕形成前就开始，减少组织受损程度。

1）全身及局部应用糖皮质激素。

2）口服抗麻风药氨苯砜。对于较严重的病例，可以应用免疫抑制剂如环磷酰胺、硫唑嘌呤。

3）近年有研究认为静脉注射免疫球蛋白可以治疗包括类天疱疮在内的自身免疫性疾病。

4）局部应用人工泪液可改善眼部干燥。

5）对眼部并发症如干眼、睑内翻、倒睫和完全性睑球粘连等的治疗。

二、增生与变性性结膜病

（一）睑裂斑

是一种黄白色、无定形样沉积的结膜变性损害,出现在睑裂区近角膜缘的球结膜上皮下。病变多见于鼻侧,开始时呈灰色,以后逐渐变为黄白色。常见于中年以上的人,一般是由长期的紫外线或光化学性暴露引起,是一种较为常见的变性性结膜病。此病变无特殊临床意义,仅在严重影响外观、反复慢性炎症或干扰角膜接触镜的佩戴时,可考虑予以手术切除。

（二）翼状胬肉

翼状胬肉中医称为"胬肉攀睛",一般认为它是受外界刺激而引起的一种慢性炎症性病变,为睑裂区肥厚的球结膜及其下的纤维血管组织,呈三角形向角膜侵入,因其形态酷似昆虫的翅膀,因而得名。多见于户外劳动者,以渔民、农民发病最多,可能与长期的紫外线照射、风尘、日光、烟雾等慢性刺激有关。典型的翼状胬肉可以分为头、颈、体三部分,他们之间没有明显的分界。患者多无自觉症状,或仅有轻度眼部不适,当胬肉伸展至角膜时可引起散光,部分遮盖瞳孔时会影响视力,严重的可发生不同程度的眼球运动障碍。小而静止的胬肉可不需治疗,仅治疗结膜炎症。进行性胬肉,头部侵入角膜缘内 2mm 以上,或胬肉严重影响外观、眼球转动受限或侵入瞳孔区影响视力者则需要手术治疗。

（三）结膜结石

结膜结石常见于慢性结膜炎患者和中老年人的睑结膜表面,是一种在睑结膜表面出现的黄白色凝结物。组织病理学检查显示,结膜结石为充满上皮和角质残屑的上皮性包涵性囊肿,并非真正的"结石"。患者一般无明显自觉症状,故不需要特殊治疗,只有在结石突出结膜表面引起异物感时,可在表面麻醉下用异物针或注射针头将结石剔出。

三、结膜肿瘤

（一）原发性结膜良性肿瘤

1. 结膜色素痣　结膜色素痣是来源于神经外胚层的先天性良性错构瘤,极少恶变。本病常发生在角膜缘附近及睑裂部球结膜,外观呈蓝黑色、棕黑色、棕红色不等,境界清楚,微隆起,表面光滑。固定不增长的结膜色素痣一般不需治疗;如生长速度突然加快,表面不光滑者,提示有恶变可能,应全部彻底切除。

2. 结膜乳头状瘤　由人乳头瘤病毒 6 或 11 亚型诱发,常发生于角膜缘、泪阜及睑缘部位。瘤体色鲜红,呈肉样隆起,常常有蒂,质软,表面不规则。乳头状瘤手术切除后易复发,博来霉素局部病灶区注射可降低复发率。

3. 结膜皮样瘤和皮样脂肪瘤　结膜皮样瘤和皮样脂肪瘤均为先天性良性肿瘤,一般不需要治疗,如生长扩大影响美观,可考虑部分切除,后部切除要谨慎,其与眶脂肪相连,手术可能会引起眼眶紊乱等并发症,这比原发病更严重。

4. 结膜血管瘤　常见的为毛细血管瘤和海绵状血管瘤,多为先天性、外观呈孤立或弥漫性扩张状。毛细血管瘤表现为结膜下暗红色或紫红色团块或片状毛细血管扩张。海绵状血管瘤为结膜下紫红色隆起物，呈分叶状，有包膜。

5. 结膜囊肿　小的结膜囊肿可能是由于结膜皱褶的异位造成的，较大的结膜囊肿多是由于外伤、手术或炎症导致结膜上皮种植到结膜基质中，异常增生引起。单纯切除囊肿引流，复发率高，手术完整切除是有效的治疗方法。

（二）原发性结膜恶性肿瘤

1. 结膜上皮内新生物　依据非典型细胞侵及上皮的程度可分为轻度、中度和重度。如果仅局限于上皮，为鳞状细胞发育不良，如非典型细胞扩展到整个上皮层时，则为原位癌。手术切除是有效的治疗方法，但有复发的可能，有报道手术切除后，切除缘病检阴性的患者仍存在30%的复发率。有学者指出，切除病灶后，对切除缘邻近组织进行冷冻治疗，或使用抗代谢药物可减少肿瘤的复发率。

2. 结膜鳞状细胞癌　结膜鳞状细胞癌多见于老年男性患者，位于结膜表面，虽然显而易见，但由于早期无明显刺激症状，且对视力影响不大，与眼表面其他良性肿瘤不易区别，故常延误诊断，失去治疗最佳时机，进而造成严重损害，甚至累及生命。本病多发生于睑裂角膜缘暴露区结膜，很少见于结膜的非暴露区。彻底切除病灶是最佳的治疗方式。若病变已广泛侵犯眼睑、穹隆部或眼眶组织，无法彻底清除时，应考虑做眼眶内容物剜出术。

3. 恶性黑色素瘤　恶性黑色素瘤是潜在的致命性肿瘤，有报道26%的患者晚期发生重要脏器转移，手术后10年的患者死亡率为13%。恶性黑色素瘤最常见于球结膜或角巩膜缘，也可出现于睑结膜，其预后一般程度上取决于病变部位，生长于球结膜的黑色素瘤较发生于睑结膜、穹隆或泪阜处的黑色素瘤预后好。多数结膜黑色素瘤可手术切除，对进行性病变，不能局部切除者，可考虑眼球摘除或眶内容物剜除术。放疗不一定能提高手术预后。

（沈　玺　姜思宇）

参 考 文 献

［1］Dart J K.The 2016 Bowman Lecture Conjunctival curses：Scarring conjunctivitis 30 years on.Eye（London，England），2017，31（2）：301.

［2］Keen M，Thompson M.Treatment of Acute Conjunctivitis in the United States and Evidence of Antibiotic Overuse：Isolated Issue or a Systematic Problem？ Ophthalmology，2017，124（8）：1096-1098.

［3］Shachar T，William T，Christopher S，et al.Re：Keen et al.：Treatment of acute conjunctivitis in the United States and evidence of antibiotic overuse：isolated issue or a systematic problem？ Ophthalmology，2018，125（7）：e44-e45.

［4］Gooderham M，Mcdonald J，Papp K.Diagnosis and Management of Conjunctivitis for the Dermatologist.Journal of Cutaneous Medicine and Surgery，2018，22（2）：200-206.

［5］Ramirez D A，Porco T C，Lietman T M，et al.Epidemiology of Conjunctivitis in US Emergency Departments. JAMA Ophthalmology，2017，135（10）：1119-1121.

［6］Hampton A，Bennie J.Vernal keratoconjunctivitis.Clinical Ophthalmology，2018，12：119-123.

［7］Pak K Y，Kim S I，Lee J S.Neonatal Bacterial Conjunctivitis in Korea in the 21st Century.Cornea，2017，36（4）：415-418.

［8］Solomon AW，Kurylo E.The Global Trachoma Mapping Project.Community eye health/International Centre for Eye Health，2014，27（85）：18.

［9］ Hu VH, Holland MJ, Burton MJ, et al.Trachoma：Protective and Pathogenic Ocular Immune Responses to Chlamydia trachomatis.PLoS Neglected Tropical Diseases, 2013, 7（2）: e2020.

［10］ Tellis B, Fotis K, Keeffe JE, et al.Trachoma surveillance annual report, 2008.Communicable Diseases Intelligence Quarterly Report, 2016, 33（4）: 275-290.

［11］ Wang N.Elimination of blinding trachoma in China：why is further study necessary？ Science China Life Sciences, 2016, 59（6）: 539-540.

［12］ Tian L, Wang N L.Trachoma control：the SAFE strategy.International Journal of Ophthalmology, 2018, 11（12）: 5-6.

［13］ 中华医学会眼科学分会角膜病学组.我国过敏性结膜炎诊断和治疗专家共识（2018 年）.中华眼科杂志, 2018, 54（6）: 409-414.

［14］ Wan HN, Chen LJ, Rong SS, et al.Topical Cyclosporine in the Treatment of Allergic Conjunctivitis. Ophthalmology, 2013, 120（11）: 2197-2203.

［15］ O' Brien, Terrence P.Allergic conjunctivitis：an update on diagnosis and management.Current Opinion in Allergy & Clinical Immunology, 2013, 13（5）: 543-549.

［16］ Rathi VM, Murthy SI.Allergic conjunctivitis.Immunology & Allergy Clinics of North America, 2017, 28（1）: 43-58.

［17］ Hong J, Zhong T, Li H, et al.Ambient air pollution, weather changes, and outpatient visits for allergic conjunctivitis：A retrospective registry study.Scientific Reports, 2016, 6（1）: 23858.

［18］ Takamura E, Uchio E, Ebihara N, et al.Japanese guidelines for allergic conjunctival diseases 2017.Allergol Int, 2017, 66（2）: 220-229.

［19］ Creamer D, Walsh S A, Dziewulski P, et al.U.K.guidelines for the management of Stevens-Johnson syndrome/ toxic epidermal necrolysis in adults 2016.Journal of Plastic Reconstructive & Aesthetic Surgery, 2016, 174（6）: 1194-1227.

［20］ Wang K, Seitzman G, Gonzales J A.Ocular cicatricial pemphigoid.Current Opinion in Ophthalmology, 2018, 29（6）: 543.

［21］ Long Q, Zuo YG, Yang X, et al.Clinical features and in vivo confocal microscopy assessment in 12 patients with ocular cicatricial pemphigoid.International Journal of Ophthalmology, 2016, 9（5）: 730-737.

［22］ Singh SK.Pterygium：epidemiology prevention and treatment.Community Eye Health, 2017, 30（99）: S5-S6.

［23］ Choi EK, Chévez-Barrios P.Inflamed conjunctival nevi：histopathological criteria.Archives of Pathology & Laboratory Medicine, 2014, 138（9）: 1242.

［24］ Kaliki S, Arepalli S, Shields C L, et al.Conjunctival Papilloma.Jama Ophthalmology, 2013, 131（5）: 585.

［25］ Surapaneni KR, Nehls SM, Potter H D.Conjunctival Intraepithelial Neoplasia.Ophthalmology, 2015, 122（5）: 1039.

［26］ Rishi P, Shields CL, Eagle RC.Conjunctival intraepithelial neoplasia with corneal furrow degeneration..Indian Journal of Ophthalmology, 2014, 62（7）: 809-811.

［27］ Al-Sarraf M, Pajak TF, Marcial VA, et al.Concurrent radiotherapy and chemotherapy with cisplatin in inoperable squamous cell carcinoma of the head and neck.An RTOG study.Cancer, 2015, 59（2）: 259-265.

［28］ Perera E, Gnaneswaran N, Jennens R, et al.Malignant Melanoma.Healthcare, 2013, 2（1）: 1.

［29］ Kopf A W, Bart R S, Rodriguezsains R S.Malignant melanoma：a review.Dermatologic Surgery, 2014, 3（1）: 41-117.

第六章 角巩膜疾病的视觉康复

第一节 概　　述

世界卫生组织在 2001 年报告说，角膜疾病是失明的主要原因，在世界范围内仅次于白内障。角膜病也是我国的主要致盲眼病之一。在发展中国家，大多数感染性角膜炎患者获得医疗服务的机会有限。此外，缺乏有效的药物、必要的操作设备和训练有素的医护人员，再加上角膜供体材料极其缺乏，都导致角膜病的治疗面临很大的挑战。人们在长期对角巩膜疾病的认识中发现，不能从单纯的生物医学角度去对待这一疾病，而需要从生物 - 心理 - 社会医学角度去看待它。眼是人体重要的感觉器官，用于接受外部的光刺激，并将光冲动传达到大脑中枢而引起视觉。人通过感觉器官从外界获得的信息中，90% 是由眼完成的。人的视觉敏锐程度对生活、学习和工作能力影响极大。

眼球壁是由富含胶原的角膜和巩膜组成，起到维持眼球形态和保护内部结构的作用。角膜是透明组织，约占眼球壁外层的前 1/6；后面则是不透明的巩膜，约占外层的 5/6。同时角膜也是重要的屈光间质，承担着眼球大约 3/4 的屈光力，是外界光线进入眼内在视网膜上成像的必经之路。眼的结构精细，即使轻微损伤，都可能引起视觉功能减退，尤其是位于角膜中央的病灶，严重影响视力。这不仅给个人、家庭和社会造成沉重的经济负担，而且还会给患者生活、学习和工作带来严重的影响，所以角膜病要给予积极的治疗，其康复具有十分重要的意义。

视力障碍是指由于各种先天或后天原因使视觉器官或视觉中枢的结构或功能发生部分或完全障碍，对外界的视觉辨识发生困难。视力障碍包括视力残疾与视觉缺陷。

视觉康复是指采取各种有用措施，以最大可能地改善和利用患者的剩余视功能，从而将视觉障碍所造成的影响降至最低，尽可能恢复其工作、学习和生活的能力，有效地提升患者的生存质量。

（刘　欣　柳　林）

第二节　角膜病的治疗与康复

一、组织结构和病理生理

（一）组织结构与生理

角膜从前到后可分为上皮层、前弹力层、基质层、后弹力层和内皮层共五层结构。

1. 上皮层　占角膜厚度的 5%，其上皮细胞可再生，生命周期是 7~14 天。浅表的上皮细胞阻止水分进入基质层。一旦上皮遭受损伤，极容易发生感染性炎症。

2. 前弹力层　位于上皮基底膜的下方，受损后不可再生。感觉神经纤维穿过此层在上皮下形成上皮下神经丛,致使角膜敏感度是结膜的 100 倍。

3. 基质层 约占角膜厚度的 90%,由 200~250 平行排列规则的纤维小板构成,抵抗眼压有重要作用。

4. 后弹力层 是角膜内皮细胞的基底膜。对细菌和白细胞具有很强的抵抗力,就连病理性的新生血管也不能穿过后弹力层。

5. 内皮层 由无法再生的六角形细胞构成。它的机械屏障和离子泵功能是维持角膜相对脱水状态的关键。

以上角膜各层结构的特殊性对于维持角膜的透明性和渗透性非常重要。各种因素导致的角膜混浊,尤其是中央病灶,可严重影响视力,所以角膜病必须积极治疗。局部使用的眼药水若能同时具有双相溶解性,即脂溶性物质可通过上皮层的紧密连接和水溶性物质可通过基质层,则较容易透入角膜及眼内,显著提高药物的生物利用度。

(二)病理生理

炎症性角膜病包括感染性角膜炎和非感染性角膜炎,虽然病因不一,但其病理变化过程通常有共同的特征。可以分为浸润期、溃疡形成期、溃疡消退期和愈合期。

1. 浸润期 致病因子侵袭角膜,引起角膜缘血管网充血,炎性渗出液及炎症细胞侵入,形成局限性灰白色混浊灶,称角膜浸润。治疗后浸润可吸收,角膜能恢复透明。

2. 溃疡形成期 坏死的角膜上皮和基质脱落形成角膜溃疡。继续发展则发生角膜穿孔。

3. 溃疡消退期 经过治疗处理后,患者的症状和体征明显改善,溃疡边缘浸润减轻,可有新生血管进入角膜。

4. 愈合期 溃疡区上皮再生,溃疡面愈合。因原溃疡深浅程度不同,遗留厚薄不等的瘢痕,有不同的名称。

(1)角膜云翳:浅层的瘢痕性混浊薄如云雾状,通过混浊部分仍能看清后面虹膜纹理。

(2)角膜斑翳:混浊较厚,略呈白色,但仍可透见虹膜。

(3)角膜白斑:混浊很厚呈瓷白色,不能透见虹膜。

(4)粘连性角膜白斑:角膜白斑的瘢痕组织中嵌有虹膜组织,提示角膜病变有穿破史。

二、病因与分类

角膜病是我国重要的致盲性眼病之一。主要原因有炎症、外伤、先天性异常、变性、营养不良和肿瘤等。炎症为主要因素,其中感染性角膜炎在我国占有重要地位。临床分类如下:

(一)感染性角膜炎

是由病原微生物侵入角膜引发的炎症性病变,是各种感染性角膜炎症的总称。临床常见以下几种:

1. 细菌性角膜炎

(1)定义:是由细菌感染引起的角膜上皮缺损及缺损区下角膜基质坏死的化脓性角膜炎,又称细菌性角膜溃疡。发病急,发展迅速,如感染未得到控制,可导致角膜穿孔甚至眼内炎。感染严重程度和过程与角膜原来的状态、细菌的毒力、感染持续的时间及宿主对感染菌的反应有关。

（2）发病因素

1）角膜外伤：配戴角膜接触镜等。

2）眼睑功能异常：睑内翻、倒睫等。

3）其他眼部疾病：慢性泪囊炎、神经麻痹性角膜炎等。

4）局部滴眼剂：防腐剂、抗病毒药物等。

5）全身疾病：糖尿病、类风湿关节炎、获得性免疫缺陷性疾病等。

（3）临床表现：发病常在24~48小时内，有畏光、流泪、疼痛、视力障碍、眼睑痉挛等症状，眼睑、球结膜水肿，睫状充血或混合性充血，病变早期角膜上出现界限清楚的上皮溃疡，溃疡下有边界模糊、致密的浸润灶，周围组织水肿。严重形成溃疡，甚至前房积脓。

2. 病毒性角膜炎

（1）单纯疱疹病毒性角膜炎（herpes simplex keratitis, HSK）：HSK患病率占我国感染性角膜病的首位。

1）定义：是由单纯疱疹病毒（herpes simplex virus, HSV）引起的一种严重的感染性角膜疾病，潜伏感染和复发是本病的特点。大多数眼部感染都是由HSV-1型所引起，人类是HSV-1的唯一天然宿主，主要通过密切接触传播。

2）临床分型：①上皮型角膜炎：病变区角膜感觉减退为主，病变区形态可以点状、树枝状、地图状。伴或不伴畏光、异物感等眼部刺激症状。通常3周左右自行消退。多不留瘢痕，不影响视力。②神经营养性角膜病变：多发生在HSV感染的恢复期或者静止期，由于基底膜损伤、泪液功能紊乱、神经营养的影响等多因素引发，多位于睑裂区，边缘光滑，浸润轻微。③基质型角膜炎：可分为免疫性和坏死性。前者最常见的是盘状角膜炎，角膜中央基质盘状水肿，反复发作角膜瘢痕形成或变薄，新生血管化及脂质沉积；后者病变位于角膜的深基质层，呈黄白色浸润，坏死灶周围大量深层新生血管长入，常导致角膜瘢痕、变薄或穿孔；④角膜内皮炎：可分为盘状、弥漫性和线状三种类型，特点是角膜内皮炎性反应区域的角膜水肿和角膜后沉着物。

3）临床表现：分为原发感染和复发感染。前者常见于幼儿，可同时存在唇部和头面部的皮肤感染。原发感染后形成潜伏感染可以终身不复发。当机体免疫力降低时，如上呼吸道感染、发热、月经期、过度疲劳等诱因，复发感染出现，反复发作可以致盲。

（2）带状疱疹病毒性角膜炎：是由带状疱疹病毒感染所致。角膜感染的形式多种多样，可以类似单纯疱疹病毒感染，但除了角膜损害，还伴有眼部和周围皮肤的水疱或脓疱，部分患者可以有剧烈的神经痛。

3. 真菌性角膜炎

（1）定义：是一种由致病真菌引起的致盲率极高的感染性角膜病变。

（2）发病因素：主要与农业外伤有关，其他诱因包括长期使用激素/抗生素造成眼表免疫环境改变或菌群失调，过敏性结膜炎，配戴接触镜。

（3）临床表现：起病慢，刺激症状较轻，伴视力障碍，角膜病灶表面较干燥，常合并菌丝苔被、伪足、卫星灶、内皮斑、黏稠的前房积脓等典型的体征。

4. 棘阿米巴性角膜炎

（1）定义：由棘阿米巴原虫感染引起，常表现为一种慢性、进行性、疼痛性角膜溃疡，病程可持续数月之久，严重威胁视力的角膜炎。

（2）发病因素：常因角膜接触棘阿米巴污染的水源，特别是污染的接触镜或清洗镜片的药液引起。

（3）临床表现：多单眼发病，患眼畏光、流泪伴视力减退，眼痛剧烈。棘阿米巴有嗜神经生长的特征，早期出现与体征不相符合的眼部剧烈疼痛，沿角膜神经分布的线状浸润，导致放射状角膜神经炎。后期可出现眼睛胀痛为表现的巩膜炎。

（二）免疫性角膜病

根据角膜免疫的一般规律，可以将免疫性角膜病分为非自身免疫性角膜病、自身免疫性角膜炎和角膜的抗感染免疫三类。以下列举临床上常见的免疫性角膜病。临床常见以下几种：

1. 春季角膜炎　属于I型变态反应，春夏季节症状加重，秋冬季缓解。病因不明，光、热或空气中某些物质如粉尘、花粉等为外源性致敏原。好发于男性青少年，双眼反复发作，奇痒、烧灼感、畏光为主要特征。可分为睑结膜型、角膜缘型和混合型三种。

2. 泡性角膜炎　多发于女性儿童和青少年。疱疹最常见于角膜缘部结膜，粟粒大小，圆形灰白色小结节疹，其周围有局限性充血。也有位于角膜的称为束状角膜炎，眼部刺激症状较重，畏光、流泪、疼痛和眼睑痉挛。

3. 角膜基质炎　梅毒、麻风、结核和单疱病毒是最常见的病因。虽然致病微生物可以直接侵犯角膜基质，但大多数角膜病变是由于感染原所致的免疫反应性炎症。临床表现为疼痛、流泪、畏光、伴水样分泌物和眼睑痉挛。一般说来角膜上皮完整，但上皮和基质层随病情发展而水肿加剧。梅毒性角膜基质炎特异性征象分为三期：浸润期、血管新生期和退行期。

4. 干燥性角膜炎　是由于角膜前泪膜的质和量的不足造成的结膜或角膜上皮不能维持正常功能的一种疾病。患者常有眼部刺激感、发红、流泪或眼部难以描述的不适感。要注意患者是否伴有皮肤损害和长期使用药物的情况，如干燥综合征、红斑狼疮。

5. 蚕食性角膜溃疡　是一种自发性、慢性、边缘性、进行性、疼痛性角膜溃疡。多发于成年人，单眼常见于老年人。双眼发病进展迅速，治疗效果差。溃疡总是从角膜缘发生，几周内逐渐向纵深发展为局限性溃疡，多处浸润相互融合，深入1/2角膜基质。

6. 金黄色葡萄球菌性边缘性角膜炎　也称边缘性卡他性角膜炎或卡他性角膜溃疡。该病是由宿主对金黄色葡萄球菌抗原的免疫反应引起的。通常是由慢性睑结膜炎引起。临床除有一定程度的非特征性的眼痛、畏光、异物感等症状外，还有特征性的角膜浸润以周边起病，常见2、4、8、10点位的体征。浸润与角膜缘之间有1~2mm的透明角膜。角膜浸润可为单发或多发，平行于角膜缘而扩展，浸润可融合。随着角膜炎的迁移，浸润部位的角膜上皮脱落，形成角膜溃疡或角膜基质变薄，角膜缘血管长入溃疡区。前房通常安静。在严重的病例，溃疡可导致角膜穿孔。患者常伴有葡萄球菌性睑缘炎的体征，睫毛根部红疹，红斑，睑缘不规则，睑板腺分泌物黏稠，睫毛脱落等。

7. 特发性角结膜炎　好发于有特应性皮炎病史的老年患者，终年患病，容易合并单纯疱疹病毒或金黄色葡萄球菌感染。长期慢性损害角膜缘干细胞后，可形成广泛的角膜新生血管。

（三）角膜变性与营养不良

角膜变性是由于某些先期的疾病引起角膜组织退化、变质并使功能减退。引起角膜变性的原发病通常为眼部炎症性疾病，少部分原因未明，但与遗传无关。角膜营养不良指角膜组织受某种异常基因的决定,结构或功能进行性损害,发生具有病理组织学特征的组织改变。实际上,角膜变性的发病相当普遍,但临床意义多数不甚重要。

1. 角膜老年环   是角膜周边部基质内的类脂质沉着。50~60 岁的老年人双眼发病,角膜周边宽约 1mm 白色混浊。老年环是一种有遗传倾向的退行性改变,但有时也可能是高脂蛋白血症或血清胆固醇增高的表现。

2. 边缘性角膜变性   又称 Terrien 边缘变性。是一种双侧性周边部角膜扩张病,男性青年多见,双眼对称性角膜边缘部变薄扩张,鼻上象限多见,进展缓慢,病程长。疾病发展导致不规则近视、散光,视力进行性减退且无法矫正。

3. 大泡性角膜病变   是由于各种原因严重损毁角膜内皮细胞,导致角膜内皮细胞失代偿,使其失去液体屏障和主动液泵功能,引起角膜基质和上皮下持续性水肿的疾病。患眼雾视,轻症者晨起最重,午后可有改善。重症刺激症状明显,疼痛、流泪、难以睁眼,特别是在角膜上皮水疱破裂时最为明显。

4. 角膜营养不良   临床上根据受累角膜层次而分为角膜前部、实质部及后部角膜营养不良。

(1)上皮基底膜营养不良:是最常见的前部角膜营养不良,双侧性,女性多见,主要症状是自发性反复发作的患眼疼痛、刺激症状及暂时的视力模糊。角膜中央的上皮层及基底膜内可见灰白色小点或地图状细小线条,上皮可反复剥脱。

(2)颗粒状角膜营养不良:是角膜基质营养不良的一种,属常染色体显性遗传。10~20 岁发病,双眼对称发作,无症状,青春期后明显。角膜中央前弹力层下可见灰白色点状混浊,逐步进展可致角膜上皮糜烂,出现眼红、畏光。

(3)Fuchs 角膜内皮营养不良:是角膜后部营养不良的典型代表,是以角膜内皮的进行性损害,最后发展为角膜内皮失代偿为特征的营养不良性疾病。多见于绝经期妇女,双眼发病,角膜后弹力层出现滴状赘疣,早期无症状,进展后期基质和上皮出现水肿,视力下降,虹视和雾视。

(四)角膜的先天异常

1. 圆锥角膜   是一种表现为局限性角膜圆锥样突起,伴突起区角膜基质变薄的先天性发育异常。一般青春期前后,双眼发病,视力进行性下降,圆锥突起可导致严重的不规则散光及高度近视。角膜地形图检查是最有效早期诊断圆锥角膜的方法。

2. 大角膜   角膜横径>13mm,垂直径>12mm,眼压、眼底和视功能在正常范围的 X 染色体连锁隐性遗传。男性多见,双侧性,无进展。

3. 小角膜   角膜直径<10mm,角膜扁平,曲率半径增大,眼前节不成比例缩小。常伴有虹膜缺损、脉络膜缺损、先天性白内障等眼部先天异常。此外,小角膜常伴浅前房,易发生闭角型青光眼。

(五)角膜肿瘤

1. 角膜皮样瘤   是一种类似肿瘤的先天性异常,属于典型的迷芽瘤。出生时多位于角巩膜颞下方,外表色如皮肤,边界清楚,可有毛发,侵犯角膜中央,视力下降,可造成弱视。

2. 角膜原位癌   又称 Bowen 病,是一种单眼发病,病程缓慢的上皮样良性肿瘤。多见于老年人,好发于角膜结膜交界处,半透明或胶冻样新生物,表面布满"松针"样新生血管,界限清楚。

3. 角膜鳞状细胞癌   是一种原发性上皮恶性肿瘤。多见于中老年男性,好发于睑裂区角膜缘,颞侧常见。肿瘤基底宽,富含血管,呈胶样隆起,随着病程进展,肿瘤表面出现疣状或菜花状,触之易出血。

三、诊断

由于角膜病直接危害视力,再加上感染性角膜炎的占比大,所以应早期诊断
和病因诊断,尽快制订治疗方案。第一步需要明确是否是角膜炎症,第二步需确定病变是感染或非感染。临床主要依据以下两个方面来诊断:

（一）临床诊断

1. 仔细询问病史

（1）发病原因、诱因:是否长时间配戴接触镜、接触过污染的水源等。在我国角膜外伤是常见的角膜感染的诱因。

（2）发病过程:经常反复发作多考虑单纯疱疹病毒感染。用药情况,如曾经有无长期服激素药史。

（3）全身情况:自身免疫疾病、糖尿病、艾滋病等慢性消耗性疾病可能引起角膜炎。

2. 临床表现　根据特征性的临床症状和体征,尤其是角膜炎症,根据典型的眼部刺激症状和睫状充血、角膜浸润或角膜溃疡形成的体征不难诊断。

3. 病程追踪　初诊时详细评估疾病的严重程度,治疗过程中观察角膜病灶的大小、深浅,是否波及周边虹膜组织等对于诊断乃至治疗方案的选择都有利。

（二）实验室诊断

1. 刮片镜检　一般对于角膜溃疡组织刮片行革兰氏染色和吉姆萨染色,有助于早期病因学诊断,但对深层病变阳性率低。

2. 培养 + 药敏　对刮片组织进行细菌、真菌、棘阿米巴培养,选择敏感药物,针对性强,但较费时。

3. 小口环钻　对进展性角膜溃疡、反复培养阴性或结果模棱两可,必要时对病灶组织活检,送微生物检测和病理检查,可以提高阳性率。

4. 角膜共聚焦显微镜　可无创,多次检查,尤其对真菌性和棘阿米巴性角膜炎有较高的诊断价值。

5. 免疫因子检测　怀疑免疫性角膜炎者可采血检测免疫因子。

四、康复评定

康复评定:根据康复治疗的不同时期一般分为初期评定、中期评定和末期评定三种。角膜病康复初期评定是在制订康复治疗计划、建立康复目标和开始康复治疗前的第一次评定,主要是掌握功能状况和存在的问题,判断视力障碍程度、康复潜力和预后,为制订康复治疗计划提供可靠的依据。中期评定是在患者经过一段时间的康复治疗后所进行的评定,主要是了解治疗后视功能的改变情况,并分析其原因,为修改康复治疗计划提供依据。末期评定是康复治疗结束时或出院前的评定,了解患者总的视功能情况,评定治疗效果,提出进一步康复处理或重返社会的建议。

（一）交谈

通过与患者及其家属的直接接触,可以了解患者视力障碍何时出现、持续的时间和发展过程以及对日常生活、工作、学习的影响等大量的第一手资料,也可从患者周围的人那里

了解有关的信息。通过交谈，还可将治疗的方案以及注意事项告诉患者及其家属，赢得他们的信赖，取得他们对治疗的积极支持和配合。

（二）观察

除观察患者的全身状况外，应着重观察引起视力障碍的眼角膜。既要观察静止状态下的情况，如坐位、立位等，也要观察活动时的状态，如下楼梯，行走等体位转移过程中的情况。此外，还应从患者的言谈举止中了解其性格，情绪、智力和社会生活能力等。

（三）检查评估

1. 视力障碍评估　视力障碍包括视力残疾与视觉缺陷。

（1）视力残疾：是指由于各种原因导致双眼视力障碍或视野缩小，即使经过药物、手术治疗及标准的屈光矫正后仍有视功能损害，即优势眼最佳矫正视力低于 0.3（不包括 0.3）或视野半径小于 10°，以致难以用平常方式从事普通人所能从事的工作、学习或其他活动。视力残疾包括低视力和盲（表 6-2-1）。

表 6-2-1　视力残疾分级标准

视力残疾		最佳矫正视力	
类别	级别	较好眼	较差眼
低视力	1	<0.3	≥0.1
	2	<0.1	≥0.05
盲	3	<0.05	≥0.02 或视野半径≤10°
	4	<0.02	光感或视野半径≤5°
	5		无光感

（2）视觉缺陷：包括各种眼病所导致的视力低下、视野缺损、对比敏感度异常、色觉障碍等。

2. 视功能评估　即对视觉功能的各方面包括形觉、光觉、色觉、立体视、视野、神经传导等功能所做评价，通常分为心理物理学检查（包括视力、对比敏感度、暗适应、色觉、立体视觉、视野等）以及视觉电生理检查两大类。

（1）视力：也称中心视力，用于检测形觉功能，分为远、近视力，代表视网膜黄斑中心凹处视觉敏锐度。视力表为评定视力的重要工具，分为远视力表和近视力表，其 1.0 的视标均按照 1′视角标准设计。人眼能分辨两点间最小距离时的视角为 1′视角，相当于视网膜上 4.96μm 距离。视力为视角的倒数，视角为 1′时视力为 1.0，而视角为 10′时视力为 0.1。

视标形态常用的为 E 或 C 形，标准距离为 5m。远视力的记录方法在我国常用小数计数，国际上常用分数表示（如 20/20、20/200 等），计算公式为 V=d/D（V 为实测视力，d 为实际看见某视标距离，D 为正常眼看见某视标距离）。低于 0.01 的视力需检查指数、手动或光感视力，对于光感视力还需测定光定位能力。近视力检查采用标准近视力表或 Jaeger 近视力表，标准距离即阅读距离为 30cm。

（2）对比敏感度：也是形觉功能的重要评价指标之一，为视觉系统能觉察的对比度阈值的倒数，用于评价人眼对于点线与空间明暗程度差别的分辨能力，检查结果是以空间频率为横坐标，对比敏感度为纵坐标绘制出对比敏感度函数，有助于对于某些病变的早期诊断。

（3）暗适应：是反映光觉敏感度的指标，是视网膜适应暗处或低光强度状态而出现的视敏感度增大的现象。测定人眼对光的感受性随照明强度变化可得到暗适应曲线。暗适应检查可以对夜盲的主观症状进行客观的量化评定。

（4）色觉：是人眼明亮处视网膜锥体细胞活动时所产生的一种感觉，是辨别颜色特征的能力，是视觉功能的重要组成部分。色觉障碍可为先天性或后天疾病所致，辨色能力轻度异常时称为色弱，严重异常时称为色盲，其中以红绿色盲多见，全色盲罕见。色觉检查应在自然光线下双眼同时检查，常用假同色图色盲本检查，标准距离为 0.5m，5 秒内做出判断。其他检查方法有色觉镜检查、色相排列法、彩线试色法等。

（5）立体视觉：又称深度觉，是视觉器官对物体远近、高低、深浅三维空间位置的感知能力，是建立在双眼单视和融合功能基础上的高级双眼视功能。检查立体视觉可利用同视机、计算机立体视觉检测系统等。

（6）视野：当一眼正视前方注视目标时所能看见的空间范围称为视野，也称为周边视力，反映黄斑中心凹以外的视网膜功能。分为中心视野和周边视野，前者距离中心注视点30°范围内，为分辨精细目标所必需，正常情况下除生理盲点外不应有敏感度下降或暗点区域；后者为 30°以外区域，是探知周边情况的重要手段。视野缺损可表现为中心暗点、周边视野缩小以及偏盲，视野缺损的类型常有助于推导其原发疾病。视野检查采用视野计进行，分为动态视野检查和静态视野检查，前者以移动视标检测不可见与可见区的分界点，后者以固定视标逐渐增加强度检测某点从不可见到可见的光阈值。

（7）视觉电生理：视觉电生理是利用生物电活动了解视觉功能的方法，是对视网膜至视中枢功能的系统检查法。包括眼电图、视觉诱发电位和视网膜电图。眼电图（EOG）主要反映视网膜色素上皮和光感受器复合体的功能。视觉诱发电位（VEP）记录的是视网膜受到闪光或图形刺激后在枕叶视皮层诱发出的生物电活动，反映了整个视路的功能情况，在解剖上没有特异性。视网膜电图（ERG）是视网膜受到闪光或图形刺激时从角膜电极记录到的视网膜的电活动，主要反映视网膜各组织细胞的功能状态。

3. 疼痛评估　角膜最为敏感，当受到伤害时，疼痛不可避免。疼痛评估的首要原则是常规询问患者的疼痛经历，相信患者的主诉，不要基于自己对患者的行为表现做出判断。患者的自述是评估疼痛及其程度的"金标准"。使用量表评估，常见有：

（1）视觉模拟疼痛量表（visual analogue scale，VAS）：是使用一条常约 10cm 的游动标尺，一面标有 10 个刻度，两端分别为"0"分端和"10"分端，"0"，分表示无痛，"10"分代表难以忍受的最剧烈的疼痛，此法适用于无意识障碍语言表达正常的患者。该量表的最大的优点是操作简单，易于理解。

（2）词语等级量表（verbal rating scales，VRS）：是患者自述评价疼痛强度和变化的一种工具。临床上最常用的是 5 级和 6 级评分法。该方法评分简单，不受患者教育水平和风俗习惯的影响，但精确度不够，不适合科研，适用于临床工作。

（3）Wong-Bsnker 面部表情分级评分（face rating scale，FRS）：较为客观并且方便。使用从快乐到悲伤及哭泣的 6 个不同表现的面容。此法特别适用于急性疼痛者、老人、小儿、文化程度较低者、表达能力丧失者及认知功能障碍者。

（4）麦 - 吉疼痛问卷（McGill pain questionaire，MPQ）或简式的 McGill 疼痛问卷表（short-form of McGill pain questionnaire，SF-MPQ）：此为一种多因素疼痛调查评分方法，设计较为精密，重点观察疼痛及其性质、特点、强度和伴随状态以及疼痛治疗后患者所经历的各种复合因素及其相互关系。适用于临床科研工作。

4. 心理评估 角膜病不仅带来视功能下降、疼痛不适，还会产生情绪、焦虑甚至抑郁等异常心理现象。患者主要表现为感到危险马上发生，内心处于警觉状态；也可以是与处境不相符合的痛苦情绪体验，如担忧、紧张、着急、烦躁、害怕、不安、恐惧、不详预感等情绪反应。严重表现为心情不好，感到自己无助或绝望，认为生活毫无价值；或感到自己的疾病无法好转，对治疗和康复失去信心；认为自己给别人带来的只是麻烦，连累了家人；对以前的各种业余爱好和文体活动缺乏兴趣，或不愿意见人，不愿意讲话，甚至厌世、不愿活下去、产生自杀念头等。评估心理状态常用的量表如下：

（1）汉密尔顿抑郁量表（Hamilton depression scale，HAMD）。

（2）汉密尔顿焦虑量表（Hamilton anxiety scale，HAMA）。

（3）抑郁自评量表（self-rating depression scale，SDS）。

（4）焦虑自评量表法（self-rating anxiety scale，SAS）。

5. 日常生活活动能力评估 日常生活活动能力是指人们为了维持生存以及适应生存环境而每天必须反复进行的、最基本的活动。常用的标准化量表有：

（1）改良 PULSES 评定量表。

（2）Barthel 指数。

（3）Katz 指数评定。

（4）修订的 Kenny 自理评定。

（5）功能独立性评定。

6. 就业能力评估 就业能力是衡量患者社会功能的一个重要部分，角膜病患者功能康复后，就业前均需要进行就业能力的评定，评定包含全面的内容，最常用的方式是功能评估调查表。

五、康复治疗

（一）康复目标

角膜病患者的视觉康复有其特殊性，在角膜疾病的不同时期出现不同的视力障碍，同一视力障碍对于不同的人也会有不同的需求。因此康复应根据具体情况制订不同的康复目标，采取个体化实施。利用全面的康复措施，尽可能地控制感染，阻止或延缓病情发展，改善剩余视功能，减轻视力损伤。对于盲人和低视力患者，使他们能利用残余视力工作和学习，以便获得较高的生活质量。

（二）临床治疗

1. 感染性角膜炎

（1）治疗原则：积极控制感染、消肿、镇痛；减轻炎症反应、促进溃疡愈合、减少瘢痕形成。

（2）抗生素药物治疗

1）细菌性：先使用高效广谱的抗生素，待实验室检查结果证实病原菌后，再调整给予敏感抗生素进一步治疗。对起病急，病程进展较快者，首选氨基糖苷类或氟喹诺酮类滴眼液。一般来说，初治48小时没有好转或仅仅稳定，需要调整初始治疗方案。如果存在巩膜化脓、溃疡穿孔、眼内或全身炎症播散等应同时全身使用抗生素。

2）病毒性：阿昔洛韦和更昔洛韦是目前抗病毒治疗最有效的药物。局部更昔洛韦眼膏和0.1%阿昔洛韦滴眼液联合使用。严重者全身静脉应用：阿昔洛韦5mg/kg，每天3次，间隔 8 小时静脉滴注 1 次,共用 5~7 天;之后改为阿昔洛韦口服,需持续 1~3 个月;防治复发:使用阿昔洛韦口服,200mg 每天 4 次或 400mg 每天 2 次,疗程 3~6 个月,注意药物的毒副作用。各型治疗后期可加用人工泪液以缓解眼部症状。

3)真菌性:治疗必须从速,0.15% 两性霉素 B 和 5% 那他霉素是一线药物,局部使用,每 1~2 小时滴 1 次。临床也发现抗真菌药物联用有协同作用、减少药物剂量、降低毒副作用的优点。常用的联合方案有氟胞嘧啶 + 两性霉素 B 或氟康唑、利福平 + 两性霉素 B。严重时可同时全身用药,如静脉滴注伏立康唑,第一个 24 小时,每次 6mg/kg,每天 2 次;维持剂量,每次 4mg/kg,每天 2 次,或者改为口服伏立康唑,200mg,每天 2 次。注意复查肝肾功能,药物至少持续使用 6 周。

4)棘阿米巴性:早期溃疡清创术清除病灶,应用氟康唑、甲硝唑以及氯己定有一定疗效。

(3)皮质激素的使用:需要严格掌握适应证,若使用不当,可加重病情致盲。单纯疱疹病毒性角膜炎中,上皮型禁用;基质型适当使用,一般应用不超过 4 周;内皮型联合应用,同时在监测肝肾功能的情况下,有必要全身使用抗病毒药物。棘阿米巴性角膜炎和真菌性角膜炎禁用。病因尚不明了的细菌性角膜炎也需注意避免使用。

(4)并发症的处理:并发虹膜睫状体炎时,一般使用短效托吡卡胺滴眼液散瞳。

(5)手术治疗

1)角膜异物剔除术和角膜裂伤缝合术:针对外伤后角膜存留异物,角膜裂伤时首先进行该手术处理,再进行抗感染治疗。

2)角膜溃疡清创术:清除角膜的坏死和浸润的组织,增加药物渗透性以提高药物疗效。

3)羊膜移植术:溃疡急性期视为禁忌,恢复期时为了减少瘢痕形成和促进上皮修复才考虑使用。

4)结膜瓣遮盖术:对于偏中心的、尤其是靠近角膜缘的难治性溃疡,是比较便捷、经济且有效的治疗方法。

5)角膜移植术:详见本章第四节。

2. 免疫性角膜炎

(1)对因治疗:春季性和特应性角膜炎应避开致敏原及配戴有色防护眼镜,以减少光线的刺激。一旦发现致敏原可使用脱敏疗法。梅毒引发的角膜免疫反应性炎症,采取全身驱梅治疗。金黄色葡萄球菌性边缘性角膜炎首先应治疗金黄色葡萄球菌睑缘炎。

(2)药物治疗:对于春季性和泡性角膜炎皮质类固醇激素和肥大细胞膜稳定的药物局部使用可减轻症状。对于干眼症患者,使用人工泪液保护角膜,可缓解症状。对边缘性角膜炎、蚕食性角膜溃疡局部可用皮质类固醇和环磷酰胺点眼,辅以胶原酶抑制剂滴眼。严重者可同时局部或全身使用免疫抑制剂治疗,如环孢素 A、FK-506。

(3)支持治疗:全身加强营养,补充钙质、维生素 B_2 和维生素 C,加强体育锻炼来改善体质。

(4)手术治疗:严重干眼症患者可采用睑裂缝合术。对于蚕食性角膜溃疡,病灶局限在周边且表浅,可行相邻结膜切除。如病变侵犯瞳孔区或深有穿破危险者,可角膜移植。

3. 角膜变性、营养不良和先天性异常

(1)观察评估:这类角膜病大多数病程长,疾病进展缓慢,有些甚至不再进展,如大角膜,角膜老年环。应根据初诊的角膜状态评估进行处理。

（2）对症治疗:大泡性角膜病变轻症可局部应用高渗剂和角膜营养剂,上皮有缺损时应加用上皮营养药及用抗生素眼药预防感染。角膜上皮基底膜营养不良局部使用人工泪液等润滑剂,上皮剥脱可配戴软性角膜接触镜,也可以刮除上皮后,促进新上皮愈合。

（3）角膜移植术:疾病进展后期进行。

4. 角膜肿瘤　以手术切除治疗为主,对于恶性肿瘤诊疗原则:早期诊断,尽早切除。角膜鳞状细胞癌行广泛的结膜和角膜板层切除。若眼内组织或眼眶组织被肿瘤侵犯者需行眼球摘除或眶内容剜除术。

（三）康复治疗

1. 物理疗法　可单独应用,但大多与其他疗法联合应用,或作为其他疗法的补充。

（1）按摩疗法:眼睑按摩适用于睑板腺功能障碍引起的干燥性角膜炎。将示指或棉棒放于眼睑外面,将玻璃棒伸入结膜囊内,两者间施加压力进行按摩,切勿伤及角膜。

（2）热疗法:温热促使局部血管扩张,改善血液循环,增加血流量,增强抗体和免疫力,促进炎性渗出和水肿的吸收。热敷法温度在42°左右,每次热敷15~20分钟,适用于炎症性角膜病,但有新鲜出血和化脓性病灶时不宜热敷。

（3）冷冻法:冷冻可影响角膜内皮细胞的屏障功能,使其渗透性增加,但能很快恢复正常。采用深低温冷冻（-80℃以下）长期保存供体角膜。采用低温（-40℃~-60℃）,时间6~10秒清除单纯疱疹病毒性角膜炎和蚕食性角膜炎患者的溃疡坏死组织。

（4）电疗法

1）交流电:采用频率在2 000Hz范围中频正弦交流电治疗角膜炎,有镇痛、消肿、软化瘢痕、松解粘连的作用。

2）直流电药物离子导入疗法:采用眼杯法或衬垫法,急性期可用抗生素或铜离子导入,慢性期或云翳用碘离子或透明质酸酶离子导入。

（5）超声波疗法:接触剂用抗生素软膏,可促进炎症吸收,渗出消散,可以加速创面修复,防止病变扩散,并有松解粘连,软化角膜瘢痕的作用,也可与直流电抗生素导入并用。

（6）放射疗法:角膜及角膜缘肿瘤,如角膜原位癌,一般用β线或γ射线,剂量一般是4~6周内80~100Gy。

（7）磁疗法:一般用旋磁作用于太阳、阳白、百会等穴位,有明显的止痛效果。

2. 功能性视觉训练　功能性视觉训练包括视力训练和视野缺损训练。

（1）视力训练:功能性视力是日常生活中与视力有关的活动情况或功能,是指患者为了某种目的而去使用的残存视力。功能性视力可以通过训练得到提高,也就是说低视力患者或视力残疾者,可以通过训练而更好、更有效地利用他们的残存视力,进而提高其工作、学习和生活能力,提高生存质量。具体训练内容包括残余视力训练与非视觉途径的视觉训练。前者包括视觉的注视、认知、追踪、辨认、搜寻、记忆训练等。后者主要通过训练听觉、触觉、嗅觉、运动觉、平衡觉等提高对事物感知和辨识的能力。

（2）视野缺损训练

1）中心视野缺损:中央视野缺损患者常患有黄斑疾患,会出现明显的阅读障碍,需要使用旁中心注视点来代替原有的中心注视点（黄斑区）。目前训练方法可分为:①旁中心注视训练,通过划分视野区域建立新的字母识别角度加以锻炼,形成新的注视中心;②知觉学习训练,通过接受反复知觉刺激激活视觉信号通路得到视觉改善;③眼动控制训练,借助微视野机限定眼球运动范围来帮助建立旁中心注视。

2）周边视野缺损：通常由晚期青光眼和视网膜色素变性引起，对日常生活造成严重影响，尤其是外出行走。目前的训练方法主要为视觉恢复策略。视觉恢复策略用于激活残存视力，可使用高分辨视野计来检测残存视力区域，每天通过视野计对该区域进行大量反复光学刺激激活该区域功能。

3. 助视器　对于仍有部分视力的盲人和低视力患者来说，应当采用助视器来改进他们的视觉活动能力，使他们利用残余视力获得较高的生活质量。

（1）光学助视器：利用光学系统的放大作用，使物体的成像变大，使视力残疾患者容易看到或看清物体，可分为近用或远用两种。近用光学助视器目的在于增大目标在视网膜成像大小，有如下几种：

1）手持放大镜：最常见的近用助视器，是一种凸透镜，可使视网膜成像变大。

2）眼镜式助视器：用于阅读，视野大、携带使用方便，价格低廉。

3）立式放大镜：将凸透镜固定于支架使用，可解放双手。

4）近用望远镜：阅读距离较一般眼镜式助视器远，便于写字，缺点是视野小。

5）电子助视器：即闭路电视，优点是放大倍数高、视野大，可调节对比度和亮度，更适用于视力损害严重、视野严重缩小和旁中心注视者，缺点为价格昂贵，不易携带。

6）远用光学助视器也称为望远镜，帮助低视力患者观察远处的物体。它由两组镜片组成，结构较大和复杂，可根据物体不同的距离进行调节。包括眼镜式望远镜、单筒手持式望远镜、卡式望远镜、双焦望远镜、接触镜望远镜等。其缺点是视野缩小，只适用于静态下使用。

（2）非光学助视器：非光学助视器不是通过光学系统的放大作用，而是通过改变周围环境来增强患者视功能。包括改善照明、控制反光、加强对比度、增加体积和线性放大、改善环境等措施，例如大字号印刷品、阅读支架、滤光镜、声呐眼镜、障碍感应发生器、激光手杖、字声机、触觉助视器等可帮助视力残疾患者提高生活质量。

六、康复护理

视力障碍常见的异常行为有：行走时对障碍物"视而不见"，不能主动避让；经常发生碰撞、摔跤，如走楼梯台阶时常因踏错而摔倒；在光线发生变化时行进出现迟疑、犹豫；在有噪音干扰时或在陌生环境中活动不自信。护理措施有：

（一）一般护理

1. 指导　帮助低视力患者学会日常生活技巧，生活用品放置要固定，取放要方便，以提高生活自理能力，同时低视力残疾人的生活、居住环境应安全和无障碍物，以免受伤。

2. 讲解　讲解助视器的使用方法及注意事项，指导患者进行远、近距离视觉功能性训练，使患者学会用助视器认识、注视、辨认、追踪、搜寻、记忆目标等。

3. 环境　减少眩光、提高视觉对比敏感度。低视力患者对照明的要求因人而异，应注意调整光线的强弱，避免光线照射眼部引起眩光和光线阴影降低视觉对比度。

（1）读写时用黑色粗横格线条纸或黑底白字，可减少眩光，提高视觉对比度。

（2）增加家具与墙面、地面的颜色反差，加大墙面与门的颜色反差，在门把手上加彩色标识，在楼梯起始级涂上与楼梯颜色反差大的油漆，浅色餐具下面铺深色的衬垫以增加盘子和菜的颜色反差。

（3）外出时戴浅灰色太阳镜、宽边眼镜、宽檐帽可防止眩光。

（4）戴用抗反射的镀膜眼镜，可降低对眩光的敏感。

4. 视觉及其他感觉训练　指导患者进行残余视觉训练，以及依靠其他感觉如听觉、触觉和嗅觉方面的训练，以弥补视觉之不足，帮助盲人获取外界信息。

（二）心理护理

1. 细听倾诉　医护人员必须以极大的耐心加以诱导，有意识地给予赞同或表示同情的插话，让患者把心里话都倾吐出来，使患者的心情舒畅，这样才能得到真实的病史资料，为做好心理安慰及治疗创造条件。

2. 解释　医护人员根据眼病的性质及不同的服务对象，采用不同的方式，给患者进行详细的解释，帮助患者解除顾虑，树立信心，为进一步治疗创造条件。

3. 鼓励和安慰　有的患者，尤其是严重眼疾患者，往往呈现情绪低落，悲观失望，缺乏信心，又对失明极为恐惧，这都是眼疾康复的不利心理因素。此时医护人员需进行有效的鼓励和安慰，给予同情和理解，帮助患者振作精神，提高战胜疾病的主观能动性。

4. 细心开导，热情帮助　对于依赖型患者，热情帮助他们的同时，还应耐心开导鼓励，向其讲明患者本人积极努力的配合是取得良好治疗效果的重要因素，在病情、体力允许的情况下适当安排户外活动，生活中力求能自理，使他们从心理、生活上摆脱依赖性。

5. 生活照顾　周密的生活照顾有助于消除患者紧张不安、恐惧和悲观的心理。以热情诚恳的态度，亲切柔和的语言来接待患者，使其尽快熟悉医院环境，了解医院概况，消除陌生感，产生安全感，可以增强战胜疾病的信心及对医护人员的信任。

6. 树立信心　善于引导患者增强战胜疾病的信心，充分调动患者的主观能动性，防止患者依赖思想以及由于行动不便所导致的不良心态的形成。反复告诉患者四周的环境及物品的固定位置，让其逐渐熟悉环境，进行力所能及的活动。治疗期间也可要求家属积极配合，不要事事亲为，通过患者环境适应能力和自理能力的增强，加强其自信心，战胜焦虑心理。

（三）家庭康复护理

视力残疾患者常因社交障碍产生个体心理不良反应诸如偏执、敏感、孤僻、怯懦、依赖等。除医疗及功能训练外，家庭应给予患者充分的体谅和关怀，并了解患者需求与康复训练过程，在日常家庭生活中帮助患者学会日常生活技巧，并协助患者正确使用助视器，提高生活质量。

七、预防

我国约有 400 万人（包括单眼患者）因角膜病致残。感染及外伤是角膜病的主要原因，预防应注意以下几个方面：

（一）防感染

注意眼睛卫生，注意双手的清洁，避免使用他人的盥洗用具。

1. 给眼睛"止痒"的正确方法　闭上眼睛，然后用手轻按眼睛的四周（眼睑），但要避免直接碰到眼球。

2. 正确使用角膜接触镜　长时间配戴角膜接触镜，特别是低透氧度眼镜，会引起角膜上皮水肿，抵抗力降低。若不注意角膜接触镜的清洁，容易造成细菌或病毒的感染，导致角膜炎症。

（二）防外伤

佩戴护目镜可以避免大多数机械性和化学性眼外伤。

（三）防复发

由于单疱角膜炎患者终身携带病毒,任何影响免疫波动的因素,都会引发旧病复发。患者应该生活规律,避免熬夜、饮酒、暴饮暴食、感冒发热、日光暴晒等诱因,才能减少旧病复发的危险。

（四）防加重

患者应注意充分休息,建立健康的生活方式。让眼睛多与新鲜空气接触,以利康复。

1. 饮食　宜多吃富含维生素及纤维素的蔬菜和水果。多吃豆类、豆制品、瘦肉、蛋类等高热量、高蛋白食品,以利角膜修复。应戒烟酒,不要吃煎炸、辛辣、肥腻和高糖食品。

2. 精神　精神调养对本病十分重要,忌郁怒,也不宜过度言谈嬉笑,不利康复。应以心情舒畅、宁静为度。多听轻松音乐,也利于缓解眼痛与局部刺激症状。

如果出现眼睛红肿发炎等症状不要擅自使用眼药水,应及时就医。角膜病早期若能及时准确地治疗,是可以治愈的。若病变严重或反复发作,角膜留下瘢痕或穿孔,就只有做角膜移植。

（五）健康教育

建立视力残疾相关防治及康复知识教育。

1. 教育　通过健康教育使具有发生细菌性角膜炎危险因素的患者认识到发病的危险因素,并让他们了解感染的体征和症状;同时要告知患者当发生这些体征和症状时应尽快地看眼科医生。

2. 卫生宣教　使视力残疾人得到社会、家庭的理解、关心和帮助。

3. 助视器　低视力儿童应尽早使用助视器,以便在成长的过程中获得生活和学习的重要体会。老年人对助视器的适应时间较长,初诊后2~3周应复诊以适时调整助视器。

八、预后

角膜病的预后与诊断时间、病情的严重程度,康复治疗开始时间和方法等因素密切相关。轻症者多预后良好,重症者预后不佳。

（刘　欣　柳　林）

第三节　巩膜疾病的治疗与康复

一、组织结构和病理生理

巩膜前与角膜缘相连,后与视神经周围组织相连。巩膜的外面是球筋膜,两者的空间是巩膜上腔;其内面是脉络膜,两者的空间是脉络膜上腔。由于巩膜主要由Ⅰ型胶原和蛋白聚糖组成,胶原纤维排列紊乱,再加上巩膜血管和神经少的结构特点,巩膜疾病具有以下特点。

（一）病理

巩膜的病理改变多为慢性肉芽肿增殖反应,疾病多以炎症为主。一旦发生炎症,病程长,反复发作,药物治疗反应差。

(二)修复

巩膜的自我修复能力较差,靠结缔组织修复形成瘢痕,表现为粘连性瘢痕,如巩膜葡萄肿。

(三)并发症

巩膜炎常累及邻近组织,如角膜炎、葡萄膜炎等。

(四)合并症

巩膜炎多伴有全身性疾病,如结核、类风湿关节炎、痛风、梅毒等。

二、病因与分类

巩膜炎可分为外源性感染和内源性感染。外源性者较少见,可为细菌、病毒、真菌等通过结膜感染灶等直接引起。内源性感染可分为化脓菌引发的转移性感染和非化脓性肉芽肿性,如结核、梅毒、麻风、莱姆病。有些感染是随手术或者外伤、严重的眼内炎之后发生,也可能是角膜感染的扩展。巩膜炎分为如下类型:

(一)表层巩膜炎

为巩膜浅层的薄层血管结缔组织的炎症反应,多位于角膜缘至直肌附着线之间赤道前部。好发于 30~40 岁年轻女性,多单眼受累,容易复发。轻度角膜炎是其唯一的并发症。可以分为:

1. 单纯性表层巩膜炎　又称一过周期性表层巩膜炎。突然发作且周期性复发,发作时间短暂,数天即愈。伴有轻微疼痛,灼热感,视力一般无影响。

2. 结节性表层巩膜炎　以限局性结节为特征的一种表层巩膜炎。急性发病,有眼红、流泪、疼痛、畏光、触痛等症状,角膜缘外有淡红色直径数毫米大小的结节,可推动,压之痛。病程约 2 周左右。

(二)巩膜炎或称深层巩膜炎

较表层巩膜炎少见但严重。多发于中青年,女性多于男性,半数以上累及双眼,可先后或同时发病。起病急,常伴发角膜和葡萄膜炎,大多数眼痛且伴随同侧头痛或面部疼痛,视力轻度下降。眼压轻微升高,深层血管丛扩张,自然光线下巩膜充血呈紫红色,血管扭曲,不能被棉签移动,巩膜水肿。临床上常按照巩膜炎受累的部位分为前巩膜炎和后巩膜炎。

1. 弥漫性前巩膜炎　巩膜炎中最常见类型,很少合并严重的全身疾病。临床表现为突发弥漫性充血,巩膜上组织肿胀,病变范围可由一个象限到全眼球前部。

2. 结节性前巩膜炎　自觉眼痛颇为剧烈,且放射到眼眶周围,大多数伴眼球压痛。单发或多发的炎性结节呈深红色完全不能活动。病程数周到数年。如果出现畏光、流泪症状,应考虑合并角膜炎及葡萄膜炎。

3. 坏死性前巩膜炎　亦称炎症性坏死性巩膜炎,较少见,但最具破坏性。也是全身严重胶原病的先兆。多单眼发病,眼痛明显,进展迅速,眼痛剧烈与炎症表现不呈正比,炎症范围可扩至整个眼球前段和周边角膜,产生角膜溃疡、葡萄膜炎和青光眼并发症。严重者可发生巩膜变薄、软化、坏死。

4. 穿通性巩膜软化　亦称非炎症性坏死性巩膜炎,是一种较少见的特殊类型巩膜炎。病情隐蔽,半数与类风湿关节炎或强直性多关节炎有关。多为 50 岁以上女性,疾病发展缓慢，严重可数周导致失明。病变特点为发生在角膜缘与赤道间的巩膜上有黄或灰色斑。很少伴有炎症或疼痛反应。

5. 后巩膜炎　指发生于赤道后部及视神经周围巩膜的炎症。多见于中年女性。最常见的疼痛可以是眼球本身疼痛或牵涉眉部、颞部的疼痛。常伴有视神经视网膜病变而导致视力减退。本病在未合并前巩膜炎，外眼又无明显体征时，是眼科最易漏诊的可治疾病之一。

三、诊断与鉴别诊断

1. 根据上述临床表现一般可做出诊断。

2. 表层巩膜炎和巩膜炎的鉴别要点

（1）表层巩膜炎其下巩膜没有炎症和水肿。

（2）表层巩膜炎的炎症性结节可以活动。

（3）表层巩膜炎为鲜红色充血，巩膜炎为紫红色充血。

（4）如果血管走行迂曲，应怀疑巩膜炎可能。

3. 泡性结膜炎与结节性表层巩膜炎的鉴别要点

（1）部位：泡性结膜炎的结节发生于结膜本身，而结节性表层巩膜炎的结节在结膜下方，且可滑动。

（2）程度：泡性结膜炎的结节可形成浅表溃疡。

4. 后巩膜炎与眼眶蜂窝织炎的鉴别要点

（1）水肿：后巩膜炎的水肿程度较明显。

（2）眼球突出：蜂窝织炎的眼球突出较明显。

四、康复评定

1. 视功能的评定　主要是视力的评定。

2. 疼痛的评定　详见本章第二节。

五、康复治疗

治疗原则：降低全身及局部组织的敏感性，提高机体抵抗力、抗炎、促进结节吸收、恢复视力。

（一）药物治疗

巩膜炎一旦感染因素确定，针对性的抗菌治疗就要开始。激素和非甾体抗炎药物的局部或全身使用可以用来减少炎症反应。必要时辅以细胞毒性药物和免疫调节剂。如巩膜有穿孔的危险，环磷酰胺有一定疗效。如并发虹膜睫状体炎，应以阿托品散瞳。

（二）外科清创

不仅便于抗生素的渗透，也能减少感染的巩膜组织。

（三）物理治疗

1. 超声波疗法　促进炎症吸收，消散渗出，加速创面修复，防止病变扩散。

2. 直流电离子导入疗法

（1）抗生素导入：结核性用链霉素；风湿性用水杨酸钠、激素等。

（2）2%氯化钙阳极导入：有消炎、脱敏、提高机体抵抗力的作用。

（3）2%~5% 维生素 C 阴极导入：提高机体抵抗力。

六、康复护理

详细告知疾病及其相关知识。女性、反复发作、伴有全身疾病的巩膜炎患者，需注意心理疏导。

七、预防

积极治疗相关疾病，坚持配合治疗，增强体质，提高机体免疫能力。

八、预后

由于巩膜血管和神经少，代谢不活跃，不易发病；但一旦发生炎症，病程进展缓慢，组织修复能力差，药物治疗效果不明显，也较易复发。早发现、早治疗，预后佳。

（刘　欣　柳　林）

第四节　角膜移植术与康复

一、定义和目标

角膜移植术是用健康透明的角膜替代病变混浊角膜的手术，目的主要在于恢复患眼视力或治疗某些难治性角膜病变，有时也为了先改善患眼的基质条件或改变患眼的屈光或美容而行此手术。角膜移植术是很多角膜病变最有效的解决方法，也是继白内障手术之后，又一重要的复明手段。

二、分类

按手术方式分为：穿透性角膜移植和板层角膜移植。

（一）穿透角膜移植

穿透性角膜移植是用健康供眼的全层角膜置换角膜白斑或角膜病变组织。按手术目的可分为：

1. 光学性穿透性角膜移植　适用于中央性角膜白斑、内皮功能失代偿等。

2. 治疗性穿透性角膜移植　适用于角膜瘘、外伤等。

3. 美容性穿透性角膜移植

（二）板层角膜移植

板层角膜移植是一种部分厚度的角膜移植。手术时切除角膜前面的病变组织，留下底层组织作为移植床，再移植一部分厚度相同的透明角膜供体，修补切除区域。故凡角膜病变未侵犯角膜基质深层或后弹力层，而内皮生理功能健康或可复原者，均可行板层角膜移植术，术后发生免疫排斥的概率较低。主要用于增视、矫正屈光不正、治疗、改善基质和美容。按手术目的可以分为：

1. 光学性板层角膜移植术　适用于角膜前层瘢痕、角膜前层营养不良和变性、外伤、圆锥角膜。

2. 屈光性板层及层间角膜移植术 适用于高度近视、无晶状体眼等。

3. 治疗性板层角膜移植术 适用于感染和炎症、外伤、变性、营养不良、肿瘤。

4. 改善基质性或结构性板层角膜移植 适用于化学伤、变性等。

5. 美容性板层角膜移植 适用于全角膜白斑等。

6. 内皮角膜移植术 内皮角膜移植术适用于 Fuchs 角膜内皮营养不良和各种原因所致的大泡性角膜病变,仅选择性地替换后层,是目前治疗内皮功能衰竭的最常见的角膜移植类型。与穿透性角膜移植术相比,它可提供最佳的视觉恢复,缩短的愈合时间,更小的切口和更低的排斥率。以植片制作方式不同可分为:后弹力层角膜内皮移植术(descemet membrane endothelial keratoplasty,DMEK)、自动角膜板层刀取材的后弹力层撕除角膜内皮移植术(descemet stripping automated endothelial keratoplasty,DSAEK)和飞秒激光辅助的后弹力层撕除角膜内皮移植术(femtosecond laser assisted descemet stripping endothelial keratoplasty,FS-DSEK)。

三、康复评定

角膜移植术前、术后都需要做康复评定。术前评定主要是掌握移植术前的功能状况,以便做好术前准备。术后评定是经过角膜移植术之后,功能的改变情况,并分析其原因,为修改康复计划提供依据。评定内容包括视力障碍、视功能、疼痛、心理、日常生活活动能力和就业能力(详见本章第二节)。

四、临床康复治疗

健康的角膜(包括供体角膜)的生理功能出现障碍时,角膜就会出现混浊、屈光异常、免疫功能异常。任何影响角膜生理功能的因素都会导致角膜移植手术失败。角膜移植术前、术中、术后,都需要临床康复治疗。以下是目前角膜移植术后视觉康复关注的聚焦点。

（一）感染

1. 原因

（1）术前:供体材料污染或本身带菌。

（2）术中:受体病灶未清除彻底旧病复发、手术过程或植床受到污染。

（3）术后:换药或滴眼液造成局部污染或交叉感染。

2. 诊断 术后出现眼痛、畏光、流泪,植片混浊、水肿、严重时伴发眼内炎,瞳孔缩小、前房积脓等症状不难诊断。最主要需要早发现,早治疗。

3. 治疗

（1）抗生素:治疗性角膜移植术前应给予有效的抗生素,术后或术后复发,仍应继续使用。

（2）热敷:移植术后感染,早期温热促使局部血管扩张,改善局部血液循环,增加血流量,增强抗体和免疫力,促进炎性渗出和水肿的吸收。

（3）冷敷:严重感染有新鲜出血和化脓性病灶时可冷敷,减轻炎症反应。

（4）磁疗法:一般用旋磁作用于太阳、阳白、百会等穴位,有明显的止痛效果。

（二）免疫排斥

由于角膜本身没有血管和淋巴管的解剖和组织学特点,决定了角膜移植较其他组织器官移植成功率高,免疫排斥反应少。但正常角膜仍具有一定的免疫结构和功能,而角膜移植不单纯是自体（同种同体）移植，牵涉更多的是同种异体（甚至异种异体）的移植。这种异体（或异种）角膜有一定的抗原性，可引起排斥反应发生。

1. 造成免疫排斥的影响因素

（1）移植片的来源：自体或同卵孪生子角膜移植不发生排斥反应。同种异体间的角膜移植反应较异种异体间角膜移植反应为轻。

（2）手术方式：一般来说，穿透性角膜移植较非穿透性角膜移植排斥反应易于发生。

（3）角膜的免疫结构：移植片新生血管侵入越多，排斥反应发生率越高。

（4）移植部位：周边的角膜移植较中央部的角膜移植易发生排斥反应。

（5）植床病变性质：角膜白斑者，植片透明率79.1%；化学伤者为23.1%。

（6）植片保存：保存24小时以上比保存24小时以内者排斥反应发生率明显降低。

（7）手术次数：手术次数越多，排斥反应的发生率越高。

2. 诊断 凡具备以下1~2个条件者，均可诊断为角膜移植排斥反应。

（1）手术成功，植片透明2~3周后，突然出现畏光、流泪、视力下降。

（2）术眼充血加重，植片出现水肿、浸润，角膜后沉着物（keratic precipitates，KP）（-）。

（3）典型的上皮或内皮排斥线，逐渐向中央扩展。

（4）反应常始于接近新生血管处，炎症浸润局限于植片，由植床植片连接处向内发展。

3. 治疗 一旦发现排斥反应迹象，及时给予足量的免疫抑制剂，加强免疫抑制，将排斥反应消灭在萌芽状态。

（1）临床上常用制剂有以下几种：皮质类固醇、烷化剂、抗代谢药物、环孢素A、FK-506、抗血管内皮细胞生长因子（VEGF）、抗淋巴细胞血清和抗淋巴细胞球蛋白。

（2）直流电离子导入疗法：有消炎、脱敏、提高机体抵抗力的作用。

（3）心理治疗：进行心理干预，增强患者抗病信心。

4. 预防

（1）供体材料选择：选择同胞或供受体血型相同作为供体，也可进行HLA配型的方法选择供体。

（2）角膜移植片的预处理：高压氧等方法降低抗原性。

（3）受体方面：增强免疫耐受，增强免疫和降低受体的免疫反应性。

（4）术后护理对排斥反应的预防、早期发现和及时治疗起着重要作用。

（三）新生血管

正常角膜无血管，这是角膜光学性能的结构基础。但角膜缘具有丰富的血管网。角膜移植与角膜新生血管的关系十分密切。如果受体角膜有较多的新生血管，则排斥反应更易发生。无血管化植床的角膜移植透明愈合率高，免疫排斥反应发生率低。故防治角膜新生血管显得十分重要。

1. 原因 角膜热灼伤、化学伤、免疫性、变性性角膜病、术后炎症反应、缝线刺激等原因，均可引起血管新生，血管可由植床长入植片，甚至全角膜被侵。

2. 诊断 毛细血管向角膜透明部生长，进入角膜透明部位1~2mm以上可诊断为角膜新生血管。

3. 治疗

（1）药物治疗

1）抗生素治疗角膜炎等原发病。

2）激素局部使用,甘露醇、吲哚美辛减轻炎症和水肿。

3）牛主动脉提取物滴眼及球结膜下注射对硝酸银灼伤后角膜新生血管有明显抑制作用,并可促进其退化。

（2）解除刺激因素:拆除角膜缝线等。

（3）冷冻治疗:可用液氮、氟利昂及二氧化碳等,对表浅及上皮下新生血管效果较好。

（4）激光治疗:氩激光治疗角膜新生血管有效。

（5）氧疗:高压氧或球结膜下注射氧气,对角膜新生血管的生长有一定抑制。

4. 预防

（1）去除病因,治疗原发病。

（2）应用高渗脱水剂及皮质类固醇,消除角膜水肿。

（3）早期应用吲哚美辛等非甾体抗炎药,以阻断前列腺素产生。

（4）改善角膜营养和缺氧状态。

（四）小儿角膜移植

由于小儿角膜混浊可使其正处于发育阶段的视网膜得不到足够光线的刺激,导致不可逆的形觉剥夺性弱视,再加上小儿眼球的解剖特性不同于成人,同时加上小儿的不合作,使得小儿角膜移植既重要又困难,所以有必要单列出来讲解。

1. 手术禁忌证

（1）活动性角膜炎以及眼球内或眼球周围的感染和炎症未被控制。

（2）未能控制的先天性青光眼。

（3）引起角膜暴露的眼睑畸形未矫正者。

（4）泪液分泌不足。

2. 术后康复

（1）换药:术后第2或第3天换药,医生检查前先打开眼罩适应5分钟,再用手电筒照射检查。

（2）滴眼:移植片上皮愈合后,尽早开放滴眼。

（3）儿童较成人提早拆线:2~3月龄婴儿术后4周拆线;3个月~1岁婴儿术后6~8周拆线。所有松脱的缝线应在发现后立即拆除。

（4）指导患儿的父母:注意观察术眼有无结膜充血、移植片混浊、黏液附着在松脱的缝线上等,患儿有无畏光、不愿睁眼等,这些都提示眼科医生应进一步检查。

（5）视力康复和弱视治疗:要使患儿父母认识到小儿角膜移植术仅是术眼视力康复的开始。应对患儿术眼尽早进行屈光检查,给患儿配戴合适的矫正眼镜,并应尽早采用遮盖等弱视治疗方法。无晶状体眼的患儿应配戴 +20.0D 的眼镜。在严格管控下,拆线后的2~3周可以配戴接触镜。定期复查,随患儿年龄增长,根据视力和屈光度的变化,经常更换眼镜度数和调整遮盖健眼的时间。对术后无晶状体眼的患儿,若矫正视力较好,可二期植入人工晶状体。

（6）心理康复:角膜移植被公认为是世界上最成功的组织移植类型之一。多项研究表明,心理问题是器官接受者在移植前后遇到的问题之一。许多移植受者由于精神压力、焦虑和沮丧而生活质量较差。国外专门对角膜移植者进行研究显示:角膜移植为病患创造了新的感觉和新的生活,但是移植及其相关问题是一个永无止境、持续不断和敏感的主题,始终包含着恐惧和希望的感觉,更何况是儿童。为了解决这个问题,可以由作为专业护理人

员的护士或者康复人员来不断地提供帮助和认识，以维持移植效果和改善视力。（详见本章第二节）

（五）角膜移植术后未解决的视力问题

角膜移植术后经常会经历明显的角膜形状异常、高度不规则散光和屈光参差，从而导致视力问题，眼镜本身根本无法解决，以下介绍几种解决方法。

1. 手术方法　目前有多种手术方法来管理角膜移植术后的散光问题，包括缝合线调整、选择性缝合线切除、松弛切口、采用定制激光消融术的激光屈光手术、激光原位角膜磨镶术等。

2. 非手术的康复治疗　包括选择硬性透气性角膜接触镜（RGP）或软复曲面角膜接触镜、软质和硬性角膜接触镜组合以及混合透镜等。

（六）眼库

角膜盲是我国第二大致盲原因，占盲人总数的 1/4，其现状是发病率高、复明率低，但角膜供体匮乏。2012 年在全球范围内对角膜移植组织的严重短缺调查了解到，平均每 70 个患者中，只有 1 人可以获得角膜移植的机会。目前解决我国角膜盲最为关键的措施是寻找充足的角膜供体，鼓励角膜捐赠。除此之外，2015 年全球首个生物工程角膜通过我国食品药品监督管理总局的批准，可部分替代人角膜供体行板层角膜移植术。同时波士顿、骨 - 齿型和 AlphaCor 人工角膜等采用异质成形材料制成的人工角膜也应用于临床。这些都将有望缓解我国角膜供体匮乏的现状。

（刘　欣　柳　林）

参 考 文 献

［1］李凤鸣.眼科全书.北京：人民卫生出版社，1999.

［2］葛坚.眼科学.第 2 版.北京：人民卫生出版社，2014.

［3］谢立信.临床角膜病学.北京：人民卫生出版社，2014.

［4］杨朝忠，柳林.现代角膜移植学.北京：人民军医出版社，1998.

［5］何成奇.内外科疾患康复学.北京：人民卫生出版社，2008.

［6］王玉龙.康复功能评定学.第 2 版.北京：人民卫生出版社，2013.

［7］Seitz B，Hager T，Szentmary N，et al.Keratoplasty in children-Still a dilemma.Klin Monbl Augenheilkd，2013，230（6）：587-594.

［8］Amiri F，Ghiyasvandian S，Navab E，et al.Corneal transplantation：A new view of life.Electron Physician，2017，9（4）：4055-4063.

［9］Gain P，Jullienne R，He Z，et al.Global survey of corneal transplantation and eye banking.JAMA Ophthalmol，2016，134（2）：167-173.

［10］Mandathara PS，Stapleton FJ，Willcox MDP，et al.Outcome of keratoconus management：review of the past 20 years' contemporary treatment modalities.Eye Contact Lens，2017，43（3）：141-154.

［11］Zhu AY，Marquezan MC，Kraus CL，et al.Pediatric corneal transplants：review of current practice patterns.Cornea，2018，37（8）：973-980.

［12］Mathews PM，Lindsley K，Aldave AJ，et al.Etiology of global corneal blindness and current practices of corneal transplantation：a focused review.Cornea，2018，37（9）：1198-1203.

［13］Mohammadpour M，Heidari Z，Hashemi H，et al.Updates on Managements for Keratoconus.J Curr Ophthalmol，2018，30（2）：110-124.

［14］Di Zazzo A，Bonini S，Crugliano S，et al.The challenging management of pediatric corneal transplantation an overview of surgical and clinical experiences.Jpn J Ophthalmol，2017，61（3）：207-217.

［15］Song X，Xie L，Tan X，et al.A Multi-center，cross-sectional study on the burden of infectious keratitis in china.PloS One，2014，9（12）：1-14.

［16］Melissa Barnett，Vivian Lien，Jennifer Y Li，et al.Use of scleral lenses and miniscleral lenses after penetrating keratoplasty.Eye Contact Lens，2016，42（3）：185-189.

［17］Rajan MS.Surgical strategies to improve visual outcomes in corneal transplantation.Eye，2014，28（2）：196-201.

［18］Torrecilla J，Del Pozo-Rodriguez A，Vicen-Pascual M，et al.Targeting corneal inflammation by gene therapy：emerging strategies for keratitis.Exp Eye Res，2018，176（11）：130-140.

［19］Pineda R.Corneal transplantation in the developing world：lessons learned and meeting the challenge.Cornea，2015，34（10）：35-40.

［20］Saeed HN，Shanbhag S，Chodosh J.The boston keratoprosthesis.Curr Opin Ophthalmol，2017，28（4）：390-396.

第七章 白内障与晶状体疾病的视觉康复

第一节 概　　述

晶状体是一种透明的双凸透镜结构,有助于将光线折射并聚焦到视网膜上。晶状体由晶状体纤维组成,周围包绕着一层薄薄的晶状体囊,并通过小带纤维与睫状体相连。晶状体纤维由晶状体上皮细胞生成,并从晶状体周围向晶状体中心迁移。因此,晶状体核由较老的晶状体纤维组成,新形成的晶状体纤维位于晶状体的最外层形成皮层。晶状体的病变主要包括晶状体透明性或颜色的改变(白内障)以及晶状体位置和形态异常(晶状体异位、脱位和异形),上述两类病变都可引起明显的视力障碍,由于视力残疾给患者日常生活带来极大困难,使他们的生活质量明显低于正常人。良好的视力是人们独立生活的一个关键因素,因此视觉损害在康复领域中越来越受到重视。白内障与晶状体疾病的视觉康复是社会问题,患者良好的预后不仅取决于手术,还取决于细致的护理和视觉康复管理。

(李朝辉)

第二节　白内障与人工晶状体手术的视觉康复

据估计,全世界有 9 500 万人受到白内障的影响。在我国,白内障仍然是致盲的主要原因。随着手术技术和技巧的进步,白内障手术已被证明是一种安全有效的治疗手段,大多数患者术后视力好、恢复快、并发症少,术后生活质量提高。随着人工晶状体工艺的发展,在行白内障手术的同时矫正散光和老视成为可能。白内障与人工晶状体手术的新进展及良好的视觉康复将会进一步改善患者的视力及视觉质量,明显提高患者的生活质量。儿童白内障手术也是安全的,但儿童白内障的发病机制、手术方法和术后临床病程与年龄相关性白内障有一定差异,并且视力受多因素影响,术后良好的视觉康复对远期视力预后尤为重要。

一、成年人白内障与人工晶状体手术的视觉康复管理

年龄相关性白内障(图 7-2-1)是成年人最常见的类型,发病年龄多在 45 岁以上。晶状体混浊是氧化应激的直接结果。白内障的形成也可由药物引起,长期使用皮质类固醇(通过任何途径给药),与后囊下白内障的形成密切相关。其他已知的诱发白内障的药物包括氯丙嗪、抗肿瘤药、缩瞳剂等。导致白内障的其他原因包括机械损伤、化学损伤、电损伤和电离、红外线或紫外线辐射。晶状体的改变也常继发于慢性葡萄膜炎(图 7-2-2)、Fuchs 虹膜异色性葡萄膜炎、假性脱落综合征(图 7-2-3)等。

白内障摘除联合人工晶状体植入手术是目前治疗视力明显受损的白内障的唯一方法。

白内障手术是指当患者的视力损失严重到足以接受手术的潜在风险时进行的手术,白内障手术偶尔会用于预防青光眼、治疗由晶状体引起的炎症,或为了清晰的视网膜成像。尽管在过去的十年里,白内障手术技术和技巧都有了明显进步,但良好的手术效果离不开围手术期的视觉康复管理,包括详细的术前评估、精确的人工晶状体度数计算以及术中和术后并发症的管理。

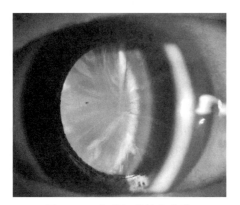

图 7-2-1　年龄相关性白内障

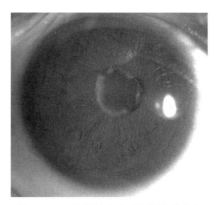

图 7-2-2　并发性白内障(葡萄膜炎)

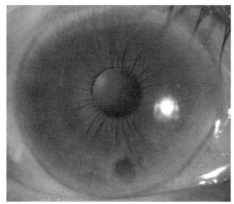

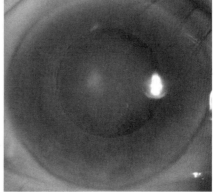

图 7-2-3　假性囊膜剥脱:小瞳孔与散瞳后

(一)术前评估

大多数白内障患者都能进行日间手术。手术医生应了解患者的一般情况及其使用的任何全身性或局部药物的情况。良性前列腺增生患者常用的 α_1 肾上腺素能受体拮抗剂与术中虹膜松弛综合征有关,而术中虹膜松弛与并发症的增加有关。停用 α_1 肾上腺素能受体拮抗剂对术中虹膜松弛综合征的预防作用不大。如果事先知道患者服用了 α_1 肾上腺素能受体拮抗剂,则可以术前使用非甾体消炎眼药或修改手术方式,尽量减少术中进行性瞳孔缩小或虹膜脱垂等并发症风险的发生。

详细的眼科检查包括视力、屈光状态、眼压、裂隙灯检查和眼底评估,以排除可能影响预后的眼部并发症。如果由于白内障较致密不能直接观察到视网膜,可以借助眼部 B 超检查进行判断。晶状体混浊度分类系统Ⅱ(Lens Opacities Classification System Ⅱ,LOCS Ⅱ)是评价白内障严重程度的一种常用的主观分级方法,此外,白内障手术的决策还包括对患者视功能状态的评估,特别是对日常活动能力的影响,这些可以通过详细的病史询问及视觉质量的测定进行评估。

(二)人工晶状体度数计算

摘除白内障后需植入人工晶状体。在白内障术前生物学测量、人工晶状体度数计算及放置位置准确的条件下,白内障手术可同时矫正患者的屈光不正。准确计算人工晶状体的度数(即生物学测量)和确定可能影响计算精确性的因素是保证术后屈光效果的关键。

1. 人工晶状体 包括负责屈光功能的中心光学区,以及起支持作用的人工晶状体襻。制造材料可分为硬质和软性(可折叠)两种,均为高分子聚合物,具有良好的光学物理特性和组织相容性。常用的人工晶状体是单焦的,可以校正球镜度。散光矫正型人工晶状体和老视矫正型人工晶状体(双焦点、三焦点或多焦点人工晶状体)可减少白内障患者术后的戴镜率。目前大约86%的白内障患者仍然选择单焦点人工晶状体,很大程度上是因为散光矫正或老视矫正人工晶状体的成本较高。对于后囊膜和前囊膜支持不足者,可考虑前房型人工晶状体、经巩膜缝合后房型人工晶状体。特殊设计的人工晶状体包括减少眼球球差的非球面人工晶状体,以及减弱蓝光的蓝光阻挡人工晶状体(但没有明确研究显示蓝光阻挡人工晶状体在年龄相关性黄斑变性中的优势)。

2. 人工晶状体度数测定

(1)生物学测量:白内障术前的生物学测量涉及不同的方式方法,如眼轴长度、角膜曲率、前房深度、波前像差等的测量。研究表明,人工晶状体屈光度计算中,由前房深度、眼轴长度和角膜曲率测量造成的误差分别占42%、36%及22%。1mm的前房深度误差在近视眼、正常眼轴及远视眼中,可引起的术后屈光误差分别为1.0、1.5和2.5D。1mm的眼轴误差会导致2.5D的术后屈光度误差。1D的角膜曲率误差会导致1D的术后屈光度误差。如目前常用的测量眼轴长的设备包括A超、IOL Master、LS900等,其中A超计算到内界膜的距离,IOL Master计算到视网膜色素上皮层的距离、更接近真实的眼轴长,Hoffer等总结的研究发现A超和IOL Master两种检查的误差应该在(0.3±0.2)mm。压迫式A超会挤压角膜,使得眼轴被压短,测出来的也偏短;而IOL Master,Lenstar,浸润式A超都不接触角膜,相对准确。但是IOL Master无法完全取代A超,对屈光介质明显浑浊、眼球震颤或其他原因所致的不能固视的患者均无法进行准确的测量。因此,需要根据患者选择合适的测量方法。

(2)人工晶状体计算公式的选择:要进一步减小术后屈光误差,人工晶状体计算公式的选择极为重要。人工晶状体屈光度计算包括标准屈光度法、基于薄透镜模型/厚透镜模型的公式计算法、引入精确光线追踪技术的新算法,以及角膜屈光术后人工晶状体屈光度的计算。目前临床常用的人工晶状体屈光度计算公式主要运用回归公式,尤以三代公式及四代公式常用,多数生物测量仪如IOL-Master及Lenstar等均可常规给出计算数值。目前,影响人工晶状体度数计算的眼球参数主要包括角膜曲率、前房深度、眼轴长度及有效晶状体位置等的预测。不同的眼球参数,可供选择的公式各有优缺点。

三代公式以Holladay I、SRK-T和Hoffer-Q公式为代表。研究表明三代公式对于正常范围眼轴结果准确,对于短眼轴Hoffer-Q和Haigis公式较准确,长眼轴优先选用SRK-T和Holladay I公式。三代公式的主要不足是公式推导在正常模拟眼参数基础上进行,同时根据角膜曲率和眼轴长度来预测术后有效晶状体位置。四代公式以Haigis和Holladay II为代表。Haigis公式需要术前测量前房深度并引入a0、a1和a2常数来预测术后有效晶状体位置。Holladay Ⅱ公式是目前较为准确的理论公式之一,公式适用眼轴范围广,但需要 7 个变量来预测有效人工晶状体位置:眼轴、角膜 K 值、晶状体厚度、水平角膜白到白距离、ACD、术前屈光状态和患者年龄。此外,目前 Barrett 公式及 Olsen 公式因其准确性高,也正逐步应用于临床。

其中数值越接近于 0,公式越准确。可见,Barrett 公式算得的目标屈光度与白内障术后实际屈光度最接近。A 图示不同眼轴长度下,经 Wang-Koch(WK)矫正数值后,不同公式准确性的比较。B 图示不同角膜曲率下,不同公式准确性的比较。C 图示不同前房深度下,不同公式准确性的比较。D 图示不同晶状体厚度下,不同公式准确性的比较。

(三)术中管理

1. 手术方式的选择　白内障手术经历了从白内障囊内摘除到白内障囊外摘除再到白内障超声乳化吸除的发展过程。虽然白内障囊内摘除术已在很大程度上被现代白内障手术所取代,但在一些欠发达地区仍偶尔使用。白内障囊外摘除术后囊保留完整,允许人工晶状体植入囊袋内,解剖结构更稳定,与白内障囊内摘除术相比,降低了术中及术后并发症如玻璃体脱出、黄斑囊样水肿和角膜内皮损伤等的发生率。白内障超声乳化吸除术切口更小(2.2~3.2mm),与白内障囊外摘除术相比,可减少手术引起的散光以及术中并发症的发生,从而获得更好的视觉和屈光效果,加快患者视觉康复,是目前白内障手术的首选术式。由于术中情况的可变性,术者可根据患者情况调整手术方式。此外,随着白内障手术技术的更新,飞秒激光辅助超声乳化白内障吸除术也开始应用于临床,其在术中切口制作、撕囊及碎核等关键步骤上的高准确性、良好的可预测性及可重复性,成为近年来白内障手术最重要的技术变革,进一步提高了患者的术后视觉质量。但飞秒激光辅助超声乳化白内障吸除术在术中和术后可能会出现一些并发症,如晶状体前囊膜破裂、眼压增高、结膜下出血等;并且由于手术步骤的增加,会造成手术时间的延长与患者舒适度的下降,并在一定程度上增加患者的经济负担。

2. 特殊情况的处理　在红光反射受损的情况下(如白色或成熟白内障、角膜混浊等),可使用吲哚菁绿或台盼蓝进行前囊染色。对于悬韧带断裂、稀疏、晶状体半脱位(如外伤性白内障、假性剥脱综合征或马方综合征等)的患者,虹膜拉钩或囊袋张力环可以维持并支撑囊袋。术前瞳孔不能充分扩张的患者术中并发症会增多,使用虹膜拉钩或瞳孔扩张环有助于机械性扩张瞳孔。

后囊膜破裂(posterior capsular rupture, PCR)是白内障术中常见的并发症,发生率为0.5%~5.2%。后囊破裂可导致晶状体碎片残留于前房或玻璃体腔内、黄斑囊样水肿、玻璃体脱出或牵拉、视网膜脱离、眼内炎、眼压升高、眼内炎症或出血、角膜水肿、晶状体脱位。发生后囊膜破裂会使眼内炎的风险增加 6 倍、视网膜脱离的风险增加 15~18 倍。术中 PCR 管理策略应优先考虑安全性,并努力将玻璃体牵引力降至最低,维持前房稳定性、保持囊袋和悬韧带的完整性以及保护角膜内皮和其他眼前节结构。通过对术中 PCR 和玻璃体的适当管理,外科医生仍可为现代白内障手术提供安全且令人满意的视觉效果。

(四)术后管理

1. 随访　术后 1~4 周使用局部抗生素、皮质类固醇或非甾体抗炎药(NSAID)。药物的选择、使用的频率和术后随访的频率因手术医生和地区而异,并取决于术后的临床过程。皮质类固醇或非甾体抗炎眼药在有并发症的或有术后炎症风险的人中使用的频率更高、时间更长。术后的经典随访计划包括术后 1 天、1 周、1 个月和 3 个月。对于单纯小切口手术的患者,术后 1 个月屈光度稳定,如有必要可考虑配戴眼镜。

2. 术后并发症的管理　随着白内障手术技术的进步,白内障患者的术后期望值已经提高。白内障手术后的视觉问题管理是术后视觉康复的重要组成部分,对预后不满意的患者需要彻底的评估和密切的随访。有些患者在第一只眼手术后可能会出现视觉上的不适,而在第二只眼手术后症状会有所改善。影响患者术后视力康复的主要原因包括角膜水肿、残留屈光不正、人工晶状体倾斜与偏位、后囊膜混浊、角膜和眼表疾病、黄斑囊样水肿、眼内炎等。

（1）角膜水肿:白内障术后角膜水肿是白内障术后早期视物模糊的常见原因,通常在术后即刻发生,一般在 2~4 周内消退。手术时间过长、术后炎症持续或眼压升高、术中或术后并发症(如后囊破裂、眼前节毒性综合征、后弹力层脱离)会导致角膜内皮细胞不可逆的损伤,导致大疱性角膜病变,是角膜移植的常见指征。已有的角膜内皮病变如 Fuchs 角膜内皮营养不良,是术后持续性角膜水肿的危险因素,需予以警惕。

（2）白内障术后残留屈光不正:白内障术后视物模糊的最常见原因为残留的屈光不正。残留屈光不正多由白内障术前生物学测量误差、人工晶状体度数计算公式选择错误、人工晶状体度数挑选错误及人工晶状体位置异常如睫状沟植入等导致。目前治疗白内障术后残留屈光不正的主要临床措施包括以下几种:眼镜、角膜接触镜、LASIK、人工晶状体置换术及背驮式人工晶状体植入术,最常见的治疗方法为戴镜矫正。

（3）人工晶状体倾斜、偏位:人工晶状体倾斜及偏位(图 7-2-4)是人工晶状体植入术后常见的并发症之一。Korynta 等的研究表明,超过 5° 的倾斜和超过 1mm 的偏心会引起视觉质量的下降,增大眼内相差,使对比敏感度下降,并出现不良视觉症状。不同的人工晶状体类型对倾斜和偏心的敏感度是不一样的。David 等的研究表明,非球面人工晶状体比球面人工晶状体对倾斜和偏心更加敏感。一些新型的,具有各种功能的,如矫正球差的人工晶状体、消除色差的人工晶状体、多焦点人工晶状体、矫正角膜慧差的人工晶状体等对于倾斜和偏心更加敏感,要获得设计上带来的好处,其位置比普通的人工晶状体更加严格。白内障术后对视觉质量有影响的人工晶状体倾斜和偏心主要与手术并发症有关,如囊膜撕裂致人工晶状体的不对称放置、囊膜支撑完全失去而使用的人工晶状体巩膜缝线固定方法。而在无手术并发症发生的情况下,人工晶状体的倾斜和偏心通常很小,除去测量方法所致的误差外,实际上存在的倾斜和偏心的发生与术中手术技巧、术后囊膜收缩及后囊膜混浊有关。主要处理方法包括人工晶状体调位术、囊膜松解术和人工晶状体置换术。

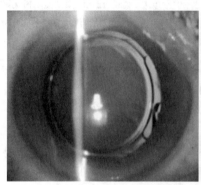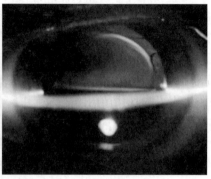

图 7-2-4　人工晶状体偏位:裂隙灯 90°; 裂隙灯 180°

（4）后发性白内障：人工晶状体植入术后远期最常见的并发症主要是后发性白内障（posterior capsular opacities，PCO）。PCO 主要会导致患者出现视力下降、视力模糊或眩光等不良视觉症状。有研究发现，亲水性人工晶状体较疏水性人工晶状体更易发生PCO，发生率约为 4.5 倍。一般而言，对于 PCO 的主要治疗方式为 Nd：YAG 激光后囊膜切开术。

（5）干眼：干眼可导致白内障患者术后视觉质量及满意度的下降。在刘祖国等的研究中，白内障超声乳化吸除联合人工晶状体植入术后 7 天约 60% 患者出现干眼的症状，术后 30 天约 20% 的患者仍有干眼症状存在。干眼所带来的临床不适主要包括干燥感、异物感、灼热感、刺激感、反射性流泪、疲劳感等。当干眼持续时间较长时，可能引起点状角膜炎、持续性角膜上皮缺损、丝状角膜病变，甚至造成视力下降等严重并发症的发生。术后导致泪膜稳定性下降的因素主要包括：①术前局部表面麻醉滴眼液频繁使用；②手术中器械对眼表面上皮的机械性损伤；③透明角膜切口可以造成切口周围神经的损伤，使局部角膜知觉减退；④手术后使用的激素类滴眼液以及局部滴眼液中的防腐剂对眼表面上皮组织的损害；⑤术中眼表暴露于强光和术中冲洗液的反复冲刷。干眼的治疗方法主要包括原发病的治疗（如睑板腺功能障碍的治疗等）、药物治疗（人工泪液、局部抗炎及免疫抑制剂、自体血清等）、非药物治疗（泪道栓塞、房镜及硅胶眼罩、软性角膜接触镜等）、眼表手术治疗。

（6）白内障术后黄斑水肿：黄斑水肿是白内障超声乳化白内障吸除术后影响视力恢复的常见原因。Hee MR 等研究发现，无论有无黄斑囊样水肿等病变的出现，白内障术后患者视力的异常与黄斑中心凹视网膜厚度的改变密切相关，对于发生黄斑囊样水肿（CME）的患者，光学相干断层扫描（OCT）测得的黄斑中心凹厚度与视力呈负相关。有研究发现，黄斑厚度的增加可发生在白内障超声乳化吸除术后 60 天 ~6 个月。近年来，临床主要采用药物（抗血管内皮生长因子、类固醇类糖皮质激素、非甾体抗炎药等）、激光、手术（单纯玻璃体切除术、玻璃体切除联合内界膜剥离术）、高压氧及联合治疗等几方面对白内障术后黄斑囊样水肿进行治疗。

（7）眼内炎：眼内炎是白内障手术后最严重的并发症之一，尤其是感染性眼内炎，若处理不当可导致失明。目前白内障术后眼内炎的发生率约为 0.02%~0.3%，凝固酶阴性的表皮葡萄球菌和铜绿假单胞菌是常见的致病菌，抗生素前房内预防性注射可能降低眼内炎的发生。一旦发生眼内炎，人工晶状体表面及囊袋内会黏附与积存大量细菌，干扰治疗，应按我国白内障术后眼内炎治疗共识进行治疗，必要时行人工晶状体取出、玻璃体切除手术治疗。

二、儿童白内障手术的视觉康复管理

儿童白内障是儿童失明的主要原因，与儿童白内障有关的失明可以通过早期诊断和适当的治疗避免。大多数儿童白内障病例是通过常规筛查确诊的，有些可能是在父母注意到白瞳症或斜视后确诊的。儿童白内障的病因多样，具体病因的诊断有助于预后和有效治疗。儿童白内障手术与成年人相比有其独特性，其视力取决于白内障的病因、手术时机、术后后囊膜混浊处理、术后屈光矫正、弱视治疗等。儿童白内障手术经过多年的发展,随着术后的眼轴变化及近视漂移被认识,这些患儿的预后变得更可预测。白内障患儿良好的预后不仅取决于有效的手术,还取决于术后细致的护理和视觉康复。

（一）病因及流行病学

儿童白内障的病因包括特发性,遗传性白内障,代谢性白内障,弓形虫、风疹、巨细胞病毒、疱疹和梅毒感染,眼前段发育不全,先天性后囊缺损,持续性胎儿血管,葡萄膜炎性白内障,外伤性白内障。研究发现,67%的患儿母亲在怀孕期间有过疾病史,22%的母亲在怀孕期间服用过药物。27%的先天性白内障伴有眼部异常,22%的先天性白内障伴有全身异常。41%的儿童白内障是在常规筛查中诊断的,而通过白瞳症和斜视诊断出的白内障分别为24%和19%。先天性白内障因晶状体混浊的部位、形态和程度不同,形态学表现各异。常见的有绕核性（图7-2-5）、胚胎核性（图7-2-6）、点状（图7-2-7）、花冠状、缝合性、极性、囊性及全白内障等。

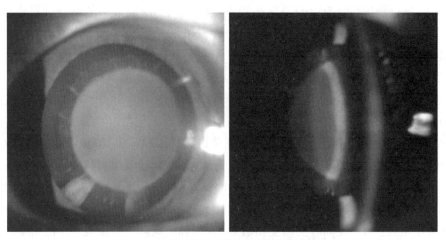

图7-2-5 绕核性白内障：正面观与侧面观

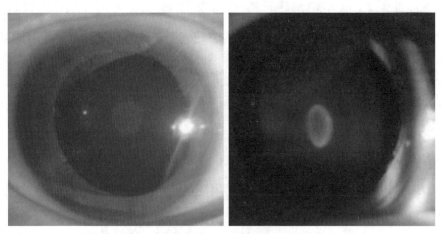

图7-2-6 胚胎核性白内障：正面观与侧面观

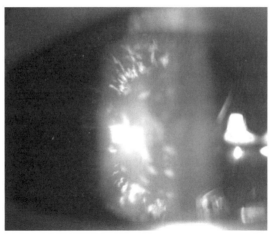

图 7-2-7　点状白内障

（二）病史采集

患儿最常见的症状通常是父母观察到的白瞳症。其次是患儿不注视近处物体或没有眼神交流（认不出母亲）。家长也可能会抱怨患儿在强光下挤眼、眯眼和眼球运动异常（眼球震颤）。年龄较大的儿童可能出现看远处物体困难，老师可能注意到孩子不能读黑板，或者家长可能注意到孩子把东西拿得离脸很近，并且近距离看电视。应检查已被诊断为白内障患儿的兄弟姐妹或家庭成员的类似病史，并绘制谱系图。妊娠期发热和皮疹史、服用药物或饮酒史以及单眼白内障的外伤史均应记录。分娩过程中的创伤史、早产史（早产儿视网膜病变）、发育不良史和呕吐史（半乳糖血症）也应被记录。有遗传性白内障家族史的患儿中，视力发育的延迟应引起高度怀疑。在外伤的情况下，应询问受伤方式，这有助于确定损伤的严重程度。详细的病史应包括发病年龄和症状持续时间。儿童白内障常伴有全身性疾病和综合征特征，应询问全身状况并记录。

（三）视力评估

儿童白内障手术前最具挑战性和难度的部分是视力评估。首先，应寻找患儿的注视固定点；中心固定表明中心凹是固定点，眼球稳定提示无眼球震颤，眼球位正提示无斜视。这些检查提供了粗略的基本视力信息。此外，可用于婴儿的视力测试包括视觉诱发电位、视动性眼球震颤等。在 1~2 岁的儿童中，可以做 Worth 象牙球测试、Boeck 的糖果测试、儿童筛查、弱智测试以及 Cardiff 视力测试。在 2~3 岁的儿童中，可以进行微型玩具测试、硬币测试和 LEA 符号® 测试。在 3~5 岁的儿童中，可以进行 Allen 图片卡和字母测试。年龄超过 5 岁的可以使用 E 字视力表和 LogMAR 对数视力表。

（四）儿童白内障手术

1. 手术时机　儿童白内障的手术时机很重要。对视力影响不明显的混浊（如蓝点状或小后极性白内障），可以定期观察。在视轴区出现明显的混浊如超过 3mm 的混浊时，影响了视觉的正常发育，易产生形觉剥夺性弱视，因此其治疗时间不同于成人。视力发育的关键时期是出生后 6 周，在出生后 6~10 周内摘除白内障可预防形觉剥夺性弱视、斜视和眼球震颤的发生。单眼、双眼完全性白内障或位于视轴中央、混浊明显的白内障，应在出生后尽早手术，最迟不超过 6 个月。双眼白内障者另一眼应在较短的间隔时间内完成手术。对双眼视力在 0.3 以上者，可酌情决定手术与否以及手术时机。

2. 白内障手术方式　儿童白内障手术的主要目的是恢复视轴区透明,然后进行术后的视觉康复。由于儿童晶状体囊袋的弹性较大,术中撕囊难度相对更大。儿童白内障核相对较软,易被超声吸除。此外,由于儿童晶状体上皮细胞增殖能力较高,其后囊膜混浊的发生率明显高于成人,小于 6 岁的儿童在行白内障手术的同时宜行后囊膜切开、前部玻璃体切除术。白内障术后应及时积极进行屈光矫正和弱视训练。

3. 人工晶状体

(1)生物学测量:儿童白内障手术后,眼轴长(axial length,AL)的变化和近视漂移的预测比较困难。AL 在前 6 个月迅速增长(0.46mm/月),之后直到 18 个月增长相对较慢(婴儿期)(0.15mm/月),随后是缓慢的(幼年期)生长(0.10mm/月)。角膜曲率值在前 6 个月(-0.40D/月)、后 6 个月(-0.14D/月)和第 2 年(-0.08D/月)急剧减少,在 3 岁左右达到成人范围。在某些情况下,可以将角膜曲率值估计约为 +45.00D,因为它在计算中相对引入了最小的误差。光学生物测量在儿童白内障应用的关键优势在于它是一种非接触的测量方法,可以测量许多年龄更小的儿童。缺点是不适用于儿童患者中常见的高密度白内障。光学生物测量法在测量眼轴长度上比超声准确得多,但这种准确度在儿童白内障中可能相对不重要,因为它会被手术后眼睛生长的显著变化所抵消。因此要根据患儿的具体情况选择合适的测量方法。

(2)人工晶状体植入时机:儿童的视觉系统具有一定的特殊性,包括眼球仍在发育、屈光状态不稳定、可能伴有弱视、术后炎症反应相对较重等。这些特点增加了儿童白内障术后人工晶状体植入的复杂性和风险性。行人工晶状体植入术的患儿术后并发症较多,可能需要二次手术以清除视轴区混浊。有研究报道 1 岁的患儿行人工晶状体植入术的术中并发症是无晶状体眼组的 2.5 倍,需要进行额外的眼内手术,说明了人工晶状体植入手术在儿童白内障手术中的难度。因此,在植入人工晶状体手术时机方面,目前较多的学者建议 2 周岁后植入人工晶状体较为合适。2 周岁前植入人工晶状体是否安全有效尚存在较大的争议,需要进一步的临床实践和时间检验。

(3)人工晶状体度数选择:儿童眼睛会不断变化,因此儿童人工晶状体度数的计算取决于不同的因素,包括发病年龄、发病时的视力、白内障的形态、白内障的发展时间、发病时的生物测量、单眼或双眼白内障以及对侧眼的屈光状态。人工晶状体(intraocular lens,IOL)可以植入 AL>17mm 和角膜直径>10mm 的患儿眼中。儿童人工晶状体植入后早期的理想屈光结果是中度远视,以避免成年后的近视漂移。Dahan 和 Drusedau 建议在 2 岁以下的儿童中欠矫 20%,在 2~8 岁的儿童中欠矫 10%。Prost 建议在 1~2 岁之间欠矫 20%,在 2~4 岁之间欠矫 15%,在 4~8 岁之间欠矫 10%。Enyedi 建议根据年龄(年龄 + 术后屈光度 =7)来计算术后目标屈光度。

(五)儿童白内障术后的屈光矫正

1. 眼镜　无论是无晶状体眼或是人工晶状体眼的儿童,眼镜在儿童白内障术后的视觉康复治疗中均有着重要作用。因此术前应向患儿家长解释手术并不能消除对眼镜的需求,并且术后需要频繁地更换眼镜以对患儿的屈光不正进行微调。手术后应立即验光配镜,术后 1 个月进行缝线拆除和再次验光,术后 3 个月再复验。父母必须确保孩子按医嘱佩戴眼镜。此外,眼镜镜片应具有良好的紫外线吸收特性(至少低于 380nm)。

儿童通常能很好地耐受眼镜,尽管矫正无晶状体眼的镜片很重,而且外观不时髦。这种镜片的中央部分非常厚,与实际的放大率有关有助于视力。但是这种镜片存在环形暗点,视野受损。无晶状体眼的镜片有多种设计,选择的好坏对镜片的接受程度有很大影响。一个优秀的验光师和实验室应该确定最小的镜片和光学尺寸,以减少镜片的中心厚度和重量。

在单眼无晶状体眼中,通常不使用眼镜进行屈光矫正,因为单眼使用高度正球面镜进行校正时会导致双眼物像不等,这种差异高达 30%,会造成融像困难,将影响双眼视觉的发展,发生复视。但是,如果患儿不能耐受单侧的角膜接触镜,也不适合二次人工晶状体植入术,那么在弱视治疗过程中就必须配戴框架眼镜,这样才能有机会在无晶状体眼中发展出有用的视力。

2. 角膜接触镜　角膜接触镜物像放大率为 7%~12%、无球面差、无环形暗点、周边视野正常,是单眼无晶状体和双眼无晶状体矫正最常用的方法。婴儿和儿童在出生后第 1 年的屈光状态变化频繁,此后明显减慢,需要经常确认正确的角膜接触镜度数,通常在出生后的前 18 个月每隔 1 个月测 1 次,然后每 3~4 个月测一测直到 3 岁。通常在手术后一周复查时放置角膜接触镜。角膜接触镜的初始监测是术后护理的一部分,通常每周一次,持续 2 周。需要家属配合观察角膜接触镜是否掉落,因需要经常戴上取出,对患儿的家庭护理和经济要求较高。

（六）弱视训练

眼球发育的关键时期从 2~6 月龄不等,一般在 9 岁时达到正视化,但大脑的可塑性可以远远超过 10 岁。因此,患儿手术后应立即在屈光矫正的前提下进行弱视训练。双眼和单眼白内障术后的弱视治疗要求有很大的差异。通常,许多接受双眼白内障手术的儿童除了需要及时更换镜片进行屈光矫正外,不需要额外的弱视治疗。而单眼白内障患儿通常患眼都会有明显的弱视,除非其对侧眼有病变(例如视神经异常或轻度白内障),因此这类患儿应该积极地进行弱视治疗。

通常采用传统的弱视治疗方法。对于单眼白内障,在屈光矫正后立即开始遮盖疗法,常规遮盖疗法即遮盖优势眼。在小于 12 个月的儿童中,根据年龄的不同,被遮挡的时间不同(6 个月大的婴幼儿每天醒着的一半时间被遮挡)。年龄>1 岁的儿童,较好眼被遮挡的时间多于较差眼(3 岁儿童,较好眼每天遮挡 8 小时连续 3 天,较差眼遮挡 1 天)。较差的眼也需被遮挡,须密切观察被遮盖眼视力的变化,以避免被遮盖眼发生形觉剥夺性弱视。复诊时间根据患儿年龄确定,年龄越小复诊间隔时间越短。1 岁儿童复诊间隔时间为 1 周,2 岁儿童复诊间隔时间为 2 周,4 岁儿童复诊间隔时间为 1 个月。一旦达到预期的效果双眼视力平衡后,遮挡时间应逐渐减少并慢慢停止遮盖治疗。此外,对于中心注视性弱视,除采取常规遮盖疗法,还可联合视刺激疗法、辅助精细训练以缩短疗程。

（七）术后并发症的管理

视轴区混浊是伴或不伴人工晶状体植入的小儿白内障术后最常见的并发症,可引起形觉剥夺性弱视。对较厚的视轴区混浊,需要进行后囊切开术联合前部玻璃前切除术。术后并发症在复杂性和外伤性白内障中更为常见,包括后粘连形成导致的闭锁瞳孔、虹膜膨隆以及继发性青光眼和视轴区混浊。视网膜脱离很少见,但在婴儿持续性胎儿血管中更为常见。手术技术的改进、术后局部类固醇激素和睫状肌麻痹剂的使用明显减少了并发症。

10%~25% 的儿童在白内障手术后出现青光眼。手术年龄偏小和小眼球是高危因素。手术年龄越小(与年龄越大相比)患青光眼的风险越大(分别为 26% 和 9%),角膜直径较小与青光眼/疑似青光眼风险增加相关。术后 5 年青光眼或疑似青光眼的诊断率约为 30%。该比率是术后 1 年报告的 12% 的两倍以上，证实了术后长期对眼压（intraocular pressure，IOP）进行认真的随访监测和进行视神经评估的重要性。

（李朝辉）

第三节　白内障术后无晶状体眼的视觉康复

一、概述

无晶状体眼是指眼内晶状体缺如，多由白内障摘除手术所引起，先天性白内障或外伤性白内障后自行吸收也较常见。白内障摘除术后，由于缺少了晶状体，眼的调节能力丧失，眼屈光系统因只剩下角膜的屈光力而形成高度远视，对于此种无晶状体眼的屈光状态，根据患者年龄不同（儿童、成人），其视觉康复所要求治疗的侧重有所区别。

二、儿童白内障术后无晶状体眼的治疗

儿童时期摘除晶状体多因先天性或外伤性白内障所致，由于涉及视功能发育和可能的弱视治疗问题，对于儿童无晶状体导致的高度远视状态，需尽早进行屈光矫正和弱视治疗。清晰的屈光介质仅仅是儿童白内障术后获得有用视力的前提条件，其良好的远期视力恢复取决于白内障术后屈光不正的及时矫正，尤其是无晶状体眼。年龄越小，需治疗的时间应越早。

（一）儿童白内障术后无晶状体眼的屈光矫正

儿童无晶状体眼理想的矫正方法应满足以下要求：①能在视网膜上清晰成像，可以持续地矫正患儿的屈光不正状态；②便于随时更换，以满足儿童眼球发育造成的屈光变化；③长期应用，并发症发生率低。

目前常用的儿童无晶状体眼视觉矫正的方法主要有：框架眼镜、角膜接触镜和人工晶状体（intraocular lens，IOL）。框架眼镜是传统的无晶状体眼矫正方法，其优点是价格便宜、验配和更换方便，其主要缺点是成像质量差、物像放大约 20%~30%，存在视物变形、周边视野缩小等，因此不适合单眼的无晶状体患儿。角膜接触镜作为儿童白内障术后无晶状体眼矫正的方法，目前被广泛提倡和推广，其优点在于度数可以根据眼轴变化随时调整、方便更换以满足儿童眼球发育造成的屈光变化、周边视野影响小，缺点在于有角膜损伤的风险、需要患儿有较好的依从性，且价格相对较贵，其既适合于单眼，也适合于双眼的无晶状体儿童，尤其是婴幼儿或不适合植入 IOL 的特殊儿童；IOL 主要的优点是能提供全天候的视力矫正、基本不影响视野、无需依从性，其缺点在于：植入眼内后不能随时更换以及继发性视轴混浊等问题，既适合于单眼，也适合于双眼的无晶状体儿童。

决定矫正儿童无晶状体眼采用框架眼镜还是角膜接触镜时考虑的因素有三，一是单侧或者双侧无晶状体眼，对于单眼无晶状体眼，角膜接触镜是比较好的选择，对于双眼无晶状体眼，佩戴框架眼镜或角膜接触镜都是比较好的选择；二是患儿及家属的依从性，如果没有良好的角膜接触镜佩戴护理，建议佩戴框架眼镜；三是费用因素，角膜接触镜费用相对高，

后续的屈光不正度数变化或者镜片丢失需要反复购买镜片，费用更高。目前在发达国家中，选用角膜接触镜是婴幼儿白内障术后矫正无晶状体眼最常用的方法，尤其是双眼白内障患儿，单眼患儿更常选择 IOL 植入。尽管单眼白内障术后无晶状体眼患儿通过佩戴角膜接触镜也能获得较好的视力矫正，但这种方法需要儿童的合作。如果儿童合作好，佩戴角膜接触镜和植入人工晶状体可获得相同的视力预后，国外有研究显示，对于 7 个月以下无晶状体患儿，角膜接触镜和 IOL 植入矫正对于患儿的远期视力预后两组对照无差异，但 IOL 使用组不良反应和并发症发生率远高于角膜接触镜使用组。但如患儿配合不佳，则植入人工晶状体效果要强于佩戴角膜接触镜，如果患儿配戴角膜接触镜存在困难，则多选择 IOL 植入。对于无晶状体患儿何时选择行人工晶状体植入，学术界还存在争议，目前较为认同的观点是：双眼无晶状体患儿，可考虑 2 岁以后植入 IOL，单眼患儿可适当提前。儿童无晶状体眼 IOL 植入的手术方式类似于成人，但更为复杂，建议由具有丰富儿童白内障手术经验的医师进行。

无晶状体患儿在初始的屈光矫正后，随着年龄的增长，眼球的发育，儿童眼的屈光参数会发生变化，其无晶状体眼的初始矫正常常不符合患儿发育所造成的屈光要求，因此，应每隔 3~6 个月进行验光，根据患眼的实际屈光需要进行屈光不正的调整，如为框架眼镜或角膜接触镜，则更换容易，如为植入的 IOL，则只能通过框架眼镜和角膜接触镜来进行屈光度数的调整，一般建议每半年根据验光结果进行框架眼镜或角膜接触镜的更换。

（二）儿童白内障术后无晶状体眼的弱视治疗

对于儿童在视觉发育期内发生的先天性或外伤性白内障，在摘除白内障后，视觉康复要求除了进行屈光矫正外，还必须关注其可能导致的弱视。儿童白内障摘除和初始的屈光矫正只是弱视眼视觉康复中一个必要因素，适时地根据患儿发育进行屈光调整和积极有效的弱视治疗对于患儿的视功能重建至关重要。对于单眼或双眼视力不对称的患儿而言，应在视力矫正的基础上进行较长时间的健眼遮盖或压抑等以促进弱视眼的视觉发育。目前所有的弱视治疗方法均基于强迫弱视眼使用的机制，也即在弱视眼得到良好的屈光矫正基础上，通过限制健侧眼的视觉输入，从而强迫弱视眼进行工作。遮盖和压抑疗法配合近距离视物训练是弱视治疗的常用方法。

遮盖疗法分为全天遮盖和部分遮盖，全天遮盖是指除睡眠外，要求清醒时间一直遮盖健眼，部分遮盖是指每日仅清醒时间遮盖健眼数小时，由于儿童视觉系统尚处于发育期，对单眼形觉剥夺较为敏感，因此在采用遮盖疗法的时候有发生健眼遮盖性弱视的风险，因此应根据患儿年龄按照一定的比例交替遮盖，目前具体遮盖时间及遮盖治疗持续的时间尚无统一标准，一般 3~7 岁儿童可按照年龄数遮盖健眼，并按时去遮盖健眼 1 天，如 4 岁的单眼弱视患儿，建议按照 4∶1 的比例进行遮盖，即每遮盖健眼 4 天后去遮盖 1 天，对于小于 3 岁的儿童不建议采取全天遮盖治疗，且年龄越小，相应地遮盖时间也应当减少。在遮盖过程中，一定要定期复查双眼视力，根据弱视眼视力改善情况调整遮盖治疗方案，避免健眼发生遮盖性弱视。

压抑疗法是指通过改变镜片度数或应用阿托品抑制健眼的调节来抑制健眼视力，强迫弱视眼工作，主要包括：①抑制健眼视近：健眼应用阿托品，并予以足矫，弱视眼过矫，从而使健眼处于调节力丧失状态，视近模糊，而弱视眼视近清晰，造成患儿弱视眼视近，健眼视远，实现双眼的交替注视。此法主要用于注视性质不佳的重度弱视。②抑制健眼视远：健眼应用阿托品,同时给予过矫 +3.00D 镜片,造成健眼视近清晰,视远模糊,同时弱视眼按验光度数给予矫正眼镜。此法利于弱视眼远视力的提高。③完全抑制:健眼应用阿托品,并给予欠矫镜片,造成健眼视远视近均不清晰,同时弱视眼正常矫正。由于健眼视远视近均被完全抑制,这有利于弱视眼的注视。

通常建议弱视患儿每 6~8 周复诊一次弱视治疗结果。如通过治疗,弱视眼的视力达到正常,建议继续进行每日 1~2 小时的遮盖,或者使用阿托品进行每次 1~2 周的压抑,维持 3~6 个月,以减少复发的风险。如果规范治疗后,弱视眼视力达到稳定或无法提高,关于何时可行弱视治疗终止,目前尚无定论。一般在决定停止治疗前,需连续随访 3 次,每次至少间隔 6~8 周,随访期间要求患儿有良好的治疗依从性,但无视力改善。

三、成人白内障术后无晶状体眼的视觉康复

较儿童而言,成人白内障术后无晶状体眼的视觉康复相对简单,成人基本不存在视觉发育和弱视治疗的问题,因此,对于成人无晶状体导致的高度远视状态,只需进行屈光矫正即可,如患者矫正视力能明显提高,可选择框架眼镜、角膜接触镜、IOL 植入等方式来提高视力。IOL 植入是矫正成人无晶状体眼的最佳方法,视网膜像放大率仅为 2% 左右,大大减轻了双眼屈光参差和视像不等现象,可获得双眼视觉,其光学效果明显优于角膜接触镜和普通眼镜。按照 IOL 安放的位置,可以分为前房固定型 IOL,虹膜固定型 IOL,后房固定型 IOL。早期植入 IOL 以前房固定型为主,但是前房固定型 IOL 有较多并发症,如角膜内皮失代偿、继发性青光眼等,现已基本淘汰。

（一）成人无晶状体眼 IOL 植入的适应证和禁忌证

1. 主要适应证　白内障摘除术后,矫正视力有提高,且不能耐受 / 接受角膜接触镜或框架眼镜者。

2. 主要禁忌证　视力矫正不能提高的无晶状体眼、角膜内皮严重异常者、不能控制的青光眼、反复发作的虹膜睫状体炎等。

（二）成人无晶状体眼 IOL 植入手术方式的选择

IOL 植入的手术方式应根据患者晶状体囊和悬韧带的情况,以及术者的技术水平而定。如患者有足够的囊袋支撑,将 IOL 植入囊袋内是最佳的治疗手段,但成人无晶状体眼很少有完整的后囊膜,多数无晶状体眼曾接受白内障囊外摘除术或白内障超声乳化术,其残留囊膜常常会发生虹膜后粘连或前后囊膜粘连。除了最为理想地松解虹膜后粘连或开放囊袋后行后房型 IOL 囊袋内植入外,当患眼没有足够囊袋支撑时,术者也可选择以下方式:

后房型 IOL 睫状沟固定:适合于周边囊膜存在且晶状体悬韧带完整患者,是无晶状体眼 IOL 植入方式的次优选择。行睫状沟固定 IOL 时,选择袢向后成角的 3 片式 IOL 较为安全,其支撑性较好,且可使光学区远离虹膜,减少了 IOL 偏中心、虹膜摩擦等并发症,IOL 睫状沟固定时一般无需行周边虹膜切除,房水可经瞳孔通过而不被 IOL 光学部阻滞。

IOL 虹膜夹持固定:对于角膜内皮计数良好、瞳孔正常或具有相对较为完整的虹膜的无晶状体眼可选择此方式,相对于巩膜缝线固定技术,虹膜夹持型 IOL 植入医生的学习曲线短、植入过程简单、手术时间短、并发症少,其主要并发症在于角膜内皮细胞损伤、虹膜损伤、瞳孔变形和 IOL 脱位,文献报道虹膜夹持固定型 IOL 植入术后 2 年内脱位率在

3.5%~6.0% 之间,也有研究认为其角膜内皮细胞丢失率和常规白内障手术无差异。术中一般需行周边虹膜切除。

后房型 IOL 周边虹膜缝线固定:将后房型 IOL 通过缝线固定于中周部虹膜上,是另外一种利用虹膜固定 IOL 的手术方法,操作较为复杂。虽然借助缝线,但其本质仍是基于虹膜组织的支撑,因此,仍可导致与虹膜夹持固定 IOL 类似的虹膜损伤、瞳孔变形、IOL 脱位等并发症,不适用于虹膜严重受损、前节结构明显破坏的患者。有研究发现虹膜缝线固定法植入的 IOL 术后 2 年内脱位率高达 29%~33%。

后房型 IOL 巩膜缝线固定:此种方式对于残留囊膜和虹膜的完整性无甚要求,接触葡萄膜少,较 IOL 虹膜缝合固定和虹膜夹持固定发生葡萄膜相关的并发症少,是目前临床常用的无囊膜支撑下的 IOL 固定方式,植入的 IOL 位于后房,更符合自然晶状体的生理位置,距离眼光学节点更近,光学效果好,物像放大率仅 1%~2%,此外,此类 IOL 固定术不影响瞳孔的正常活动和房水引流,因此一般不用做虹膜周切,同时 IOL 还可作为机械屏障,阻止玻璃体移动和血管活性物质的扩散,从而降低视网膜脱离和黄斑囊样水肿的发生率。缺点是医生的学习曲线较长、操作复杂、费时,易出血,缝线有降解的风险,有缝线相关性眼内炎的风险。

后房型 IOL 巩膜层间固定:此术式实为后房型 IOL 巩膜缝线固定的改进方法,通过将 IOL 的两袢置于巩膜隧道层间,袢的末端或采用纤维生物胶固定、或采用烧灼致其末端膨大,从而嵌顿于巩膜隧道口,可避免缝线相关并发症如缝线断裂等,相较于巩膜缝线固定术,其长期 IOL 脱位风险显著降低,但此术式的眼内操作较多且复杂,对医生的手术技巧要求高,学习曲线较长,如操作不当可导致 IOL 偏位、术后低眼压以及眼后段并发症。

(陈春林　叶　剑)

第四节　晶状体不全脱位的视觉康复

一、概述

正常情况下,晶状体由悬韧带牵拉悬挂于睫状体上,位于瞳孔的后方,其前后轴与视轴几乎一致。如果由于各种原因使悬韧带发育异常或断裂,其牵引力减弱,可导致晶状体的位置异常。若出生时晶状体不在正常位置,称为晶状体异位;若出生后因先天性因素、外伤或其他病变使晶状体位置改变,称为晶状体脱位。晶状体悬韧带部分病变导致的位置异常称晶状体半脱位或不全脱位;全部晶状体悬韧带病变导致的位置异常称晶状体全脱位,临床上较为多见的是晶状体不全脱位。

二、晶状体不全脱位的原因及治疗

晶状体不全脱位常因先天发育异常、外伤和炎症变性牵拉引起,临床上以前两者居多。常分为先天性晶状体不全脱位、外伤性晶状体不全脱位、自发性晶状体脱位。

(一)先天性晶状体不全脱位

先天性晶状体不全脱位一般分为单纯性晶状体不全脱位、伴有眼部其他发育异常的晶状体不全脱位和伴有全身系统发育异常的晶状体不全脱位。

单纯性晶状体不全脱位有较明显的遗传倾向，多为常染色体显性遗传，双眼对称发病，其发生原因尚不明确，但不伴有眼部其他发育异常或全身系统发育异常；伴有眼部其他发育异常晶状体不全脱位：常见有小球形晶状体、晶状体缺损、虹膜缺损或无虹膜症、瞳孔异位等；伴有全身系统发育异常的晶状体不全脱位：①马方综合征：临床最为常见。马方综合征是一种常染色体显性遗传性结缔组织病，主要表现为全身中胚叶组织广泛紊乱，以眼、骨骼和心血管系统异常为特征。除眼部特征性表现外，骨骼系统表现主要包括身材瘦长、脊柱侧弯、细长指（趾）、胸壁畸形（漏斗胸或鸡胸）、蜘蛛脚样指（趾）、韧带松弛、异常关节运动等；心血管系统表现主要有主动脉根部及升主动脉进行性扩张所导致的主动脉瓣关闭不全及夹层主动脉瘤，二尖瓣关闭不全、脱垂及主动脉瓣反流等。因此，眼科医生需要重视患者全身情况对于眼科手术的影响，防止发生相关手术意外。患者骨骼、眼、心血管病变及家族史，四项中任何两项符合即可诊断马方综合征。诊断此病最有效简单的手段是查体和超声心动图检查。升主动脉扩张是本病最主要的特征。②马切山尼综合征（Weil-Marchesani综合征）：马切山尼综合征为染色体隐性遗传病，患者身材矮胖，胸、颈、指趾短粗，肌肉丰富而富于脂肪。心血管系统正常。眼部典型表现为小球形晶状体，晶状体脱位以鼻下方为主，常合并高度近视。③同型胱氨酸尿症：同型胱氨酸尿症也为染色体隐性遗传病，患儿因胱硫醚合成酶缺陷，血中同型半胱氨酸不能转化为胱硫醚，而两个分子的同型半胱氨酸即转化为同型胱氨酸，致使血中同型胱氨酸增多，随尿排出，称为高胱氨酸尿症。除马方综合征表现外，常伴有骨质疏松和全身血栓形成趋势、智力缺陷、癫痫等。眼部表现为双侧对称性晶状体脱位，以鼻下方多见，可合并先天性白内障、视网膜脱离和无虹膜症等病变。尿液硝普盐试验及氨基酸自动分析仪测定血中同型胱氨酸含量可以明确诊断。④赖氨酸过多血症和亚硫酸盐氧化酶缺乏症：临床相对少见。

1. 治疗原则

（1）非手术治疗：对晶状体尚透明、未引起严重并发症的晶状体不全脱位或玻璃体腔脱位者可作密切随访。晶状体源性屈光不正可通过框架眼镜或角膜接触镜矫正以获得部分有用视力。

（2）手术治疗：根据脱位范围及性质不同，晶状体位置异常可细分为晶状体全脱位与半脱位，或先天性与后天性，静止性与进展性，其手术处理方法也相应有所不同。因此，术前仔细询问病史，充分散瞳后行裂隙灯检查及借助于超声生物显微镜发现晶状体脱位范围及有无玻璃体脱出等情况有助于手术方式的选择。

一般手术适应证为：因晶状体位置异常导致视力严重下降，无法戴镜矫正，且伴有晶状体混浊；因晶状体位置异常导致瞳孔阻滞性青光眼；小瞳孔和散瞳下最佳矫正视力<0.3，或虽矫正视力>0.3，但因高度散光无法戴镜。

2. 手术方法

（1）首选方法：超声乳化白内障吸除联合 Cionni 改良囊袋张力环（capsular tension ring, CTR）植入术：术前常规复方托吡卡胺滴眼液散瞳，儿童全麻，成人 2% 利多卡因球后注射麻醉联合盐酸奥布卡因滴眼液滴眼液表面麻醉。行 2.6mm 透明角膜切口，5.5mm 左右连续环形撕囊，2~4 个囊袋拉钩钩住撕囊边缘，尽量使晶状体囊袋居中，水分离，Infiniti 或 Centurion 超声乳化仪（Alcon，美国）超声乳化白内障及皮质吸除，粘弹剂充填，带 10-0 聚丙烯缝线双弯针固定在改良囊袋张力环（modified capsular tension ring, MCTR）的一个或两个固定钩上,植入 MCTR,并调整其位置,缝线固定于角膜缘后 1~1.5mm 巩膜层间,拉紧缝线,使囊袋位置居中,囊袋内植入 AcrySof® IQ IOL(Alcon,美国),吸除粘弹剂,平衡盐溶液(balanced salt solution,BSS)形成前房,切口缝合。部分晶状体不全脱位比较明显的患者在连续环形撕囊或核乳化后直接植入 MCTR,以减少手术操作对悬韧带的进一步损伤。

(2)次选方法:经睫状体平坦部的晶状体切除术。

1)适应证:35 岁以下晶状体核较软的患者。

2)手术方式:行角巩膜缘灌注,睫状体平坦部 10 点及 2 点钟位处分别做巩膜穿刺口,穿刺刀平行于虹膜面刺入晶状体赤道部,玻切头将晶状体皮质和软核切除抽吸干净。优点:切口小,前房相对稳定,术后散光小,视网膜并发症少。缺点:术中晶状体皮质易落入玻璃体腔,囊膜赤道部有损伤,人工晶状体常需巩膜缝线固定或虹膜固定。

3. 随访与预后 晶状体不全脱位患者,行传统晶状体摘除手术后,视网膜脱离的发生率可高达 19%~31%。发生原因多为不稳定的晶状体或手术导致对原本可能存在发育异常的玻璃体基底部牵拉,发生周边视网膜裂孔。术前、术后应仔细眼底检查及密切随访。

晶状体不全脱位:如为进行性悬韧带病变所致,行标准或改良囊袋张力环联合后房型 IOL 植入术要密切随访人工晶状体及悬韧带情况,同时关注前囊口是否有收缩形成囊袋收缩综合征可能,如收缩环直径小于自然瞳孔大小,影响视力,则需要 YAG 激光或手术切开前囊松解收缩环。

如晶状体不全脱位行晶状体切割联合前段玻璃体切割术,术中行前房虹膜夹持型 IOL 植入术或后房型 IOL 经巩膜缝线固定术或周边虹膜缝线固定后房型 IOL 植入术,术后要随访角膜内皮、眼压、IOL 位置及玻璃体、视网膜情况,以防术后眼前后节并发症发生。

(二)外伤性晶状体不全脱位

眼外伤尤其是眼球钝挫伤是引起晶状体脱位最主要的原因。患者常有明确的外伤史,多为单侧,常伴有外伤性白内障、房角后退、继发青光眼、视网膜震荡等其他眼部的外伤病变。脱位的晶状体可脱入前房或玻璃体腔;也可嵌顿在虹膜区;若伴有眼球破裂时,可脱出至球结膜下。

1. 手术适应证 晶状体悬韧带断裂<1 个象限,晶状体偏位不明显,稳定性佳,视力无明显下降,无其他并发症如眼压升高等可临床观察不必手术干预;而对于晶状体悬韧带断裂>2 个象限 180°,晶状体明显偏位,可见晶状体赤道部位于瞳孔区,晶状体稳定性差或见明显虹膜震颤,晶状体混浊或有其他严重并发症如房角粘连造成眼压升高等情况下必须手术治疗。

2. 手术方法 伴晶状体不全脱位的白内障超声乳化术:基本原则同先天性晶状体半脱位的治疗;经睫状体平坦部的晶状体切除术(同先天性晶状体半脱位的治疗);白内障囊外摘除术(extracapsular cataract extraction,ECCE)或白内障囊内摘除术(intracapsular cataract extraction,ICCE)晶状体摘除术:如晶状体半脱位范围较大、玻璃体脱出明显、晶状体核硬、估计术中操作困难,有核入玻璃体腔危险者,为安全起见,可选择 ECCE 或 ICCE 晶状体摘除联合前段玻璃体切除。术中根据眼部情况选择一期植入前房或后房型人工晶状体巩膜缝线固定术,或二期植入人工晶状体。

（三）自发性晶状体脱位

自发性晶状体脱位的原因是炎症和变性引起的悬韧带变薄弱或是眼内病变引起的悬韧带机械性伸长。炎症破坏晶状体悬韧带使其发生溶解，可见于眼内炎或全眼球炎，长期慢性睫状体炎也可出现同样的病理过程。悬韧带变性或营养不良如陈旧性脉络膜或睫状体炎、视网膜脱离、高度近视、过熟期白内障、假性剥脱综合征等是自发性脱位的最常见原因，患者常伴有玻璃体的变性与液化；铁或铜锈沉着症也可使悬韧带逐渐变性分解。发生变性的悬韧带可因轻微的外伤甚至用力咳嗽而引起断裂；也可因晶状体自身的重力发生断裂。悬韧带机械性伸长可见于牛眼、葡萄肿或眼球扩张等；也可见于其他眼内病变的牵拉或推拉，如睫状体炎症粘连、玻璃体条索、眼内肿瘤等。

三、晶状体不全脱位的视功能矫正与康复治疗

（一）晶状体不全脱位的视功能矫正与康复

晶状体不全脱位患者是门诊中遇到最为复杂的屈光病例之一。由于晶状体半脱位可导致晶状体的光学中心发生偏位，曲率较陡的晶状体周边部位暴露在瞳孔中央区，而发生屈光度和视力的改变，用常规的检测设备（电脑验光仪）和方法难以准确测量患者的屈光度。先天性晶状体不全脱位的早期阶段，或创伤引起的晶状体不全脱位，当视轴没有受到脱位晶状体边缘的影响而导致复视或视觉扭曲时，可以首选光学方法矫正屈光不正。先天性晶状体不全脱位的屈光矫正对儿童视力发育尤其重要。屈光矫正可以采用框架眼镜或是角膜接触镜的矫正方法。对于先天性晶状体不全脱位的患者，如马方综合征，因患者可能会同时患有角膜扁平、角膜散光高、眼轴增长等眼部并发症，因此角膜接触镜可采用平基弧的镜片来达到良好的配适。因为晶状体不全脱位可能是渐进性的疾病，晶状体的最终位置会随着时间推移而发生改变，所以不建议使用激光手术来矫正患者的屈光不正。验光原则：框架眼镜矫正。众所周知，晶状体不全脱位最常见的屈光不正是复合型近视散光，散光的轴位往往是斜轴的，而且不一定和角膜散光相匹配，同时可伴有高阶像差的改变。如晶状体不全脱位是由马方综合征引起的，还往往会伴有眼轴的增长和平坦的角膜曲率，这些都有可能导致高度的近视和散光。许多临床医生习惯于在没有仔细检查晶状体半脱位的情况下开具近视散光处方。由于先天性晶状体半脱位可能是渐进性疾病，患者的屈光状态会随着时间的推移而发生变化。当半脱位范围扩大至瞳孔一半以上时，患者的视轴可能穿过瞳孔的无晶状体部分，从而导致屈光状态从近视散光而变成无晶状体眼的屈光状态。验光时，应先观察患者的晶状体脱位程度，在患者的视轴位置进行检影验光。首先调试检影验光的屈光度，如患者的视力较差，验光时可使用正负 3.00D 的球镜镜片调试。建议可同时检测无晶状体和有晶状体的两种屈光状态。尤其是当晶状体的位置不稳定时，使用无晶状体的度数有时候会更合适。并且比较远视力和近视力的屈光状态是否会发生变化。通过比较两种屈光状态的最佳矫正视力，出具合适的处方。

验光应该在无睫状肌麻痹的状态即自然瞳孔下进行。因睫状肌麻痹状态下的瞳孔，可能会增加无晶状体的范围，从而影响最终的屈光度测量。当得到了适当的屈光矫正度数（有晶状体或是无晶状体眼的度数），应让患者在明亮和昏暗的两种不同的光线条件下评估患者的主观接受度，因为瞳孔大小的变化可能会进一步改变屈光状态。如瞳孔在暗室可能会扩张，从而导致更多的无晶状体部分发挥作用。

建议针对晶状体不全脱位的儿童进行每 3~6 个月的常规随访,因为此类患者往往会伴有其他的眼部并发症,如视网膜脱离或是其他眼部异常(例如前房角结构,发生闭角的风险)。同时,需要确保屈光状态可以尽可能地提高患者的最佳矫正视力,并预防和减轻弱视的发生及程度。如果视力戴镜后没有立即改善,则可以进行弱视治疗,如遮盖法。

角膜接触镜矫正:如晶状体不全脱位引起双眼屈光参差或是倾向于无晶状体眼状态,可考虑尝试角膜接触镜进行矫正。因部分晶状体不全脱位的患者屈光度普遍偏高,并可伴有其他眼部症状,因此硬性角膜接触镜(RGP)往往可以进行更个性化的定制和提供良好的视觉质量。无晶状体眼的屈光矫正验配相对简单,因为无晶状体的屈光状态没有晶状体偏位所引起的眼内散光,只需进行常规无晶状体的 RGP 验配即可。而晶状体不全脱位所引起的散光,则可能是结合了角膜和眼内散光。如患者本身角膜散光高于 2.00D,同时因晶状体半脱位引起眼内散光,可以通过双复面环曲 RGP 进行矫正。Lindsay 等曾描述,给马方综合征的晶状体不全脱位的患者进行此类镜片的验配,RGP 的后表面进行环曲设计,其散光轴位及曲率和角膜散光的轴位和曲率相契合,从而达到良好的镜片稳定性,减少镜片在角膜上的旋转。以此镜片为基础,并在配戴在眼睛上时,再次测量片上验光,也就是残留的屈光度和散光轴位,并把此残留的屈光不正(散光及轴位)制作在 RGP 的前表面。此患者也因此获得了 0.8 的良好视力。如患者角膜散光低于 2.00D,眼内散光高,使用常规 RGP 可能会因为镜片旋转,而导致散光轴位不稳定,此时软性散光角膜接触镜可能更合适。

(二)晶状体不全脱位术后视功能矫正与康复

晶状体不全脱位如在随后的就诊中,矫正视力下降影响到日常活动或是儿童视力有明显弱视倾向,亦或晶状体边缘脱位至瞳孔中央,导致瞳孔被分成两部分,引起严重的视觉质量下降,或是其他眼部并发症的发生,手术将成为唯一的治疗选择。

非创伤性因素的晶状体不全脱位所造成的视力下降,多数是弱视的原因。Romano 等回顾性分析了遗传性晶状体不全脱位的患者,发现 50% 的患者有显著的因屈光不正引起的弱视(视力:20/50~20/200),尽管最开始患者均采用了光学治疗。弱视最严重的患者,是晶状体边缘距离瞳孔中心 1.3mm 的位置(0.3~2.3mm 范围),但是测量屈光度时,仍然显示是有晶状体眼的屈光度数,这提示了晶状体不全脱位,因视觉质量的问题,容易对视觉发育期的儿童造成显著的视力影响,术后弱视的视觉康复是必不可少的。

1. 儿童视力矫正和康复　因晶状体不全脱位引起的弱视,术后的视力康复可采取传统的弱视治疗方法。术后可先采取矫正可能会引起弱视的屈光不正,然后如需要,实行遮盖来促进弱视眼的使用。儿童由于术后囊膜缺乏支持,有时术后可选择不置入人工晶状体。如若是单侧无晶状体眼,框架眼镜矫正因镜片成像的问题,可能会影响双眼视觉,因此术后光学矫正可以使用无晶状体角膜接触镜。如双眼皆接受了手术,并且都是无晶状体眼状态,则可以采用角膜接触镜或框架眼镜矫正。但因双眼无晶状体的框架眼镜镜片厚重,且视野缩小,视觉质量下降,可能影响最终的视觉发育和恢复,在这种情况下,可使用 RGP 矫正无晶状体的屈光不正。儿童睑裂小,眼睑紧,RGP 是一个较为适合的视力矫正方法。RGP 材料高透氧,易清洗,对眼睛长期健康有益。但缺点是镜片易丢失和有角膜感染的风险。视力康复应在术后 1~2 周内即开始进行。对于已经单眼的无晶状体眼状态非常容易引起弱视,因此术后的视力康复需要家长的积极配合和坚持。

若患者术中接受人工晶状体植入,术后的视力康复如以上描述的方法。需经常随访屈光度和视力的变化,因为在早期视力发育时期,儿童屈光度发生变化的概率极大。

当视功能基本康复时,可以逐渐减少治疗强度,如遮盖时间可以逐步减少,至停止遮盖,但仍需进行随访,因为大约四分之一成功接受弱视治疗的儿童会在第一年内发生视力再次下降的情况。屈光不正的矫正应该持续进行,直至视觉发育成熟,一般是青少年时期。

2. 成人视力矫正 先天性晶状体半脱位患者,如若成人后再进行手术,其术后视力恢复情况视前期弱视治疗的效果而定。部分成年人因从小戴镜治疗屈光不正,术后视力最终可恢复到正常水平。如从小视力发育情况差,成人后再进行手术治疗的话,并且术后矫正视力较差时,可通过框架、角膜接触镜矫正术后视力,并配合低视力辅助器。

(蒋永祥　卢　奕)

第五节　先天性白内障手术的视觉康复

一、概述

先天性白内障是出生即存在,或出生后第一年内逐渐形成的晶状体部分或全部混浊。多数出生前即已存在,少数于出生后逐渐明显或加重。先天性白内障发生于视觉系统发育敏感期,可造成视功能发育障碍,是造成儿童失明、弱视的主要原因之一。随着现代眼科显微手术技术的发展,先天性白内障的手术治疗效果越来越好,手术去除混浊的晶状体有助于患儿获得更好的视力预后。但手术只是先天性白内障治疗的开始,术后的视觉康复是一个长期、艰苦的过程,需要医师和家长多方面共同努力。

二、先天性白内障的病因和治疗

先天性白内障的发病机制可分为遗传因素、环境因素、原因不明三类。至少 1/3 的先天性白内障是遗传性的,其中大部分的双眼先天性白内障与遗传有关。妊娠期 3 个月内的感染、代谢性疾病、药物等因素也是另一个重要的原因,约占先天性白内障的 30%。另外 1/3 的先天性白内障原因不明,其中绝大多数的单眼先天性白内障是原因不明的。

(一)先天性白内障的治疗原则

先天性白内障的治疗包括手术和保守治疗。治疗的选择主要取决于晶状体混浊的密度、位置和大小以及它们对视觉功能的影响。

1. 保守治疗 当晶状体混浊较轻或视轴未受影响时(如前极性、冠状、点状白内障),可考虑对患儿进行保守治疗。保守治疗包括散瞳、屈光矫正和弱视管理。对于视轴上的直径小于 3mm 且不致密的晶状体混浊,可以进行散瞳,让更多的光线通过晶状体的透明区域到达眼底,以促进患儿的视力发育。常用的散瞳药物包括 0.5%~1% 的复方托吡卡胺、1% 的环戊酸酯和阿托品眼膏。散瞳后可能会出现眩光和调节减弱,可以通过戴偏振眼镜以避免强烈的光刺激和佩戴双焦点眼镜帮助阅读。保守治疗期间的定期随访非常重要:先天性白内障常伴有屈光不正,同时患儿的屈光状态随眼睛发育而不断改变,须定期的随访,及时调整眼镜处方,以避免屈光不正性弱视。另外,晶状体混浊可能导致进行性视力的损害和其他并发症,如弱视、斜视和眼球震颤,需要定期的复诊观察弱视训练的效果以及晶状体混浊的发展,如果随着时间发展晶状体混浊加重或者屈光参差进一步发展,建议尽早手术治疗。

2. 手术治疗　手术主要目的是在恢复屈光介质的透明,屈光矫正,避免发生不可逆的视觉剥夺性弱视,重建融合功能和立体视觉。

目前儿童白内障手术被广泛接受的适应证如下:① 晶状体全白混浊;②直径大于 3mm 位于视轴中心的显著影响视力的白内障,如致密的核性白内障;③混浊位于后极部附近:直径小于 3mm 仍需手术;④患眼出现斜视、固视丧失或眼球震颤,表明存在明显的视力剥夺,需立即手术。

手术时机是影响先天性白内障患儿术后视功能恢复的关键问题,由患儿的年龄和单双眼患病情况(包括晶状体混浊的密度、位置和大小以及它们对视觉功能的影响)决定(图 7-5-1)。一般建议:单眼先天性白内障应在出生后 4~6 周,双眼白内障应于生后 10 周内完成手术。

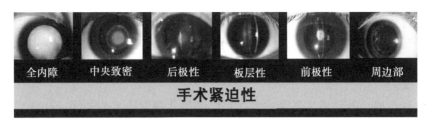

图 7-5-1　先天性白内障形态、位置与手术紧迫性间的关系
不同形态先天性白内障手术紧迫性从红到蓝逐步降低

(二)先天性白内障手术方式的选择及手术方法

合适的手术时机、得当的手术方式加上精细化手术操作是患儿术后获得良好的视功能的前提。目前晶状体皮质抽吸、后囊膜切开联合前部玻璃体切除,联合一期或二期囊袋内人工晶状体(intraocular lens,IOL)植入是现阶段治疗先天性白内障的推荐手术方式。

手术方式的选择取决于患儿的年龄。

1. 小于 2 岁先天性白内障患儿单纯白内障吸除术后,发生后囊膜混浊率 100%。因此目前白内障抽吸联合后囊膜切开及前段玻璃体切除术是< 2 岁先天性白内障患儿治疗的规范化手术;不建议一期植入 IOL。

2. 2~6 岁患儿在行白内障抽吸联合 IOL 植入术时,术中联合后囊膜切开可以获得比较满意的临床效果。

3. 6 岁以上先天性白内障患儿因比较配合,可仅行白内障抽吸联合 IOL 植入术。若术后出现后囊膜轴性混浊,可在表面麻醉下行 Nd:YAG 激光后囊膜切开术。

4. 手术方法　①麻醉:全麻加表面麻醉。②开睑:开睑器联合上直肌牵引缝线开睑暴露上方视野。③手术切口:做以窟窿为基底的结膜瓣,止血后做上方的三平面巩膜隧道切口。④前房注入高分子量的粘弹剂,截囊针和撕囊镊结合使用进行连续环形撕囊,可进行囊膜染色增强前囊膜的能见度;因儿童晶状体囊膜弹性大撕囊口大小不易控制,容易撕裂,部分患儿晶状体前囊有纤维化,有学者建议采用电灼法行前囊环形切开。⑤应用超声乳化灌注系统抽吸晶状体皮质及软性晶状体核,彻底清除残留纤维,进行后囊膜抛光;也有学者采用玻璃体切割设备进行晶状体的抽吸,但因抽吸时间长,有可能会延长手术时间,加重术后炎症反应。⑥注入适当粘弹剂，植入人工晶状体于囊袋内；小于2岁原则上暂不植入人工晶状体，术后配镜进行无晶状体眼矫正。单眼患儿人工晶状体植入时间可适当提前，但原则上要尽可能控制术后炎症反应并处理好晶状体囊膜增生。⑦后囊膜切开及前段玻璃体切除，撕囊口略小于前囊口，直径3.5~4mm；2岁以下因晶状体上皮细胞增殖能力强，常规进行后囊膜切开并前段玻璃体切除。后囊膜切开最好的方式是行后囊膜环形撕囊术，但难度大，技术要求高。可在植入人工晶状体后进行。⑧彻底清除残留的粘弹剂；儿童白内障术后因炎症反应重，加上残留粘弹剂，容易导致继发性青光眼。⑨切口缝合。因儿童巩膜硬度低，自闭性差，一定要缝合。同时缝合结膜。常规结膜下注射抗生素和激素。术后用抗生素和激素眼膏包眼。

（三）先天性白内障术后随访与并发症管理

先天性白内障术后的定期随访是视功能康复的关键。成功的手术只是万里长征的第一步，如果术后不能定期随访及时发现处理并发症，将极大影响患儿视力预后，甚至造成二次盲。术后视力检查、眼压监测、是否出现并发症、是否需要二次手术、屈光发育监测、弱视治疗等都需要长期、密切的随访观察。随访工作需要医师和家长多方面的共同努力。目前建议的术后随访的时间为术后前3天、1周、1个月、3个月、半年，后续根据患儿年龄和病情每半年随访一次。

其中及时正确地处理术后各类并发症是影响患儿视觉康复的关键。在此，简要阐述以下几个常见且重要的先天性白内障术后并发症。

1. 术后葡萄膜炎症　儿童白内障术后葡萄膜炎炎症反应是先天性白内障术后早期最常见的并发症，炎症反应较成人重，其原因是婴幼儿血-房水屏障发育不完善，手术刺激下极易发生渗出反应。如果不加以控制，炎症反应会产生渗出膜，可引起IOL光学面色素沉着、纤维素渗出膜形成、虹膜后粘连、瞳孔区混浊、瞳孔变形，甚至发生IOL偏心移位夹持、继发性青光眼。因此先天性白内障术后早期需积极地局部抗炎，使用类固醇药物，如1%醋酸泼尼松龙眼药水频点，术后第一周每2小时一次，一周后逐步减量；同时使用长效睫状肌麻痹剂，如阿托品眼膏每晚1次。

2. 后囊膜混浊　先天性白内障术后后囊膜混浊的发生率明显高于成年人，主要是由于儿童的晶状体上皮细胞活性高以及术后炎症反应的促进作用。视轴区的后囊膜混浊可导致不可逆的形觉剥夺性弱视。预防及治疗患儿术后的后囊膜混浊的目的在于预防弱视。

当后囊膜混浊发生并影响视力时，应仔细检查并给予适当治疗。对于轻度的、增殖不严重的后囊膜混浊，可以使用Nd：YAG激光行后囊膜切开术。一般适用于年龄大于5岁，配合程度较好的患儿，有条件的单位也可以全麻下进行。对于增殖严重且致密的后囊膜混浊，激光治疗效果往往不佳，应进行二期增殖膜切开联合前段玻璃体切割术。先天性白内障术后后囊膜混浊是引起视功能再次下降或弱视的重要原因，术后长期随访及时给予激光或手术治疗是避免发生弱视的关键。

3. 继发性青光眼的防治　青光眼或高眼压是先天性白内障术后常见的并发症，术后早期到晚期都可能发生，对于经历白内障手术的儿童来说，无论是无晶状体眼或人工晶状体眼，长期监测青光眼非常重要。除眼压监测外，也要注意视神经的变化。另外眼轴长度和屈光度数的明显变化可提示青光眼的发生。白内障术后青光眼应早期诊断和及时有效的处理，尽可能减少对视功能的损伤。

一旦继发性青光眼发生，需首先排除一些危险因素，如瞳孔膜闭、皮质残留、炎症反应、激素性等。如是瞳孔阻滞继发闭角型青光眼,治疗以手术或激光周边虹膜切除为主。如是白内障术后继发开角型青光眼,首选药物治疗,通常使用 β 受体阻滞剂或碳酸酐酶抑制剂,药物无法控制时,需行抗青光眼手术治疗。

三、先天性白内障术后视功能矫正与康复

(一)无晶状体眼的屈光矫正

先天性白内障摘除后处于高度远视状态,必须尽早进行无晶状体眼的光学矫正,使视网膜能得到清晰像的刺激,以促进视觉系统的正常发育。规范的屈光矫正是先天性白内障术后视功能重建的基础,其矫正方法包括人工晶状体植入,佩戴框架眼镜或角膜接触镜等。先天性白内障患儿的术后视觉康复有其特殊性,单眼和双眼的先天性白内障术后的视觉康复也有很多的不同。

1. 单眼无晶状体眼矫正策略与二期手术时机　单眼无晶状体眼患儿,双眼的屈光参差往往超过 10D,即有可能导致弱视。因此单眼无晶状体视觉康复比双眼先天性白内障更难。一般不选择框架眼镜进行屈光矫正,主要原因是双眼形成的物像不等,在但某些情况,如父母未能较好掌握接触镜佩戴时,在对侧眼遮盖的情况下,依旧可以选择框架眼镜。

相较于框架眼镜,角膜接触镜可降低视网膜物像放大率,以利于建立双眼融合及立体视、成像质量优于框架镜,可弥补配戴框架眼镜的各种不足。因此硬性透气性接触镜(rigid gas permeable contact lens,RGP)是单眼先天性白内障术后无晶状体眼首选的屈光矫正方案。一般来讲,术后 3 个月无眼部禁忌证即可以进行相关检查,验配角膜接触镜。验配时接触镜度数的选择对于小儿无晶状体眼的矫正尤为关键,不合适的度数同样会导致弱视的发生。婴幼儿要求有更好的视近能力,随年龄增长,视远能力也越来越重要。每个患儿配戴接触镜的度数应根据睫状肌麻痹验光的结果来决定,验光原则宁高勿低,如婴幼儿验配时通常会有意过矫 1~2D,使其能够聚焦于近处。应注意的是避免在患儿身体不适时配镜,另外佩戴角膜接触镜存在眼表感染和过敏等并发症,且对镜片取戴、护理以及患儿与其父母的配合程度均有较高的要求,因此,医务人员应该高度重视对患儿和父母的宣教,耐心指导患儿家长掌握镜片配戴的操作和护理技能,以帮助患儿尽快适应。

遮盖治疗主要是通过人为地抑制弱视患儿的非弱视眼,减少对弱视眼的抑制,使其有更多的机会接受外界的视觉信息刺激,改善视功能。在有效的屈光矫正基础上,合适的遮盖方法和良好的依从性,是保证取得视觉康复效果的前提。对于单侧性先天性白内障,单眼遮盖治疗至关重要。我们提倡经典的高强度的遮盖治疗,并保证每天遮盖健眼 6~8 小时,甚至可以采用隔天全天遮盖的方法。但是,可塑期也是遮盖性弱视的高发期,因此在保证高强度遮盖的同时,要注意遮盖性弱视的发生。一般认为 5 岁以后的儿童发生遮盖性弱视的可能性比较小,可以尽量高强度遮盖治疗。

二期 IOL 植入术的时机:人工晶状体植入,相对于框架眼镜放大率低,对周边视野影响小;相对于角膜接触镜,省去了戴取以及镜片护理的烦琐,也减免了感染的风险,是目前矫正无晶状体眼屈光不正常用的方法。单侧性先天性白内障术后无晶状体眼,等到 2 岁即可行二期植入人工晶状体,目前已经被普遍认可。

2. 双眼无晶状体眼矫正策略与二期手术时机　双眼无晶状体眼可以使用框架眼镜进行屈光矫正。框架眼镜是目前婴幼儿双眼无晶状体眼最常用的屈光矫正方法,其优点是验配方便,经济安全,可以随时更换,可根据患儿的视近和视远需求进行单焦点和双焦点的矫

正;但也存在一些缺点,如高屈光度的镜片往往过于厚重导致佩戴依从性下降,还有导致诸如视野受限、周边物像畸变等问题。对于双眼先天性白内障术后无晶状体眼,若无斜视、无屈光参差则无需遮盖,可予以足矫配镜及传统弱视训练。

二期 IOL 植入术的时机:双眼白内障术后无晶状体眼推荐先采用框架眼镜进行屈光矫正,可待屈光状态稳定后再二期植入 IOL。戴镜依从性良好、视力稳步恢复的患儿可到接近学龄再行二期 IOL 植入。如在学龄前因术后葡萄膜炎症导致严重虹膜后粘连、瞳孔区机化膜或后发性白内障影响到视轴,应及时手术干预,并考虑进行二期 IOL 植入手术。

手术前准备:详细的眼部检查,生物测量及屈光状态检查,IOL 屈光力计算及屈光度选择尤其重要。

二期 IOL 植入手术注意事项:因常常存在不同程度的虹膜后粘连,以及晶状体囊袋赤道部残留的上皮细胞增殖形成的晶状体再生皮质(Sommering 环),不同程度的后发性白内障(常常是纤维化型),术中充分分离虹膜与晶状体残留囊膜的粘连,尽可能清除周边部再生的晶状体皮质,切除混浊机化的后囊膜,必要时进行前段玻璃体切除手术。二期 IOL 植入无法植入囊袋内时,可选择睫状沟固定。如一期手术囊袋保留相对完整,周边再生晶状体皮质环饱满,可在二期手术时应用电撕囊等方法进行完整的前囊膜环形切开,彻底清除再生皮质,将 IOL 植入囊袋内。如一期手术时已进行后囊膜切开,需二期对后囊膜进行处理,切除一期囊膜切开口的机化部分,必要时进行前段玻璃体切除术。

二期 IOL 植入手术的术后并发症:由于手术操作相对一期手术复杂,加上已经存在的虹膜粘连分离,同时处理后囊膜和玻璃体等,术后葡萄膜炎症反应比一期手术严重,术后抗炎要及时并充分,同时要防止虹膜粘连;二期 IOL 植入术后因操作复杂,加上炎症等因素,术后继发性青光眼的比例较一期高,密切观察眼压并处理也非常重要。

(二)人工晶状体眼术后的屈光矫正

IOL 植入是目前先天性白内障治疗中主要的无晶状体眼矫正方式,使用越来越普遍。儿童 IOL 植入术后仍然存在以下几方面的屈光误差:①眼球的发育,尤其是眼轴的增长,以及术后相当一部分儿童存在的近视漂移的现象;② IOL 屈光力计算公式选择:目前没有一款针对儿童应用的 IOL 屈光力计算的公式,成人公式在不同年龄儿童中应用的标准及误差存在术后误差在所难免。加上 IOL 常数优化,术后眼部发育等因素影响,眼别差异等等。因此,对 IOL 植入患儿进行术后屈光矫正是视功能康复的基础。由于知识结构与背景的不同,部分家长可能会认为植入人工晶状体就不需要戴眼镜了。对 IOL 植入术后儿童的屈光矫正还要对家长进行健康教育,并告知术后存在眼球发育眼轴增长导致的近视漂移现象等。通常手术者根据患儿的年龄等综合因素对植入的 IOL 度数进行欠矫设计,以希望患儿在眼轴停止发育时屈光状态刚好正视或残余低度近视。因此 IOL 植入术后仍需要积极地定期验光进行屈光不正矫正使患儿始终保持清晰的视野。验光原则同样是宁高勿低的原则,以保持轻度近视状态。等到学龄前阶段,患儿需要佩戴视远、视近两副眼镜或者双光眼镜。

(三)视觉康复训练(弱视治疗)

弱视治疗除上面提及的遮盖治疗外,可辅助氦氖激光、红光闪烁刺激、后像疗法、光刷刺激(如海丁格刷)、光栅刺激,这几种传统物理治疗均可以改善注视功能、对先天性白内障弱视具有一定效果。这些治疗方法在我国应用较为普遍。

先天性白内障术后的弱视患者存在着多种视觉功能的损害,如视觉抑制及各种功能障碍：如空间感知、运动感知、扫视功能和追踪功能障碍、融合功能障碍及固视功能障碍等。视觉训练根据各种视觉感知功能障碍设计，例如精细目力，红绿眼镜的抗抑制、扫视功能、融合功能训练等。医师可鼓励患儿在遮盖训练同时用患眼进行近距离活动，如阅读、绘画等，因为这样锻炼患眼注意画面中微小细节的能力。随着计算机终端显示技术的发展，游戏训练、知觉学习成为视觉训练新方法（详见弱视的视觉康复章节）。上述这些方法在遮盖和屈光矫正的基础上，加强弱视的治疗效果，提高治疗效率，缩短弱视的治疗周期。

（四）低视力康复

尽管现在的白内障手术和术后治疗水平为先天性白内障儿童术后视力恢复提供了较为满意的效果，仍存在诸多原因会使一部分患儿白内障术后视力仍在盲和低视力的范围，对于这部分先天性白内障的儿童我们仍可以借助各种各样的助视器（详见低视力康复章节）帮助这些患儿进行工作、生活和学习。医师应该对这部分患儿进行引导，引用佩戴助视器治疗视力的成功案例，向患儿及家长进行宣教，帮助其树立信心，教会家长配合和鼓励孩子在日常生活中应用助视器，改善视功能，提高视力，使他们能进入普通学校像正常儿童一样学习、生活。

（吴明星　刘臻臻）

第六节　复杂白内障手术的视觉康复

一、概述

复杂白内障往往合并有眼部特殊情况，或晶状体过于浑浊、悬韧带病变等，或患者患有眼部长期慢性炎症，虹膜与晶状体粘连等。复杂白内障主要包括硬核白内障、小瞳孔白内障、成熟及过熟期白内障、晶状体半脱位、葡萄膜炎并发白内障、青光眼术后的白内障、高度近视眼白内障、玻璃体切除术后白内障等。

二、复杂白内障手术的分类及治疗

根据眼部情况不同，复杂白内障通常可分为三大类型：①晶状体自身原因引起的复杂类型白内障，如硬核白内障、过熟期白内障和晶状体脱位等；②晶状体周围组织病变引起的复杂类型白内障，如角膜病变、小瞳孔、玻璃体病变以及虹膜病变等；③内眼手术后引起的复杂类型白内障，如玻璃体切割术后、抗青光眼术后、有晶状体眼人工晶状体植入术后等。

（一）成熟或过熟期复杂白内障手术

成熟期白内障包括核性成熟白内障和皮质成熟白内障，两种白内障常交叉存在。目前我国比较常见的还是硬核白内障，特别是农村及偏远落后地区。硬核白内障即晶状体核严重混浊硬化，通常为Ⅳ级核以上，核呈深棕色或黑色，悬韧带和后囊膜脆弱，眼底红光反射不明显等。白色白内障则表现为晶状体皮质完全混浊，囊膜失去原有的光泽，前、后囊膜变脆变薄，皮质液化呈乳白色，眼底红光反射差，常伴有悬韧带的异常。

手术难点：眼底红光反射差，晶状体囊膜变脆变薄，核过硬不利于分离碎核，坚硬的核块、高能量高负压以及乳化时间过长等极易导致悬韧带松弛或离断、后囊破裂、角膜内皮损伤等；过熟期晶状体囊膜皱缩甚至机化、钙化等，晶状体皮质可能乳化溢出影响囊膜对比度，囊膜分辨不清不利手术操作。

手术要点：使用前囊膜染色增加前囊膜与其下皮质的比对度和能见度，也可通过对撕囊过程中前囊膜瓣走行方向的观察来提高连续环形撕囊的成功率；前房内注入高分子量、内聚性强的粘弹剂压平囊膜，降低张力；尽量应用撕囊镊操作，可控性好；也可利用针刺前囊膜抽吸液化皮质降低囊膜张力避免阿根廷裂等。

（二）并发葡萄膜炎的复杂白内障手术

葡萄膜炎并发白内障是由于葡萄膜炎所致的房水成分和性状改变，从而使晶状体赖以保持透明的环境紊乱，亦或是由于治疗用的皮质类固醇激素或者葡萄膜炎导致的青光眼、玻璃体病等并发症所引起晶状体混浊。葡萄膜炎并发白内障患者的虹膜后粘连、易出血、纤维素性渗出、术后易发生黄斑囊样水肿等多种情况给手术带来了很大的困难，因此手术时必须要求手术者具有娴熟的手术技巧且手术需缓慢进行。

手术难点：由于长期炎症刺激导致的虹膜后粘连，瞳孔区纤维机化膜使瞳孔闭锁或膜闭，虹膜基质和血管脆弱，及角膜带状变性使葡萄膜炎并发白内障手术操作变得复杂。广泛或全部虹膜后粘连可能导致瞳孔闭锁、瞳孔膜闭，甚至诱发急性闭角型青光眼。手术应前仔细观察瞳孔形态、粘连范围及其对扩瞳药的反应，并综合判断晶状体核的大小和硬度，正确地估计手术方式和术中可能遇到的问题。

手术要点：手术应待葡萄膜炎完全控制后 3~6 个月的稳定期进行白内障手术治疗比较安全，术前应尽量将瞳孔散大，术中避免触碰虹膜，必要时术中使用虹膜扩张器；术前若因葡萄膜炎导致眼压升高，应在控制炎症的同时积极降眼压；术中彻底清除皮质并行后囊抛光，防止后囊膜混浊的早发；围手术期根据不同类型葡萄膜炎，进行个性化的围手术期全身及局部用药；葡萄膜炎属慢性炎症，术后仍需积极控制炎症，以免炎症复发。

（三）小瞳孔的复杂白内障手术

在白内障摘除手术当中，瞳孔能够充分散大是白内障手术能否安全进行并获得成功的必要条件之一。然而，在很多病例中由于某些生理或病理性原因，患者的瞳孔无法完全散开或不能充分散开的。例如：纤维化瞳孔、瞳孔强直、瞳孔后粘连等使瞳孔散大困难。小瞳孔是指瞳孔直径≤4mm，临床上分为低反应性（功能性）和固定性（解剖性）。

手术难点：由于瞳孔缩小，术中视野减小，增加了术中虹膜损伤、出血、悬韧带离断、后囊膜破裂、晶状体核碎块坠入玻璃体腔等严重并发症出现的概率。

手术要点：对于低反应性瞳孔，术前可采用药物联用散大瞳孔，如睫状肌麻痹剂和散瞳剂配伍，术中可在前房内注入稀释后的肾上腺素散瞳。术中谨慎分离虹膜与之粘连的前囊，避免对虹膜刺激而减少炎症，可使用粘弹剂进行软性分离或针头进行硬性分离。术中使用虹膜扩张的辅助器械（如虹膜拉钩、虹膜扩张器等）牵拉虹膜，扩大瞳孔以保证良好的手术视野，术毕基本不会影响瞳孔的形状。沿瞳孔缘或瞳孔后撕囊，将超声乳化针头埋入晶状体核中央，使用劈核钩协同将晶状体硬核分成数块，也可通过打槽技术分核，分象限逐块乳化吸除，注意分核应彻底，避免造成后囊破裂和虹膜咬伤等并发症。

（四）玻璃体切除术后的复杂白内障手术

玻璃体切除手术会加速白内障的发生与发展，白内障手术在玻璃体切除术后具有更高的风险和并发症，其手术方式的选择以及术中的操作对于眼科医生具有一定挑战。玻璃体切除术中手术器械的直接损伤、眼内灌注液的冲击、手术显微镜和光导纤维的光毒性刺激、硅油及气体的填充等,玻璃体切除术后炎症反应、高眼压、术后眼内液体成分的改变等均会导致白内障的发生或加速白内障的进展。

手术难点:玻璃体切除术后所造成的各种解剖和病理生理学的改变,导致术后瞳孔不易散开、虹膜后粘连、悬韧带损伤或者相当脆弱、后囊膜破裂,以及玻璃体支撑作用的消失,眼内动力学的变化等因素影响了后房的稳定性,造成手术并发症的增加,主要有瞳孔缩小、前房波动、眼内出血、后囊膜破裂、晶状体坠入玻璃体腔、视网膜剥脱、灌注偏离综合征、黄斑囊样水肿等。所以,玻璃体切除术后白内障手术方式的选择对于眼科医生来说具有一定挑战。

手术要点:术中制作切口时应尽量避开原结膜巩膜切口,透明角膜切口隧道应长于普通超声乳化角膜切口,以保证切口的密闭性;撕囊时动作应轻柔,直径应略大以减少碎核过程对悬韧带的牵拉;水核分离应轻柔且充分,以减轻对后囊的压力;核乳化时避免高流量、高负压的超声乳化方式;术中瞳孔缩小可通过粘弹剂分离虹膜粘连,扩大瞳孔;保持前房灌注压力和抽吸负压适中,减少晶状体后囊平面的急剧变化;术中若出现前房深度的突然变化伴随瞳孔直径大小的变化,可通过降低灌注瓶高度来控制。

三、复杂白内障手术的视功能矫正与康复治疗

(一)基础眼病的康复治疗

复杂白内障经常合并其他眼病、外伤或全身疾病,术前准确评估及充分准备,是保障手术顺利的关键。术前详细、准确地完成眼部各项检查,尤其是对于合并可能影响视功能疾病的患者,术前评估效果至关重要;有严重全身性疾病的患者,术前需行必要的相关处理控制全身情况,术中密切监护。

1. 对于硬核或过熟期白内障,术前无法明确眼底情况时,可借助 B 超、OCT 等检查眼底,了解有无视网膜的变性和裂孔,发现早期的玻璃体、视网膜及黄斑病变等,预防视网膜脱离、黄斑变性等的发生。术后常规行眼底复查及随访,监测术后视力恢复情况、眼底及高度近视病变对视力恢复的影响等。发现格子样变性区和干性裂孔应及时予以视网膜激光光凝术,封闭裂孔及变性区,以免造成严重后果。如发生后囊膜混浊影响视力时,应予以 Nd:YAG 激光行晶状体后囊膜截开术。

2. 对于葡萄膜炎,术前需积极控制眼部炎症,可以局部或全身应用皮质类固醇或免疫抑制剂,待炎症控制稳定后 3~6 个月方可进行手术治疗。术前使用眼局部糖皮质激素、非甾体抗炎药等滴眼剂点眼,可以适当使用睫状肌麻痹剂,对于白塞病(Behcet disease)等类型葡萄膜炎最好结合全身用药。白内障术后葡萄膜炎仍要积极予以治疗控制,可以糖皮质激素、非甾体抗炎药及睫状肌麻痹剂局部点眼,必要时需全身运用糖皮质激素或免疫抑制剂控制炎症,以及特殊类型葡萄膜炎的病因治疗药物,术后用药应逐渐减量,并随时观察炎症的变化。

3. 对于青光眼导致的复杂白内障,若术前眼压偏高,可于术前 30 分钟静滴甘露醇,眼压降低后方可手术;但若术前眼压高,且单纯药物治疗无法降低眼压,则不适合行单纯白内障手术,建议行青白联合手术。术前眼压控制不良的患者,应时刻警惕术中切口开放后的眼压突降,引起脉络膜血管反射性扩张,造成爆发性脉络膜出血等;青光眼并发的复杂白内障术后应监测眼压变化,积极予以药物、激光及手术治疗。

（二）复杂白内障术后低视力的康复治疗

1972 年世界卫生组织（WHO）防盲研究小组提出：双眼中最佳矫正视力≤0.3~0.05 为低视力，而<0.05~ 无光感为盲。其中，视力≤0.3~0.1 之间为一级低视力，≤0.1~0.05 为二级低视力。同时，双眼中心视野小于 10° 也定义为低视力。造成复杂白内障术后低视力的原因很多，原有的眼部疾病是其主要原因，如高度近视、葡萄膜炎、视网膜脱离、青光眼等，也包括手术相关并发症如后囊膜破裂、出血、人工晶状体异位等原因。故术前应详细询问病史，行视觉电生理、视功能等检查来预测术后视力。儿童处于视力发育的关键时期，因而复杂白内障术后低视力的康复治疗主要针对的是儿童复杂白内障术后的治疗。对于大部分儿童复杂白内障术后低视力者，通过各种药物治疗、手术、屈光矫正、精细视觉训练弱视治疗等积极治疗后视力有不同程度的提高。

1. 后发性白内障是儿童复杂白内障术后最常见的并发症，目前国内外多主张采用白内障术中单纯后囊膜撕囊或联合前段玻璃体切割术来减少后发性白内障的发生率。复杂白内障术中后囊膜的处理应考虑患儿的年龄，对于年龄较小者，无法顺利配合的患儿，可在术中予以单纯后囊膜撕囊或联合前段玻璃体切除；对于年龄较大能较好配合术后随访的患儿，术中可保留完整的后囊膜并植入人工晶状体，若发生后发性白内障，可行术眼 Nd : YAG 治疗。

2. 儿童白内障术后植入人工晶状体已成为国际公认的康复白内障患儿视力的一个重要措施。对 2 岁以上患儿，在尽可能常规测量人工晶状体度数的基础上植入人工晶状体。对未植入人工晶状体的患儿，术后 1 周开始验配戴镜。对于戴镜后矫正视力不佳的患儿，要进行积极的弱视治疗。对于单眼复杂白内障术后的弱视患儿，除配镜外，对正常眼应行遮盖治疗和患眼精细视觉训练等弱视治疗。

（申屠形超　吴　晶）

第七节　白内障药物与营养治疗

目前，治疗白内障唯一明确有效的方法是手术治疗。然而，手术治疗白内障存在一定局限性：①白内障手术治疗需要在显微镜下进行，对于设备、医师临床技能水平有较高的要求；②白内障手术费用较高，对于我国卫生经济及医疗水平欠发达地区的患者而言可及性较低；③我国人口基数大，老龄化严重，白内障手术市场需求大而医生相对不足，导致白内障手术可及性进一步降低；④白内障手术可能带来或大或小的并发症，影响手术效果甚至带来严重后果。因此，尽管白内障手术基于临床安全性、有效性来说是最佳治疗手段，但未必是卫生经济学基础上的最好选择。

在此背景下，白内障非手术保守治疗的基础研究和临床转化显得极为重要：①安全有效的药物及营养治疗可以降低白内障发病率，延缓甚至逆转早期白内障的发生发展；②可以增加眼科医生及初级保健医生的治疗选择，为患者提供更具多样性、更富个性化的解决方案；③对于降低视觉康复医疗保健费用、推进国家防盲治盲工作的进展具有重要意义。统计显示，老年性白内障迟发 10 年，相关医疗费用可降低 50% 以上。

在过去几十年里，白内障的保守治疗方法不断进展，基因治疗、免疫治疗已被提上基础研究的日程，药物研究更新换代速度快。本章节将基于高质量研究及高级别循证医学证据，对白内障药物的有效性和 / 或安全性进行评价及推荐。

一、白内障药物治疗

目前,市面上及研究有报道的白内障治疗相关药物主要有:醛糖还原酶抑制剂、抗氧化剂,及近年来新报道的羊毛甾醇、他汀类,除此之外还有一些中药等,此处将依次进行介绍。

(一)醛糖还原酶抑制剂

糖尿病性白内障患者晶状体内葡萄糖增多,可将葡萄糖转化为 6- 磷酸葡萄糖(正常代谢途径)的己糖激酶作用饱和,此时葡萄糖可在醛糖还原酶的作用下代谢为山梨醇;半乳糖性白内障患者缺乏将半乳糖代谢为葡萄糖的酶,患者晶状体里半乳糖被醛糖还原酶转化为半乳糖醇。山梨醇、半乳糖醇均无法透过晶状体囊膜,造成晶状体内高渗环境,晶状体吸水、膨胀、混浊。因此,醛糖还原酶抑制剂理论上可阻断异常代谢途径,预防、治疗糖性白内障。

醛糖还原酶抑制剂主要包括吡诺克辛、苄达赖氨酸等。

吡诺克辛,又名卡他林,是国产药物白内停的主要成分。除了抑制醛糖还原酶的活性,吡诺克辛还具备"抗醌体"作用,通过竞争性抑制醌体与可溶性晶状体蛋白的结合,抑制不溶性蛋白的生成,阻止晶状体混浊的发生。因此,吡诺克辛在老年性白内障和糖性白内障中均有一定的临床应用。

体外试验指出,微摩尔水平的吡诺克辛可以改善亚硒酸盐和钙诱导的晶状体混浊,但毫摩尔水平才能保护晶状体免受紫外线照射的损伤,且在中波紫外线(ultraviolet B,UVB)照射下吡诺克辛可能造成对晶状体的损害。既往一项纳入 72 例初发期皮质型白内障患者的随机单盲对照试验发现,试验组的晶状体混浊程度增加比率低于安慰剂对照组,长时间随访效果更显著,对于小于 59 岁的年轻患者疗效更好。

苄达赖氨酸滴眼液在临床上有一定应用。既往研究提示苄达赖氨酸可延缓晶状体混浊的形成;一项随机双盲对照试验指出,患者视力平均值显著提高,对空间频率的对比敏感度有所改善,整体视觉体验改善。临床不良反应主要为灼热感、刺痛、流泪等眼部刺激征。

(二)抗氧化剂

自由基介导的氧化损伤被认为是多数类型白内障发生的共同通路。自由基主要通过以下 3 条途径影响晶状体的氧化还原状态:①损伤蛋白质:氧化晶状体蛋白巯基,导致蛋白内或蛋白间二硫键的形成,破坏晶状体蛋白三级结构及酶活性基团的功能,从而引起蛋白聚集和酶、受体生物活性的下降;②损伤脂质:生物膜富含不饱和脂肪酸,易受自由基攻击,形成脂质过氧化物,损害晶状体屏障功能,影响生物膜上酶及离子通道的活性,造成细胞内外离子分布紊乱;③损伤 DNA:引发 DNA 氧化损伤,影响遗传物质的稳定性及遗传信息的表达,从而诱发晶状体混浊。

竺向佳等研究发现,相较于老年性白内障患者,高度近视黑核性白内障患者晶状体上皮细胞内 αA- 晶状体蛋白启动子甲基化水平增高,同时基因转录和翻译水平降低,此外,2 种必需抗氧化基因 *GSTP1* 和 *TXNRD2* 的甲基化程度更高、表达水平更低,提示高度近视患者晶状体处于高氧化应激环境中,导致了其黑核性白内障的早发,因此,抗氧化剂作为白内障保守治疗药物具备一定的理论基础和应用价值。

1. 咖啡因　研究指出,咖啡因可以维持晶状体内谷胱甘肽和抗坏血酸的水平,从而保护晶状体免受氧化应激损伤。咖啡因对高半乳糖饮食诱导的小鼠白内障和亚硒酸盐诱导的小鼠白内障均具有保护作用,口服或局部用药均有效;咖啡烘焙过程中的邻苯二酚 / 焦儿茶酚作为抗氧化剂,同样具有预防白内障的作用。一项大型横断面研究指出,咖啡摄入量越高,白内障致盲的发生率明显降低。而经口摄入咖啡可以显著增加晶状体囊袋和晶状体上皮细胞中的咖啡因浓度,呈剂量依赖性。

2. 还原型谷胱甘肽　还原型谷胱甘肽滴眼液在临床上有一定应用。其作用原理在于:生理状态下,晶状体内含有高浓度的谷胱甘肽,它可通过疏基与体内的自由基结合转化成容易代谢的酸类物质,加速自由基的排泄,从而调节晶状体氧化还原状态,参与维持晶状体透明度;而白内障患者晶状体内谷胱甘肽水平下降,导致氧自由基增加,可溶性蛋白的疏基被氧化,可溶性蛋白减少,不溶性蛋白含量上升,导致晶状体混浊。

3. N-乙酰肌肽　N-乙酰肌肽(N-acetyl carnosine,NAC)的药理效应同样基于氧化应激理论。NAC滴于眼表后,可穿透角膜进入前房并被代谢为L-肌肽,后者在生理状态下即大量存在于晶状体周围环境中,以抗蛋白质糖基化和抗晶状体蛋白凝集变性等多种机制预防或减轻晶状体的混浊。由于有效成分L-肌肽会于眼表代谢为组氨酸,滴于眼表后无法维持在前房内的有效浓度,NAC提供了一条可行的L-肌肽给药途径。部分动物实验证实了L-肌肽的抗白内障作用,尤其是在氧化应激的病理状态下。然而,NAC滴眼液可预防或延缓老年性白内障进展的循证医学证据尚不充分。

4. TEMPOL　动物实验指出,4-羟基-2,2,6,6-四甲基哌啶-1-氧基(4-hydroxy-2,2,6,6-tetramethylpiperidin-1-oxyl,TEMPOL)对X线照射所致的兔晶状体上皮DNA损伤及白内障的形成具有明显的保护作用。TEMPOL能穿过血-房水屏障及细胞屏障,不仅是一种有效的放射保护剂,还能够抑制多种氧化应激过程。还原状态的TEMPOL,即TEMPOL-H,在体外同样具有抗氧化作用,可以减少谷胱甘肽的丢失,抑制人工培养晶状体细胞的增生。

(三)抗蛋白聚集药物

羊毛甾醇通过抗蛋白聚集发挥预防白内障作用,为近年来药物研究热点。以羊毛甾醇为有效成分的新药正在研发中,相关临床试验仍待完善。

正常晶状体中存在大量的羊毛甾醇。在体外和细胞转染试验中,羊毛甾醇可显著降低β及γ晶状体蛋白的聚集;在兔白内障晶状体体外试验和狗体内试验中,羊毛甾醇均可以增加晶状体透明度、降低白内障严重程度。而指导其合成的羊毛甾醇合酶(lanosterol synthase,LSS)异常可导致大鼠、小鼠、犬的晶状体混浊和人类先天性白内障的发生。Makley等通过热稳定性分析发现,羊毛甾醇不直接与β和γ晶状体蛋白结合,其抗蛋白聚集作用可能是通过激活内源性小热休克蛋白实现的。沈心悦等研究指出,羊毛甾醇和LSS在皮质中的表达水平与老年性皮质性白内障晶状体混浊程度呈负相关;两者表达水平与老年性核性及后囊下白内障的晶状体混浊程度无关。

(四)阿司匹林

阿司匹林对于白内障的预防作用最早在一个回顾性研究中被发现。该研究发现,使用阿司匹林的类风湿患者白内障的发病年龄大于未使用阿司匹林的非类风湿患者。一项病例对照研究结果也表明,长期低剂量使用阿司匹林类镇痛药可降低白内障的发病风险。然而,随后的多项大型随机对照试验和队列研究却指出,低剂量阿司匹林治疗对于白内障的预防和治疗没有显著疗效,阿司匹林使用者的白内障患病风险甚至略有增加。《美国眼科临床指南》(2016年)指出,阿司匹林不能降低白内障的患病风险。同时,由于长期服用阿司匹林可产生诸多不良反应,不推荐以预防白内障发生、降低白内障发病风险为目的长期服用阿司匹林等非甾体抗炎药。

（五）中药

中药在白内障临床治疗方面的应用历史悠久，目前有一定的药理基础研究及临床研究围绕中药提取物展开。

枸杞中含有的多糖成分-枸杞多糖已被证明具有抗氧化（减少活性氧的生成）、抗凋亡（抑制 p53 介导的细胞凋亡）、抗炎（减少 IL-6、IL-8 等炎症因子的生成）、抑制 TNF-α 和 VEGF 通路等特性。研究表明，枸杞多糖能够减少细胞内活性氧的生成、降低丙二醛（MDA）的水平，提高超氧化物歧化酶（SOD）和谷胱甘肽过氧化物酶（GSH-Px，GPX）的活性，对于过氧化氢（H_2O_2）诱导的晶状体上皮细胞具有抗凋亡、抗衰老的保护作用；枸杞多糖灌胃给药可延缓大鼠糖尿病性白内障进展。

姜黄素是姜黄的提取物，也是其主要有效成分，姜黄素可能通过其抗氧化特性延缓白内障的发展。研究提示，姜黄素可致 HSP70 表达水平及 MDA 活性降低，而致 SOD、GPX 活性增高，并显著增强细胞活力，通过抗氧化作用减轻亚硒酸钠诱导的大鼠白内障。纳米技术有助于改善姜黄素生物利用度低的现状，相关新药正在研发中。

（六）他汀类药物

《美国眼科临床指南》指出：迄今为止关于他汀类药物与白内障的关系尚有争议。部分研究认为他汀类药物可以一定程度上延缓白内障的进展，部分研究则得出了完全相反的结论。一项荟萃分析共计纳入了 313 200 余例患者、17 项研究（6 项队列研究、6 项病例对照研究、5 项随机对照试验）；队列研究的汇总结果表明，使用他汀类药物会适度增加白内障风险；而病例对照研究和随机对照试验的汇总结果表明，使用他汀类药物不会增加白内障风险；研究间异质性较高，没有明确证据表明使用他汀类药物会增加白内障的风险。

二、白内障营养治疗

白内障防治的营养治疗主要有维生素、微量元素、天然物质等，在此进行相关介绍。

（一）维生素

研究指出，膳食维生素 C、维生素 E、维生素 A、β- 胡萝卜素摄入可能对白内障有保护作用，但结论仍有争议。Cochrane Library 上一项系统回顾指出，没有证据证明补充抗氧化维生素（维生素 C、维生素 E、β- 胡萝卜素）可以预防或延缓老年性白内障的进展。然而，另外几篇荟萃分析发现，维生素 A、维生素 C、叶黄素的摄入与老年性白内障风险降低显著相关，但维生素 E、β- 胡萝卜素没有显著效果。

（二）微量元素

锌、硒、镁、钙等微量元素对于维持晶状体的正常代谢和功能具有重要作用，微量元素局部浓度异常可能致白内障发生，各型白内障均伴有一定程度的离子分布失衡。在此，我们对锌、硒元素的白内障防治作用进行介绍。

锌在眼组织中浓度较高，是人眼进行正常生化代谢和维持正常结构功能不可或缺的微量元素，主要发挥两方面作用：①作为 SOD 的重要组成部分，产生抗氧化作用，对晶状体有保护作用；②作为乳酸脱氢酶、己糖激酶等无氧酵解（晶状体能量的主要来源）相关酶的重要组成部分，维持晶状体的正常能量代谢，反之，锌的缺乏可能导致糖无氧酵解受阻，山梨醇通路增强，诱发晶状体高渗状态。研究认为，补充锌对预防或延缓白内障进展有益。Barman 等发现锌可以下调糖尿病性白内障大鼠多元醇途径酶；杜宇翔等认为锌具有抗氧化作用，$ZnCl_2$ 可减少活性氧生成，维持线粒体稳定状态，防止钙稳态破坏和细胞凋亡，显著抑制 UVB 诱发的人晶状体上皮细胞损伤。

硒参与组成了 GPX,对于眼内氧化还原代谢的正常进行起重要作用,补充硒元素有预防、延缓白内障进展的潜在作用。竺向佳等发现硒可以抗人晶状体上皮细胞凋亡。大鼠口服低浓度的硒溶液可降低萘诱导的晶状体混浊程度。然而,一项纳入 35 533 例健康男性的多中心随机对照试验提示,长期每日补充硒对预防老年性白内障没有明显益处。

(三)天然物质

多种多酚类物质,如花青素、儿茶素、银杏叶提取物、槲皮素和白藜芦醇等都被证明具有预防和 / 或治疗白内障的作用,可能与抗氧化、抗凋亡、抗炎、抑制 TNF-α 和 VEGF 通路等机制有关。

花青素是一类水溶性天然色素,多以糖苷形式存在于自然界中,在葡萄、蓝莓、黑豆、紫薯等植物中含量丰富,可由原花青素加热制备而成,两者均有强抗氧化作用。花青素口服摄入虽吸收有限,但可在眼、肝、脑组织内聚集。花青素可通过增加谷胱甘肽相关酶和 NADPH 的表达发挥抗氧化作用,以剂量依赖的方式减少晶状体上皮细胞的凋亡,并通过抗糖基化机制延缓大鼠糖尿病性白内障的发展。

儿茶素是从绿茶等植物中提取出的多酚类活性物质,也是最简单的原花青素之一。其单体主要包括表儿茶素(epicatechin, EC)、表没食子儿茶素(epigallocatechin, EGC)、表儿茶素没食子酸酯(epicatechin gallate, ECG)和表没食子儿茶素没食子酸酯(epigallocatechin gallate, EGCG)等。研究认为,儿茶素通过抗氧化、抗蛋白聚集实现预防或延缓晶状体混浊的作用。ECG、EGC 和 EGCG 可保护 γB- 晶状体蛋白免受紫外线介导的氧化应激损伤;且 EGCG 能以剂量依赖的方式有效阻断 αA(66-80)肽的聚集,还可分解已经形成的 αA(66-80)聚集体。对浙江省老年人口进行的大型横断面流行病学研究发现,饮用绿茶可降低老年性白内障的发病风险,每周平均饮茶≥14 杯、摄入中等浓度的茶对白内障有保护作用。

综上所述,许多药物和营养素对于早期白内障可能有一定疗效,但更确切的结论有待多中心大样本临床试验验证。未来如能研发出可以有效预防或大幅延缓白内障进程的药物,将有利于降低手术率,减少医疗开支,造福患者和社会。

(竺向佳 姚云茜 卢 奕)

参 考 文 献

[1] Melles RB, Holladay JT.Accuracy of Intraocular Lens Calculation Formulas.Ophthalmology, 2018, 125(2): 169-178.

[2] Rastogi A, Khanam S.Comparative evaluation of rotational stability and visual outcome of toric intraocular lenses with and without a capsular tension ring.Indian J Ophthalmol, 2018, 66(3): 411-415.

[3] Rong X, Miao A.Case Series: Slight Intraocular Lens Malpositioning as a Potential Cause of Vision Loss.Optom Vis Sci, 2019, 96(10): 802-807.

[4] Wielders LHP, Schouten JSAG.Prevention of macular edema after cataract surgery.Curr Opin Ophthalmol, 2018, 29(1): 48-53.

[5] Yagev R, Khatib N.Intraocular lens implantation as an isolated risk factor for secondary glaucoma in pediatric patients.Can J Ophthalmol, 2019, 54(5): 621-625.

[6] Liu ZZ, Long EP, Lin DR, et al.Dynamic profile of ocular refraction in pediatric cataract patients after lens

surgeries.Int J Ophthalmol, 2019, 12（12）: 1839-1847.

［7］ Seven E, Tekin S, Batur M, et al.Evaluation of changes in axial length after congenital cataract surgery.J Cataract Refract Surg, 2019, 45（4）: 470-474.

［8］ Chen J, Sun P, Wei Y, et al.Evaluation of eye-related parameters and adverse events of rigid gas permeable contact lens and spectacles correction in infants with monocular aphakia after congenital cataract surgery: a retrospective clinical study.Bmc Ophthalmol, 2019, 19（1）: 81.

［9］ Cao Q, Li X, Lin D, et al.Prevalence and determinants associated with spectacle-wear compliance in aphakic infants.Translational vision science & technology, 2018, 7（6）: 5-5.

［10］梅颖.先天性白内障术后屈光矫正.中国眼镜科技杂志, 2019,（5）: 80-84.

［11］ Do DV, Gichuhi S, Vedula SS, et al.Surgery for postvitrectomy cataract.Cochrane Database Syst Rev, 2018, 1: CD006366.

［12］ Joshi RS.Phacoemulsification in completely vitrectomized eyes: Intraoperative analysis of modified phaco sleeve.Indian J Ophthalmol, 2016, 64（9）: 659-662.

［13］ Zhu X, Li D, Du Y, et al.DNA hypermethylation-mediated downregulation of antioxidant genes contributes to the early onset of cataracts in highly myopic eyes.Redox biology, 2018, 19: 179-189.

［14］ Nakazawa Y, Ishimori N, Oguchi J, et al.Coffee brew intake can prevent the reduction of lens glutathione and ascorbic acid levels in HFD-fed animals.Experimental and therapeutic medicine, 2019, 17（2）: 1420-1425.

［15］ Ishimori N, Oguchi J, Nakazawa Y, et al.Roasting Enhances the Anti-Cataract Effect of Coffee Beans: Ameliorating Selenite-Induced Cataracts in Rats.Current eye research, 2017, 42（6）: 864-870.

［16］ Kronschlager M, Stimpfl T, Ruiss M, et al.Pharmacokinetics of Caffeine in the Lens Capsule/Epithelium After Peroral Intake: A Pilot Randomized Controlled Study.Investigative ophthalmology & visual science, 2018, 59（5）: 1855-1860.

［17］ Dubois VD, Bastawrous A.N-acetylcarnosine（NAC）drops for age-related cataract.The Cochrane database of systematic reviews, 2017, 2: Cd009493.

［18］ Shen X, Zhu M, Kang L, et al.Lanosterol Synthase Pathway Alleviates Lens Opacity in Age-Related Cortical Cataract.Journal of ophthalmology, 2018, 2018: 4125893.

［19］ Cao J, Wang T, Wang M.Investigation of the anti-cataractogenic mechanisms of curcumin through in vivo and in vitro studies.BMC ophthalmology, 2018, 18（1）: 48.

［20］ Yu S, Chu Y, Li G, et al.Statin Use and the Risk of Cataracts: A Systematic Review and Meta-Analysis. Journal of the American Heart Association, 2017, 6（3）: e004180.

［21］ Jiang H, Yin Y, Wu CR, et al.Dietary vitamin and carotenoid intake and risk of age-related cataract.The American journal of clinical nutrition, 2019, 109（1）: 43-54.

［22］ Barman S, Srinivasan K.Zinc Supplementation Ameliorates Diabetic Cataract Through Modulation of Crystallin Proteins and Polyol Pathway in Experimental Rats.Biological trace element research, 2019, 187（1）: 212-223.

［23］ Bungau S, Abdel-Daim MM, Tit DM, et al.Health Benefits of Polyphenols and Carotenoids in Age-Related Eye Diseases.Oxidative medicine and cellular longevity, 2019, 2019: 9783429.

［24］ Sheng Y, He F, Lin JF, et al.Tea and Risk of Age-Related Cataracts: A Cross-Sectional Study in Zhejiang Province, China.Journal of epidemiology, 2016, 26（11）: 587-592.

第八章

青光眼及视神经疾病的视觉康复

第一节 概 述

青光眼是由于病理性眼压升高导致特征性视神经损伤和视野缺损的一类疾病。根据其发病机制，青光眼可分为原发性、继发性和发育性三大类。原发性青光眼是最主要的青光眼类型，我国人的患病率为 0.21%~2.25%。根据前房角开放的情况，原发性青光眼可分为原发性闭角型青光眼（primary angle-closure glaucoma，PACG）、原发性开角型青光眼（primary angle-open glaucoma，POAG）。青光眼的发病率较高，已成为我国最主要的不可逆性致盲眼病。在我国原发性闭角型青光眼最为常见，这也是亚洲人群最常见的青光眼类型。不同类型青光眼的视觉损伤特点不一。原发性急性闭角型青光眼患者由于起病急，眼红、眼痛、头痛和眼压急剧升高等临床症状和体征进展迅速，只要获得早期诊断和有效治疗，疾病预后和视觉康复也较为理想。但部分原发性开角型青光眼患者，特别是正常眼压型青光眼，由于发病初期临床表现较为隐匿或眼压升高不显著，不会得到患者和眼科医生的重视，容易导致漏诊和误诊，甚至疾病进展到中晚期时才得以确诊。

青光眼的治疗方式多种多样，药物、激光和手术是主要治疗方法。对于视神经损伤和视野缺损处于早期阶段的患者，药物和激光是治疗的有效手段。中晚期青光眼大多需要手术治疗，微创青光眼手术具有创伤小、操作简单、并发症少及降压效果好等优点，已成为青光眼手术新的选择。但部分青光眼患者就诊时已存在明显的视功能障碍，例如视力下降、对比敏感度下降、视野缺损等。虽然他们的眼压能够控制在正常范围内，但是青光眼不可逆性的视野缺损常常会对患者的视功能和生活质量造成影响，可以表现为夜间视力下降导致行走不便，或者视野缺损导致容易磕碰或者摔倒。另外，部分青光眼患者存在不同程度的多疑、焦虑或者抑郁等心理问题，在临床治疗和视觉康复过程中也应该得到眼科医生的重视，并采取相应的疏导或者心理干预等手段配合青光眼治疗。

视神经是走行于眼球后至颅窝视交叉之间的视觉传输神经，主要负责传递视网膜感知的外界图像，并将其转换为视觉信号传入大脑。由于视神经的走行复杂且邻近组织众多，外伤、炎症、肿瘤或血管性病变等多种病因均可导致视神经疾病。随着病程的迁延不愈，一些累及视神经的疾病往往出现不可逆性损伤。例如，外伤性视神经病变或视神经脊髓炎若不及时处理，会导致疾病迁延不愈，最终引起视神经萎缩，患者将面临失明可能。因此，视神经疾病的治疗和视觉康复较为棘手，有时需要采用多种治疗方法，甚至多学科联合诊治。例如，视神经脊髓炎患者的治疗不仅需要眼科医生关注视神经病变，也需要联合神经内科和影像科共同诊治其他神经系统疾病，综合治疗也为该类患者的视觉康复带来了新的希望。

青光眼及视神经疾病由于发病机制复杂，不同阶段的临床表现不尽相同，因此需要采用积极的诊疗手段，同时也应该重视患者的视觉康复，为患者争取更好的生存质量。

（朱益华 王晓辉）

第二节　青光眼的视觉康复

青光眼治疗的主要方法包括药物、激光和手术治疗,以及术后康复和健康宣教等。近年来随着青光眼治疗模式不断创新,相应的运动康复和心理干预也越来越受到重视。此外,高压氧疗法、中医特色的针灸疗法也逐步应用于青光眼康复的临床治疗中。

一、原发性青光眼

原发性青光眼是指发病机制尚未完全阐明的青光眼,可因眼部解剖异常结构或基因突变导致青光眼的发生。依据房角形态、发病年龄和眼压情况,原发性青光眼可分为:① PACG:急性闭角型青光眼、慢性闭角型青光眼;② POAG:高眼压型;正常眼压型;高眼压症;③儿童青光眼:原发性婴幼儿型青光眼;少年儿童型青光眼;伴有其他先天异常的青光眼。

邯郸眼病研究的流行病学研究结果提示,我国非选择性人群中的原发性青光眼患病率约为 0.52%。以此推算,我国 2020 年原发性青光眼的患者约为 728 万人,约 180 万人将因青光眼而致盲。随着人口基数的增长和老年化加剧,原发性青光眼的患病人数将会逐年增多,这对于国家、社会和家庭都将带来巨大的经济和社会负担。因此,早期诊断、治疗及康复对于青光眼显得尤为重要。

(一) PACG

PACG 是我国最常见的原发性青光眼类型,由于虹膜构型或房角结构异常导致的前房角被周边虹膜机械性阻塞或与周边虹膜永久性粘连,房水流出不畅而眼压升高。PACG 在不同地域、种族、性别及年龄的人群中的发病率存在明显差异,以亚洲裔黄种人最常见,且女性的发病率多于男性。

1. 基于前房角镜和超声生物显微镜(ultrasound biomicroscope;UBM)下虹膜及前房的形态特征,PACG 的发病机制可归类为:

(1)瞳孔阻滞型:在前房结构狭窄的患者中,由于年龄的增长,晶状体变厚,前房容积和深度减少。当长时间处于暗环境或情绪激动时,瞳孔开大肌和括约肌同时兴奋,使虹膜向晶状体表明移位,阻碍房水经瞳孔流出的通道,房水不断在后房内聚集,顶推周边虹膜而阻塞小梁网,引起房角关闭而眼压升高。瞳孔阻滞型的是亚洲裔黄种人最为常见的PACG 类型。

(2)虹膜高褶型:由于虹膜肥厚或睫状体前移,虹膜根部的解剖位置异常前插于睫状体上,虹膜周边松弛或呈高褶状转向瞳孔,前房角粘连关闭,房水流出受阻而眼压升高。

(3)混合机制型:部分患者既存在瞳孔阻滞的发病机制,亦存在虹膜高褶的发病机制,混合性的因素引起 PACG 发生。此外,随着眼部高分辨率光学相干断层扫描等技术的应用,脉络膜和晶状体因素也被发现与 PACG 的发病相关。

2. 根据发病急缓分类　PACG 可分为原发性急性闭角型青光眼(acute primary angel-closure glaucoma,APACG)和原发性慢性闭角型青光眼(chronic primary angel-closure glaucoma,CPACG)。APACG 多发生在 50 岁以上的人群中,伴有明显的发病诱因,如秋冬节气变化、情绪波动和久处暗环境中。国内外对于该病分型有不同阐述，APACG 依据眼压升高程度和房角关闭状态可分为六期：临床前期、先兆期、急性发作期、缓解期、慢性期和绝对期。处于急性发作期的 APACG 由于发病急、眼压显著升高且视力急剧下降，是常见的眼科急症。该病临床症状主要表现为突然出现的同侧眼痛和头痛，伴有明显视力下降、虹视，多数患者可有恶心、呕吐等全身症状，易被误诊为肠胃炎或颅脑疾病。眼部主要表现为眼压在短时间内显著升高，睫状充血或混合性充血，角膜雾状混浊，大量色素性 KP，前房变浅伴房角狭窄或关闭，可出现虹膜节段性萎缩和瞳孔散大固定，晶状体前囊膜下出现灰白色的青光眼斑等。眼底常因角膜水肿而窥视不清，若能窥见，则可见视网膜静脉充盈和动脉搏动，偶伴有点状出血或视网膜中央静脉阻塞。基于以上解剖结构异常、诱发因素和临床表现，排除引起眼压升高的继发性疾病后，PACG 即可诊断。本病需与急性结膜炎、急性虹膜睫状体炎、继发性青光眼或引起相似症状的全身疾病相鉴别。

3. 治疗原则和方法　主要根据 PACG 所处的不同临床阶段给予及时的治疗。

（1）临床前期、先兆期和缓解期：由于前房角部分或完全开放，可选择激光或手术周边虹膜切除术，若存在非瞳孔阻滞机制，则可行激光周边虹膜成形术，主要目的是延缓或阻止前房角的关闭。近年来的多项临床研究也表明，对于既符合虹膜周边切除术又有白内障手术指征的患者，单纯行白内障摘除手术或联合房角分离术，可以有效恢复患者的视功能和控制眼压。

（2）急性发作期：由于该阶段的患者发病急骤、症状典型且视功能受损明显，一旦确诊应给予全身和局部的降眼压处理。急诊的处理主要是药物或前房穿刺降低眼压，后选择小梁切除术等滤过性手术。

（3）慢性期：对于房角粘连大于180°、眼压无法通过药物或激光控制、已经出现明显的视神经损伤者的患者，应及时行复合式小梁切除术等滤过性手术。若同时合并白内障者行青光眼白内障联合手术。

（4）绝对期：应患者视野及视神经已受损严重，主要治疗目的是缓解高眼压所致的疼痛。对于尚有部分房角功能的患者，可行滤过性手术降低眼压。对于眼部情况较差者，可行睫状体成形、光凝或冷凝手术。对于手术无法降低眼压、眼球外观已破坏严重者，应谨慎选择眼球摘除术。

CPACG 主要是由于小梁网被周边虹膜阻塞，引起慢性进展性的前房角关闭和眼压升高，最终导致青光眼性视野缺损和视神经凹陷性萎缩。因该类型的青光眼并无 APACG 急性眼压升高的临床表现，患者多无明显的自觉症状，仅小部分患者有眼胀痛、视物模糊、虹视等症状。故多数患者就诊时已出现相应的视神经和视野改变。治疗多采用激光或手术治疗。

4. 随访与预后　APACG 患者由于存在异常解剖因素和眼压升高等临床表现，临床均能较好地识别并得到及时的治疗。药物治疗对于 APACG 患者是初始且重要的治疗方法，有些患者由于各种原因不能接受手术治疗需长期甚至终身用药，但应注意各类药物的副作用。例如，对于高眼压状态下缩瞳剂的频繁使用，应注意胆碱能危象的发生，即过量和持续使用毛果芸香碱时患者可表现出多汗、呕吐、腹泻、流涎、气道分泌物增加、心率减慢等症状，此时应停药处理并密切观察，对于无法自行缓解者使用胆碱能受体阻断剂山莨菪碱或阿托品肌内注射。

APACG 及 CPACG 术后随访的主要内容有：眼压、前房情况、滤过泡的情况等，要根据眼部情况及全身状况作相应处理。部分术后患者需作滤过泡分离及滤过泡按摩，要教会患者及家属正确的滤过泡按摩方法。大部分 PACG 患者的预后是良好的。

（二）POAG

POAG 是由于病理性的眼压升高导致慢性、进行性的视野缺损和视神经损伤，其特征是在眼压升高时房角始终保持开放状态，且排除与眼压升高相关的眼部或全身异常。POAG 在世界范围内的患病率平均为（2.6±0.2）%，其中非洲裔人群患病率最高（4.16%），但欧洲裔的患病人数最多，占全球 POAG 患者约 23.9%。既往认为 POAG 在亚洲裔人群中的患病率较低，但近年来随着亚洲各国青光眼筛查工作的推进，POAG 在亚洲青光眼的构成比也逐年增高。

1. 发病机制　POAG 眼压升高的主要发病机制是经小梁网途径房水外流通道的阻力增加：①小梁网内皮细胞活性降低，细胞密度减少，近小管组织的细胞外基质异常积蓄，导致房水流出阻力增高；②房水流经小梁网后的阻力升高，包括集液管的细胞外基质异常积蓄和表层巩膜静脉压升高；③参与眼压调节的大脑中枢或血管 - 神经 - 内分泌轴系统失调；④分子遗传学研究也表明 POAG 具有基因致病性，表现为显著的临床异质性。

2. POAG 患者多处于 20~60 岁之间，并且随着年龄的增大，发病率也相应增高。在疾病早期患者可无自觉症状，仅在病变进展时甚至部分患者在晚期才表现出视力下降、眼痛、头痛和视野缩小等不适。与此相对应的早期体征也不甚典型，小梁网在房角镜下并无明显异常，仅部分患者可观察到较多的梳状韧带、虹膜根部前移、小梁网色素沉积增多或 Schlemm 管充血的体征。POAG 患者的眼压在疾病早期通常为不稳定性升高，尤其要注重其眼压升高的波动性。24 小时眼压监测具有重要的临床价值。当病变逐渐进展，眼压可出现持续性升高达 30~60mmHg，高眼压状态下可出现角膜雾状水肿。视盘进行性凹陷和视网膜神经纤维层缺损是 POAG 早期的特征性改变，并伴有盘沿丢失、视盘切迹和线状出血等眼底改变。随着病程的进展，杯 / 盘比逐渐增大，直至发展为晚期的视神经萎缩。

3. 治疗原则和方法　POAG 治疗主要采用药物、激光和手术等方法降低眼压。局部药物治疗是初始且最为重要的手段，首选前列腺素衍生物制剂。对于能通过 1~2 种降眼压药水达到目标眼压，且视野和视神经损伤不再进展的患者，可长期滴用药物维持治疗。复方固定制剂和不含苯扎氯胺防腐剂的滴眼液可以减少青光眼患者的眼表损伤并提高用药依从性。同时，新药的研发和原有药物的改良也能够帮助 POAG 患者获得良好的药物依赖性。选择性激光小梁成形术（selective laser trabeculoplasty，SLT）对于有用药禁忌证和无法耐受药物治疗的患者，可以作为替代治疗方法。当药物或激光无法控制眼压和视神经损伤进展的患者，应及时考虑手术治疗，常用的手术方式包括小梁切除术、非穿透性小梁切除术、青光眼引流器植入术和睫状体手术等。随着手术材料和技术的进步，青光眼微创手术（minimally invasive glaucoma surgery，MIGS）正越来越广泛地应用于 POAG 患者的治疗中，例如 Ex-press、iStent、CyPass 和 ABiC 等手术方式。

4. 随访与预后　POAG 患者术后滤过通道的管理和抗瘢痕药物的应用具有重要的临床意义。对于术后滤过泡形成不良或瘢痕化倾向明显的患者，应尽早进行滤过泡分离及结膜下注射丝裂霉素 C 或 5- 氟尿嘧啶等抗瘢痕药物。同时在随访期间应密切观察视神经节细胞的受损情况，部分患者在眼压控制良好时，视野缺损仍持续进展，需要继续药物治疗甚至多次抗青光眼手术。

二、继发性青光眼

继发性青光眼的发病机制复杂，常由外伤、炎症、血管因素、综合征相关、药物相关、眼部手术相关和占位性病变导致。根据眼压升高时房角的开闭状态，继发性青光眼可分为闭角型和开角型。但在疾病的演变过程中，房角会因病理的变化而由开角转变为闭角，例如新生血管性青光眼早期房角开放，随着新生血管膜收缩导致房角关闭和周边虹膜粘连。继发性青光眼的诊断不仅要评估原发疾病的眼部表现，也要注意甄别其他全身异常，例如Sturge-Weber综合征不仅可因血管畸形导致眼压升高，也可因脑膜蔓状血管瘤导致癫痫发作。继发性青光眼的治疗同样需要兼顾原发病与青光眼的处理，例如炎症相关性青光眼手术患者，需要在控制炎症的同时控制眼压，有些炎性相关性青光眼需要手术治疗，并且术后应加强抗炎处理。

三、儿童青光眼

儿童青光眼是最主要的儿童致盲性眼病之一，虽然极少数患儿有自行缓解的可能，但是绝大多数患儿一旦确诊，如不及时治疗，最终可致盲，对家庭及社会造成极大的负担和损失。儿童青光眼可分为原发性先天性青光眼和原发性青少年型青光眼。原发性先天性青光眼多在出生的时候就已经存在眼部异常，通常在3岁以前发病，原发性青少年儿童型青光眼通常是3岁以后至发育成熟之前少年儿童期发病的发育性青光眼。

（一）原发性先天性青光眼

原发性先天性青光眼是发育性青光眼中最多见的一型，有明显的家族遗传的倾向，主流观点为多基因遗传，遗传方式大多为常染色体隐性遗传。典型的临床表现是畏光、流泪、眼睑痉挛、角膜增大、眼压增高，最终导致视神经萎缩。该病具有发病年龄小、病情发展快等特点，病理性的高眼压造成视神经不可逆性损害。

1. 治疗原则和方法　一旦确诊应立即给予药物及手术治疗，因为患儿对抗青光眼药物的耐受性一般较差，不良反应严重，且长期用药的安全性难以保障，因此药物治疗仅作为短期的过渡治疗，手术成为儿童青光眼的首要治疗方法。

2. 手术方法

（1）前房角切开术（又称内路小梁切开术）：目前国内外研究报道前房角切开术的手术成功率77%~86%。

（2）外路小梁切开术：对于角膜缘边界不清、结构改变、Schlemm管变形、发育异常或缺损、有前房出血等并发症的情况下寻找Schlemm管较为困难，使单一的小梁切开术成功率及推广率受到一定影响。随着改良的外路小梁切开术的发展，此手术成功率及长期疗效均得到了较大提高。Sarkisian和Sahzmann等均曾报道过改良的360°小梁切开术（即应用小梁切开刀切开360°小梁网）优于经典的常规外路小梁切除术，其术后眼压下降幅度更为明显。360°小梁缝线切开术是外路小梁切开术的又一改良术式，有报道证实360°小梁缝线切开术是治疗先天性青光眼的有效治疗方法，其成功率为87%~92%。

（3）小梁切除术：由于婴幼儿肥厚的Tenon囊和成纤维细胞增长活跃，会导致先天性青眼小梁切除术后过度愈合，使手术成功率下降，大多数学者不建议将它作为先天性青光眼的首要治疗方式。

（4）联合手术：小梁切除联合小梁切开手术是儿童青光眼治疗的比较理想的术式。

3. 随访和预后　角膜直径、视盘 C/D 的变化和眼轴的增长是判断儿童青光眼病情是否控制或进展的两项指标。眼压也是一项重要因素，但是受限于患儿年龄小，配合度差，干扰因素较多，对比术前 C/D 值得变化更有意义。C/D 比值不变或者缩小说明控制良好，若增大则说明病情仍在继续发展。婴幼儿角膜直径的继续增大也是眼压未控制的明显表现。眼轴也是判断儿童青光眼术后眼压控制是否良好的重要指标。

（二）原发性青少年型青光眼

发病机制与原发性先天性青光眼相同，但是青光眼的体征出现较晚，没有眼球、角膜扩大的外观特征。其病程进展与原发性开角型青光眼相同，房角一般呈宽角，虹膜附着位置较前，可见较多的虹膜突和中胚叶组织残留。治疗原则及治疗方法与原发性开角型青光眼相似。

（三）儿童青光眼的视功能矫正与康复治疗

儿童青光眼的视功能矫正与康复治疗是让患儿最大限度地保留和提高视功能。国外有学者研究表明，对于儿童青光眼，早期的诊断以及手术干预可以提高术后的矫正视力。

Kargi 等曾对 126 例（204 只眼）儿童青光眼患者做过平均达 11 年的随访，如果术后眼压能控制在 19mmHg 甚至以下，那么患儿的视力、视野、C/D 都将得到比较好的保持，对于儿童青光眼患者，手术时间选择在出生后 4 周左右比刚出生的时候能得到更好的矫正视力。6 岁之前发病的儿童青光眼，术后弱视治疗跟眼压的控制一样重要。

由于眼压升高造成的眼球和角膜扩张可引起患眼明显的屈光不正。如果术后眼压无法控制，3 岁以后眼压仍然在继续升高的患儿，可有进行性近视的表现。许多临床医生将过多的注意力放在青光眼术后眼压的控制，而忽视了屈光不正的矫正，早期的屈光检查对患儿来说非常重要，睫状肌麻痹下的检影验光对于患儿而言尤其是一项不可缺少的常规检查。近视是所有发育性青光眼患儿最主要的屈光状态，未进行屈光矫正的患儿因视力欠佳喜眯眼、凑近视物等，更容易进一步加重近视的程度，导致眼轴进一步增长，增加视网膜变性等高度近视并发症等风险，导致后期视力矫正更加困难。屈光矫正后加用助视器矫正可更大限度地提高患儿的功能视力，对于低视力儿童青光眼患者，光学助视器的应用是此类患儿视觉康复有效和必要的手段。

（四）青光眼术后的视功能矫正与康复治疗

由于青光眼手术主要目的是降低眼压，延缓或中止视神经损伤进展，因此青光眼术后不仅要维持滤过通道的顺畅，也要面对视功能矫正和康复的问题。青光眼术后早期屈光状态的改变是最早引起视功能异常的原因。手术相关的结膜切口位置和形态、巩膜瓣缝线松紧、术后浅前房和角膜穿刺口等因素，都会造成术后角膜曲率的改变，导致顺规散光。但术后早期屈光状态的改变是可逆的，特别在术后 3 个月时，随着缝线的拆除和前房深度加深，角膜曲率将逐渐恢复术前状态。此时若仍残存影响视功能的屈光不正，可进行验光后的光学矫正。

青光眼术后白内障会加速发展，白内障发展的速度较年龄相关性白内障更为迅速。青光眼术后白内障的发生率约为 19%~47%，尤其是在老年人的 PACG 中发病率更高，超过 75% 的患者在青光眼术后半年内即需要行白内障手术。不同于一般白内障手术，该类型的患者术前会有不同程度的浅前房和房角、虹膜组织萎缩及瞳孔区的粘连。并且存在加速白内障进展的危险因素,例如高龄、青光眼急性发作、多次青光眼手术或术中未使用抗代谢药等。在青光眼术后的白内障手术中,也存在诸多难点:①青光眼术后浅前房,虹膜粘连、萎缩、缺乏弹性,瞳孔不易散大,操作空间小;②晶状体硬核居多,术中超声应用的能量大和时间久,容易导致悬韧带断裂和术后角膜失代偿;③滤过功能可能受白内障手术的影响,导致原有滤过通道阻塞和破坏;④发生爆发性脉络膜上腔出血的可能性较单纯白内障手术增高 10 倍;⑤术后发生暂时性眼压升高依然存在。

青光眼术后的白内障手术操作难度增加,而且其眼轴、前房深度、晶状体厚度和角膜曲率都发生不同程度的改变,这些都对人工晶状体种类的选择和度数计算提出了更高要求。在眼轴测量中,1mm 眼轴的误差可导致 2.5~3D 的屈光变化。并且不同术式对眼轴的影响也存在差异,小梁切除术后对眼轴的影响较引流钉更为显著。有研究表明,在引流钉植入术后 3 个月,可使眼轴平均缩短 0.15mm,而在在小梁术后眼轴缩短约 0.43mm,若术中联合使用丝裂霉素,则术后眼轴缩短可达 0.9mm。并且,青光眼术后角膜散光会在 3 个月左右到达一个平台期,随后的一年缓慢下降。晶状体厚度也受到青光眼手术的影响,术后 6 个月的晶状体厚度增加约 0.07mm,若术中使用丝裂霉素 C(MMC)可导致前房进一步变浅,影响人工晶状体度数计算的准确性。这些都提示应在屈光状态稳定后再行白内障手术。

对于人工晶状体种类的选择,除了应用传统的非球面人工晶状体,部分学者倾向对超过 1.5D 规则散光的患者植入 TORIC 晶状体。国外有研究表明,在 126 例青光眼且散光超过 1.5D 患者中植入散光晶状体,术后可以明显矫正散光且提高视力。但 TORIC 在青光眼术后的白内障治疗需要更多循证医学证据的支持。青光眼患者术后视功能的变化,不仅包括视野丧失也存在对比敏感度的下降。多焦点人工晶状体虽然可以提高远中近距离的视力,但是可能降低对比敏感度,加重青光眼患者视觉障碍。部分植入多焦晶状体的青光眼患者,存在夜间眩光问题和驾驶时迎面而来的前灯周围出现光晕,所以多焦点晶状体一般不建议用于青光眼术后的白内障患者。

在白内障人工晶状体度数的计算研究中,11 项主流计算公式对比的结果表明,Barrett 公式对屈光度数的计算更为准确,在不同眼轴的白内障患者中均有较好适用性,并且术后屈光度数的误差更小,尤其对于眼轴长度、晶状体厚度、角膜曲率和前房深度参数的优化度更高,可推荐为青光眼术后白内障人工晶状体度数计算的参考公式。

青光眼术后的康复是保证患者出院后眼压稳定的重要方法,具体的内容主要包括:

(1)生活指导:除了医疗行为可以干预青光眼患者的眼压,饮食和行为等也被证实与其眼压调控相关。多项研究表明,POAG 与器官低灌注、心血管疾病或贫血等全身性因素有关,有氧运动或温热疗法可降低 POAG 的眼压。运动降低眼压可能的机制主要有:①有氧运动增加交感神经活性,脉络膜厚度变薄而平均动脉压升高,诱导房水生成减少而流出增多,最终使眼压降低;②运动后血浆胶体渗透压增加,使相对负荷减轻,改变血 - 房水屏障的蛋白渗透性,减少房水生成;③中低强度的运动降眼压作用更为明显,降眼压幅度随年龄增大而减弱;④基线眼压越高的人群或青光眼患者,运动后的降眼压作用更为显著。因此,长期规律的中低强度有氧运动可以降低青光眼患者的眼压,延缓其视神经损伤,提高患者的生存质量。

此外,需要引起我们注意的是某些动作会使眼压增高。例如,举重、倒立、Valsalva 动作或吹奏乐器等运动,可以通过增高静脉压引起眼压升高,青光眼患者应避免进行此类运动。

(2)心理干预:多项青光眼人格特征研究表明,急躁或冲动的 A 型人格是 PACG 患病的危险因素。而多疑或抑郁的性格特征常出现在 POAG 的患者中。因此,青光眼是一种心身疾病,应该将传统的医疗干预手段和心理干预方法相结合。目前,应用于青光眼心理干预的方法主要包括:①心理疏导;②暗示和催眠疗法;③松弛和生物反馈;④健康宣教。这些干预措施可以提高青光眼患者对疾病的认知,改善紧张和焦虑的情绪,减轻疾病的应激反应,增强对治疗的依从性,从而促进青光眼的视觉康复。

(3)医疗指导:青光眼术后需要局部或者全身应用药物进行康复,这不仅需要医护人员对其进行用药方式的指导,还要加强患者对青光眼治疗的认知。医护人员在术后需要指导患者正确的眼部护理方法,例如点眼水和涂眼膏的方法、滤过泡的家庭护理、青光眼全身用药的注意事项和健康的用眼习惯等。对于需要进行滤过泡按摩的患者,在术后早期应在医护人员的帮助下完成按摩,并逐步过渡为居家自主按摩,按摩的方式、力度和频次可以根据患者术后的眼压和依从性进行个性化调整,最终的目的是形成功能性滤过泡,维持术后眼压,提高青光眼手术的成功率。一些中成药如益脉康、复明片等对青光眼也有一定程度的康复效果。

(朱益华 王晓辉)

第三节 低眼压的视觉康复

低眼压在眼科临床工作中并不少见,多种眼部疾病、眼科手术以及全身因素都可以导致其发生。对于低眼压的诊断标准尚存在一些争议。有的书籍中把眼压(intraocular pressure, IOP)低于统计学平均眼压 3 个标准差(<6.5mmHg)作为低眼压的标准;世界青光眼协会(World Glaucoma Association)发布的青光眼手术临床研究设计和报告指南(guidelines on design and reporting of glaucoma surgical trials)中建议以 IOP≤5mmHg 作为低眼压的标准;此外,临床上存在一些患者(尤其是老年人)的 IOP 虽然已经符合低眼压的数值标准,但并不发生视功能损伤,因此有些研究者认为应以眼压降低程度是否造成视功能损害和并发症发生为标准,而不应机械地定义成某一数值。笔者更倾向于采用第三种标准,因为在临床工作中经常能看到一些年轻患者,IOP 在 8~9mmHg,黄斑出现明显的低眼压性水肿;而一些老年患者,眼压虽然在 5mmHg 以下,视功能却良好,没有任何不良主诉。

一、房水动力学

眼球内容物由房水、晶状体、玻璃体组成,这三者中只有房水处于不断流动与循环中。房水生产与排出之间的平衡对于维持 IOP 的稳定至关重要。这种关系由 Goldman 公式来表示:$P_0=(F/C)+P_V$。其中 P_0 是指 IOP(mmHg),F 是房水产生的速率(μl/min),C 是房水流畅系数[μl/(min·mmHg)],P_V 是上巩膜静脉压。任何导致房水流出增多和 / 或产生减少的因素都可以造成低眼压。

睫状突是房水产生的主要场所,数量为 70~80 个。每个睫状突由 3 部分组成:最内层的无色素上皮、色素上皮,以及包含血管的基质核心。无色素上皮与视网膜内 9 层相延续,色素上皮与视网膜色素上皮层相延续。这两层细胞内部的细胞间连接均为的紧密连接,形成血 - 房水屏障。正常情况下,无色素上皮层以平均 2.4μl/min 的速度分泌房水。

正常生理情况下,房水经产生后从后房流到前房。然后,通过经典小梁网途径和葡萄膜巩膜途径流出眼外。小梁网房水流出途径(压力依赖性流出通路)承担大部分房水流出(约80%以上),一部分通过葡萄膜巩膜途径(非压力依赖通路)流出(10%~20%),少量房水通过虹膜表面隐窝吸收(约5%)。小梁网本身提供了约75%的房水外流阻力,剩余的阻力来源于集合管以后的流出通道。因此,小梁网是多种抗青光眼手术的目标组织,如小梁切开术、房角切开术和多种微小切口青光眼手术(minimally invasive glaucoma surgery, MIGS)。同时,葡萄膜巩膜途径流出的限速部位在睫状肌水平,因此发生睫状体解离时,患者IOP会明显下降。

二、低眼压的临床表现

(一)病史

造成低眼压的原因很多,临床工作中除了需要详细了解眼科和全身病史,尤其需要注意眼部外伤、用药或手术史。此外,着重询问可能引起低眼压的一些继发性原因,例如:葡萄膜炎、视网膜脱离等。在眼部检查以外,还应注意全身检查,需要注意是否存在动脉炎性或非动脉炎性血管病变,因为这些血管病变可能造成睫状体血流的减少。还应该了解其他能够引起低眼压的一些罕见全身原因,如:怀孕、肌营养不良和导致严重全身体液渗透压梯度改变的疾病(如糖尿病酮症酸中毒或尿毒症昏迷)。最后,需要了解患者全身以及局部用药史,一些药物可以造成IOP降低。

(二)检查及诊断

低眼压可以引起眼部一系列体征。世界青光眼协会建议的低眼压诊断标准为IOP≤5mmHg。低眼压患者的视力经常会有不同程度下降,但临床上的确存在个别患者,IOP数值符合低眼压诊断标准,但视功能并未明显受损,尤其见于老年患者。对于有外伤或眼部手术史的患者,需要进行Seidel试验,以评估伤口是否存在渗漏。一旦眼球壁的完整性得到确认,进行房角镜检查以评估是否存在房角异常,比如:睫状体解离。不过在低眼压的眼上进行房角镜检查,角膜很容易出现皱褶而影响观察。在慢性低眼压患者,角膜可能因为房水循环减少而发生角膜内皮功能失代偿。同样因为房水减少导致营养变化,慢性低眼压患者经常发生白内障。此外,患者前房可能较浅或完全消失。临床上对于前房深度分级有多种方法,主要依赖房角构型及房角镜检查的结果来进行分级。低眼压状态下进行房角镜检查存在一些困难,不同检查者之间结果的差异也较大。Spaeth分级方法是临床医生较为常用的分级方法,此方法将前房深度分为3个等级:1级:周边虹膜与角膜相接触;2级:虹膜完全与角膜接触,但晶状体未接触;3级:角膜与晶状体接触(也就是前房完全消失)。

低眼压也会影响眼后段结构。当血-眼屏障受到破坏时,会发生浆液性渗出,引起脉络膜脱离或睫状体/脉络膜脱离。脉络膜上腔的液体积聚,如果拉破血管则可能造成脉络膜上腔出血。其他可能的体征包括:视盘水肿、视网膜血管迂曲、黄斑褶皱(图8-3-1)和黄斑星芒状渗出等。在脉络膜皱褶的区域,慢性低眼压患者可能出现视网膜色素上皮萎缩。最后,在萎缩的眼球,巩膜可能发生增厚和骨化。

与成人相比,儿童的眼球壁更加柔软,因此,儿童和成人眼睛对低眼压的反应不尽相同。儿童眼球因低眼压发生并发症的报道较少。与成人相似,儿童持续低眼压可能导致视盘水肿和视网膜前膜形成。对于手术的反应,如小梁切除术、青光眼房水引流物植入或白内障手术，儿童眼睛可能更容易发生低眼压，但一般儿童的预后往往比成人好，因为儿童眼球对于脉络膜渗液的吸收能力较成人强。

低眼压的诊断主要依赖于临床判断。一些临床检查可以发现 IOP 过低征象。超声生物显微镜（ultrasound biomicroscopy，UBM）有助于发现睫状体解离、萎缩或脱离；B 超扫描有助于发现脉络膜渗漏、视盘水肿、脉络膜脱离等征象；光学相干断层扫描可以发现视网膜水肿、色素上皮脱离、脉络膜渗液等。

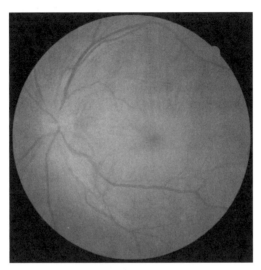

图 8-3-1　低眼压导致视盘水肿、静脉略迂曲、黄斑区皱褶

（三）视力预后

低眼压会由于多种因素引起视力下降。任何涉及屈光介质的改变，如角膜水肿、白内障，都会导致视力下降。同时，IOP 较低时眼球更容易受到眼外肌、眼附属组织或缝线的外力作用而变形，导致散光增加。眼球前后径缩短以及脉络膜脱离可将眼球屈光状态转变为远视偏移；另一方面，浅前房所引起的晶状体前移又可能使屈光状态向近视偏移。低眼压性黄斑水肿、星芒状渗出是引起视力下降的另一个重要原因。最后，其他原发疾病潜在的病理损伤，如眼缺血综合征、外伤、视网膜脱离和葡萄膜炎等，也都会影响视力。

上述提到的多种引起视力下降的因素在改善了低眼压状态后大多是可逆的。有研究发现，青光眼滤过术后发生低眼压性黄斑水肿的患者在接受了滤泡修补后视力显著提高，视网膜增厚也明显消退。但也有研究发现，持续低眼压超过 6 个月后的经治疗提高视力的概率有所下降。长期低眼压可能造成外层视网膜不可逆的萎缩。因此临床上对于低眼压应分辨原因，及时给予相应治疗，以尽可能恢复患者视功能。

三、低眼压的临床原因及治疗

如前文所述，在眼局部，依据 Goldman 公式任何引起房水流出增多和 / 或产生减少的因素都可以造成低眼压，此外，一些全身因素或疾病也可能引起。

（一）房水生成减少

睫状突是房水产生的部位，多种因素可以导致睫状突房水生成减少。

1. 睫状体低灌注 眼缺血综合征可以引起低眼压。最常见的原因是单侧颈总动脉或颈内动脉的闭塞，少见的情况也可能是眼动脉闭塞。眼缺血综合征所导致的全眼缺血，可以造成一系列体征。虽然长期缺血导致虹膜及房角新生血管产生，房水流出阻力显著增加，但患眼的 IOP 常可表现为低或正常，主要原因是睫状体缺血所致的房水生成减少。值得注意的是，如果动脉闭塞通过治疗解除后，由于睫状体缺血缓解，房角的新生血管膜会导致 IOP 显著升高，从而有了新生血管性青光眼的典型表现。

眼缺血综合征的治疗需要多学科协同，包括内科、血管科、神经科以及眼科。在眼科，治疗主要针对本病的并发症。全视网膜光凝和抗血管内皮生长因子注射可以减少缺血所致的新生血管生成。如果发生了新生血管性青光眼，抗青光眼药物和手术可以降低 IOP。

2. 牵引性睫状体脱离 牵引性睫状体脱离主要发生在增殖性玻璃体视网膜病变（proliferative vitreoretinopathy，PVR）和慢性葡萄膜炎中，有时严重的晶状体囊袋收缩也可以引起牵引性睫状体脱离。严重的 PVR（至少 C-3 级）、使用 SF_6 或 C_3F_8 等惰性气体填塞、黄斑区脱离、视网膜切开松解以及累及赤道部以前的广泛牵引都是引起低眼压的危险因素。睫状体脱离导致低眼压的确切机制尚不完全清楚，可能的解释包括：首先，睫状体与巩膜的机械分离可能导致无色素上皮及其血管功能受损，导致房水产量减少；其次，脱离本身可能会增加葡萄膜巩膜途径房水流出，进一步降低 IOP。

研究表明硅油填塞在减少低眼压发生率方面有一定益处。此外，剥除睫状体表面的膜对控制 PVR 有帮助。膜剥除在慢性葡萄膜炎伴有牵引性睫状体脱离的患者中也可以起到升高 IOP 的作用。对于囊袋收缩引起的低眼压，通过 Nd：YAG 激光或手术进行放射状囊膜切开术可以释放睫状体牵引力并提高 IOP。

3. 炎症 高眼压和低眼压经常是许多葡萄膜炎患者所面临的双重挑战，患者很容易在这两种临床体征间不断转换。在一项关于非感染性葡萄膜炎的大型回顾性研究中，低眼压的总体发生率较低[0.61%/（眼·年）]，但与视力差密切相关。同样，感染性葡萄膜炎也有低眼压的报道。前葡萄膜炎和全葡萄膜炎比中间部和后葡萄膜炎发生低眼压的风险更高。低眼压是多种因素共同作用的结果：急性炎症引起的房水生成减少、膜牵引或浆液性渗出导致睫状体脱离以及睫状突萎缩；葡萄膜炎所致的并发症经常需要手术治疗，白内障手术、玻璃体切除术和青光眼手术后，都更容易出现低眼压。

与成人相比，儿童葡萄膜炎患者发生低眼压的风险更高。在患有幼年特发性关节炎相关葡萄膜炎的儿童中，有 9%~15% 的比例发生低眼压。积极主动地尽早控制炎症可以减少低眼压的发生风险。低眼压通常是儿童葡萄膜炎的晚期并发症，此时由于与葡萄膜炎相关的多种并发症，患儿的视力通常已经受到损伤。

4. 药物源性房水生成减少 多种抗青光眼药物直接作用于睫状体，减少房水产生，以达到降低 IOP 的作用。常用的局部抑制房水生成药物包括：β-肾上腺素能拮抗剂、α-肾上腺素能激动剂和碳酸酐酶抑制剂。根据前面提到的 Goldman 方程式，IOP 不可能低于上巩膜静脉压，因此一般单独使用局部抗青光眼药物是不可能出现低眼压的。同时，全身使用的碳酸酐酶抑制剂一般也不会造成低眼压。

除上述以外，其他还有一些药物与低眼压有关。玻璃体视网膜手术中使用的吲哚菁绿可能引发低眼压。研究表明，吲哚菁绿可能对睫状体具有细胞毒性作用，从而导致房水生成减少。西多福韦（cidofovir）是一种针对巨细胞病毒性视网膜炎静脉注射或眼内注射的抗病毒药物,具有较高的剂量依赖性眼内炎症(23%~88%)和低眼压(6%~43%)发生率。西多福韦注射后人眼的尸检结果显示睫状体无色素上皮萎缩。

5. 睫状体破坏性手术 睫状体破坏性手术主要通过针对性破坏睫状突降低眼压。临床上有多种手术方法,包括:透热、手术切除、超声、冷冻或激光。由于透热和手术切除具有很高的并发症发生率,因此临床上已经几乎不用。睫状体冷冻术从 20 世纪 70 年代开始应用于临床,由于预测性较差以及潜在威胁视力的并发症,目前多被应用于难治性终末期青光眼。在一项连续 10 年的研究中,睫状体冷冻术后有 12% 的患者发生眼球痨,60% 的患者视力下降至术前水平以下。高强度聚焦超声睫状体凝固术在 20 世纪 80 年代进入临床应用,其改良设备近年来在国内也逐渐开始应用。激光睫状体光凝已经成为国内和国际上广泛接受的治疗方法,治疗可以经瞳孔、经巩膜或内镜方法进行。从激光种类来说,Nd:YAG 和二极管激光器都可以使用。理论上,二极管激光器具有更深的组织穿透力,所需能量更少。据报道,接触和非接触式 Nd:YAG 光凝低眼压发生率为 0~12%。经巩膜二极管激光器的结果与之相似(0~12.5%)。近年来,微脉冲二极管激光进入临床应用,其组织破坏性较小,因此受到临床医生关注,研究发现其低眼压的发生率为 0~6%。此外,作为 MIGS 手术的一种,内镜二极管激光器可以在直视下对睫状突进行治疗,大幅度减少了周围组织的损害。研究发现这种方式治疗后低眼压的发生率最多为 8%。总体而言,睫状体破坏的范围与最终 IOP 之间缺少良好的量效关系,治疗的可预测性较差,因此在临床应用时可以考虑少量多次的方法,以尽量减少眼球萎缩的发生。

(二)房水流出增多

对于房水流出增多的病因,依据眼球壁是否完整分为:眼球壁完整和不完整两种。以下根据不同原因分别进行讨论。

1. 眼球壁完整

(1)睫状体解离:睫状体解离,临床上有时称为:房角痿,一般是由于眼钝挫伤后(少见的情况见于青光眼小梁切除或房角手术后)睫状体从巩膜突上分离,前房与脉络膜上腔沟通,引起低眼压的一种疾病。需要与之鉴别的是睫状体脱离,脱离是指由于炎症、渗出、出血等原因,睫状体与巩膜分离,但未与巩膜突分离,没有前房 - 脉络膜上腔沟通。虽然两种疾病都可以引起低眼压,但致病机制不同,需要在临床上仔细加以分辨。睫状体分离的诊断一般可以通过房角镜检查加以证实(图 8-3-2),不过有时患者眼球软、前房浅等因素限制了房角镜观察房角。眼前节光学相干断层扫描(optical coherence tomography,OCT)和 UBM 检查都是良好的无创检查方法,对于角膜混浊或瘢痕的患者,UBM 的优势更为明显。睫状体解离通常同时伴有睫状体脱离,OCT 或 UBM 找到前房与脉络膜上腔相通的证据是重要的鉴别要点。

局部睫状肌麻痹剂是治疗睫状体解离的保守治疗方法。放松睫状肌有助于睫状体和巩膜突的重新贴合。局部类固醇激素的作用尚不明确。尽管可以通过类固醇反应改善炎症并提高 IOP,但长时间使用可能会阻碍愈合过程,因此,一般在眼部炎症反应较重时短期使用,并尽早停用,以促使分离处闭合。通常,在考虑采用手术治疗之前,保守治疗 6~8 周。手术治疗的时间节点尚有争议。虽然一些研究发现低眼压持续时间与视力恢复之间没有相关性,但一般认为在 2~3 个月内修复效果更好。

如果痿口较小(<3 个钟点),可以尝试进行激光光凝。激光治疗可引起局部炎症,促使睫状体与巩膜之间的黏附。1980 年,Joondeph 首先描述了用于睫状体复位的氩激光光凝

术。经巩膜二极管睫状体光凝也可以用来治疗本病,对于不能在裂隙灯下配合或房角可视性差的患者是一个很好的选择。

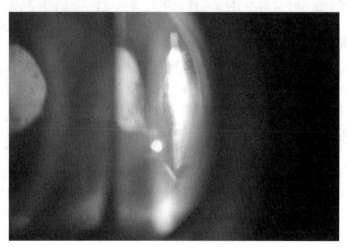

图 8-3-2　房角镜下见超过 3 个钟点的睫状体从
巩膜突上解离下来,前房与脉络膜上腔沟通

对于较大的(>3 个钟点)或经过激光治疗持续存在的小瘘口,应考虑行手术缝合。手术方法有多种。最常见的技术是角膜缘后 2mm 制作半厚巩膜瓣,两端超过瘘口边缘约半个钟点。用 9-0 或 10-0 尼龙或聚丙烯缝合线缝合脱位的睫状体于巩膜内表面。此外,如果患者同时具有白内障或晶状体脱位,还可以在晶状体手术的同时使用 Cionni 晶状体囊袋张力环从内部顶压解离部位的睫状沟,以起到使睫状体复位的作用。手术复位后,在一部分患者会出现 IOP 显著升高,并伴有眼痛、头疼、恶心等高眼压症状。一般认为是由于瘘口闭合,而小梁功能尚未恢复的原因。通常随着小梁网滤过功能逐渐恢复,经局部或全身降眼压治疗后,高眼压通常会很快缓解。但也有少部分患者,外伤导致睫状体解离的同时造成了广泛小梁网损伤,睫状体复位后持续高眼压不缓解,此时则需要考虑行抗青光眼手术来恢复正常眼压。

(2)孔源性视网膜脱离:孔源性视网膜脱离容易发生低眼压。导致低眼压的机制认为有两点:首先,视网膜下液被视网膜色素上皮大量重新吸收;其次,脉络膜/睫状体脱离引起葡萄膜巩膜房水外流途径增强。一般手术治疗后,随着视网膜复位,低眼压状况会随之缓解。

(3)医源性房水流出增多:抗青光眼药物中,除了前面提到的抑制房水生成药物,还有一类是促进房水流出的药物,主要包括:前列腺素衍生物和 rho 蛋白激酶抑制剂。前者是增加葡萄膜巩膜途径房水流出,后者则作用于经典小梁网流出途径。跟前面提到的抑制房水生成药物相似,单独使用这些药物极少会引起低眼压。

2. 眼球壁不完整

(1)医源性跨眼球壁流出增多

1)青光眼滤过性手术:青光眼是全球不可逆视力丧失的首要原因。降低眼压仍然是当前青光眼治疗最重要的临床手段。当药物和激光无法控制病情进展时,需要进行手术干预。滤过性手术的原理就是建立一条从眼内跨过眼球壁到结膜下的通道,使房水绕过已经受损的生理流出通道，从人为的通道流出。但是，当房水通过此替代通道流出过多时，就可能会出现低眼压。临床常用的滤过性手术包括：小梁切除术、非穿透小梁手术、Ex-Press 等植入术、房水引流物植入术等多种术式。多种抗代谢药物在术中、术后的使用大大提高了手术成功率，但也带来了诸如低眼压、滤过泡相关性眼内炎等多种并发症。

　　小梁切除术已经从原先的全层巩膜滤过手术改良到现代的巩膜瓣保护下的小梁切除手术。虽然小梁切除术存在这样那样多种并发症，但依然是青光眼手术的"金标准"。一般以术后 3 个月为界，将并发症分为早期和晚期。可能导致术后早期低眼压的原因很多，例如：暂时性睫状体休克、巩膜瓣膜滤过过度和 / 或滤过泡渗漏等。多种术中因素，例如：巩膜瓣的形状 / 厚度、小梁切口的大小 / 位置、巩膜瓣缝线的张力和构造、结膜瓣结构和闭合技术等都是维持术后前房稳定和预防早期低眼压的影响因素。不同研究的报道，小梁切除术后早期低眼压的发生率为 2.3%~35.9%。对于晚期并发症中的低眼压一般与无血管性囊性滤过泡有关，并且与使用抗代谢药物（丝裂霉素 C 或 5- 氟尿嘧啶）有密切关系。患者经常会出现滤过泡渗漏的现象（图 8-3-3）。保守治疗包括：绷带镜、抑制房水生成药物、局部润滑剂和睫状肌麻痹。此外，还可以通过一些门诊的处置方法来治疗，其中有：滤过泡针拨分离、滤过泡内自体血注射、激光、滤过泡交联、纤维蛋白和氰基丙烯酸酯胶等。有时，经过上述处理依然不能有效提高眼压，此时则需要进行手术修补。据报道的术式也有很多，如：经结膜加压缝合、滤过泡冷冻、植片关闭小梁切口、羊膜移植和结膜修补术等。

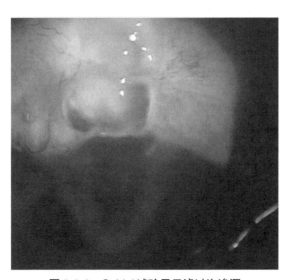

图 8-3-3　Seidel 试验显示滤过泡渗漏

　　非穿透性小梁手术也称为深层巩膜切除术，因其非穿透的特性，相对小梁切除术，并发症的发生率显著降低。低眼压的发生率在 1.5%~6.1% 之间，主要发生于接受了激光小梁穿刺术和 / 或滤过泡针拨术后的患者，并且既往有青光眼手术失败史的患者更容易发生。

　　Ex-Press、Xen 凝胶支架以及 InnFocus 微型房水引流器的作用原理相似，通过一个支架在前房与角膜缘结膜下形成一个房水流出通道。在与小梁切除术的比较研究中，EX-Press 引流器的术中和术后早期并发症（包括低眼压）的发生率没有显著差异。在 Xen 凝胶支架的美国食品药品监督管理局（FDA）临床观察报告中，12 个月的随访期间，低眼压发生率为 24.6%，但几乎所有患者都是暂时性的，并不需要进一步的手术干预。另外，FDA 针对

InnFocus 微型引流器与传统小梁切除术的安全性和有效性对比前瞻性临床研究中,发生一过性低眼压的比例为 8%~13%。该装置的长期安全性结果目前尚不清楚,需要进行持续观察。

青光眼房水引流装置是另一种常用的滤过性手术,植入装置通常分为两类:①带限流装置的植入物,例如 Ahmed 引流器(这也是目前国内唯一可以使用的引流器种类);②不带限流装置植入物,例如 Baerveldt 和 Molteno 引流器。理论上而言,带有限流装置的引流器对于术后短期的滤过过畅、浅前房和低眼压都有一定预防作用。在 Ahmed 与 Baerveldt 比较研究,分析 5 年的数据发现 Baerveldt 引流器在降低 IOP 和减少青光眼药物使用方面更有优势,但其发生低眼压的风险也相应增大。引流器术后严重的低眼压通常采用前房成形、注入粘弹剂来治疗。但顽固病例可能需要接受更为复杂的手术(甚至取出引流装置)和 / 或脉络膜积液引流来进行治疗。

2)其他眼科手术:低眼压在经平坦部玻璃体切除术的术中和术后都有可能发生,从而增加了脉络膜渗液和出血的风险。引起低眼压发生的因素很多,受到基础病理、手术设备和操作技术的影响。传统大尺寸玻璃体切除设备(例如 20G)术后需要缝合巩膜穿刺口,术后低眼压发生率在 0~10.2% 之间。而另一方面,较小规格的玻璃体切除设备(例如 23、25 和 27G)术后低眼压发生率介于 3.0%~59.6% 之间。这种差异可能是由于较小口径手术的穿刺口通常不缝合,导致伤口渗漏所致。

矫正斜视的眼外肌手术也可能在术后发生低眼压。首先如果手术涉及的肌肉过多(>3 条肌肉)可能引起前节缺血而导致低眼压。另一方面,由于眼肌附着处的巩膜非常薄,手术操作不慎可能造成球壁穿孔。

(2)眼外伤:在开放性眼球外伤,由于外伤部位提供了异常的流出道,且阻力极小,因此常发生眼压过低。眼外伤的分类有很多种,但一般来说,开放性眼外伤包括钝性击打所致的破裂伤和尖锐物体所致的穿孔伤和穿通伤,及时闭合伤眼是处理和预防并发症的关键。

综上所述,低眼压虽然是眼科临床相对少见的体征,但其产生的病理机制较为复杂,涉及房水生成和排出的各个环节。在日常临床工作中需要仔细分辨,寻找潜在的病因,给予患者及时有效的治疗。

(陈君毅)

第四节　视神经及视路疾病的视觉康复

视神经是第Ⅱ对脑神经,由视网膜视神经节细胞的轴索即视神经纤维汇集而成,起自视盘,至视交叉为止。临床上较为常见的视神经疾病包括视神经炎、缺血性视神经病变、视神经萎缩等。视交叉以上为视束、视放射和枕叶视皮质,通常称为后视路,累及上述部分的病变如脑卒中、肿瘤、外伤等也会引起视功能的下降,本节将简要介绍常见视神经疾病的眼科治疗手段,并阐述视神经及视路疾病的视觉康复治疗。

一、主要视神经疾病概述

(一)视神经炎

视神经炎(optic neuritis, ON)泛指累及视神经的各种炎性病变,是中青年最常见的致盲性视神经疾病。特发性视神经炎为最常见的视神经炎类型,其又可细分为:①特发性脱髓鞘性视神经炎（idiopathic demyelinating optic neuritis，IDON），也称经典多发性硬化相关性视神经炎（multiple sclerosis related optic neuritis，MS-ON）；②视神经脊髓炎相关视神经炎（neuromyelitis optica related optic neuritis，NMO-ON）；③其他中枢神经系统脱髓鞘疾病相关性视神经炎三种亚型。视神经炎单眼或双眼发病，患者以中青年女性为多，典型临床症状为急性或亚急性的视力下降，视功能损害较轻者可表现为色觉异常或对比敏感度下降，可伴有眼痛或眼球转动痛。眼底既可表现为明显的视盘水肿，又可完全正常。当双眼的病变程度不对称时，可表现出相对性传入性瞳孔功能障碍（relative afferent papillary defect，RAPD）。视野损害多样，常表现为中心暗点，但也可表现为旁中心暗点、向心性缩窄、或其他不规则视野缺损。MS-ON 和 NMO-ON 患者可伴有中枢神经系统症状。

　　视神经炎急性期治疗首选糖皮质激素，中华医学会眼科学分会神经眼科学组制定的《视神经炎诊断和治疗专家共识（2014）》推荐：起始治疗为甲泼尼龙 1g/d × 3 天，之后根据不同亚型采用不同的后续治疗方案：IDON 患者甲泼尼龙冲击 3 天后改为泼尼松龙 1mg/kg，治疗 11 天，减量为 20mg 治疗 1 天、10mg 治疗 2 天后停用；NMO-ON 患者甲泼尼龙冲击 3 天改为泼尼松龙 1mg/kg，并逐渐减量，口服序贯治疗维持不少于 4~6 个月，如视功能损害严重且合并 AQP4 阳性，或者反复发作呈现糖皮质激素依赖现象，可予甲泼尼龙静点 1g/d，使用3~5 天，其后酌情将剂量阶梯依次减半，每个剂量 2~3 天，至 120mg 以下，改为口服泼尼松片每日 1mg/kg，并逐渐缓慢减量，维持总疗程不少于 6~12 个月。糖皮质激素为本病的基本治疗药物，除糖皮质激素外，免疫抑制剂主要用于降低视神经炎患者的复发率，降低中枢系统损害发生率，适用于 NMO-ON 及自身免疫性视神经炎的恢复期和慢性治疗期。免疫球蛋白、血浆置换可用于重症视神经炎急性期治疗。对于明确的感染性视神经炎应给予规范的抗生素治疗。中医中药可能对减少复发、促进视功能恢复有一定作用。神经营养药物也可能对视神经炎治疗起一定辅助作用。

（二）非动脉炎性前部缺血性视神经病变

　　前部缺血性视神经病变（anterior ischemic optic neuropathy，AION）是一种视盘急性缺血造成的视神经疾病，按发病原因分为动脉炎性 AION（AAION）和非动脉炎性 AION（NAION）。NAION 是中老年人中最常见的视神经病变类型，其病因及发病机制尚未明确，危险因素包括高血压、夜间低血压、糖尿病、高血脂、动脉硬化、睡眠呼吸暂停综合征等。眼局部危险因素包括小视杯、视盘拥挤等。典型的症状为不同程度的无痛性视力下降，常单眼发病，对侧眼可在数月或数年后发病。单眼受累或双眼受累程度不等时 RAPD 阳性。发病初期可出现视盘水肿，伴视盘充血和视盘周线状出血，数周后逐渐出现视神经萎缩。该病常见的视野变化为与生理盲点相连的象限性或上下半侧视野缺损。治疗方面，在病程 2周内者，可口服糖皮质激素治疗，用以改善患者视力视野，加快视盘水肿的吸收。其他治疗包括改善微循环药物如复方樟柳碱等，另外神经营养药物对于 NA-AION 治疗可能也起一定的辅助作用。

（三）遗传性视神经病变

　　遗传性视神经病变（inherited optic neuropathy，ION）是一类罕见的、具有多种遗传方式的视神经萎缩性疾病。最常见的类型为常染色体显性遗传视神经萎缩（dominant optic atrophy，DOA）和 Leber 遗传性视神经病变（Leber hereditary optic neuropathy，LHON）。前者遵循常染色体显性遗传方式，后者为母系遗传。ION 通常婴幼儿期或青少年期发病，除 LHON 可能表现为亚急性的视力下降外，其余亚型均表现为隐匿性、进行性双眼视力丧失；有时还伴有其他的神经系统异常，比如感音神经性耳聋、运动异常、肌病、周围神经病变等。遗传检测有助于 ION 的诊断及分型，多数 DOA 由 *OPA1* 基因的杂合突变引起，而绝大多数 LHON 由线粒体 DNA 的 m.3 460G＞A、m.11 778G＞A 和 m.14 484T＞C 三个原发性突变引起。

各型 ION 目前均无明确有效的治疗方法，日常生活中需要注意的是戒烟限酒并避免接触可能引起视神经损害的毒性物质。线粒体代谢辅助因子艾地苯醌可激活脑线粒体呼吸活性，改善能量代谢，目前被认为可能对早期 LHON 患者有一定治疗作用。2017 年发表的 LHON 国际共识推荐：发病 1 年以内的亚急性期或动态期患者，进行 900mg/d 的艾地苯醌治疗，治疗持续至少 1 年后评估治疗反应，或持续至疗效平台期。如治疗有效，则疗效达平台期后继续维持治疗 1 年。目前针对 LHON 的基因治疗临床试验也已开展，基因治疗 LHON 的安全性目前已得到证实，然而不同临床试验中，关于基因治疗有效性的结论不一致，尚需进一步探索。其余的神经营养药物、中医药等也应用在临床中，但无高等级证据证明其有效性。

二、视神经及视路疾病的视觉康复

虽然部分视神经疾病通过全身、局部药物等治疗方法，能够获得一定程度的视力改善，如视神经炎、缺血性视神经病变等，但此类患者并非经过规范治疗后均能恢复到满意的效果。而诸如视神经萎缩、外伤性视神经病变、后视路病变引起的视觉损伤，通常无有效的治疗方法。因此存在大量的神经眼科患者残留不能矫正的中心视力下降和 / 或视野异常，甚至达到低视力的范畴，严重影响患者的日常生活，为此临床上也逐渐出现了对视神经及视路疾病进行视力康复治疗的尝试。

（一）视觉辅助设备

对于低视力患者，目前最常用的视觉康复手段是视觉辅助设备，即各种不同类型的助视器，助视器种类多样，可分为近用、远用，单目、双目，光学、电子等，作用原理有放大物象、放大视野等。视神经疾病患者同样可以尝试上述视觉辅助设备，但必须到有视觉康复部门的医院或者机构进行详实的评估，充分了解患者的生活背景、健康状况、视觉状况、生活需求等事项，继而进行专业的验配、试戴、训练，从而选择合适的助视器类型并获取最佳效果。

随着国内外对于视觉康复认识的逐渐加深，人们已经开始对药物、手术等常规治疗手段不能解决的低视力患者更加重视，助视器联合规范的训练已成为改善低视力患者日常生活质量的一种手段。也有了一些关于这方面的研究，虽然各个研究结论并不完全一致，但有相当部分研究的结果显示视觉辅助设备确实能够改善患者阅读和活动能力，改善生活质量。然而，此类研究对象通常以年龄相关性黄斑变性导致的低视力人群为主。由于视神经疾病本身的发病率不高，由视神经疾病导致的盲或低视力率更少，因而专门以视神经疾病患者为研究对象的临床研究更是凤毛麟角，因此缺乏充足的证据证明视觉辅助设备对于视神经疾病的效果，未来可能需要专门针对视神经患者的研究来具体评估。但是对于视神经疾病导致的低视力患者，可以将视觉辅助设备作为一种选择和尝试，根据实际效果来决定是否进行视觉辅助设备的应用。

（二）视觉恢复疗法

除了视觉辅助设备外，视觉恢复疗法也可作为视神经疾病视觉康复的一种选择。与助视器这种旨在提高患者活动和阅读能力，却不改变患者真正视功能的装置不同，视觉恢复疗法旨在最大限度训练患者残存的视功能，以期提高患者的生活质量。这其中最具代表性的方法是由德国学者 Kasten 和 Sabel 开发的一套基于计算机的训练方法,称为视觉恢复治疗(visual restitution therapy, VRT),目前该产品已市场化。其依据的原理是剩余视觉激活理论:该理论认为大脑视觉损伤通常是不完全的,在受损脑区边缘部分或受损区域内,可能会有残存的神经元群体,而这部分对应着正常视野和盲区中间的"过渡区视野",即视野分为完全盲区、视野正常区和过渡区,对过渡区的重复和强烈刺激能够使该部分神经元完全激活,从而改善患者的视野。其大致训练方法是:①使用高分辨视野计检测出"视野过渡区";②对过渡区进行大量反复刺激;③按上述步骤进行每天 1 小时,每周 6 天,共 6 个月强化训练。

该方法主要的适用对象是后视路损伤,尤其是脑卒中、外伤、肿瘤所导致的视皮质受损相关的视野异常患者,但也有少数研究评估了其对缺血性视神经病变、青光眼的作用。早期的临床研究显示了 VRT 疗法对于改善大脑皮质相关视野缺损的有效性,因此该疗法得以市场化。随后又有多中心的大型临床研究证实其有效性:Mueller 等人对 8 个中心的 302 例患者进行 VRT 治疗发现 VRT 疗法使 70.9% 的患者得到了明显的视野改善,患者在先前视野缺失区域识别光标刺激的能力提高了 17.2%。值得关注的是,Jung 等人利用 VRT 疗法对 10 例缺血性视神经病变患者进行治疗,发现患者的视功能得到部分提升,显示了其在 AION 视力康复治疗的潜力。

但该疗法也存在一些争议之处,比如:①该方法到底是激发了潜在的视野,还是由于注视和眼球代偿性运动原因引起的视野扩大假象;②少量的视野扩大是否能对阅读和生活起到真正意义上的帮助;③该疗法可能只对视皮质不完全损伤患者有效;④较高的时间和经济成本。针对上述争议,尤其是关于代偿性眼球运动引起视野改善假象的质疑,形成了一些新型训练策略,这些方法采用了不同的刺激方式,且刺激区域通常位于绝对意义上的盲区而非交界区,其结果也显示了改善视野的有效性。

(三)视觉补偿疗法

视觉补偿疗法是一种基于代偿性眼球运动的策略,与视觉恢复疗法不同的是,该方法的目的不是恢复盲区视敏度,而是通过学习如何重新调整眼球运动和视觉信息处理方法来弥补视野缺陷。该疗法的理论依据是偏盲患者的视功能受损不仅与视力视野缺陷有关,还与扫视运动的受损有关,不能以足够快的速度扫描视觉场景来整体感知,导致阅读速度慢、猜测误读等一系列视觉障碍。视觉补偿疗法包括系统的眼球运动训练,强调眼球运动在阅读和视觉搜索中的作用,训练方法总体包含 3 个步骤:①练习对盲区进行大幅度扫视,以代替不合适的小尺度扫视;②在投影屏幕上练习视觉搜索,以增强眼动的空间构成;③将上述技巧应用于真实的生活场景。

该方法主要适用于后视路损伤导致的偏盲型视野,已有数个研究证实其有效性,经过治疗,患者的视觉搜索和阅读功能以及眼球运动正常化都得到了稳定且具有功能意义的改善。此外,视觉补偿疗法比 VRT 疗法更便宜,需要的训练时间也大大缩短(7~25 小时)。然而 Schuett 等人的研究显示补偿训练疗法只能在特定的场景中产生效果,并不具有推广性,即以阅读为目标的眼动训练仅能改善阅读,而视觉搜索仅在以系统扫描视觉空间为目标的眼动训练之后得到改善。近年来随着电脑技术的发展,基于代偿性眼动策略的视觉补偿方案得到进一步扩充,考虑到该疗法的时间和经济成本,未来可能会在后视路损伤相关视野异常的视觉康复训练中扮演更重要的角色。

(四)电刺激疗法

交流电刺激疗法也被用于视神经疾病的视力康复治疗,该疗法最早的尝试可追溯至 2006

年,日本学者对 8 例缺血性视神经病变和外伤性视神经病变患者进行经角膜电刺激治疗,将携带电极的角膜接触镜置于角膜上并进行电刺激,发现部分患者治疗后视力提高。其后又出现了一些类似的研究,并逐渐形成了无创交流电刺激疗法(non-invasive alternating current stimulation, NACS)。Fedorov 等人进行了一项大样本量的 NACS 临床研究,对 446 例由颅脑外伤、肿瘤、炎症、血管病变引起、并经检眼镜确认存在视神经损伤的患者进行了无创重复经眼眶电刺激,疗程为 10 天或 20 天,其后观察其疗效,结果显示患者的视野、视力和脑电图得到部分改善。一项针对视神经损伤的随机双盲安慰剂对照试验也显示,NACS 疗法能显著改善患者的视野,且疗效持续至少 2 个月。上述研究结果提示了该方法恢复视神经病变患者视功能的有效性,虽然其视觉康复机制尚不明确,但可以作为视神经及视路疾病视觉康复的一种选择。

（五）总结

由于视神经及视路疾病常可引起常规眼科治疗不能解决的低视力或视野缺损,因此视觉康复治疗在视神经及视路疾病中应占有重要的地位。目前视神经系统视力康复治疗的理论研究和临床实践均集中在后视路疾病引起的视功能障碍上,常由神经科医师主导,且获得了一定的成果。然而对于传统意义的视神经疾病如视神经炎、缺血性视神经病变、视神经外伤、视神经萎缩等导致的低视力和视野损害,关注不多且缺乏临床研究的证据。因此眼科医生应该更关注眼科常见视神经疾病的视觉康复治疗,并在此领域发挥更重要的作用,进行视觉康复治疗的临床实践探索和临床研究,争取使视神经疾病导致的低视力患者能拥有更多的、可能使患者获益的视觉康复治疗方法。

（钟　勇）

参 考 文 献

[1] Alvani A, Pakravan M, Esfandiari H, et al.Biometric Changes After Trabeculectomy with Contact and Non-contact Biometry.Optometry & Vision Science Official Publication of the American Academy of Optometry, 2015, 93(2): 136.

[2] 朱益华, 吴真真. 小梁切除术对角膜曲率及眼轴的影响. 中华眼外伤职业眼病杂志, 2011, 33(12): 898-901.

[3] Landis Z C, Pantanelli S M.Accuracy of intraocular lens calculation formulas.Ophthalmology, 2018, 125(6): e39-e40.

[4] 吴艳华, 刘忠梅, 吴立新. 青光眼患者术后的康复护理. 现代康复, 2001, 5(17): 146-146.

[5] 焦冠丽. 青光眼小梁切除术后不同眼球按摩护理方式对眼压及手术成功率的影响. 国际医药卫生导报, 2018, 24(6): 937-939.

[6] 陈威, 郭竞敏, 赵寅, 等. 原发性开角型青光眼患者有氧运动前后脉络膜厚度变化分析. 国际眼科杂志, 2017, 17(4): 604-609.

[7] 李洲红, 张红. 原发性青光眼患者的心理护理. 国际眼科杂志, 2010, 10(8): 1609-1611.

[8] 卞薇, 万君丽, 徐燕, 等. 运动锻炼对青光眼患者影响的系统评价. 护理学杂志, 2016, 31(2): 107-110.

[9] 马岩, 张洪洋. 运动康复与心理干预对青光眼患者术后眼压及眼血流的影响. 护理研究, 2015, 12(33): 4115-4118.

[10] 马帅, 李洋, 杨佃会. 运动针法结合电针治疗青光眼术后羞明案. 四川中医, 2015, 2015(08): 93-94.

[11] Abbas A, Agrawal P, King AJ.Exploring literature-based definitions of hypotony following glaucoma filtration

surgery and the impact on clinical outcomes.Acta Ophthalmologica, 2018, 96(3): e285-e289.

[12] Scoralick ALB, Almeida I, Ushida M, et al.Hypotony Management through Transconjunctival Scleral Flap Resuturing: Analysis of Surgical Outcomes and Success Predictors.Journal of Current Glaucoma Practice With Dvd, 2017, 11(2): 58-62.

[13] Böhm MR, Tappeiner C, Breitbach MA, et al.Ocular Hypotony in Patients With Juvenile Idiopathic Arthritis-Associated Uveitis.American journal of ophthalmology, 2017, 173: 45-55.

[14] Emanuel ME, Grover DS, Fellman RL, et al.Micropulse cyclophotocoagulation: initial results in refractory glaucoma.Journal of glaucoma, 2017, 26(8): 726-729.

[15] Cohen A, Wong SH, Patel S, et al.Endoscopic cyclophotocoagulation for the treatment of glaucoma.Survey of ophthalmology, 2017, 62(3): 357-365.

[16] Chen J, Jing Q, Gao W, et al.Cyclodialysis cleft repair and cataract management by phacoemulsification combined with internal tamponade using modified capsular tension ring insertion.Graefe's Archive for Clinical and Experimental Ophthalmology, 2018, 256(12): 2369-2376.

[17] Kalenak JW.Performance and Safety of a New Ab Interno Gelatin Stent in Refractory Glaucoma at 12 Months. American journal of ophthalmology, 2018, 188: 185-186.

[18] 魏世辉, 张晓君, 钟勇, 等 . 视神经炎诊断和治疗专家共识(2014 年). 中华眼科杂志, 2014, 50(06): 459-463.

[19] 魏世辉, 李志清 . 我国非动脉炎性前部缺血性视神经病变诊断和治疗专家共识(2015 年). 中华眼科杂志, 2015, 51(05): 323-326.

[20] Carelli V, Carbonelli M, DE Coo I F, et al.International Consensus Statement on the Clinical and Therapeutic Management of Leber Hereditary Optic Neuropathy.J Neuroophthalmol, 2017, 37(4): 371-381.

[21] Guy J, Feuer W J, Davis J L, et al.Gene Therapy for Leber Hereditary Optic Neuropathy: Low-and Medium-Dose Visual Results.Ophthalmology, 2017, 124(11): 1621-1634.

[22] Virgili G, Acosta R, Bentley S A, et al.Reading aids for adults with low vision.Cochrane Database Syst Rev, 2018, 4(4): Cd003303.

[23] Van Nispen R M, Virgili G, Hoeben M, et al.Low vision rehabilitation for better quality of life in visually impaired adults.Cochrane Database Syst Rev, 2020, 1(1): Cd006543.

[24] 杜蓓, 林娜娜, 胡志城, 等 . 视觉障碍患者病因分析及不同类型助视器的应用评估 . 中华实验眼科杂志, 2019, (07): 522-526.

[25] 李梦玮, 朱文卿, 孙兴怀 . 视野缺损患者视觉康复训练方法研究进展 . 中华眼科杂志, 2015(7): 552-556.

[26] Fujikado T, Morimoto T, Matsushita K, et al.Effect of transcorneal electrical stimulation in patients with nonarteritic ischemic optic neuropathy or traumatic optic neuropathy.Jpn J Ophthalmol, 2006, 50(3): 266-273.

[27] Fedorov A, Jobke S, Bersnev V, et al.Restoration of vision after optic nerve lesions with noninvasive transorbital alternating current stimulation: a clinical observational study.Brain Stimul, 2011, 4(4): 189-201.

[28] Sabel B A, Fedorov A B, Naue N, et al.Non-invasive alternating current stimulation improves vision in optic neuropathy.Restor Neurol Neurosci, 2011, 29(6): 493-505.

第九章　葡萄膜炎的视觉康复

第一节　概　　述

一、葡萄膜的解剖生理特点及基本病变

葡萄膜由前部的虹膜、中间的睫状体和后部的脉络膜组成，是位于外层巩膜与内层视网膜之间的眼球壁中层组织。葡萄膜组织富含色素，色素组织形成的暗室可使视网膜成像清晰，但色素组织具有的抗原特异性易使葡萄膜产生自身免疫反应而发病，附近的视网膜及晶状体也含有多种致葡萄膜炎活性的抗原；葡萄膜血流丰富而缓慢，丰富的血液供应为外层视网膜提供营养，并带走视网膜代谢所产生的各种物质和热量，同时也使血液中的有害物质易在此滞留，引起葡萄膜发病；另外，睫状体分泌的房水，有维持眼压、使角膜正常代谢并滋养晶状体的功能，故葡萄膜疾病可能导致角膜、晶状体等组织功能异常。

葡萄膜疾病是常见病，其中以炎症最为常见，其次为肿瘤，还有先天异常、退行性改变等疾病。

二、葡萄膜炎的临床特点及诊治原则

狭义的葡萄膜炎指发生于葡萄膜组织（即虹膜、睫状体、脉络膜）的炎症。但葡萄膜炎还可伴有或者不伴有玻璃体炎、视网膜炎、视网膜血管炎、视盘炎和视神经炎等。

（一）病因及发病机制

葡萄膜炎病因繁多，最常见的是特发性葡萄膜炎，绝大部分的葡萄膜炎病因不清楚或尚不完全清楚，主要的发病机制大致上有以下几种。

1. 感染因素　细菌、病毒、真菌、寄生虫等致病因子可直接或间接引起葡萄膜炎，主要有以下几种途径：

（1）病原体直接侵犯眼内组织引起感染性炎症。

（2）病原体通过激活机体的天然免疫，引起一些炎症介质的释放，导致自身炎症性疾病。

（3）病原体侵犯眼内组织造成隐蔽抗原的暴露，诱发免疫反应。

（4）病原体与葡萄膜或视网膜的抗原有一定的相似性，通过分子模拟机制，引起炎症的发生。

（5）病原体刺激机体产生的抗体，以免疫复合物的形式沉积于葡萄膜或视网膜血管壁，造成葡萄膜炎发生。

2. 自身免疫因素　在机体免疫功能紊乱的情况下，光感受器间维生素 A 类结合蛋白、视网膜 S 抗原、葡萄膜黑色素相关抗原等正常眼组织抗原，可使 Th1 细胞、Th17 细胞过度激活，释放多种炎症因子和前炎症因子，引起葡萄膜炎发生、复发或慢性化。

3. 免疫遗传机制 目前研究表明多种葡萄膜炎的发生可能与免疫遗传机制有关,如强直性脊柱炎伴发的葡萄膜炎与 HLA-B27 抗原密切相关,福格特 - 小柳 - 原田综合征与 *HLA-DR4*、*HLA-DRw53*、*CTLA4*、*OPN*、*IL-17*、*STAT3*、*PDCD* 7 个基因相关,白塞病与 *IL-10*、*IL-23R/IL-12RB2*、*STAT4* 等多种基因相关。

4. 创伤及理化损伤 各种损伤通过激活花生四烯酸代谢,引起前列腺素、血栓烷 A2、白三烯等介质的释放,导致葡萄膜炎症反应;机体免疫功能紊乱时,外伤和炎症引起的葡萄膜和视网膜自身抗原暴露可导致自身免疫反应,从而造成葡萄膜炎(交感性眼炎)的发生。

(二)葡萄膜炎的分类

目前常用的葡萄膜炎分类方法有以下几种:

1. 解剖位置分类 系由国际葡萄膜炎命名委员会制定的标准,按解剖位置将葡萄膜炎分为以下四类:

(1)前葡萄膜炎:指发生于虹膜和 / 或前部睫状体的炎症,炎症的主要部位在前房,包括虹膜炎、虹膜睫状体炎和前部睫状体炎等类型。

(2)中间葡萄膜炎:指主要累及睫状体平坦部、玻璃体基底部的炎症,包括玻璃体炎、睫状体平坦部炎和后部睫状体炎。

(3)后葡萄膜炎:指累及脉络膜、视网膜色素上皮、视网膜和视网膜血管的炎症,包括脉络膜炎、脉络膜视网膜炎和视网膜炎等类型。

(4)全葡萄膜炎:指眼前段和眼后段同时或先后受累的炎症。另外,根据病程,小于 3 个月为急性,大于 3 个月为慢性。

2. 病因分类 按病因可将葡萄膜炎分为感染性和非感染性两大类,前者系由致病性病原体引起,后者是目前最常见的类型。

3. 病理性质分类 根据炎症的临床特征和组织学改变,可将葡萄膜炎分为肉芽肿性和非肉芽肿性。以往认为感染所致的炎症通常为肉芽肿性炎症,如结核性葡萄膜炎、真菌性眼内炎;但实际上非感染性因素也可引起肉芽肿性葡萄膜炎,如结节病性葡萄膜炎、福格特 - 小柳 - 原田综合征等。并且两种病理特征还可出现在同一种病的不同时期。

(三)临床表现及诊断

1. 前葡萄膜炎 前葡萄膜炎包括虹膜炎、虹膜睫状体炎和前部睫状体炎等类型,是葡萄膜炎中最常见的类型。

(1)临床表现

1)症状:急性者可出现突发性眼红、眼痛、畏光、流泪、视物模糊或不同程度视力下降,伴有角膜水肿、前房大量纤维蛋白渗出、反应性黄斑或视盘水肿者往往视力下降较明显。慢性者症状一般较轻,可有轻微眼胀、眼痛等不适,但易并发白内障或继发性青光眼,病程长和反复发病者可出现角膜带状变性。

2)体征:急性者可出现不同程度的睫状充血和 / 或混合充血,裂隙灯检查可见角膜内皮皱褶、角膜后沉着物(KP),多为尘状 KP,房水中多有炎症细胞和房水闪辉表现,严重者可见前房积脓,部分患者可出现瞳孔后粘连和瞳孔异常,若瞳孔全后粘连导致瞳孔闭锁则易引起虹膜膨隆和眼压升高等。慢性患者多无睫状充血或仅有轻度睫状充血,前房可见各种形态的 KP,可有前房闪辉和前房细胞,但前房积脓罕见,易出现虹膜和瞳孔的多种异常改变,如虹膜后粘连和虹膜膨隆、虹膜结节和肉芽肿、虹膜脱色素或萎缩、虹膜前粘连和房角粘连等。在进行前葡萄膜炎的眼部检查时还应注意：①睫状充血不是急性前葡萄膜炎的特征改变，角膜炎、急性闭角型青光眼也可出现，应注意鉴别；②前房闪辉并不一定代表炎症活动，也不是局部应用糖皮质激素的指征，急性闭角型青光眼、眼钝挫伤也可引起前房闪辉表现；③部分前葡萄膜炎患者可见前部玻璃体炎症细胞，一般无玻璃体混浊，但偶尔可出现反应性黄斑囊样水肿或视盘水肿。

（2）诊断：根据典型的症状和体征可初步诊断前葡萄膜炎。值得注意的是多种全身性疾病可引起或伴发前葡萄膜炎，如结核、梅毒、强直性脊柱炎、Reiter综合征、炎性肠病等，因此全身症状和疾病史对前葡萄膜炎的病因确定尤为重要，对于此类患者应详细询问病史或行检查以确定或排除全身疾病。高度怀疑结核者应行胸部X线、结核菌素试验；怀疑梅毒者行梅毒血清学检查；有指征怀疑感染应行相关病原学检查等。此外，超声生物显微镜检查（UBM）有助于判断炎症部位和严重程度，血沉、C反应蛋白等实验室检查有助于判断疾病的活动性。

2. 中间葡萄膜炎　中间葡萄膜炎是指主要累及睫状体平坦部和玻璃体基底部的炎症性疾病。发病无种族及性别差异，常双眼同时或先后发病，多呈慢性过程。

（1）临床表现

1）症状：多发病隐匿，部分患者可无任何临床症状，部分可有眼红、眼痛、轻度畏光和流泪、眼前黑影、视物模糊，并发黄斑囊样水肿时可有视力显著下降。

2）体征：睫状体和玻璃体改变是中间葡萄膜炎常见而重要的体征，典型表现为睫状体平坦部、玻璃体基底部雪堤样改变和玻璃体内雪球状混浊，常伴有玻璃体细胞。部分患者可有前房反应如羊脂状KP、轻度前房闪辉等，眼底改变主要为黄斑囊样水肿、周边视网膜血管炎和血管周围炎。

（2）诊断：根据典型临床表现可做出诊断。UBM有助于明确睫状体病变，B超、光学相干断层扫描（OCT）、荧光素眼底血管造影（FFA）等有助于明确玻璃体及视网膜的病变。大多数患者不需要实验室检查，但怀疑病因为某种病原体时，则应行相应的实验室检查。

3. 后葡萄膜炎　后葡萄膜炎是一组累及脉络膜、视网膜、视网膜血管和玻璃体的炎症性疾病。

（1）临床表现

1）症状：取决于炎症类型、受累部位及严重程度。可有眼痛、眼前黑影或闪光、视物模糊或视力下降、视物变形或色觉异常，合并全身疾病则有相应的全身症状。

2）体征：后葡萄膜炎有多种类型，玻璃体、视网膜、黄斑区、视神经等各个部位均可受累：玻璃体受累者内可出现玻璃体内炎症细胞、混浊、积血，严重者出现玻璃体增殖性改变及后脱离等；视网膜病受累可出现视网膜局灶性或弥漫性水肿、渗出、出血及坏死，可伴视网膜血管改变、视网膜增殖改变或视网膜色素上皮改变，严重者可致渗出性视网膜脱离；黄斑区受累可出现黄斑水肿、渗出、增殖、色素沉着及紊乱，黄斑神经上皮脱离及黄斑洞等；脉络膜受累可出现脉络膜水肿增厚，严重者可发生脉络膜脱离等；可有视神经萎缩、视盘水肿、视盘及附近视网膜出血等表现。

（2）诊断：根据典型临床表现可做出诊断。FFA对评价视网膜炎、视网膜血管炎、脉络膜色素上皮病变的活动性、范围、动态变化及鉴别诊断有重要意义，吲哚菁绿血管造影（ICGA）有助于确定脉络膜及其血管的病变。计算机体层成像（CT）和磁共振成像

（MRI）、B超、OCT等有助于确定炎症累及部位，在病因确定上也可能有一定帮助。患者的年龄、性别和种族及血清学检查、眼内活组织检查、眼内液培养及抗体测定有助于病因的确定。

4. 全葡萄膜炎　全葡萄膜炎是指累及整个葡萄膜的炎症，常伴有视网膜和玻璃体的炎症。当感染因素引起的炎症主要发生于玻璃体和房水时，称为眼内炎。

三、葡萄膜炎视功能矫正与康复治疗

（一）葡萄膜炎治疗策略

葡萄膜炎的治疗包括疾病本身的治疗及并发症的治疗。治疗葡萄膜炎常用的药物有免疫抑制剂、抗感染药物、睫状肌麻痹剂、非甾体抗炎药和中药治疗。

1. 糖皮质激素　糖皮质激素具有抗炎作用和免疫抑制作用，是在葡萄膜炎治疗中最常用的药物。在治疗中应根据炎症的部位及严重程度合理选择点眼、眼周注射及全身应用等方式。

（1）点眼：应根据炎症的严重程度选择适宜的糖皮质激素点眼制剂及点眼频次，并根据前房炎症变化及时调整用药。0.1%地塞米松滴眼液或1%醋酸泼尼松龙滴眼液适用于中重度前房炎症，0.1%氟甲松龙滴眼液多在轻度炎症时使用。对于重度的前房炎症，可每15分钟点眼一次，点满1小时后改为每小时点眼一次；中度炎症可2~4小时一次；轻度炎症4~6小时一次。特别值得注意的是仅有前房闪辉不是糖皮质激素滴眼剂点眼的适应证，在伴有前房细胞或纤维素渗出时才需要使用。同时应注意其可能引起的副作用和不良反应如角膜伤口愈合延迟、眼压升高（激素性青光眼）、晶状体后囊下混浊等。糖皮质激素与抗生素联合点眼仅在感染性葡萄膜炎有效，且效果欠佳。

（2）眼周注射：包括结膜下注射、前Tenon囊下注射、后Tenon囊下注射和球后注射4种方式，需根据病情发生部位及病因选择适宜的注射方式、制剂及相应剂量。如前房大量纤维素渗出或不宜点眼治疗者可行结膜下注射，单侧后葡萄膜炎可行球后注射，常用制剂有地塞米松磷酸钠（4mg/ml）、醋酸甲基泼尼松龙悬液（20mg/ml、40mg/ml、80mg/ml）、醋酸泼尼松龙悬液（25mg/ml、50mg/ml、100mg/ml）等，结膜下注射、后Tenon囊下注射和球后注射剂量为1ml，前Tenon囊下注射剂量为0.5ml。眼睑皮肤感染、感染性结膜炎、巩膜葡萄膜炎（尤其是坏死性巩膜葡萄膜炎）等应避免眼周注射。眼周注射的药物本身和注射操作都可能导致相关并发症，在治疗时应密切观察注射所致并发症，反复注射若发生眼压升高，应立即停药并给予相应降眼压处理。应注意能用点眼治疗尽量不选择眼周注射，且不宜在短期内频繁注射。

（3）糖皮质激素玻璃体内注射或放置缓释装置：此方法可使眼内药物浓度提高，使之在局部发挥更大的治疗作用，适用于顽固性非感染性葡萄膜炎。常用的玻璃体内注射制剂为曲安西龙（2~4mg/0.1ml），常用的玻璃体内植入缓释装置有Ozurdex（作用时间约为6个月）和Retisert（作用时间约为30个月）。曲安西龙一次注射作用时间为8~16周，每2~3个月可根据需要再次注射，因其用药量小一般不引起全身副作用，但只暂时抑制了局部的炎症，药物作用消失后可能出现炎症复发。本治疗方法常见的并发症有晶状体后囊下混浊和眼压升高（继发性青光眼），反复操作者还可引起眼内感染。

（4）糖皮质激素全身应用：适用于严重的单纯葡萄膜炎、合并有全身疾病的葡萄膜炎、不能耐受局部用药的葡萄膜炎和部分感染性葡萄膜炎（在抗感染的同时应用）等。常用醋酸泼尼松片 1~1.2mg/（kg·d）早晨顿服，连续 1~2 周，炎症稳定或好转后应缓慢减量，大剂量每周减量 5~10mg，减量至 30mg/d 后再次放缓减量速度，每 1~2 周减 2.5~5mg 即可，维持剂量一般为 15~20mg/d，如减量过快致葡萄膜炎复发应重新加大剂量，然后再缓慢减量，用药时间依据患者具体情况而定。糖皮质激素的全身大量用药易致 Cushing 综合征、消化道溃疡、骨质疏松及诱发感染等并发症，如不能耐受其副作用应停药或减量，并加用其他免疫抑制剂。如患者对糖皮质激素不敏感应联合其他免疫抑制剂或改用其他免疫抑制剂。

应用糖皮质激素治疗葡萄膜炎的基本原则：个体化、简单化、适量和足量、联合用药。能点眼治疗的不用眼周注射，能眼周注射的不用全身治疗，全身治疗一般应采用口服的治疗，使用能够刚好控制炎症的最小剂量。葡萄膜炎治疗中易出现糖皮质激素大剂量滥用等误区，虽然过大的剂量可能使炎症有迅速消退的趋势，但并不能改变病程，也易引起严重的副作用。总之，治疗葡萄膜炎应根据不同类型及炎症严重程度选择适宜的糖皮质激素类型、剂量、使用方式及应用时间等，而不是"一概而论"选择某个固定的方案。

2. 其他免疫抑制剂 除糖皮质激素外，常用的免疫抑制剂还有环磷酰胺、环孢素、苯丁酸氮芥、氨甲蝶呤、硫唑嘌呤等。

免疫抑制剂发挥免疫抑制作用的机制各不相同：环磷酰胺和苯丁酸氮芥（瘤可然）主要通过影响 DNA 合成导致细胞死亡和诱导细胞凋亡；环孢素作为脂溶性真菌代谢产物，可能通过影响多种免疫相关蛋白的合成、抑制 T 细胞聚集等多种机制实现其免疫抑制作用；硫唑嘌呤是 6-巯基嘌呤的衍生物，为细胞周期特异性抗代谢药；氨甲蝶呤是一种叶酸的类似物，对自身免疫性疾病特别是关节炎、伴有关节炎的葡萄膜炎及顽固性非感染性葡萄膜炎有治疗作用。

熟练掌握免疫抑制剂用药指征和用药方式对眼科医生临床工作十分重要，免疫抑制剂主要应用于自身免疫病及其伴发的葡萄膜炎和白塞病性葡萄膜炎、福格特-小柳-原田综合征等非感染性葡萄膜炎，因其具有免疫抑制作用，故对于各种感染性葡萄膜炎、体内存在有活动性感染病灶者、获得性免疫缺陷综合征应当慎用或禁用。

免疫抑制剂的使用多为口服用药，需根据患者具体情况调整剂量和用药方式。环磷酰胺宜 1~2mg/（kg·d）空腹口服，严重威胁视力者可静脉注射；苯丁酸氮芥初始剂量 0.1mg/（kg·d），根据患者对药物耐受和效果连续治疗 3~6 个月，以后根据情况减少用量；环孢素宜开始用较大剂量口服（初始治疗剂量 3~5mg/（kg·d）），如有效，数月后可根据情况逐渐减量至维持剂量［2mg/（kg·d）］，治疗时间常在 10 个月以上甚至数年；硫唑嘌呤一般口服剂量为 1~3mg/（kg·d），如同时应用别嘌醇，则需至少减少 25% 以上的剂量；氨甲蝶呤多采用每周 7.5~15mg/d 口服治疗，此药口服作用缓慢，约 3~6 周才能充分发挥作用，对于眼内淋巴瘤所致伪装综合征也可给予玻璃体内注射。

此类药物常见的副作用有骨髓抑制、肝肾损害、继发感染、继发恶性肿瘤及对生殖系统的影响等。特别注意对于有生育要求的患者，在使用对生殖系统有影响的免疫抑制剂前应告知患者对生育可能的影响，在用药期间应避免怀孕，在孕期或哺乳期亦需慎用或禁用此类药物。在应用免疫抑制剂时，应密切监测其副作用（建议 1~3 周进行肝肾功能血常规检查），及时停药或调整用药。

免疫抑制剂为葡萄膜炎治疗提供了有效的手段，除以上介绍的，还有 FK506、秋水仙碱、麦考酚酸酯、生物制剂（人基因重组 α-干扰素、英夫利西单抗、依那西普）等可应用于葡萄膜炎治疗。

3. 睫状肌麻痹剂　睫状肌麻痹剂有解除睫状肌痉挛和扩大瞳孔两大作用,是治疗前葡萄膜炎或有前房炎症的葡萄膜炎的常用药物。

阿托品、后马托品和托品酰胺(托吡卡胺)滴眼剂为常用的睫状肌麻痹剂,三者均有睫状肌麻痹和扩瞳作用,但后马托品扩瞳作用仅为阿托品的1/10,托吡卡胺睫状肌麻痹作用较弱。阿托品作用时间可达10~14天,后马托品持续作用时间为1~2天,托吡卡胺扩瞳作用仅持续4~10小时。临床上阿托品多用于严重的急性前葡萄膜炎、有严重前房反应或伴有新鲜虹膜后粘连的葡萄膜炎,后马托品多用于中度前葡萄膜炎或前房炎症反应和慢性前葡萄膜炎,托吡卡胺多应用于轻度或中度葡萄膜炎或前房炎症者。使用时根据炎症程度和药物作用时间确定点眼频次,急性或炎症者每日点眼1~3次,中等度炎症或慢性炎症可每日点眼1次或隔1~2日点眼1次,托吡卡胺每日点眼1~2次。使用阿托品时应注意其毒副作用,如口干、面部潮红、发热、皮肤干燥、心率加快、排尿困难和便秘等,剂量过大还可致高热、惊厥、谵妄,甚至死亡;后马托品仅为阿托品毒性的1/15,一般可被患者所耐受。此外,应特别注意阿托品可能诱发青光眼急性发作,因此有闭角型青光眼解剖因素者应禁用。

去氧肾上腺素滴眼剂是α-肾上腺素能受体兴奋剂,有扩瞳和降眼压作用,无睫状肌麻痹作用,本药作用迅速,扩瞳持续时间为4~10小时,临床多应用于预防和消除虹膜后粘连,使用时可产生局部烧灼感、畏光不适等不良反应,并可使开角型青光眼患者的眼压升高。青光眼、高血压、冠状动脉硬化、心力衰竭等基础疾病的患者禁用此药,糖尿病、甲状腺功能亢进者应慎用此种药物。

强力散瞳合剂是由1%阿托品、1%可卡因和0.1%肾上腺素等量混合而成,它主要用于治疗新鲜的虹膜后粘连和用睫状肌麻痹剂不能拉开虹膜后粘连者,使用时取0.1ml于虹膜粘连和不粘连交界处的结膜下进行注射,注射后注意观察阿托品、肾上腺素的副作用。

4. 非甾体抗炎药(NSAIDs)　因无糖皮质激素甾核结构而得名,主要通过抑制花生四烯酸代谢产物而抑制炎症,葡萄膜炎治疗中主要用减轻前房炎症反应,也常用于外伤后或内眼手术前后,亦有人用口服的方法治疗后葡萄膜炎,但临床效果有待进一步研究证实。常用的NSAIDs滴眼制剂有0.1%双氯芬酸钠滴眼剂、普拉洛芬滴眼剂、0.5%酮咯酸氨丁三醇滴眼剂、0.03%氟比洛芬钠滴眼液等,点眼频次为每天3~6次。非甾体抗炎药滴眼剂点眼可引起烧灼感、刺痛、结膜充血、水肿、眼痒等副作用。

5. 中医中药　祖国医学是我国劳动人民在数千年疾病斗争史中的经验总结和财富积累,对中华民族的繁衍生息有着重要的作用。在葡萄膜炎治疗领域,中医中药主要有以下作用:

(1)缓解和消除葡萄膜炎患者的全身表现。

(2)可能具有抑制葡萄膜炎的作用:临床治疗和实验表明,雷公藤对免疫反应有抑制作用,直接对葡萄膜炎有治疗作用,黄连素在体内外实验发现,对视网膜色素上皮细胞产生炎症因子有抑制作用,对Th17细胞及其IL-17的分化也有抑制作用。

(3)可抑制、减轻或减少免疫抑制剂的副作用,如中医中药可大大改善或消除糖皮质激素导致的失眠多梦、烦躁不安等一系列精神亢奋的状态等副作用。对中医中药的全盘否定或全盘接纳都是不正确的,我们要有清醒的认识,去其糟粕,取其精华,使其能更好地为患者治疗服务。

　　无论何种葡萄膜炎,病因明确者均应对应治疗。前葡萄膜炎或前房炎症反应需注重局部药物的应用,睫状肌麻痹剂、强力散瞳合剂在防治虹膜后粘连中发挥了重要作用,糖皮质激素和非甾体抗炎药的局部应用主要用于治疗前房炎症反应。中间葡萄膜炎、后葡萄膜炎、全葡萄膜炎或葡萄膜炎伴有全身疾病时,则应考虑全身使用糖皮质激素或联合其他免疫抑制剂使用。若药物治疗效果不佳可考虑行手术治疗:持久严重的玻璃体混浊、积血和增殖性玻璃体视网膜病变者可行玻璃体切除术,周边视网膜有大量新生血管者可行巩膜外冷凝术、透热术、激光光凝术等。葡萄膜炎种类众多,每种类型都有其自身的特点,在治疗中应针对每种类型拟定具体治疗方案。

　　（二）葡萄膜炎视功能矫正与康复

　　葡萄膜炎多发生于青壮年患者,病程常迁延反复,易合并全身性自身免疫性疾病,可引起严重的并发症,是一类常见的致盲性眼病。葡萄膜炎本身及其所导致的并发症均可导致视功能损伤。部分葡萄膜炎患者可因前房大量纤维素性渗出、屈光介质混浊、视网膜、黄斑区及脉络膜受累而出现显著视力下降。葡萄膜炎并发症如角膜带状变性、并发性白内障、继发性青光眼、玻璃体增殖性改变或视网膜脱离亦是致视力下降的重要因素,此外,病程长和反复发作者偶可引起眼球萎缩等,均对视功能有损害。

　　炎症直接累及的部位不同,视力预后也不同:前葡萄膜炎患者多数经及时正确治疗后视力预后良好,但少年儿童慢性前葡萄膜炎患者的视力预后总体而言要较成人为差。中间葡萄膜炎多数患者经长期治疗可控制炎症,恢复一定的视力。后葡萄膜炎及中间葡萄膜炎有严重并发症者如顽固性眼压升高所致的视神经萎缩、黄斑裂孔、顽固性黄斑囊样水肿、视网膜脱离者,视力预后多不良。

　　对于有并发症的葡萄膜炎患者,应根据并发症的发生发展及时予以治疗以获得较好的视力预后:影响视力的角膜带状变性应行手术治疗如角膜带状变性去除术;并发性白内障在控制炎症的情况下行白内障摘除及人工晶状体植入术,亦能获得较好视力;葡萄膜炎导致的眼压升高或继发性青光眼应根据前房、房角及虹膜情况行药物降眼压治疗或行相应抗青光眼手术治疗;玻璃体严重混浊、玻璃体增殖或视网膜脱离等可在应用抗炎药物的同时行玻璃体切割术;黄斑囊样水肿、视网膜新生血管等可考虑行玻璃体腔注射抗血管内皮生长因子(VEGF)药物治疗等。

　　葡萄膜炎类型众多,每种类型有其自身特点,医师应综合不同类型葡萄膜炎的特点及患者个体情况制订治疗方案,以期最大程度保留或恢复患者视功能。

　　　　　　　　　　　　　　　　　　　　　　　　　　　（胡　柯　杨培增）

第二节　感染性葡萄膜炎的治疗与康复

　　多种感染性疾病可累及葡萄膜组织,引起葡萄膜炎,常见的有单纯疱疹病毒、水痘-带状疱疹病毒、巨细胞病毒感染和弓形虫病,结核分枝杆菌、梅毒螺旋体感染则较少见。

一、感染性葡萄膜炎的原因及诊治

　　1. 急性视网膜坏死综合征　又称桐泽型葡萄膜炎,主要由单纯疱疹病毒(HSV)和带状疱疹病毒（VZV）感染引起，是一种以视网膜坏死、视网膜动脉炎和中重度玻璃体混浊为典型表现的炎症性疾病。本病多为成人发病，无性别差异，单眼患病者约占65%，治疗困难，视力预后差。

疱疹病毒是一类有包膜的DNA病毒，可引起皮肤、黏膜和神经组织的病变，故在眼病发生前，部分患者可出现水痘、带状疱疹等皮损表现，头痛、发热、全身肌肉疼痛等非特异性表现也可见于此期。HSV和VZV感染可仅引起前葡萄膜炎及角膜炎，此时主要表现为轻度眼痛、畏光、视力下降、眼压升高，眼部体征主要为弥漫分布或瞳孔区分布的色素外观的类似羊脂状KP及斑片状或阶段性虹膜萎缩。少数情况下，HSV和VZV感染引起急性视网膜坏死综合征（ARN），表现为异物感、眼前黑影、视物模糊或视力严重下降（炎症累及黄斑区时），疾病早期通常无虹膜后粘连，后期可出现完全性虹膜后粘连。眼后段改变为进行性发展的玻璃体混浊、液化和增殖，视网膜坏死病灶早期为中周部的斑状外观，以后融合成大片状累及后极部，最后常累及黄斑区和视盘周围的视网膜，消退期可出现视网膜萎缩，视网膜血管典型改变为严重的闭塞性视网膜动脉炎，静脉亦可受累，FFA检查可见视网膜动脉、静脉节段扩张、荧光素渗漏和血管壁染色。

约3/4 ARN患者发生视网膜脱离，多由坏死区形成多发性裂孔或炎症活动期的渗出物导致。此外还可发生增殖性玻璃体视网膜病变、视网膜和/或视盘新生血管、并发性白内障、视神经萎缩等并发症。

典型临床表现、眼内液和血清抗体测定、眼内组织的活组织检查、培养和PCR检测等可辅助病因诊断。ARN尚无满意的诊断标准，美国葡萄膜炎学会研究和教育委员会曾制定了一个诊断的参考标准：①周边视网膜出现一个或多个境界清楚的坏死病灶；②如果不使用抗病毒药物病变进展迅速；③病变呈环状进展；④闭塞性视网膜血管炎伴有动脉受累；⑤显著的玻璃体和前房炎症反应。

治疗原则：抗病毒制剂是主要的治疗药物，糖皮质激素可在有效抗病毒的前提下应用，以抑制免疫反应和延缓疾病进展。若仅出现前葡萄膜炎，多局部使用糖皮质激素和睫状肌麻痹剂即可，也可口服阿昔洛韦抗病毒治疗（抗HSV：400mg，一天3次至一天4次；抗VZV：400~800mg，一天3次至一天4次）。ARN则多需抗病毒药物和糖皮质激素全身应用，糖皮质激素全身应用多用泼尼松0.5~1mg/（kg·d）口服治疗，一周后减量，总疗程2~8周。阿昔洛韦每日3次静脉滴注（10~15mg/kg，1小时内输完），治疗10天~3周，后改为口服用药（400~800mg，5次/d），再治疗4~6周；阿昔洛韦治疗无效或高度怀疑VZV致病时可选用更昔洛韦，用量为每日2次静脉滴注（5mg/kg），治疗3周，后变为每日1次，再治疗4周，抗病毒药物应用时应注意其骨髓抑制和肾功能损害等不良反应。手术方式一般用于预防和治疗视网膜脱离，激光光凝术多于活动性视网膜病变区域外进行以预防视网膜脱离，若有严重玻璃体混浊并很可能发生视网膜脱离或已经发生了视网膜脱离的患者，则可行玻璃体切除术。

随访及预后：疱疹病毒所致前葡萄膜炎患者通常视力预后较好，后葡萄膜炎患者的视力预后取决于炎症受累部位、严重程度以及治疗是否正确及时，若疱疹病毒性葡萄膜炎进展到ARN，则普遍视力预后较差，视网膜炎在未治疗的情况下于2~3个月后开始消退，但通常造成广泛的视网膜萎缩，抗病毒治疗后通常4~6周消退，早期正确治疗可使多数患者获得一定视力。患者视力预后取决于视神经萎缩、视网膜脱离和视网膜血管闭塞的发生及程度。

2. 巨细胞病毒性葡萄膜炎　巨细胞病毒（CMV），即人疱疹病毒 5 型，主要通过性和非性的体液途径传播，在免疫功能低下者可引起中枢神经系统、呼吸系统、胃肠道和眼部病变。

CMV 感染在眼部主要引起视网膜炎，是获得性免疫缺陷综合征（AIDS）最常见的机会感染和致盲原因。本病多累及双眼视网膜，主要临床症状为眼前漂浮物、暗点、闪光感、视物模糊和视力下降等，发生于周边的视网膜炎早期可无任何症状。眼部检查前房反应多缺如，玻璃体反应轻微，典型表现为视网膜炎，可有三种分型：

（1）暴发型（水肿型）坏死性视网膜血管炎，表现为沿大血管分布、外观致密的融合的白色混浊，常伴有出血和血管鞘。

（2）懒惰型或颗粒型，表现为与血管无关的轻中度颗粒状视网膜混浊斑，多发生于周边视网膜，病灶中央呈萎缩状，周边则有活动性改变。

（3）霜样树枝状视网膜血管炎，表现为广泛的视网膜血管鞘，此性较少见。本病较少累及黄斑区，但视网膜炎可并发孔源性或渗出性视网膜脱离。

直接或间接检眼镜检查所见的典型眼底改变可初步诊断，合并获得性免疫缺陷综合征的临床表现及 CD4$^+$T 细胞显著降低（CD4$^+$T＜100/μl）对诊断有一定帮助，巨细胞病毒抗体或 DNA 检测、血清学检查、FFA 等检查可协助诊断。

治疗原则：治疗上以抗病毒治疗为主，更昔洛韦是治疗巨细胞病毒感染的一线药物，包括诱导治疗和维持治疗两阶段，常用诱导治疗方案为更昔洛韦 5mg/kg 一小时内静脉滴注，每天两次，持续 2~3 周，若诱导失败可换药诱导，缬更昔洛韦、膦甲酸钠、福来韦生等可供选择。诱导病变消退后则进入维持治疗期，维持治疗需持续终生，方案为每周 5 天口服或静脉用 5mg/（kg·d）更昔洛韦。对于黄斑和 / 或视神经损害威胁视力和炎症粒细胞减少不宜全身用药者，可考虑更昔洛韦玻璃体腔注射，诱导期 2 次 / 周，维持期 1 次 / 周，每次注射剂量 200~2 000μg，但为防止对侧眼和眼外组织的 CMV 感染，在接受眼内注射的同时需进行全身抗病毒治疗。如发生视网膜脱离则需及时予以玻璃体切除或激光光凝等手术治疗。

随访及预后：本病通常视力预后不良，若无有效治疗，6 个月内病情将持续进展最终造成全视网膜破坏。

3. 结核性葡萄膜炎　结核病是由结核分枝杆菌经空气所引起的一种慢性感染性疾病。结核分枝杆菌可直接侵犯眼组织，也可经血液循环播散至眼组织，前者为原发性结核性葡萄膜炎，后者为继发性结核性葡萄膜炎。

结核感染可造成全身多种器官受累，患者可有低热、午后潮热、消瘦、乏力、盗汗等全身表现，结核分枝杆菌感染在眼部可引起葡萄膜、眼睑、结膜、角膜、巩膜、视神经等组织的病变，其中最常见的是结核性葡萄膜炎，临床可表现为前葡萄膜、脉络膜、视网膜和视网膜血管等部位的炎症反应，结核性脉络膜炎又有渗出型、粟粒性、团块性、团集性、局限性等不同分型。

有关结核性葡萄膜炎的诊断目前尚无满意的标准，但在诊断时应满足以下条件：

（1）能够排除其他原因所致的葡萄膜炎或特定类型的葡萄膜炎。

（2）符合结核性葡萄膜炎或结核性视网膜炎的临床特点。

（3）眼内液分离培养出结核分枝杆菌。

（4）抗结核治疗可使葡萄膜炎或视网膜炎减轻或消退。

（5）患者存在眼外活动性结核病变或有眼外结核病史。

（6）结核菌素皮肤试验阳性、γ-干扰素释放试验阳性。

（7）眼内液标本经PCR检测出结核分枝杆菌的核酸。

（8）眼内活检标本中发现抗酸杆菌。

（1）+（2）+（3）或（1）+（2）+（3）以外其他任意两条应视为结核性葡萄膜炎或结核性视网膜炎。

治疗原则：治疗上以抗结核治疗为主，糖皮质激素可在有效抗结核的基础上应用，抗结核治疗需在感染科等有关医师指导下进行，遵从早期、联合、全程、适量、规则原则，异烟肼、利福平、吡嗪酰胺、链霉素和乙胺丁醇为结核一线治疗药物，治疗过程中应注意抗结核药物导致的周围神经炎、肝肾功能损害、视神经炎等毒副作用。

4. 梅毒性葡萄膜炎　梅毒是由梅毒螺旋体引起的一种感染疾病，可经性接触、血液、母婴等途径传播，有先天性梅毒和获得性梅毒两种类型，均可在眼部引起多种类型的葡萄膜炎。

先天性梅毒除梅毒的全身性表现外，在眼部可有角膜葡萄膜炎、急性虹膜睫状体炎、脉络膜视网膜炎等病变。获得性梅毒分为一期、二期、潜伏期和三期，一期梅毒可有眼睑、结膜受累，但葡萄膜炎主要发生于二期和三期梅毒，梅毒可引起各个部位的葡萄膜炎，非肉芽肿性炎症和肉芽肿性炎症都可出现在梅毒性葡萄膜炎患者中。

全身表现和眼部体征可对梅毒性葡萄膜炎进行诊断，不洁性接触史对本病的诊断有重要意义。血清学检查、PCR检测、FFA等可进行辅助诊断。以往认为梅毒性葡萄膜炎主要表现为肉芽肿性炎症，但近来有报道称非肉芽肿性炎症实际更为常见。因此在诊断梅毒性葡萄膜炎时应与能够引起非肉芽肿性和肉芽肿性葡萄膜炎的疾病相鉴别。

治疗原则：早期、足量应用青霉素是本病的主要治疗方法。对于青霉素过敏者可给予四环素、红霉素、多西环素治疗。

预后：梅毒经早期正确治疗可彻底治愈并使大多数患者恢复良好的视力，但心血管和神经系统受累者预后较差。

5. 人类免疫缺陷病毒所致的葡萄膜炎　人类免疫缺陷病毒（HIV）是一种嗜人T淋巴细胞病毒，感染后引起获得性免疫缺陷综合征（AIDS），此病伴有多种机会感染及多种肿瘤。HIV感染主要有性传播、注射传播、垂直传播、器官或组织移植传播等途径。AIDS病患者的眼部病变主要有非感染性微血管病变、眼部机会感染、累及眼组织的肿瘤及神经眼科病变，引起机会感染的病原体主要有卡氏肺孢子虫、真菌、疱疹病毒、结核、弓形虫、梅毒螺旋体。非感染性微血管病变多发生于视网膜，被称为HIV性视网膜病变或HIV性非感染性视网膜炎，典型表现为视网膜棉絮斑（视网膜神经纤维层的微梗死所致），通常不影响视力，病变多于6~9周自发消退。诊断主要依据典型的临床表现、HIV抗原或抗体阳性及病毒培养阳性，药物治疗主要为转录酶抑制剂和蛋白酶抑制剂，有效治疗可暂时改善患者的生活质量。

二、感染性葡萄膜炎的视功能矫正及康复治疗

（一）感染性葡萄膜炎的视功能康复治疗

感染性葡萄膜炎患者的视力预后主要取决于病原体的致病力、患者的免疫状态、炎症的受累部位及受累部位与并发症的处理是否及时、正确。梅毒螺旋体等所致的葡

萄膜炎患者的视力预后较好,疱疹病毒、巨细胞病毒等所致的葡萄膜炎患者的视力预后差。

早期诊断、积极治疗可使部分患者恢复一定的视力,如能及时掌握致病病原体,给予针对性治疗,同时根据患者情况辅以糖皮质激素、睫状肌麻痹剂、非甾体抗炎药等联合治疗,往往能迅速、有效地消除感染,控制炎症。

玻璃体切除术在感染性葡萄膜炎中亦起着重要作用。在葡萄膜炎的治疗中玻璃体切除术的适应证有:

（1）药物治疗无效的葡萄膜炎及其并发症,包括玻璃体混浊或出血、视网膜脱离、黄斑囊样水肿、视网膜前膜、黄斑皱褶等。

（2）达到明确诊断的目的。

（3）清除致密的感染灶,使抗生素迅速在眼内分布均匀。

（二）感染性葡萄膜炎低视力视功能矫正

正确治疗感染性葡萄膜炎可使部分患者保留一定程度的视力,而对于感染性葡萄膜炎所致的低视力患者,如何能有效利用残余视力,满足日常活动各方面的需求,却往往成为困扰患者和眼科医生的难题。低视力康复在其中发挥重要作用,低视力康复的目的是帮助视力损害患者在学习、工学及日常生活活动中达到预期的水平,最终使患者能积极和独立的生活。北欧国家低视力康复模式分3阶段:

（1）功能、环境评估,评估患者日常所处环境及在此环境中的日常生活状态。

（2）临床评估,包括患者视力、视野等专科检查和心理状况及日常生活各方面需求的评估。

（3）临床评估后训练,此阶段包括了基于助视器应用的视功能训练和随访及患者反馈等。英、美等国家的低视力康复也包括了评估、检查、训练、反馈等内容。

助视器是能够改善低视力患者视觉能力的装置或设备,分为视觉性助视器和非视觉性助视器,视觉性助视器又分为光学助视器和非光学助视器。助视器在低视力康复尤其是视功能训练中发挥了重要作用,为满足生活、学习、工作等各个方面的不同需求,低视力患者常需要配备两种以上不同种类的助视器。

光学助视器即利用助视器的凸透镜、棱镜片或平面镜的光学特性,使目标物体成像变大或改变目标在视网膜上成像的位置,从而使低视力患者能看清楚目标物体。近用普通正透镜（即普通眼镜助视器）因其便捷、美观、可解放双手,是最易被患者接受且最常用的光学助视器之一,它与普通眼镜相似,但屈光度数更大（我国可制造 +4.00D~+40.00D 的普通眼镜助视器）。阅读或操作距离过近是使用近用眼镜助视器的主要缺点,佩戴近用眼镜助视器的患者只有将读物或目标物体拿到较近处才能看清,且距离随助视器屈光度数增加而减少,当屈光度达到 +20.00D~+40.00D 时,平均阅读距离为 1.88~3.80cm,事实上,透镜超过10.00D 时即会出现因距离过近而导致书写或操作存在困难,有研究表明,当由于距离过近而造成书写困难时,可使用原阅读时眼镜屈光度数的一半,以使书写距离延长一倍（书写时不必看得十分清晰,且书写字体可较大）。验配近用眼镜助视器度数的标准通常是患者近视力达到 0.5 及以上视标,但由于双眼集合与调节的不一致,为维持在近距离工作或阅读时的双眼单视,常需加用棱镜片[规则是每眼给予 $1^\triangle$ 的棱镜（底朝内）结合每眼 +1.00D 的正透镜]。视力在 0.05~0.2 以上者,约 90% 的患者可使用近用助视器较顺利阅读 5 号字体,而视力 <0.02 者一般近用助视器都难提高视力,此时最好可应用闭路电视助视器等电子助视器

来矫正低视力患者视力。

另外，可获得较远工作或阅读距离的近用望远镜、适合短时使用且相对方便的手持式放大镜、适用于短时间精细工作的立式放大镜等可在不同场合和用途中发挥其作用。如有看远需求，则要用到能使目标无限放大的远用望远镜助视器，但使用时患者视野明显缩小，且放大倍数越大视野越小，因此远用望远镜只适用于家中看电视、教室看黑板等静态情况。

非光学助视器是通过改善周围环境的状况来增强视功能的各种设备或装置，包括不同场所和需求中照明类型和强弱的调节，太阳帽、眼镜遮光板、滤光镜或涂膜太阳镜对光线传送的控制，大字印刷品等相对体积大小或线性放大作用的利用等。

非视觉性助视器包括盲杖、导盲犬、阅读器、电子表等辅助性设备或装置，多用于辅助视力严重损害患者或盲人，此类患者多不能依靠视觉性助视器而只能依靠听力、触觉等视觉以外的补偿。

在低视力康复训练开始前，应对低视力患者的视功能情况和期待达到的目标做充分的了解和评估并制订计划，指导训练者应该了解不同助视器的优缺点及光学原理。训练应遵循合理的顺序，原则是先简单后复杂，如果患者需用到多种助视器，则应首先使用低倍助视器。

低视力患者如何选择及使用助视器、制订适合个体的个性化训练计划是非常复杂的问题，这些需要患者、家属、医生、视光师、训练师等多方配合完成。

（胡　柯　杨培增）

第三节　非感染性葡萄膜炎的治疗与康复

一、非感染性葡萄膜炎的原因及诊治

（一）白塞病

白塞病（Behcet disease）是一种以闭塞性血管炎为主要病理表现的全身免疫系统疾病，本病可累及皮肤、肌肉、骨骼、心血管、神经等多个系统和器官，病程多迁延反复，临床以复发性口腔溃疡、多形性皮肤损害、生殖器溃疡为特征。此病多发生于日本、中国、中东及地中海沿岸的国家，常见于 20~40 岁成年人，男女发病比例相似。其病因可能与病原体诱发的自身免疫反应有关，遗传因素也可能在其中发挥一定作用（*HLA-B51* 基因）。

1. 临床表现　70% 以上的白塞病可累及眼部引起葡萄膜炎，初发者常表现为累及双眼的非肉芽肿性全葡萄膜炎，葡萄膜炎往往呈间断性持续性进展，复发者则多累及单侧。患者有畏光、流泪、疼痛、视力下降等症状。眼前段多可见前房大量炎性细胞而前房闪辉轻微，前房反应往往与睫状充血相分离，易发生无菌性前房积脓，反复发作者有虹膜后粘连和瞳孔变形。眼后段改变多为视网膜血管炎表现，即早期多为弥漫性视网膜微血管受累，在眼底检查时可无异常发现，但 FFA 可显示视网膜微血管弥漫性渗漏，后期出现动静脉受累，终末期动静脉血管变细、闭塞成幻影血管（血管白线）。常见的并发症为并发性白内障、继发性青光眼、增殖性视网膜病变和视神经萎缩、视网膜萎缩等。

白塞病常伴反复发作的全身性表现，约 90% 患者发生口腔溃疡（通常也是白塞病的

147

最初表现），多形性皮肤损害主要表现为结节性红斑、渗出性红斑、痤疮样皮疹等，针刺处出现结节和疱疹（皮肤过敏反应阳性）为此病的特征性改变，生殖器溃疡多发生于其他表现之后，愈合后可留瘢痕，其他还有关节炎、血管炎、中枢神经系统损害、消化道损害等。

2. 诊断　主要依据为全身性表现和眼部特征性改变，目前使用较多的为国际白塞病研究组制定的标准：

（1）复发性口腔溃疡（一年内至少复发 3 次）。

（2）下面四项中出现两项即可：①复发性生殖器溃疡或瘢痕；②葡萄膜炎；③多形性皮肤损害；④皮肤过敏反应试验阳性。另外，荧光素眼底血管造影检查对视网膜病变的评价和随访非常重要，UBM、B 超、OCT、ICGA 检查等对诊断有辅助意义。

3. 治疗原则　小剂量（15~20mg/d）泼尼松口服联合其他免疫抑制剂是治疗白塞病反复发作、累及眼后段或眼外表现严重患者的常用方法，常用免疫抑制剂为环孢素 3~5mg/（kg·d），病情稳定后逐渐减量，一般治疗时间在一年以上，也可选用秋水仙碱（0.5mg，每天两次）、硫唑嘌呤［1~2mg/（kg·d）］、苯丁酸氮芥［0.1mg/（kg·d）］等，治疗过程中应严密监测其毒副作用。眼前段炎症反应可根据炎症严重程度选用糖皮质激素滴眼剂和睫状肌麻痹剂。

4. 预后　白塞病性葡萄膜炎发病后 8~10 年趋于静止状态，但平均 2~3 年即可致盲，因此早期正确治疗对视力预后极为重要。此外，眼后段受累患者、小年龄患者、男性患者也相对预后较差。

（二）福格特 - 小柳 - 原田综合征

福格特 - 小柳 - 原田综合征（Vogt-Koyanagi-Harada syndrome，VKH）是一种以双眼肉芽肿性全葡萄膜炎为特征的自身免疫性疾病，常伴有听觉功能障碍、脑膜刺激征、皮肤和毛发异常等全身性表现。本病在男女发病比例相似，是我国常见的最具致盲性的葡萄膜炎之一，其发生可能与自身免疫反应、病毒等诱发的免疫反应和遗传因素等有关。

1. 临床表现　福格特 - 小柳 - 原田综合征多急性发作且病程反复，研究表明，我国的 VKH 患者有"炎症多从后部逐渐蔓延至前部，从非肉芽肿性进展为肉芽肿性"的独特进展规律。脑膜刺激征、耳鸣、听力下降和感冒样表现等前驱症状多出现在葡萄膜炎发生前 2 周，葡萄膜炎发生后 2 周内主要为后葡萄膜炎表现，眼底检查可见双眼弥漫性脉络膜炎和神经视网膜炎，表现为视盘肿胀、视网膜呈隆起感或苍白肿胀感，2 周 ~2 个月可在后葡萄膜炎的基础上，出现非肉芽肿性前葡萄膜炎，急性炎症消退以后很长一段时间内，前葡萄膜炎反复发作，出现羊脂状 KP 和虹膜结节，进展为肉芽肿性前葡萄膜炎，此时眼底活动性病变通常消失，代之以色素脱失和萎缩病灶，常有晚霞状眼底和 Dalen-Fuchs 结节。耳鸣、听力下降、脱发、白发、白癜风等全身改变可出现在疾病发展的不同时期。值得注意的是，并非所有患者都出现上述表现。VKH 病程长，常反复发作，易发生渗出性视网膜脱离、视网膜下新生血管、并发性白内障、继发性青光眼等并发症。

2. 诊断　对早期患者，有三种情况可以确定诊断。第一种，眼底检查发现明确的弥漫性脉络膜炎和渗出性视网膜脱离。第二种，OCT 或 B 超发现浆液性视网膜脱离，或 EDI-OCT 发现脉络膜增厚，或 FFA 发现典型的早期多发性点状荧光渗漏和晚期多湖状荧光积存。第三种，对于已经接受过全身激素和免疫抑制剂治疗的患者，既往病史有第一种或第二种表现，加上 FFA 视盘高荧光即可确定诊断。对于 VKH 晚期患者，也有三种情况可确定诊断。第一种，晚霞状眼底和广泛的视网膜色素聚集和脱失，加上双眼复发性肉芽肿性前葡萄膜炎。第二种，双眼复发性肉芽肿性前葡萄膜炎，加上 Dalen-Fuchs 结节或多发性局灶脉络膜视网膜萎缩；或者是双眼复发性肉芽肿性前葡萄膜炎，加上 FFA 窗样缺损和虫噬样荧光。第三种，对于因严重的白内障导致眼底不能视及的患者，双眼复发性肉芽肿性前葡萄膜炎，加上既往病历资料显示有早期 VKH 病典型表现。

3. 治疗原则　初发患者通常以糖皮质激素口服治疗，复发性或顽固性患者则需联合其他免疫抑制剂治疗，糖皮质激素常选用泼尼松早晨顿服，初始剂量为 1~1.2mg/（kg·d），10~14 天开始减量，成人患者的维持剂量为 15~20mg/d，治疗时间常在 1 年左右。眼前段炎症反应可根据炎症严重程度选用糖皮质激素滴眼剂和睫状肌麻痹剂进行治疗。

4. 预后　大多数 VKH 患者经及时正确治疗可获得较好的视力。继发性青光眼和视网膜下新生血管等并发症及其处理对视力预后有重要影响。

（三）交感性眼炎

交感性眼炎（sympathetic ophthalmia，SO）是单侧眼球穿通伤或内眼术后的双侧非感染性、肉芽肿性葡萄膜炎，受伤眼被叫做诱发眼或刺激眼，另一眼则被叫做交感眼。目前认为本病发生可能与损伤引起的眼内抗原暴露而导致的免疫反应有关，近年有报道称遗传因素也可能参与此病的发生。

交感性眼炎可发生于外伤或手术后 5 天 ~66 年，但 90% 患者在 1 年内发病。临床可有不同程度的眼红、流泪、畏光、疼痛、视力下降等症状。眼部检查可在诱发眼发现角膜或巩膜陈旧性伤痕，双眼可见羊脂状 KP、虹膜 Koeppe 结节和 / 或 Bussaca 结节等肉芽肿性葡萄膜炎表现，交感眼初发时多有弥漫性脉络膜炎表现，可伴多发性神经视网膜上皮脱离、视网膜血管炎、渗出性视网膜脱离等，反复发作者可出现脉络膜视网膜多发性点片状萎缩，以及与福格特 - 小柳 - 原田综合征相似的晚霞状眼底改变和视网膜中周部的 Dalen-Fuchs 结节，也可伴有脱发、头发变白、白癜风、耳鸣、听力下降、头痛、颈项强直、恶心、呕吐等全身表现。常见的并发症为并发性白内障、继发性青光眼，炎症反复发作者还可出现角膜带状变性、视盘周围脉络膜视网膜萎缩等。

典型病史和临床表现对交感性眼炎的诊断有重要价值，在诊断 SO 前应除外其他可能引起肉芽肿性葡萄膜炎的疾病，眼球穿通伤史及内眼手术史是鉴别交感性眼炎与自身免疫性疾病如 VKH、结节病性葡萄膜炎等的重要依据。FFA 可检查活动期病变，在造影早期多发性细小点状视网膜色素上皮层荧光渗漏，造影后期荧光渗漏灶扩大，形成多湖状强荧光。此外，ICGA、B 超、OCT、UBM 等检查均有助诊断。

治疗原则：口服糖皮质激素是治疗交感性眼炎的主要方法，病情严重或复发者应联合其他免疫抑制剂治疗，复发者治疗时间往往在 1 年左右或 1 年以上。糖皮质激素一般选用泼尼松口服，初始剂量为 1~1.2mg/（kg·d），根据炎症消退情况和患者耐受情况逐渐减量，维持剂量 15~20mg/d，其他免疫抑制可选择苯丁酸氮芥［0.05~0.1mg/（kg·d）］、环磷酰胺［1~2mg/（kg·d）］、环孢素［3~5mg/（kg·d）］、硫唑嘌呤口服［2mg/（kg·d）］等（以上剂量均为初始剂量，治疗中应逐渐减量）。眼前段炎症反应可根据炎症严重程度选用糖皮质激素滴眼剂和睫状肌麻痹剂。

预防及预后：以下措施可能对交感性眼炎的发生有预防作用：眼球穿通伤后及时清创缝合，消除伤口的污染和感染，避免眼组织嵌顿于伤口，避免在同一眼反复进行内眼手术。经积极治疗，在受伤后 48 小时摘除无希望恢复视力的伤眼也可能对 SO 的发生有预防作用，但在交感性眼炎发生后摘除受伤眼可能对交感眼葡萄膜炎的发生不起预防作用，值得注意的是随着显微手术技术的进步，以往被认为无可救治的眼球可能得到救治和部分视力恢复，因此摘除眼球需谨慎决定。伤眼和手术眼的视力预后取决于损伤的程度，而交感眼的视力恢复主要依靠及时正确诊断和治疗。

（四）Fuchs 综合征

又称 Fuchs 虹膜异色性葡萄膜炎，是一种以弥漫性虹膜脱色素和中等大小或星形 KP 为特征的慢性非肉芽肿性葡萄膜炎。目前认为此病的发生可能与弓形虫感染、病毒感染、自身免疫反应、遗传等因素和血管功能紊乱等有关。本病多见于青壮年，其发病无种族和性别差异。

1. 临床表现　90% 的 Fuchs 综合征患者为单眼受累，临床表现多为轻度慢性虹膜睫状体炎，常见的症状有视物模糊或视力下降，初发者可有眼红和轻度畏光流泪，复发者则常无这些症状。特征性 KP 和虹膜脱色素为此病主要病变，眼部检查可见星形 KP 或中等大小 KP 呈角膜后弥漫分布或瞳孔区分布，KP 之间有细丝相连，虹膜呈弥漫性脱色素，白种人多可因双眼虹膜颜色不同而出现"金银眼"样虹膜异色改变，我国患者则难以看到典型的虹膜异色，部分患者可有虹膜萎缩、虹膜结节和散在虹膜前粘连等表现，但通常不出现虹膜后粘连。常见的并发症为并发性白内障、晶状体后囊下混浊和继发性青光眼。

此病主要根据特征性 KP、虹膜脱色素、无虹膜后粘连等体征进行诊断。单眼受累的慢性前葡萄膜炎、晶状体后囊下混浊和眼压升高等对本病诊断有一定参考作用。

2. 治疗原则　Fuchs 综合征一般不需糖皮质激素治疗，仅在前房炎症明显时给予短期点眼治疗，但本病需定期随访，以确定有无白内障和眼压升高发生。Fuchs 综合征患者对白内障超声乳化及人工晶状体植入术有较好的耐受性，术后多可获得较好的视力，因此，对于并发性白内障，根据患者的需要，在影响视力时即可行白内障摘除和人工晶状体植入手术治疗，KP、虹膜结节、前房闪辉、前房炎症细胞的存在等不是白内障手术的禁忌证。眼压升高者予以药物降眼压，少数患者出现顽固性高眼压，可考虑行抗青光眼手术治疗。

3. 预后　Fuchs 综合征大多数患者视力预后好，但不及时控制的顽固性高眼压可使患者丧失视力。

二、非感染性葡萄膜炎的视功能矫正与康复治疗

（一）非感染性葡萄膜炎及并发症的视功能矫正与康复

非感染性葡萄膜炎多呈慢性病程，可急性发作或反复发病，随病情进展，炎症多可累及视网膜黄斑区、视神经等，长期、反复发生的葡萄膜炎尚可有并发性白内障、继发性青光眼、视网膜新生血管等并发症。葡萄膜炎及其伴发的白内障和玻璃体混浊等可影响光线的接收，黄斑区变性、视网膜血管病变等可影响光线感受，而继发性青光眼、视盘炎性病变可影响视觉信号传导，通过以上途径，葡萄膜炎患者多有不同程度的视力下降和视功能损害。因此，想要保留或在一定程度上提高非感染性葡萄膜炎患者的视功能，不仅应注意积极治疗原发病，并发症的治疗也应得到重视。

炎症引起的黄斑囊样水肿可行抗炎、消肿及促进吸收治疗，早期、及时应用糖皮质激素和免疫抑制剂通常可避免视网膜新生血管形成，也可能有助于新生血管膜的瘢痕化，必要时行 FFA 或 ICGA 检查，如有脉络膜、视网膜新生血管，可行抗 VEGF 治疗，针对 VEGF 的生物制剂对视网膜下新生血管可能有抑制作用，目前临床上常用的方式是康柏西普、雷珠单抗等抗 VEGF 药物玻璃体腔内注射，也可行光凝或光动力疗法（PDT）等。

葡萄膜炎并发性白内障：房水有提供营养并维持晶状体正常代谢的作用，发生葡萄膜炎

时前房内大量炎性物质渗出,房水性质改变,从而引起晶状体混浊,另外,葡萄膜炎长期大量局部或全身使用糖皮质激素也可能是导致晶状体混浊的原因之一。由葡萄膜炎引起者,早期在晶状体后极部囊膜或囊膜下皮质出现混浊,并逐渐向晶状体核中心及周边部扩展。非感染性葡萄膜炎并发性白内障影响视力者通常可予以手术治疗,手术方式一般选择白内障超声乳化摘除及人工晶状体植入术。在此类患者中,手术时机把握尤为重要,白内障手术应在积极治疗原发病、炎症完全控制且眼压基本正常时进行,炎症未控制的情况下进行白内障摘除及人工晶状体植入术常引起炎症复发和慢性化,并且使炎症更难控制,导致视力预后差甚至失明。但值得注意的是,对白内障手术有较好耐受性的 Fuchs 综合征患者,一旦发生并发性白内障影响视力,即可根据患者意愿行手术治疗,Fuchs 综合征患者白内障术后多数可恢复较好的视力。葡萄膜炎并发性白内障手术前后用药较老年性白内障更为复杂,手术前后除应给予糖皮质激素、非甾体抗炎药、睫状肌麻痹剂点眼治疗,以减轻术后前房炎症反应外,还应根据患者葡萄膜炎及全身疾病情况予以全身使用糖皮质激素和 / 或联合其他免疫抑制剂。此外应特别注意的是,如葡萄膜炎有眼后段受累且反复发作或病程较长者,患者视网膜往往受到不同程度破坏,术前应告知患者术后不一定能获得理想的视力。

葡萄膜炎继发性青光眼:葡萄膜炎(尤其是虹膜睫状体炎)引起眼压升高、发生继发性青光眼的机制主要有两种:一是眼前段炎性渗出物引起瞳孔后粘连,若为环形后粘连则可导致瞳孔闭锁、房水无法通过瞳孔进入前房,从而引起后房压增加并向前推挤虹膜使形成虹膜膨隆,周边虹膜堵塞前房角从而导致眼压升高和继发性青光眼;二是前房炎性渗出物和组织碎片等直接堵塞小梁网,阻碍房水外流而致使眼压升高。降眼压药物(房水生成抑制剂)的应用是预防继发性青光眼、防止发生不可逆性视神经损伤的关键,睫状肌麻痹剂的扩瞳作用在预防和治疗虹膜后粘连中十分重要,同时,还可考虑局部或全身应用糖皮质激素以控制炎症。若已经发生瞳孔闭锁、虹膜膨隆,则应行激光虹膜切开术,若房角已发生不可逆性粘连或药物降压达不能起有效作用,则可在炎症基本控制后行滤过性手术或其他抗青光眼手术。病理性眼压增高是导致不可逆性视神经萎缩和视野缺损的重要危险因素,故在葡萄膜炎患者中,应注意监测眼压,早期对其进行积极干预可使患者获得较好的视力预后。

其他并发症如玻璃体混浊和增殖性改变,往往会随着炎症减轻而减轻,在出现增殖性玻璃体视网膜病变或由牵引性视网膜脱离时,可考虑行玻璃体切除术和相应处理。

(二)葡萄膜炎儿童患者视功能矫正与康复

对于尚处在视功能发育期和功能性视力形成阶段的儿童患者,积极治疗葡萄膜炎及并发症之后往往可能保留一定程度的视力,但视障儿童由于视觉信息来源的缺乏和视觉经验的缺失或不完整等因素,缺乏进一步建立视觉记忆的基础,在形成有效视力过程中,与正常儿童存在一定差距(根据《视障儿童功能性视力训练活动示范教学指导》总结)。

视功能是运用眼睛观察事物的能力;功能性视力是指在日常的各种活动中有目的地使用视觉技巧的能力,即"有效视力"。有效视力的不足或缺失不仅严重影响了儿童身心健康发展与性格形成,对家庭及社会也是一种负担。对于手术、药物或一般验光配镜无法改善视功能的低视力儿童患者,如何由保存现有视力到科学地使用"剩余视力"显得尤为重要,而功能性视力训练在其中发挥着重要作用。

Keeffe 认为,功能性视力可以通过训练得到提高,即人们可以通过学习或训练更好地使用视力,能够在只有少量的视觉信息的时候获得更有效的功能。因此,功能性视力训练是低视力儿童提高有效视力的关键。

　　在进行系统的功能性视力训练之前,应对患者进行详细的眼部检查和剩余视力评估,根据患者实际情况及期望达到的目标制订针对性康复计划,这项工作需要由眼科医师、验光师、职业治疗师和家庭成员共同协作完成。评估内容主要包括患者基本情况、眼病发展和心理及行为情况、视力测量和视功能评估(包括视力、色觉、视野、对比敏感度、屈光检查及眼底检查等)、交流能力、空间定向和移动能力、日常生活活动需求、持续的近距离任务需求等。

　　在进行功能性视力训练时,训练者应注意循序渐进,视觉训练是一个从"学习"到"认识"的过程,应从简单的固定、注视、追踪及调节集合,到观察、描绘、辨认、对比及分类,再到较高级的视觉训练,即视觉记忆、视觉终止、视觉联合及视觉组织等。对于儿童视功能训练,训练者语言的运用和患儿听觉、触觉的配合有着重要作用,即低视力儿童可以使用听觉和触觉来帮助得知自己看到的是什么,从而促进功能性视力的发育。在康复训练实施的同时,应对患者的训练结果进行持续追踪评估,及时调整训练计划,保证该训练的高效性和实用性。

　　另外,人体的各个感官作为一个整体,除视觉外的其他感觉功能(如听觉、触觉、嗅觉及味觉等)也同时为患者高效视功能服务,因此只有把视觉训练与其他感觉训练相结合,使其他感觉的潜力得以发挥,视觉功能才能得到更为充分有效的利用。

　　助视器同样在儿童视觉康复及视功能训练整个过程中发挥重要作用,应根据患儿视功能恢复不同阶段和工作、学习及生活不同需求,选择和配备一种或多种助视器搭配。

　　总之,在葡萄膜炎儿童视功能矫正与康复中,应注重了解视障儿童身心发展,在充分了解儿童个体情况的基础上,制订全面的、具有针对性的综合康复方案。

(胡　柯　杨培增)

参 考 文 献

[1] 杨培增,杜利平.我国葡萄膜炎专业70年发展之回顾.中华眼科杂志,2020,56(12):881-890.

[2] Eris Erdem, Vural Esra.Early retinal and choroidal effect of photodynamic treatment in patients with polypoidal choroidal vasculopathy with or without anti-vascular endothelial growth factor:An optical coherence tomography angiography study.Photodiagnosis and photodynamics therapy, 2019, 25(3):1-6.

[3] Babiuch Amy S, Uchida Atsuro, Figueiredo Natalia, et al.Impact of Optical Coherence Tomography Angiography Review Strategy on Detection of Choroidal Neovascularization.Retina, 2020, 40(4):672-678.

[4] Bo Qiyu, Yan Quan, Shen Mengxi, et al.Appearance of Polypoidal Lesions in Patients With Polypoidal Choroidal Vasculopathy Using Swept-Source Optical Coherence Tomographic Angiography.JAMA ophthalmology, 2019, 137(6):642-650.

[5] Tan Colin S, Ngo Wei Kiong, Chen Jian Ping, et al.EVEREST study report 2:imaging and grading protocol, and baseline characteristics of a randomised controlled trial of polypoidal choroidal vasculopathy.British journal of ophthalmology, 2015, 99(5):624-628.

[6] Koh A, Lee WK, Chen LJ, et al.Everest study:Efficacy and safety of verteporfin photodynamic therapy in combination with ranibizumab or alone versus ranibizumab monotherapy in patients with symptomatic macular polypoidal choroidal vasculopathy.Retina, 2012, 32(8):1453-1464.

[7] Costa RA, Calucci D, Scott IU, et al.Polypoidal choroidal vasculopathy:Angiographic characterization of the network vascular elements and a new treatment paradigm.Progress in Retinal & Eye Research, 2005, 24(5):560-586.

第十章

玻璃体及视网膜疾病的视觉康复

第一节 概 述

玻璃体(vitreous)是透明的凝胶体,容积约为 4ml,主要由纤细的胶原结构和亲水的透明质酸和很少的玻璃体细胞组成。玻璃体具有导光、支撑视网膜、阻止血管内的大分子进入玻璃体和抑制多种细胞增生的屏障作用。

视网膜(retina)为眼球后部最内层组织,结构精细复杂,其前界为锯齿缘,后界止于视神经头。视网膜由视网膜神经上皮层(视网膜感觉层)和视网膜色素上皮(retinal pigment epithelial,RPE)层组成。视网膜是全身唯一可在活体观察血管及其分布形态的组织,也是接受光刺激、形成视觉的关键第一站。

视觉康复是指低视力的患者在眼科医师、技师以及护理人员的帮助下采取治疗和康复措施来提高视力,提高生活质量。对于眼科医师来说,玻璃体及视网膜疾病的视觉康复就需要医师根据不同疾病采用不同的治疗和康复方式使这类疾病患者提高视力。

一、玻璃体视网膜解剖结构特点

(一)玻璃体解剖结构特点

1. 玻璃体周围由视网膜内界膜构成的基底层包裹,玻璃体视网膜的连接由玻璃体皮层和内界膜组成。

2. 玻璃体与视网膜附着最紧的部位是玻璃体基底部,其次是后面的视盘周围、中心凹和视网膜的主干血管部。

3. 玻璃体内细胞较少,主要有玻璃体细胞、星形胶质细胞和胶质细胞。玻璃体细胞位于玻璃体表面,合成透明质酸。

4. Cloquet 管是原始玻璃体的残余,它从视盘延伸到晶状体后极的鼻下方。覆盖 Cloquet 管的凝胶极薄,并且容易受损,在玻璃体前脱离、晶状体囊内摘除术时,Cloquet 管很容易断裂。

(二)视网膜解剖结构特点

1. 视网膜由神经外胚叶发育而成,胚胎早期神经外胚叶形成视杯,视杯的内层和外层分别发育分化形成视网膜神经上皮层和 RPE 层。两层间黏合不紧密,有潜在的间隙,是视网膜脱离的组织学基础。

2. 神经上皮层有三级神经元:视网膜光感受器(视锥细胞和视杆细胞)、双极细胞和神经节细胞,神经节细胞的轴突构成神经纤维层,汇集组成视神经,是形成各种视功能的基础。神经上皮层除神经元和神经胶质细胞外,还包含有视网膜血管系统。

3. RPE 有复杂的生物学功能,为感觉层视网膜的外层细胞提供营养、吞噬和消化光感受器细胞外节盘膜,维持新陈代谢等重要功能。RPE 与脉络膜最内层的玻璃膜(Bruch 膜)粘连极紧密,并与脉络膜毛细血管层共同组成一个统一的功能单位,即 RPE- 玻璃膜 - 脉络膜毛细血管复合体,对维持光感受器微环境有重要作用。很多眼底病如年龄相关性黄斑变性、视网膜色素变性、各种脉络膜视网膜病变等与该复合体的损害有关。

4. 视网膜的供养来自两个血管系统,内核层以内的视网膜由视网膜血管系统供应,其余外层视网膜由脉络膜血管系统供养。黄斑中心凹无视网膜毛细血管,其营养来自脉络膜血管。

5. 正常视网膜有两种血 - 视网膜屏障(blood-retinal barrier,BRB)使其保持干燥而透明,即视网膜内屏障和外屏障。视网膜毛细血管内皮细胞间的闭合小带(zonula occludens)和壁内周细胞形成视网膜内屏障;RPE 和其间的闭合小带构成了视网膜外屏障。上述任一种屏障受到破坏,血浆等成分必将渗入神经上皮层,引起视网膜神经上皮层水肿或脱离。

6. 视网膜通过视神经与大脑相通,视网膜的内面与玻璃体连附,外面则与脉络膜紧邻。因此,玻璃体病变、脉络膜、神经系统和全身性疾患(通过血管和血液循环)均可累及视网膜。

二、玻璃体视网膜病变表现特点

(一)玻璃体病变表现特点

1. 玻璃体结构、性质、体积和位置的改变　①玻璃体液化、玻璃体凝缩,多见于老年和高度近视者,眼球内异物或患色素膜炎者。②玻璃体后脱离,玻璃体腔内液化的玻璃体通过皮层进入玻璃后腔,易并发视网膜脱离、玻璃体积血、玻璃体黄斑牵引、黄斑前膜和特发性黄斑裂孔等疾病。③玻璃体出血,眼内血管性病变(如反复性视网膜出血、高血压病、糖尿病)、眼外伤、炎症、肿瘤等均可导致眼内出血而进入玻璃体内。④玻璃体炎症,细菌等微生物进入玻璃体可导致,分为内源性与外源性。⑤玻璃体疝,玻璃体经瞳孔向前房凸出,常见于白内障囊内摘出术后。

2. 玻璃体先天异常　①原始玻璃体持续增生症,由于原始玻璃体没有退化所致,单眼发病较多,视力较差;②先天性玻璃体囊肿,为圆形透明或半透明的小囊肿,浮游于玻璃体内,可有色素沉着。

3. 玻璃体内寄生虫　较多见者为猪囊尾蚴,囊尾蚴偶可经脉络膜进入视网膜下,再入玻璃体内,可致玻璃体混浊。此外,丝虫、眼蝇蛆病亦可在玻璃体内发现。

(二)视网膜病变表现特点

1. 血 - 视网膜屏障(BRB)破坏　①视网膜水肿:分为细胞内水肿和细胞外水肿,细胞外水肿为血 - 视网膜内屏障破坏导致血管内血浆渗漏到神经上皮层内,眼底荧光血管造影可见视网膜毛细血管荧光素渗漏;细胞内水肿主要由视网膜动脉阻塞造成的视网膜急性缺血缺氧引起,视网膜内层细胞吸收水分而肿胀,呈白色雾状混浊。视网膜灰白水肿,黄斑区常比较明显,严重者可出现黄斑囊样水肿。②视网膜出血:依据其出血部位可分为深层出血、浅层出血、视网膜前出血、玻璃体积血和视网膜下出血,各自的出血形态各异。③视网膜渗出:血浆内的脂质或脂蛋白从视网膜血管渗出,沉积在视网膜内,呈黄色颗粒或斑块状,称为硬性渗出。此外,还有一种所谓的"软性渗出",该病变并非渗出,而是微动脉阻塞导致神经纤维层的微小梗死。

2. 视网膜血管改变　①血管管径变化:可表现为因动脉痉挛或硬化而变细,或者血管迂曲扩张,或者某一段血管粗细不均;②视网膜动脉硬化("铜丝"、"银丝"样)改变:由于动脉硬化,动静脉交叉处动脉对静脉产生压迫,出现动静脉交叉压迫征;③血管被鞘和白线状:血管被鞘多为管壁及管周炎性细胞浸润,血管呈白线状改变提示管壁纤维化或闭塞;④异常血管:

侧支血管、动静脉短路（交通）、脉络膜 - 视网膜血管吻合及视盘或视网膜新生血管。

3. 视网膜色素改变　RPE 在受到各种损伤（变性、炎症、缺血、外伤等）后会发生萎缩、变性、死亡及增生，使眼底出现色素脱失、色素紊乱、色素沉着等。

4. 视网膜增生性病变　由于出血、外伤、炎症及视网膜裂孔形成，在不同细胞介导和多种增生性细胞因子参与下，在视网膜前表面、视网膜下发生增生性病变，形成视网膜前膜、视网膜下膜等。增生的膜内伴有或者不伴有新生血管。

三、玻璃体视网膜疾病治疗及视觉康复

尽管玻璃体视网膜疾病不是在我国引起低视力和盲的主要病因，但是随着经济发展和老龄化加重，玻璃体视网膜疾病引起低视力和盲的比例正在逐步提高。根据疾病的发展和预后，玻璃体视网膜疾病大致可分为三类：一类玻璃体视网膜疾病往往会导致患者短期内视力急剧下降，严重影响生活质量，例如视网膜中央动脉阻塞等；一类玻璃体视网膜疾病早期对视力影响不大，长期忽视随访或者延误治疗后，往往出现各类并发症导致视力急剧下降，例如糖尿病性视网膜病变等；还有一类玻璃体视网膜疾病属于不可避免性低视力疾病，即在目前没有有效的预防和治疗手段，例如视网膜色素变性等。上述这三类疾病的视觉康复侧重点各不同。对于第一类玻璃体视网膜疾病，早期诊断及时治疗，配合后期护理和康复能够挽救一定的视力；对于第二类玻璃体视网膜疾病，积极控制原发病，定期随访，早期规范治疗，能够预防一些严重的并发症发生，长期维持一个较佳的视力，若出现并发症后积极治疗和康复也能恢复一定视力；对第三类疾病，早期筛查诊断，研发新型治疗和康复方法，采用助视器等方法改进视觉活动能力，利用残留视力适应社会生活。

目前玻璃体视网膜疾病的治疗和康复方法种类繁多而且进展较快，新的治疗和康复手段层出不穷。玻璃体视网膜疾病通常以手术与否将疾病划分为眼底外科与眼底内科。眼底内科主要对无手术指征的疾病进行药物或激光治疗，而眼底外科则主要对需要手术的患者施行玻璃体切割、视网膜前膜剥离、视网膜复位、硅油或气体填充等经典手术。目前还有干细胞移植和人工视网膜植入等新型治疗方式进入临床。因此，在不久的将来，我们相信玻璃体视网膜疾病的预后和康复效果会越来越好。

（刘庆淮）

第二节　玻璃体疾病的视觉康复

玻璃体是眼内屈光间质的主要组成部分，具有屈光、减震、支撑视网膜等多种生理作用。它是眼前后节交通的媒介，对维持眼球形态及缓冲眼内压波动起到重要作用。玻璃体疾病主要包括年龄相关性改变、玻璃体视网膜交界区疾病、遗传性病变和继发于眼内其他组织的病变。

一、玻璃体的年龄性改变

正常玻璃体为一透明的凝胶体，胶原纤维纵横交织，构成玻璃体网状基础，具有粘弹性、透明性等物理特性。随着年龄的增长，玻璃体可出现生理性改变如凝缩液化、变性、劈裂、后脱离和基底层增厚等。玻璃体凝胶态被破坏、液化会导致玻璃体脱离，与晶状体囊

分开，称为玻璃体前脱离；与视网膜内界膜完全分离称为玻璃体后脱离（posterior vitreous detachment，PVD）。但临床上可见另外两种情况，一是玻璃体牵拉视网膜时，内界膜或视网膜内某一层随玻璃体后皮质脱离，造成视网膜劈裂；另一种情况是 PVD 时，留有少部分后皮质与视网膜粘连，即不完全 PVD。PVD 患者自觉眼前出现如飞蝇、点状物等漂浮物；当 PVD 牵拉视网膜时，会出现"闪电"感；牵拉视网膜血管造成玻璃体积血时，出现"红色烟雾"感；牵引过强导致网膜裂孔或视网膜脱离时，出现视物遮挡。

1. 治疗　出现 PVD 相关症状后要散瞳检查眼底，排除可能存在的并发症。单纯的 PVD 一般无需处理，定期随访。对于并发单纯的视网膜裂孔可行激光封闭；并发严重的玻璃体积血、视网膜脱离应行手术治疗。

2. 预后　研究发现，完全性 PVD 可通过减少促血管生成因子而抑制视网膜和视盘新生血管的发展。因此，完全性 PVD 可有效改善视网膜静脉阻塞和糖尿病性视网膜病变等疾病的视网膜缺氧状态，抑制增殖性病理改变。此外，消除玻璃体与视网膜的粘连，造成完全性 PVD，可以预防或治疗玻璃体 - 视网膜交界面疾病。

二、玻璃体视网膜交界区疾病

玻璃体黄斑交界区疾病包括：黄斑裂孔、黄斑前膜、玻璃体黄斑牵引综合征等。其共同的临床症状是中心视力下降和视物变形，严重影响患者的生活质量。

（一）黄斑视网膜前膜（macular epiretinal membrane，ERM）

不完全的 PVD 刺激视网膜内界膜造成视网膜胶质细胞增殖，引起黄斑前膜发生，根据病因可分为特发性或继发性。特发性 ERM 无确切眼病史，目前研究表明，特发性 ERM 与年龄和 PVD 密切相关。其中 PVD 是特发性 ERM 发病机制最重要因素，PVD 形成过程中使得视网膜内界膜破裂，视网膜胶质细胞和其他细胞由此迁移至内界膜上增殖而形成 ERM。继发性 ERM 并发于眼病或内眼手术后，如：视网膜血管炎、视网膜静脉阻塞、视网膜复位术、过量冷凝等。眼底检查可见黄斑区玻璃纸样反光，视网膜内界膜收缩可见表面波纹状改变，增殖较厚的黄斑前膜遮挡视网膜血管引起明显的视网膜皱缩。继发于内眼手术后的黄斑前膜常合并视网膜内界膜反光增强、变形和视网膜血管渗漏，长期可合并黄斑水肿。患者早期无明显临床症状，常伴发缓慢的视力下降和视物变形等。

1. 治疗　对于视力下降明显（≤0.3）或视物变形影响生活的患者，可选择玻璃体手术治疗。通过手术剥除黄斑前膜，缓解对黄斑的牵引状态，恢复黄斑正常中心凹解剖形态，从而延缓视力下降，改善视物变形等症状。

2. 预后　玻璃体切割术后，75%~85% 患者视力均有不同程度地提高，视物变形等症状有所缓解。影响特发性黄斑前膜手术预后的影响因素复杂：

（1）经多项研究报道术前视力和光感受器内外节连接（IS/OS）层完整性与术后视力恢复具有密切关系。术前视力较低的患者术后视力提高程度较术前视力较高者明显，但其术后最终最佳矫正视力仍较低。

（2）术前 FFA 提示的毛细血管渗漏程度与术中黄斑中心凹表层出血和术后视功能恢复不良密切相关。

（3）术中黄斑前膜剥离难易度、染色剂着色状态和剥膜后是否有视网膜表面出血等情况均与术后视力恢复相关。

（4）致密的厚膜组织易导致患者术后视功能恢复不佳，而 Collagen Ⅵ 表达阳性是术后视力恢复的保护因素。

（5）玻璃体后脱离发生范围及是否伴随玻璃体塌陷和皱缩，对特发性黄斑前膜视力预后有不同的影响。玻璃体部分后脱离患者较其他类型的 PVD 视力预后差。此类患者建议早期性玻璃体切割手术治疗，解除玻璃体黄斑牵引并移除黄斑前膜。未发生 PVD 和完全性 PVD 伴随玻璃体塌陷的患者，视力预后较好。

（二）黄斑裂孔（macular hole，MH）

玻璃体后脱离过程中，中心凹部玻璃体对黄斑区视网膜产生的垂直牵引力导致裂孔发生，裂孔周围视网膜内界膜对其平行向牵引力使裂孔逐渐扩大。根据其病变发展过程，分为四期（Gass 分期）：1 期（裂孔前期）：黄斑中心凹消失，出现黄色小点或环，无玻璃体后脱离。2 期（板层裂孔）：新月形裂孔，玻璃体牵引裂孔瓣，出现视力下降和视物变形。3 期（完全裂孔）：中心凹部玻璃体后脱离合并完全性黄斑裂孔。4 期（全层裂孔）：玻璃体不仅和黄斑分离，而且和视盘分离，出现视物变形逐渐加重，中心区视力下降甚至中央暗点，视力多下降至 0.1，少数降至 0.05。

1. 治疗　在一些特发性黄斑裂孔中，如出现完全性 PVD，则裂孔可以自行封闭。对于出现严重视物变形或视力下降的患者应适时采取干预措施。临床上通过药物或手术的方式消除玻璃体与视网膜的联系，以治疗顽固性黄斑囊样水肿和黄斑裂孔，已取得了满意的疗效。治疗方式包括：

（1）药物性玻璃体松解术（pharmacologic vitreolysis）：玻璃体腔注入改变玻璃体分子结构的药物，无创性方法改变玻璃体的凝胶状态，促进玻璃体液化和解除玻璃体视网膜粘连，人为制造璃体后脱离（PVD），或解除玻璃体增殖膜与视网膜粘连，造成药物性膜分离。例如奥克纤溶酶（ocrplasmin）等新型玻璃体溶解药物可诱导玻璃体液化，水解粘连部分，使玻璃体后皮质与视网膜表面脱离。

（2）对于 2~4 期黄斑裂孔和 / 或视力低于 0.5 患者可采用玻璃体手术治疗，以封闭裂孔，延缓疾病进展。

2. 预后　对于出现玻璃体黄斑牵引但视力尚可的患者，建议每 3 个月复查一次 OCT，长期随访观察。评估黄斑裂孔术后预后标准包括黄斑区解剖复位和视力恢复情况。目前 OCT 为临床上量化黄斑裂孔大小、手术方案的选择及手术预后最安全、可靠的方法。常用评估指标包括：

（1）裂孔最小直径（OCT 水平扫描图像中神经上皮缺损最窄的部位）和裂孔基底最大直径（视网膜色素上皮层面测得的黄斑裂孔最大值）。

（2）黄斑裂孔指数（macular hole index，MHI）：MHI= 裂孔高度与基底最大直径之比，反映了玻璃体垂直方向与切线方向牵引力对裂孔形态的影响。多项研究也证实了 MHI 与术后最佳矫正视力显著相关，MHI 值越大，黄斑裂孔形态和变形程度越小，术后视力恢复越好。

（3）黄斑孔的愈合指数（macular hole closure index，MHCI）：用于描述黄斑裂孔两侧外界膜的断端与光感受器脱离起点之间曲线距离之和与裂孔基底最大直径的比值。MHCI 值＞1.0 提示裂孔愈合良好；MHCI＜0.7 提示术后愈合不良。

（4）光感受器内外节连接（photoreceptor inner-outer segment junction，IS/OS）即椭圆体带：可作为术前预估患者术后视功能恢复指标。术前 IS/OS 缺损面积越大，术后视力恢复越差；IS/OS 连续性越完整，术后视功能恢复越佳。

（5）中心凹视锥细胞外节尖端线（cone outer segment tips，COST）：位于 IS/OS 连接光带和视网膜色素上皮之间的高反射带。术前 COST 线的缺损长度与术后的最佳矫正视力之间具有明显的负相关性。

（6）中心子区视网膜厚度（central subfield retinal thickness，CSRT）：研究发现 CSRT≤300μm 提示黄斑裂孔术后解剖复位失败的可能性较大，对预测裂孔术后复位情况具有较高的准确性。

此外，术后黄斑前膜的形成是术后黄斑裂孔复发的最主要的因素。高度近视和术中医源性视网膜撕裂均增加了术后裂孔复发的风险。

（三）玻璃体黄斑牵引（vitreomacular traction syndrome，VTS）

多由于玻璃体不完全后脱离导致部分玻璃体与黄斑区和视盘附着紧密，产生对黄斑垂直牵引的病症。患者可出现视力下降、视物变形和复视。根据牵引程度不同，分为玻璃体黄斑粘连（vitreomacular adhesion，VMA）和玻璃体黄斑牵引（vitreomacular traction，VMT）。VMA 表现为中心小凹周围玻璃体分离并合并中心小凹 3mm 内玻璃体附着，且中心凹 3mm 内视网膜形态正常。若中心凹 3mm 内视网膜形态异常则称为 VMT。

1. 治疗

（1）对于无明显临床症状的患者，建议每三个月复查一次 OCT 以观察病情变化。

（2）玻璃体切割术：缓解玻璃体对黄斑区视网膜的牵引，可不同程度提高或稳定视力。

（3）药物性玻璃体松解术：玻璃体腔内注射纤溶酶、Ocriplasmin 等。

2. 预后　极少部分（10%~11%）玻璃体黄斑牵引的患者可发生完全性玻璃体后脱离，松解玻璃体对黄斑的牵引力，使黄斑区病变逐渐消失，视力得到保持或提高。但大部分患者由于玻璃体对黄斑的持续牵引作用导致黄斑区发生神经上皮层脱离、水肿、囊肿或增厚，造成视网膜劈裂，视力逐渐下降。多项临床观察报道 44%~78%VTS 患者行玻璃体切割术后视力均有不同程度的提高。研究表明，不同类型的玻璃体后脱离对玻璃体黄斑牵引术后视力和黄斑区解剖功能的恢复表现不同。OCT 在判断 VTS 患者术后黄斑解剖功能复位及视力预后均有帮助。术前 OCT 表现为鼻颞两侧的"V-型"玻璃体黄斑牵引要明显优于位于鼻侧或颞侧的单侧"J-型"玻璃体黄斑牵引。"V-型"的 VTS 患者术前视力较差，但与"J-型"术后视力恢复无明显差别。

（四）视网膜裂孔和孔源性视网膜脱离

玻璃体后脱离过程中牵拉视网膜导致裂孔发生，常见于高度近视和老年人。视网膜裂孔出现时患者自觉有固定部位的闪光感，合并视网膜破裂出血导致玻璃体积血者可出现眼前飘黑点。合并视网膜脱离时，患者自觉眼前纱膜样或黑影样遮挡。

1. 治疗　对未发生视网膜脱离的裂孔可行激光光凝治疗，封闭裂孔。对于已合并视网膜脱离患者，可根据裂孔位置及网脱范围以及程度进行巩膜扣带手术或玻璃体切割术治疗。

2. 预后　VTS 导致裂孔发生视网膜脱离经手术治疗后解剖复位率可高达 90% 以上，但是术后最佳矫正视力恢复却不尽如人意。多种因素均可影响患者术后视力恢复情况。

（1）术前因素

1）黄斑脱离高度是影响术后视功能的关键因素，黄斑脱离高度越高，术后视力预后越不良。

2）视网膜脱离时间：研究表明未累及黄斑区的视网膜脱离，中心视力恢复常不受影响。当脱离的范围累及黄斑时，术后最佳矫正视力的恢复与病程长短密切相关。

（2）手术因素

1）术式选择：行巩膜扣带术的患者术后角膜不规则散光增加、眼轴增长、前房变浅、晶状体增厚和高阶像差增加，上述改变均会导致术后屈光状态的改变，可能引起术后最佳矫正视力不佳、对比敏感度下降和视物变形等。部分患者因脉络膜、视网膜血流的改变导致视野缺损。

2）玻璃体替代物：行玻璃体切割术后视网膜解剖复位率较高，但是术后视力的恢复常与眼球内填充物相关。硅油填充眼的患者虽然视网膜脱离未累及黄斑，但术后仍有发生视力损伤和微视野的损害的可能。此外，硅油填充术后继发性青光眼、角膜带状变性等也是影响术后视力恢复的重要原因。而行气体填充的患者术后有复发性视网膜脱离的可能。因此，气体填充适用于小裂孔、浅脱离且无玻璃体牵引的孔源性视网膜脱离的患者。

（3）术后因素

1）视网膜再脱离，对于全视网膜脱离、多发性裂孔、黄斑孔、巨大裂孔、C级以上的PVR和气体填充眼，术后发生再脱离的可能性较大。

2）持续性视网膜下积液：常见于巩膜扣带术后、下方视网膜裂孔及陈旧性孔源性视网膜裂孔的患者，长期视网膜下积液导致术后视力下降、视物变形等。

3）视网膜前膜：高发于术后1~3个月，多见于50~60岁年龄群，术前裂孔边缘卷曲、全视网膜脱离、多次视网膜手术、脉络膜出血、术前严重PVR、合并玻璃体积血、视网膜光凝和冷凝等患者术后高发。

4）黄斑水肿：高发于巩膜扣带术后，常导致术后视力预后不佳、视物变形、对比敏感度下降及立体视觉损伤等。

5）黄斑裂孔：常见于术后4个月，高发于累及黄斑、复发性及伴有高度近视的孔源性视网膜脱离的患者。

（五）增殖性玻璃体视网膜病变（proliferative vitreoretinopathy，PVR）

增殖性玻璃体视网膜病变（proliferative vitreoretinopathy，PVR）多发生于孔源性视网膜脱离修复术后，部分发生于陈旧性视网膜脱离、外伤和炎症性视网膜脱离。视网膜色素上皮细胞、胶质细胞、炎性细胞和炎症因子在视网膜表面和玻璃体内增殖，形成无血管的纤维细胞性的增殖膜。增殖膜收缩牵引视网膜形成固定褶皱，轻度表现为视网膜前膜，收缩牵拉增强可发生视网膜裂孔再开放甚至再脱离。发生PVR的危险因素有：大面积视网膜脱离、较大的视网膜裂孔、玻璃体积血、眼外伤、孔源性视网膜脱离合并脉络膜脱离、近期内的视网膜脱离、大范围的视网膜冷凝、术中出血、术后视网膜裂孔闭合不佳、术后发生脉络膜脱离等。

1. 治疗　PVR的自发吸收很罕见。术前已经存在和术后发生的PVR导致视网膜再脱离要尽快行手术治疗，可联合巩膜环扎术以缓解基底部后缘前PVR引起的环形收缩。手术中彻底清除玻璃体和视网膜前膜，术中尽量避免更多的视网膜色素上皮细胞进入玻璃体腔中，避免冷凝，采用光凝封闭裂孔。发生大范围的视网膜移位时，建议摘除晶状体。术中的灌注液可采用抑制PVR增殖的药物，如地塞米松、5-FU、低分子肝素等，也可以在术后4周加用中等剂量的皮质激素，每周递减。

2. 预后　玻璃体切割术后PVR患者视网膜可以获得相对理想的解剖学复位及部分视功能的恢复。影响PVR患者术后视力预后的因素包括：裂孔数目、大小和位置；基底部玻璃体对视网膜牵引程度及增殖膜的位置；对于基底部玻璃体牵引严重，粘连紧密无法术中完全切除及需要行视网膜切开术的患者，视力预后较差；术中无法切除的赤道部增殖的视网膜前膜，视力预后较差；需行广泛视网膜切开松解玻璃体牵引力的患者，术后视力预后较差。

三、遗传性玻璃体视网膜病

（一）遗传性视网膜劈裂症

遗传性视网膜劈裂症（X-linked retinoschisis）又称为青年性视网膜劈裂症（juvenile retinoschisis），是一种好发于男性的性连锁隐性遗传病。患者无自觉症状或仅有视力减退，典型的眼底表现为视网膜纱膜样改变，或黄斑区出现典型的"轮辐样"或"射线样"结构改变。并发症为视网膜劈裂、视网膜脱离和玻璃体出血。

1. 治疗　对于青少年期未出现明显视力下降的患者可以随诊观察；对于出现视网膜脱离的患者建议及时进行手术治疗；合并玻璃体积血者建议以保守治疗为主。

2. 预后　研究发现，不伴有视网膜脱离、玻璃体积血的患者即使发病年龄早，但在40~50岁前病情发展均较稳定。对于青少年时期行玻璃体切割手术治疗的患者术后视力预后较佳。并发视网膜脱离、玻璃体积血者，术后视力恢复较差。

（二）Wanger病、Jansen病和Stickler综合征

这是一组以玻璃体液化形成空腔、赤道部和血管周围格子样变性、玻璃体血管膜牵引视网膜为特征的常染色体显性遗传病。患者常无自觉症状，若合并视网膜脱离可出现相应症状。Wanger病不合并视网膜脱离，Jansen病和Stickler综合征视网膜脱离发生率高。视网膜电生理检查表现为轻微下降的a波和b波。

1. 治疗　嘱患者定期检查眼底情况，警惕视网膜脱离发生。发现裂孔及格子样变性区及时行预防性激光治疗；合并视网膜脱离，应及早进行手术治疗。

2. 预后　该组疾病预后常不良，早期诊疗有助于改善患者视功能。

（三）家族渗出性玻璃体视网膜病变

家族渗出性玻璃体视网膜病变（familial exudative vitreoretinopathy，FEVR）是常染色体显性遗传病。多发生于无吸氧史的足月产婴儿，患者常无自觉症状，双眼发病。颞侧周边部视网膜出现无血管区和增殖病变，新生儿期即可出现牵拉性渗出性视网膜脱离。后期可发生晶状体后纤维增殖、视网膜毛细血管扩张等表现。应与早产儿视网膜病变相鉴别。

1. 治疗　婴幼儿型FEVR，伴有视网膜内、视网膜下渗出或新生血管者，应积极行激光光凝治疗；部分视网膜脱离者可采用巩膜扣带术治疗；全视网膜脱离者可采用玻璃体切割术治疗。

2. 预后　FEVR是终生性眼底疾病，静止期可长达20年，应终生随访观察。<1岁的婴幼儿FEVR患儿预后差，常并发弱视、斜视和白瞳症等，病情进展迅速，严重者可在婴儿期失明。

（四）原始玻璃体持续增生症

原始玻璃体持续增生症（persistent hyperplastic primary vitreous，PHPV）又称为持续性胚胎血管症（persistent fetal vasculature，PFV），由于原始玻璃体未退化所致，多单眼发病，预后较差。前部PHPV常表现为小眼球、浅前房、小晶状体合并白内障，晶状体后部可见血管化的纤维膜，前部原始玻璃体动脉残留。出生即可发生白瞳症并合并青光眼，应与视网膜母细胞瘤鉴别。后部和混合型PHPV表现为小眼球、正常前房、晶状体透明，不合并晶状体后

纤维增殖膜。应与早产儿视网膜病变、家族渗出性视网膜病变相鉴别。该疾病眼部超声表现为玻璃体无回声区出现圆锥形或漏斗状强回声团块。

1. 治疗　对于早期无并发症的单纯 PHPV、已继发晶状体混浊但无继发性青光眼和角膜改变的 PHPV、晶状体自发吸收仅残留纤维机化膜的 PHPV 或自发性出血的 PHPV 建议早期行晶状体切除及玻璃体手术，以松解牵拉、复位视网膜。对于已出现高眼压、角膜并发症的 PHPV，主要以对症治疗为主，以减轻患者痛苦和保留眼球为主要目的。

2. 预后　早期诊断、早期手术可使患者术后视力改善，降低并发症发生率。术后结合弱视训练可获得有用视力。术前瞳孔对光反射的灵敏度及 ERG 是判断术后预后良好与否的指标。视力预后与小眼球畸形、视网膜脱离、皱襞及发育异常有关。

四、玻璃体变性疾病

（一）星状玻璃体病变

星状玻璃体病变（asteroid hyalosis）的患者多为单眼发病，高发于老年人及糖尿病患者。多无明显自觉症状，视力大多不受影响。玻璃体混浊物主要成分为脂肪酸和磷酸钙盐类。眼底检查可见玻璃体内散在白色、大小不等的卵圆形小体，眼球突然停止转动时，白色小点轻微移动回到原位，而非沉积于玻璃体下方。该影像学特征应与闪光性玻璃体液化相鉴别。

1. 治疗　单纯性星状玻璃体病变一般不影响患者视力，无需治疗。但星状玻璃体病变可致白内障摘除患者植入人工晶状体后发生人工晶状体钙化，患者视力下降明显，尤其是植入硅胶 IOL 后钙化发生率明显较高。目前治疗方式主要包括：激光手术治疗、IOL Ⅱ期置换和玻璃体切割手术等。

2. 预后　星状玻璃体病变对患者视力无明显影响，但随着患者年龄增加，屈光介质的混浊会影响年龄相关性眼部疾病如年龄相关性黄斑病变、糖尿病视网膜病变、视网膜脱离、视网膜血管阻塞等眼底疾病的诊断和治疗。

（二）闪光性玻璃体液化

闪光性玻璃体液化（synchysis scintillans）又名"眼胆固醇结晶沉着症（cholesterolosis bulbi）"。多双眼发病，与玻璃体外伤性损伤或炎性损害有关。玻璃体内混浊物为胆固醇结晶。患者多无明显临床症状，视力无明显改变。眼底检查可见玻璃体腔内为黄色结晶小体。眼球转动时，混合物自由飘动在液化玻璃体腔内；眼球静止时，混浊物沉于玻璃体下方。该病常合并 PVD。

一般无需特殊治疗。

五、其他玻璃体疾病

（一）玻璃体出血

玻璃体本身无血管，多因眼内血管性疾病如糖尿病性视网膜病变、视网膜中央静脉阻塞或分支静脉阻塞、视网膜静脉周围炎（Eales 病）等、眼外伤、炎症、玻璃体后脱离或视网膜脱离或全身等疾病引起。玻璃体出血较少时，患者可自觉眼前红色烟雾飘动，眼底检查可见视盘或部分视网膜；并发大量出血时，患者自觉视物发黑，眼底窥不见。长时间玻璃体积血则表现为白色混浊。临床上结合眼部超声波检查可进一步明确诊断。

1. 治疗　少量出血无需特殊处理，可自行吸收。可疑视网膜裂孔存在时，嘱患者高位卧床休息，待积血下沉后可予以激光封闭裂孔。大量积血难以吸收但未合并视网膜脱离和纤维血管膜时可行药物治疗或等待 1~2 周，仍无法吸收则可行玻璃体切割术；当合并视网膜脱离或牵拉性视网膜脱离时，应及时行玻璃体切割术。

2. 预后　在常见引起玻璃体积血的病因中，Eales 病患者术后视力预后较好，其次为视网膜静脉阻塞、孔源性视网膜脱离等，预后较差的为 AMD 和 PCV。病程、年龄与手术预后成负相关。此外手术方式的选择也很重要，微创玻璃体手术因减少了角膜不规则散光，故术后视力恢复优于传统玻璃体切割手术治疗。术中硅油和惰性气体眼内填充利于稳定视网膜、降低视网膜再脱离及和积血的发生率，但同时填充物本身的毒性作用对术后视力的恢复具有不可忽视的影响。

（二）玻璃体炎症

病原微生物进入玻璃体内导致玻璃体炎症，又称为眼内炎（endophthalmitis）。其感染可由内源性因素如细菌性心内膜炎、肾盂肾炎、器官移植等通过淋巴或血源进入眼内，也可由外源性因素如内眼手术后、眼球破裂伤和眼内异物等引起。

内源性眼内炎常表现为视力模糊，感染始于眼后部，可同时并发视网膜炎症性疾病。病灶局部发白，边界清楚，逐渐蔓延可导致玻璃体混浊，可发生前房积脓。外源性眼内炎常表现为突然的眼痛和视力丧失，其中细菌性眼内炎常发生于术后 1~7 天，伤口有脓性渗出甚至前房积脓或玻璃体积脓；真菌性感染常见于术后 3 周，治疗不及时可向后部玻璃体腔和前房蔓延。

1. 治疗　内源性眼内炎治疗目前主要通过静脉给药和玻璃体腔注药两种方式。药物的选择取决于细菌培养和药物敏感测定的结果，可采用玻璃体腔内注药、结膜下/球旁注射、全身静脉给药或结膜囊点药等方式。玻璃体切割术利于玻璃体腔内脓液排除，清除致病菌从而迅速恢复其透明度，也利于前房内感染性物质的排出，目前广泛用于眼内炎的治疗。手术开始时可先抽取玻璃体液进行染色和细菌培养（革兰氏染色、吉姆萨染色和特殊真菌染色）以明确致病菌。

2. 预后　眼内炎的预后与所受外伤的范围和程度、致病菌的毒性、发病与治疗的及时程度有关。术后和外伤性眼内炎可引起多种并发症，如低眼压、黄斑水肿、视网膜脱离、虹膜后粘连、虹膜周边前粘连、角膜水肿、晶状体后囊混浊等，如不及时治疗可导致眼球萎缩。

（三）玻璃体寄生虫

玻璃体猪囊尾蚴病（cysticercosis cellulosae）常见于我国北方地区。绦虫的卵和头节穿过小肠黏膜，经血液进入眼内，由脉络膜进入视网膜下腔后穿透视网膜进入玻璃体内。患者自觉眼前虫体变形和蠕动的阴影，囊尾蚴死亡或破裂常并发中毒性眼内炎，导致视力严重下降。囊尾蚴可引起周围组织炎症，进入玻璃体后引起玻璃体或者视网膜脱离。

治疗：周边部视网膜下猪囊尾蚴可通过巩膜侧取出，进入玻璃体腔内猪囊尾蚴可通过玻璃体切割术取出虫体。存在于玻璃体内的虫体常有致密的纤维组织包膜，并与视网膜粘连，所以玻璃体切割术能够有效分离虫体与视网膜，清除虫体及因虫体囊壁破裂、囊液外溢引起的玻璃体炎症，减少毒素残留，保存视力。

（四）白内障手术的玻璃体并发症

白内障手术导致的玻璃体并发症包括：①晶状体半脱位或全脱位，玻璃体腔内晶状体碎片；②人工晶状体脱位；③出血性脉络膜脱离和玻璃体积血；④白内障术后眼内炎；⑤注射器针头误穿眼球或抗生素、激素、麻醉药误注玻璃体腔内。 晶状体脱位和晶状体碎片进入玻璃体腔可诱发玻璃体炎症反应，部分患者可引起高眼压导致继发性青光眼；人工晶状体脱位一般无明显自觉症状,但可并发视网膜脱离和黄斑前膜;出血性脉络膜脱离表现为视力明显下降和眼压升高,严重者可导致视力永久性损伤;白内障术后眼内炎多发生于白内障术后一周内,与人口学特征、系统性疾病病史、眼部疾病史、预防性抗生素使用方式、白内障术中所用术式、人工晶状体类型等均相关;注射针头致穿通伤者可见眼底相应部位穿通口周围并发少量出血,误注药物入玻璃体腔内可立刻导致眼压升高、眼痛、头痛和视力下降及相关药物的毒性作用。

治疗:玻璃体切割术清除晶状体碎片或脱位的晶状体,异物镊可将脱位的人工晶状体由角巩膜缘取出。出血性脉络膜脱离可予以玻璃体腔增压,同时对脉络膜上腔积血进行引流。眼内炎详见玻璃体炎症。单纯注射针头误穿,可行激光治疗,误注药物入玻璃体腔内可根据注入药物毒性进行判断,对于毒性较大的药物(如庆大霉素、妥布霉素等)应立即行玻璃体切除术和玻璃体腔内灌洗,及时的处理可以减少甚至不损伤患者的视力。

六、玻璃体疾病的视功能矫正与康复治疗

临床上玻璃体疾病的治疗方式主要为玻璃体切割手术,旨在最大程度实现眼内相关组织结构的解剖学复位以利于术后患眼视功能的恢复。随着23G、25G微创玻璃体切割手术的发展,术后解剖复位已不能满足患者对手术预后的要求,如何在实现解剖复位的基础上进行视力的矫正和康复治疗,已成为当下眼科医师和患者重点关注的问题。此外由于玻璃体切除术可能加速白内障进展,有学者提出即使在晶状体透明的情况下也可以进行联合手术,因此精准的屈光矫正显得更为重要。

(一)玻璃体切割手术对眼球结构的影响

1. 前房深度 单纯玻璃体切割术后前房深度变小,主要与术后眼内填充物或继发性高眼压向前推移晶状体虹膜隔有关。硅油和气体填充后均可导致前房深度减小,而术后平衡盐溶液填充则对前房深度无明显影响。但随着术后气体的吸收,其前房深度也在逐渐增加。玻璃体切割联合白内障摘除术因解除了膨胀晶状体对前房的挤压,而使术后前房深度增加。

2. 眼轴长度 单纯玻璃体切割术后,眼轴会发生缩短,这与术中对巩膜三通道的缝合方式和松紧程度相关。玻璃体切割联合白内障摘除术由于人工晶状体和眼内填充物无法提供对眼球壁的有效支撑作用,而使眼球变扁,眼轴延长。术前视力和 AL 都是预测术后屈光漂移的重要指标,且 AL≥24.5mm 患眼术后眼轴明显增加,这与高度近视眼巩膜较薄、硬度较低、更易受到联合手术使眼轴变长的影响有关。

3. 角膜屈光 玻璃体视网膜手术巩膜切口距离角膜中心较远,但巩膜切口的形状、位置、大小仍影响角膜屈光力。对眼球形状的影响因素还包括伤口水肿、电凝止血或巩膜外冷凝、缝线材料性质、打结技术(张力、松紧)、缝线数量等。目前随着微创玻璃体手术技术的发展,使单纯玻璃体切割术对角膜屈光力尤其是散光状态无明显影响。玻璃体切割联合白内障摘除术因白内障手术切口方式的不同,导致角膜散光状态较术前均有不同程度的增加。上述眼球结构的改变均会造成术后眼球屈光状态的改变,对患者术后视觉矫正和康复具有重要的理论指导意义。

(二)玻璃体切割手术中玻璃体替代物对术后视功能矫正和康复治疗的影响

1. 硅油 玻璃体切割术后硅油填充利于术后视网膜解剖功能复位,降低术后视网膜再

脱离、玻璃体腔再积血等发病率,现已成为玻璃体手术的重要组成部分。大部分患者术后需保持硅油填充状态3~6个月,小部分患者因视网膜功能不良需长期保持硅油填充状态。因此,硅油长期填充对视功能的影响是我们需要关注的问题。硅油长期填充可造成并发性白内障、硅油乳化继发眼压升高、大泡性角膜病变及带状角膜变性、视神经改变及虹膜红变等。此外,既往研究发现,硅油替代会导致Müller细胞虹吸钾失效,进而损害视网膜和玻璃体之间正常的离子交换,而Müller细胞在视网膜与玻璃体之间起缓冲作用,视网膜内钾的积累导致视网膜变性、变薄。另外,中心凹完全依赖脉络膜循环,而不是依赖视网膜循环,这个特征可能会增加中心凹的脆弱性。此外,硅油与黄斑色素的相互作用也可能导致中心凹视网膜厚度的损伤,进而导致视力下降。研究发现,玻璃体切割硅油填充术后视觉损失发生率与硅油填充的持续时间相关,且视觉损失与光学相干断层扫描发现的视网膜厚度显著减少相关,表明黄斑区神经细胞丢失是可能的原因。

硅油本身对晶状体厚度、眼轴长度均有影响,硅油填充眼术后屈光状态的准确判断和合适的视力矫正对患者视力预后至关重要。硅油与正常玻璃体的屈光指数不同。假定硅油填充后对晶状体和眼轴无影响,硅油模型眼屈光度为+51.56D,与Gullstrand-Emsley标准模型眼屈光度+60.486D比较相差了+8.92D,即硅油填充状态在理论上会使术眼屈光状态向远视方向改变+8.92D。但多项研究均表明,行玻璃体切割联合硅油填充术后患者实际屈光状态向远视方向改变的大小均低于理论值,这可能与术前患者眼球屈光度、术中是否联合巩膜环扎、术者手术技巧、硅油填充量、术后检影时患者头位、眼压等多种因素有关,并且硅油填充眼的调节力比正常眼理论计算降低了+1.42D,加速老视进程。

研究表明对于暂时无法行硅油取出术的患者,可以进行一般光学矫正,给予人工晶状体植入或者进行框架眼镜或者角膜接触镜验配。视力较差者可以进行低视力助视器矫正,以改善其视功能,提高生活质量。对于玻璃体切割硅油填充术中联合白内障人工晶状体植入的患者,需注意由于硅油填充等各种原因导致的眼轴测量误差,术后易发生近视漂移等屈光误差。因此在确定晶状体度数时,建议采用人工晶状体光学生物测量仪(IOL Master)进行人工晶状体度数的计算,选择略大于通过眼轴和角膜曲率计算的度数,抵消近视偏移引起的屈光误差,以提高术后视觉质量。但部分晶状体核混浊严重或有严重的后囊下混浊的患者,采用A超检测的人工晶状体度数误差相对较大,术后可产生较大屈光误差。此外,由于硅油眼在植入人工晶状体后,屈光偏移量与植入IOL后表面曲率显著相关,在较高屈光力和后表面较凸的IOL中偏移更明显,因此在IOL类型的选择应尽量以后表面为平面或凹面为佳。

2. 气体　目前临床上使用的气体填充物主要包括空气和膨胀气体如六氟化硫(SF_6)、全氟丙烷(C_3F_8)。术后玻璃体腔内空气填充5~7天即可吸收约2ml气体,且对眼内组织无毒性。膨胀气体因较空气重、表面张力大、维持时间长,可在眼内保留11~14天。研究显示,长时间气体的顶压可能引起神经节细胞及光感受器的损伤,导致视神经萎缩,因此术后长时间严格的面向下体位,对提高手术成功率无益;相反,气体的长时间垂直顶压,可能造成黄斑区和视神经的永久性损害,导致术后不可逆性视力下降,因此宜采用可调节体位。C_3F_8是眼内最常用的填充气体,因其溶解度低、吸收缓慢,故在眼内可存留长达2个月。玻璃体切割术后早期,气体在玻璃体腔内填充、膨胀,长效气体可能影响囊袋纤维化等愈合过程,向前顶压虹膜晶状体隔,可能较永久地改变晶状体位置,造成患者术后发生近视漂移。因此对于需术中植入人工晶状体的患者,人工晶状体度数应略偏远视(增加0.50D左右),以抵消近视偏移所致的屈光状态变化。

3. 玻璃体切割术后人工晶状体眼视功能矫正和康复治疗 玻璃体疾病高发于老年人群，因此手术治疗多选择玻璃体切割术联合白内障摘除术。但术后须进行屈光矫正，目前临床上主要有以下矫正方法：框架镜；角膜接触镜；人工晶状体。

玻璃体切割术联合人工晶状体植入术的患者，常存在屈光误差，且以近视漂移为主，研究发现 IOL 度数预测误差与术前基线视力差、长眼轴、中心凹视网膜脱离显著相关。另有研究报道联合手术术后前房加深、眼轴变长、角膜曲率变大对视功能有潜在影响。术后如需配镜矫正治疗，一般应在术后 3 个月后，在眼部病情相对稳定的条件下进行。术后眼部不具备调节功能，因此术前选择人工晶状体、计算人工晶状体屈光度和术后验光配镜时要充分考虑患者本人的生活习惯和工作特点。而对术前即具有屈光不正的患者，术后若完全进行屈光矫正，患者则会出现不适应等问题，在充分告知患者后保留术前配镜习惯或适当延长患者行走试戴的时间，尤其对出现远视过度矫正患者。若患者仍无法适应，可考虑降度处理。

4. 玻璃体切割术后无晶状体眼的视功能矫正和康复治疗 对于未植入人工晶状体的玻璃体切割术患者的术后视力矫正较困难，目前临床上使用眼镜佩戴矫正为经典方法，但往往配镜后患者常自觉视物变大、空间位置改变、视野缩小、环形暗点和游动暗点等不适症状造成矫正效果差，可通过调整镜片大小和使用非球面镜片进行改善，但只能对单一视觉不适进行矫正。且框架镜无法对单眼无晶状体眼患者术后的双眼屈光参差进行屈光矫正。角膜接触镜的放大率为 5%~6%，可弥补框架镜无法矫正的术后双眼屈光参差、环形暗点和斜向散光等问题。角膜接触镜配镜应全面检查眼部情况测量角膜曲率，试戴镜片应注意镜片在角膜上中心位置和移动情况，适应后可选用高屈光度镜片试戴，使非主导眼稍过剩。但角膜接触镜佩戴需注意角膜溃疡、角膜新生血管、角膜水肿等并发症的发生。人工晶状体的二期眼内植入对玻璃体切割术后无晶状体眼的屈光矫正开创了新局面，人工晶状体眼内植入使患者可以拥有双眼视觉。术后立体视功能的康复可采取以下方法：角膜接触镜：但是仅有少部分的患者可以通过术后佩戴角膜接触镜获得有用的立体视觉。二期行人工晶状体植入术：可行前房人工晶状体植入、睫状沟人工晶状体植入、人工晶状体巩膜缝线固定。相对禁忌证：对玻璃体切割术中已行下方虹膜切除或虹膜根部离断缝合的患者；角膜内皮功能不良；结膜、巩膜功能不良。

5. YAG 激光玻璃体消融术的视觉康复应用 "飞蚊症"是大多数玻璃体疾病最主要的临床症状，YAG 激光玻璃体消融术利用激光纳秒脉冲切断玻璃体内束状漂浮物，使之汽化，具有治疗时间短、安全性高、可重复治疗等特点。治疗过程要掌握适应证和禁忌证，术中准确定位激光焦点，使其与晶状体或视网膜的距离维持在 2~3mm，避免误伤晶状体和视网膜。同时并存多个混浊物，应该按照"从前向后、从外向内、从上向下"的顺序进行治疗。

第三节 视网膜疾病的视觉康复

视网膜疾病种类繁多，本节主要从视网膜血管病、黄斑疾病、视网膜脱离、视网膜色素变性和视网膜肿瘤这几个方面来介绍不同视网膜疾病的特点和视觉康复。

一、视网膜血管病

（一）视网膜动脉阻塞

视网膜动脉阻塞（retinal artery occlusion）是严重损害视力的急性发作的眼病。可以发生视网膜中央动脉阻塞（central retinal artery occlusion, CRAO）、视网膜分支动脉阻塞（branch retinal artery occlusion, BRAO）、视网膜睫状动脉阻塞、视网膜毛细血管前微动脉阻塞。

1. 临床表现及诊断　CRVO 患者的患眼视力突发无痛性丧失，发病前可有一过性视力丧失并恢复的病史。患眼瞳孔散大，直接对光反射消失或极度迟缓，间接对光反射存在。眼底表现视网膜弥漫性混浊水肿，后极部尤为明显，混浊水肿呈苍白色或乳白色，中心凹呈樱桃红斑（图 10-3-1）。

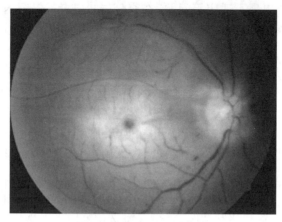

图 10-3-1　CRAO 眼底照

BRVO 患者的患眼视力可有不同程度下降，视野某一区域有固定暗影。检眼镜下表现为阻塞支动脉变细，受累动脉供血区视网膜灰白水肿。沿阻塞的血管的后极部视网膜灰白水肿最明显。

睫状视网膜动脉阻塞表现为沿睫状视网膜动脉走行区域性表层视网膜苍白。在临床上有三种类型：①孤立性睫状视网膜动脉阻塞；②伴 CRVO 的睫状视网膜动脉阻塞；③伴前部缺血性视神经病变的睫状视网膜动脉阻塞。

眼底荧光造影（fundus fluorescence angiography, FFA）能显示阻塞的视网膜动脉和静脉充盈时间延长，视网膜动、静脉血流变细，随之视网膜循环时间亦延长。根据典型的病史和眼底改变诊断视网膜动脉阻塞并不困难。值得注意的是 CRAO 与眼动脉阻塞的鉴别（表 10-3-1）。

表 10-3-1　CRAO 与眼动脉阻塞的鉴别要点

鉴别要点	CRAO	眼动脉阻塞
视力	指数~手动	常无光感
视盘	无异常，FFA 晚期不同程度着染	水肿，弱荧光
黄斑	樱桃红斑	无樱桃红斑
视网膜	后极部视网膜苍白水肿	水肿重，向周边延伸
脉络膜	FFA 一般正常	FFA 弱荧光，晚期 RPE 改变
ERG	b 波下降	a 波和 b 波均下降或消失

2. 预防及治疗 视网膜动脉阻塞的发病与全身血管疾病相关,应控制高血压、动脉硬化、避免情绪波动,眼科手术术中及术后要谨防高眼压,一旦发现视网膜动脉阻塞,及时抢救。

因视网膜缺血短时间内可造成光感受器死亡且不能逆转,故尽早尽快予以抢救性治疗,包括降低眼压的措施,如眼球按摩、前房穿刺术、口服乙酰唑胺等,使栓子松动向末支移动;吸入 95% 氧及 5% 二氧化碳混合气体;球后注射(阿托品)或全身应用血管扩张剂,如亚硝酸异戊酯或硝酸甘油含片;全身应用抗凝剂,如口服阿司匹林等;如疑有巨细胞动脉炎,应给予全身皮质类固醇激素治疗,预防另一只眼受累。此外,应系统性查找全身病因,对因治疗。也有报道经动脉溶栓疗法,经眶上动脉注入纤维蛋白溶解剂,逆行进入眼动脉和 CRA,药物在局部达到高浓度,约半数患者视力提高。最新的指南提出玻璃体内注射抗血管内皮生长因子(vascular endothelial growth factor, VEGF)可辅助激光手术,减少治疗并发症。

3. 预后及视觉康复 90% 的 CRAO 患者视力预后很差,视力恢复至 0.2 以上者仅为 12.9%~27%。约有 25% 的急性 CRAO 眼有一支或多支睫状视网膜动脉供养部分或整个乳斑束,约 10% 患眼睫状视网膜动脉保护了中心凹免于受累,2 周后,80% 的患眼视力提高到 0.4 以上。BRAO 的预后一般较好,80% 的眼最后视力可达到 0.5 或以上。偶有报告视网膜分支动脉阻塞合并视网膜新生血管形成。

及时诊断和治疗对视网膜动脉阻塞的视觉康复极其重要,经过早期积极治疗后,可挽救患者部分视力。另外,后期对患者全身情况、视力、眼压、瞳孔状态和黄斑区及周边视网膜情况的随访也有助于患者的视觉康复。

(二)视网膜静脉阻塞

视网膜静脉阻塞(retinal vein occlusion, RVO)是仅次于糖尿病性视网膜病变的第二位最常见的视网膜血管病,常导致视力下降。按阻塞发生部位可分为以下两种类型:视网膜中央静脉阻塞(central retinal vein occlusion, CRVO)和视网膜分支静脉阻塞(branch retinal vein occlusion, BRVO)。

1. 临床表现及诊断 CRVO 多为单眼发病,视力不同程度下降。眼底表现特点为各象限的视网膜静脉迂曲扩张,视网膜内出血呈火焰状,沿视网膜静脉分布(图 10-3-2)。视盘和视网膜水肿,黄斑区尤为明显,久之,多形成黄斑囊样水肿(cystoid macular edema, CME)。根据临床表现和预后可分为非缺血型和缺血型(表 10-3-2)。

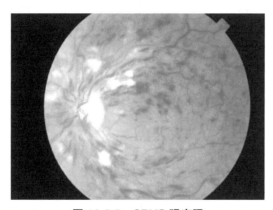

图 10-3-2 CRVO 眼底照

表 10-3-2　CRVO 分型特点

鉴别要点	非缺血型	缺血型
视力	轻中度下降	明显下降,多低于 0.1
眼底	视网膜出血和水肿较轻	视网膜大量融合性出血、视盘和视网膜重度水肿,棉絮斑
瞳孔对光反应	无相对传入瞳孔缺陷	相对传入瞳孔缺陷
FFA	无或少量无灌注区	大面积无灌注区
视野	周边正常,中心有或无相对暗点	周边异常,常有中心暗点
ERG	b 波振幅正常,b/a 值正常或轻度降低	b 波振幅降低,b/a 值降低
新生血管形成	无	有

　　BRVO 患眼视力不同程度下降。阻塞点多见于静脉第一至第三分支的动静脉交叉处,黄斑小分支静脉也可发生阻塞,颞上支阻塞最常见,鼻侧支阻塞较少。阻塞支静脉迂曲扩张,受阻静脉引流区视网膜浅层出血、视网膜水肿及棉絮斑(图 10-3-3)。根据 FFA 检查,BRVO 也可分为:①非缺血型:阻塞区毛细血管扩张渗漏,在阻塞支静脉近端与远端之间侧支形成,半侧静脉阻塞眼的侧支位于视盘。无明显毛细血管无灌注区形成。②缺血型:有大片毛细血管无灌注区(>5 个盘径),甚至累及黄斑区,视力预后差。

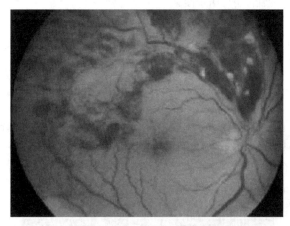

图 10-3-3　BRVO 眼底照

　　根据典型的病史、眼底改变诊断视网膜静脉阻塞并不困难。不同型的 RVO 预后有明显差别,应行 FFA 检查,以便发现视网膜毛细血管无灌注区,有助于分型和指导治疗。

　　2. 预防及治疗　BRVO 与系统性血管异常疾病之间有密切联系,因此干预高血压、动脉硬化等危险因素为此病最佳的预防策略。

　　对于合并黄斑水肿的 RVO 患者,近年来临床多采用玻璃体腔内注射抗 VEGF 药物,该治疗对提高视力明显有益,但部分患者易复发。此外玻璃体腔内注射皮质类固醇激素对治疗黄斑水肿也有一定疗效,但易引起白内障、高眼压等并发症。对于存在大面积无灌注区或新生血管时,应行全视网膜光凝,可预防或促使新生血管萎缩消退。发生大量非吸收性玻璃体积血和/或视网膜脱离时,宜行玻璃体切除术和眼内光凝。

3. 预后及视觉康复 缺血型 CRVO 多伴有 CME,发病 3~4 个月内易发生虹膜新生血管和新生血管性青光眼,视力预后不良。同样的,缺血性 BRVO 发病半年以后易出现视网膜新生血管,进而引发玻璃体积血,甚至牵拉性/孔源性视网膜脱离。

目前玻璃体内注射抗 VEGF 药物使得 RVO 患者往往能获得较好的视力康复。临床试验表明:大约 50% 的 BRVO 患者在玻璃体内注射抗 VEGF 药物后黄斑水肿消退,80% 的 BRVO 患者能够获得 20/40 及以上的视力。也有针对 CRVO 患者进行玻璃体内注射抗 VEGF 药物治疗的临床试验表明:56% 的药物组患者视力获得了 15 个字母的提升,而只有 12% 的安慰剂组患者视力获得了 15 个字母的提升。此外,由于 RVO 患者会有复发的可能,部分激素应用会有高眼压等并发症从而影响视力,因此定期随访对 RVO 患者的视力康复有帮助。

(三)糖尿病性视网膜病变

糖尿病性视网膜病变(diabetic retinopathy, DR)是最常见的视网膜血管病,是 50 岁以上人群主要致盲眼病之一。

1. 临床表现及诊断 按 DR 发展阶段和严重程度,临床分为非增殖性(nonproliferative diabetic retinopathy, NPDR)(图 10-3-4)和增殖性(proliferative diabetic retinopathy, PDR)(图 10-3-5)。我国 1984 年全国眼底病学术会议制定了 DR 的分期标准(表 10-3-3)。但该分期标准存在未能包括黄斑病变的缺陷,国际上有新的临床分级标准(表 10-3-4)。

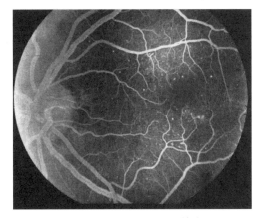

图 10-3-4 NPDR FFA 检查

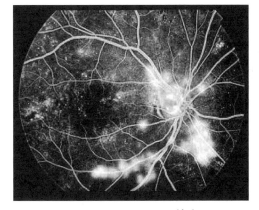

图 10-3-5 PDR FFA 检查

表 10-3-3 DR 我国临床分期

病变严重程度		眼底表现
非增殖性	I	以后极部为中心,出现微动脉瘤和小出血点
(单纯性)	II	出现黄白色硬性渗出及出血斑
	III	出现白色棉絮斑和出血斑
增殖性	IV	眼底有新生血管或并有玻璃体积血
	V	眼底新生血管和纤维增殖
	VI	眼底新生血管和纤维增殖,并发牵拉性视网膜脱离

表 10-3-4　DR 国际临床分级标准

病变严重程度	散瞳眼底检查所见
无明显视网膜病变	无异常
轻度 NPDR	仅有微动脉瘤
中度 NPDR	微动脉瘤,存在轻于重度 NPDR 的表现
重度 NPDR	出现下列任一改变,但无 PDR 表现 1. 任一象限中有多于 20 处视网膜内出血 2. 在 2 个以上象限有静脉串珠样改变 3. 在 1 个以上象限有显著的视网膜内微血管异常
PDR	出现以下一种或多种改变: 新生血管形成、玻璃体出血或视网膜前出血
糖尿病性黄斑水肿分级	
无明显糖尿病性黄斑	后极部无明显视网膜增厚或硬性渗出
轻度糖尿病性黄斑	后极部存在部分视网膜增厚或硬性渗出,但远离黄斑中心
中度糖尿病性黄斑	视网膜增厚或硬性渗出接近黄斑但未涉及黄斑中心
重度糖尿病性黄斑	视网膜增厚或硬性渗出涉及黄斑中心

2. 预防及治疗　在发现糖尿病后,应严格控制血糖、血压、血脂,定期复查眼底,根据 DR 所处阶段采取适当治疗。

对于重度 NPDR 和 PDR,采取全视网膜光凝治疗,以防止或抑制新生血管形成,促使已形成的新生血管消退,阻止病变继续恶化。对已发生玻璃体积血长时间不吸收、牵拉性视网膜脱离,特别是黄斑受累时,应行玻璃体切除术,术中同时行全视网膜光凝。近年来 DR 指南提出:在玻璃体内注射抗 VEGF 药物可治疗累及黄斑中心凹的糖尿病性黄斑水肿,此外玻璃体内注射抗 VEGF 药物也可联合全视网膜光凝和 / 或玻璃体切除术治疗 PDR。

3. 预后及视觉康复　在我国糖尿病患者中 DR 患者的比例高达 23%,有研究报道有 15 年病程的 I 型糖尿病患者中出现 DR 的比例高达 63%,其中完全失明者为总数的 20%,在 II 型糖尿病患者中 75% 的人最终视力下降到无法正常生活工作。

DR 患者的视力损害是进行性的,到晚期会严重损害视力以致不可恢复盲,所以及时防治对于 DR 的视觉康复十分重要。全视网膜光凝 1 年后 70% 的患者视力能够提高或者维持。多项临床研究表明:玻璃体内注射抗 VEGF 药物能够帮助出现糖尿病性黄斑水肿患者提高 10~15 个字母的视力。DR 患者的视觉康复不仅需要眼科医师的及时诊断治疗,也需要内科医师早期将糖尿病患者推荐至眼科每 1~2 年进行眼底筛查。

（四）视网膜静脉周围炎

视网膜静脉周围炎(retinal periphlebitis)又名 Eales 病,是导致青年人视力丧失的重要视网膜血管病。

1. 临床表现及诊断　患者多为青年男性,双眼多先后发病。早期表现为视物模糊和眼前漂浮物。由于该病为特发性视网膜周边血管阻塞性病变,小动静脉均受累,无灌注区形成和新生血管形成,极易突发玻璃体积血,患眼表现为无痛性急剧视力下降,仅有光感或指数。出血可快速吸收,视力部分恢复,但玻璃体积血常反复发生,最终因牵拉性视网膜脱离而失明。眼底检查可见病变主要位于周边部,病变视网膜小静脉迂曲扩张,管周白鞘,伴视网膜浅层出血(图 10-3-6)。出血可进入玻璃体,造成程度不等的出血性混浊。反复出血者,可见机化膜或条索,严重者有牵拉性视网膜脱离。FFA 表现:受累小静脉管壁着色,毛细血管扩张,染料渗漏。周边有大片毛细血管无灌注区和新生血管膜。

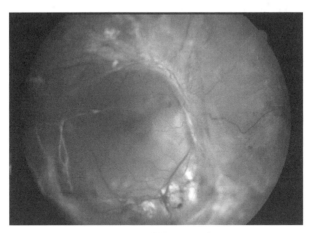

图 10-3-6　视网膜静脉周围炎眼底照

2. 预防及治疗　首先应查找病因,伴有其他炎症疾病时应予治疗。药物可给予糖皮质激素口服或球后注射。新鲜出血时,对症治疗。在玻璃体积血基本吸收后,在 FFA 指导下,对病变区光凝治疗,消除无灌注区,促进新生血管消退,减少出血。对严重玻璃体积血,观察 3 个月无吸收好转,或发生牵拉性视网膜脱离,应行玻璃体切除术。

3. 预后及视觉康复　在该病病程中,不同的患者复发率和严重程度不一样,有的发作几次后自行停止,视力保持良好,有的则越加频繁,持续数年甚至十数年。有的一眼保持静止,另一眼发作加重。发作时玻璃体有大量积血,视力突然显著减退;有的出血主要在眼底周边,玻璃体浑浊不严重,视力受损较少。随着时间进展,发作程度一般趋向于减轻,最后视力的好坏取决于黄斑有无病变,玻璃体浑浊程度和眼内有无并发症等。视网膜静脉周围炎病程长而发展慢,如能早期诊断并查出病因坚持治疗,可缩短病程,保留一定视力。

(五)Coats 病

Coats 病又称视网膜毛细血管扩张症,病因尚不清楚。好发于健康男童,多在 10 岁前发病,多单眼受累。其他年龄段及成年发生 Coats 病亦非罕见。

1. 临床表现及诊断　婴幼儿患者常因家长发现患眼斜视、白瞳症,学龄儿在视力检查时发现一眼低视力来诊。就诊时眼底改变多为晚期。病变早期多位于颞侧,病变大多位于视网膜血管第二分支后,呈显著扭曲、不规则囊样扩张或串珠状,病变视网膜点/片状出血,可伴新生血管膜(图 10-3-7)。病变区视网膜深层和视网膜下黄白色脂性渗出,呈片状沉积视网膜下或围绕病变血管环形分布,其间有发亮的胆固醇结晶,累及黄斑时可见星状或环形硬性渗出。大量液性渗出造成渗出性视网膜脱离。严重者可继发虹膜睫状体炎、新生血管性青光眼、并发性白内障,终致眼球萎缩。FFA 显示:病变区小动静脉及毛细血管异常扩张、扭曲,动脉瘤形成及片状毛细血管闭塞,可有异常渗漏的新生血管。

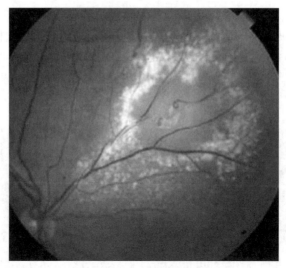

图 10-3-7　Coats 眼底照

2. 预防及治疗　早期病变可行激光光凝或冷冻治疗;已发生渗出性视网膜脱离者行玻璃体切除、视网膜复位及眼内激光光凝可挽救部分患眼视力。

3. 预后及视觉康复　本病自然病程中视力预后极差,有人对未治疗的 22 只眼随访 5 年发现,其中 12 只眼恶化,发生了全视网膜脱离及继发性青光眼,无一例好转。

本病早期不易发觉,多数病患在出现视力显著减退、黄瞳或已出现外斜,甚至继发青光眼时才来就医。因此,对儿童及青少年应定期体检检查视力,尤其散瞳检查眼底,以便早期发现,早期进行治疗,有的病例可达到较好的视觉康复。

(六)早产儿视网膜病变

早产儿视网膜病变(retinopathy of prematurity, ROP)是指在孕 36 周以下、低出生体重、长时间吸氧的早产儿,其未血管化的视网膜发生纤维新血管膜增生、收缩,并进一步引起牵拉性视网膜脱离和失明。

1. 临床表现及诊断　疾病因不同病程表现不一样。病变分区:按发生部位分为 3 个区(图 10-3-8):Ⅰ区是以视盘中央为中心,视盘中央到黄斑中心凹距离的 2 倍为半径画圆;Ⅱ区以视盘中央为中心,视盘中央到鼻侧锯齿缘为半径画圆;Ⅱ区以外剩余的部位为Ⅲ区。早期病变越靠近后极部(Ⅰ区),进展的风险性越大。

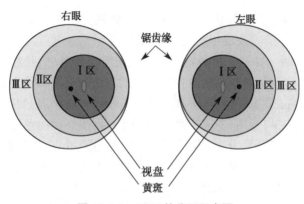

图 10-3-8　ROP 的分区示意图

病变按严重程度分为 5 期:1 期:在眼底视网膜颞侧周边有血管区与无血管区之间出现分界线;2 期:眼底分界线隆起呈嵴样改变;3 期:眼底分界线的嵴样病变上出现视网膜血管扩张增殖,伴随纤维组织增殖;4 期:由于纤维血管增殖发生牵拉性视网膜脱离,先起于周边,逐渐向后极部发展,此期根据黄斑有无脱离又分为 4A 和 4B;5 期:视网膜发生全脱离。

2. 预防及治疗 由于早产低出生体重及吸氧是 ROP 最危险的因素,应尽量减少早产儿的发生率。合理的氧疗及护理是预防的关键,不合适的滥用氧气、过多的侵袭性操作均可导致 ROP 发生,故必须严格掌握氧疗指征、方法、浓度、时间,同时监测血气。积极治疗原发病,缩短氧疗时间。

ROP 1、2 期,可自然退行,故不必做特殊治疗,只做定期观察。3 期患儿一旦进展至阈值病变,即视网膜病变范围超过 5 个连续钟点或累及 8 个钟点,应在 72 小时内进行激光光凝或冷凝治疗。对于 4 期患者,针对部分视网膜脱离,多使用巩膜扣带手术或保留晶状体的玻璃体切割术来治疗。5 期患者则使用玻璃体切割术联合剥除纤维膜以及黏附的玻璃体。

3. 预后及视觉康复 ROP 1、2 期中 85% 的病例可自然退行,3 期治疗及时可以终止病变进展,但如果病变进展到 4 期,视力预后将受到一定程度影响。5 期行玻璃体切除术后大约 30% 患者的部分或全部视网膜复位。但是 5 年后随诊发现,当初部分或全部视网膜复位的病例中只有 25% 仍然复位。在最初获得复位的病例中,最终只有 10% 获得行走视力。4A 期手术的病例的预后要好于 4B 期和 5 期患儿。

因本病晚期疗效有限,很难达到有用的视力,因此重要的是早期发现、早期治疗,避免严重的低视力及盲,这需要眼科医师与产科、新生儿科医师密切协作,追踪观察,发现 3 期病变立即采取相应治疗。

二、黄斑病变

(一)中心性浆液性脉络膜视网膜病变

本病多见于健康状况良好的青壮年男性(25~50 岁),单眼或双眼发病,通常表现为自限性疾病,但可复发。

1. 临床表现及诊断 患眼视力下降、视物变暗、变形、变小、变远,伴有中央相对暗区;眼前节无任何炎症表现,眼底黄斑区可见 1~3PD 大小、圆形或椭圆形扁平盘状浆液性脱离区,沿脱离缘可见弧形光晕,中心凹反射消失(图 10-3-9)。病变后期,盘状脱离区视网膜下可有众多细小黄白点。OCT 检查:显示黄斑神经上皮与色素上皮间出现液腔。FFA 检查:静脉期在视网膜浆液性脱离区内出现一个或数个荧光素渗漏点,呈喷射状上升或墨渍样弥散扩大。渗漏较重者,晚期视网膜下液荧光素染色,可显示出浆液性脱离区轮廓。

2. 预防及治疗 中心性浆液性脉络膜视网膜病变患者应祛除全身发病诱因,戒烟酒,勿过分劳累。本病无特殊药物治疗,应禁用糖皮质激素和血管扩张药。如渗漏点距中心凹 200μm 以外,可采用激光光凝渗漏点,可促进 RPE 屏障修复和视网膜下液吸收。

3. 预后及视觉康复 本病为自限性疾病,预后良好,多数病例在 3~6 个月内自愈,但视物变形和变小可持续一年以上,60%~80% 的病例于 3 个月内自愈,10%~20% 在 3~6 个月内自愈,<20% 的病例超过 6 个月自愈。恢复后中心视力可完全达到正常,但可以多次复发,病程长的病例可有轻中程度的视力减退,甚至视物变形不消退,视功能不能完全恢复正常。

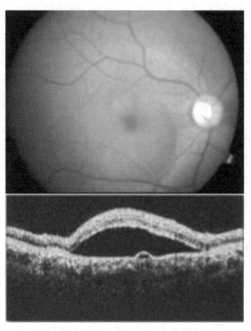

图 10-3-9　中心性浆液性脉络膜视网膜病变眼底照及 OCT 检查

（二）年龄相关性黄斑变性

年龄相关性黄斑变性（age-related macular degeneration，AMD）患者多为 50 岁以上，双眼先后或同时发病，视力呈进行性损害。详见本章第四节。

1. 临床表现及诊断　该病在临床上有两种表现类型。

干性 AMD：又称萎缩性或非新生血管性 AMD。起病缓慢，双眼视力逐渐减退，可有视物变形。该型患者后极部视网膜外层、RPE 层、玻璃膜及脉络膜毛细血管呈缓慢进行性变性萎缩，其特征性表现为黄斑区玻璃膜疣（drusen）、色素紊乱及地图样萎缩（图 10-3-10）。病程早期后极部可见大小不一、黄白色类圆形玻璃膜疣。硬性玻璃膜疣呈小圆形、边界清晰；软性玻璃膜疣较大、边缘不清，可扩大相互融合。此外，RPE 的变性萎缩还表现为色素紊乱、脱色素或地图样萎缩。深面的脉络膜毛细血管萎缩，可显露脉络膜大中血管。

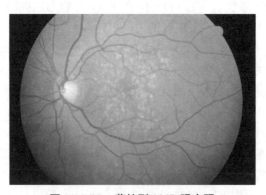

图 10-3-10　萎缩型 AMD 眼底照

湿性 AMD：又称渗出性或新生血管性 AMD。玻璃膜的变性损害可诱发脉络膜新生血管膜（choroidal neovascularization，CNV）形成，长入 RPE 层下或感觉层视网膜下，引发渗出性或出血性脱离。临床上患眼视力突然下降、视物变形或中央暗点。眼底可见后极部感觉层视网膜下或 RPE 下暗红、甚至暗黑色出血,病变区可隆起。病变区大小不一,大的可超越上下血管弓,病变区内或边缘有黄白色脂性渗出及玻璃膜疣,大量出血时,出血可突破视网膜进入玻璃体,产生玻璃体积血,病程晚期黄斑下出血机化,形成盘状瘢痕,中心视力完全丧失(图 10-3-11)。FFA:典型性 CNV 在造影早期即将出现花边状或绒球状、边界清晰的血管形态,随即荧光素渗漏边界不清的强荧光灶。隐匿性 CNV 则在造影中晚期才出现荧光素渗漏,呈边界不清强荧光斑点。脉络膜吲哚菁绿血管造影(ICGA)更清楚地显示 CNV。

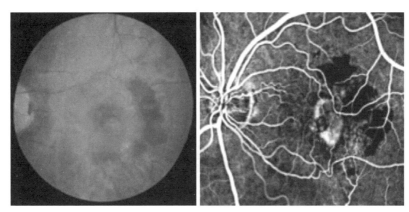

图 10-3-11 渗出型 AMD 眼底照及 FFA 检查

2. 预防及治疗 黄斑变性的发生可能与光的毒性积蓄作用有关,故应避免光损伤,强光下活动宜佩戴遮光眼睛。

对萎缩性病变和视力下降,可行低视力矫治。软性玻璃膜疣可行激光光凝或微脉冲激光照射,可促进吸收。对湿性 AMD,经 FFA 和 ICGA 检查显示 CNV,玻璃体腔内注射抗VEGF 药物有明显疗效,已经成为一线治疗方案。用于抑制新生血管的糖皮质激素主要通过抑制血管内皮细胞移行发挥作用。对于中心凹外 200 μm 的典型性 CNV,可行激光光凝治疗。对中心凹下 CNV 近年采用光动力疗法(photodynamic therapy,PDT)、810nm 红外激光经瞳孔温热疗法(transpupillary therapy,TTT)可对新生血管内皮细胞产生细胞毒损伤,破坏新生血管组织,对病灶周围的视网膜影响较小,有利于保留视功能。黄斑手术治疗包括清除视网膜下出血、去除 CNV 及黄斑转位术,但术后视力总体不理想。但这些药物仍未能解决复发问题。

3. 预后及视觉康复 该病是 60 岁以上老人视力不可逆性损害的首要原因。其发病率随年龄增加而增高。萎缩型 AMD 患者仅有玻璃膜疣或色素改变者可保持良好视力,当萎缩病变累及黄斑中心凹,视力可明显减退。萎缩型一旦发展到渗出型,视力明显下降。在视力低于 0.1 及以下的 AMD 患者中,萎缩型为 22%,渗出型为 60%。随着抗 VEGF 药物及其他新型治疗方法的广泛使用,渗出型 AMD 患者的视力康复有了很大希望。详见本章第四节。

(三)近视性黄斑变性

近视性黄斑变性(myopic macular degeneration)见于高度近视眼。高度近视眼患者随年龄增长眼轴进行性变长,眼底出现退行性改变。详见本章第四节。

1. 临床表现及诊断　近视性黄斑变性患者眼底可见视盘颞侧出现脉络膜萎缩弧(即近视弧),严重者萎缩弧围绕视盘一周;黄斑区 RPE 和脉络膜毛细血管层萎缩,黄斑区 RPE 和脉络膜萎缩可有大小不等数片,相互可连接(图 10-3-12)。萎缩区内可见裸露的脉络膜大血管及不规则色素;由于后极部向后扩张,黄斑部玻璃膜线样破裂产生漆样裂纹(黄白色条纹)、中心凹下出血、Fuchs 斑(黑色类圆形微隆起斑)及脉络膜新生血管膜(CNV);FFA 检查有助于确定是否有 CNV 的存在。此外,由于上述黄斑区视网膜和脉络膜的萎缩变性改变,玻璃体液化及劈裂,高度近视眼易发生黄斑裂孔,继之发生视网膜脱离。

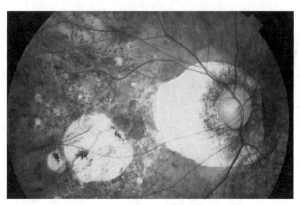

图 10-3-12　近视性黄斑变性眼底照

2. 预防及治疗　近年来抗 VEGF 药物的应用可以提高高度近视眼黄斑下 CNV 患者的视力,更受临床医师的青睐,此外也有报道称玻璃体手术、PDT、TTT 治疗近视性黄斑 CNV 有一定效果。

3. 预后及视觉康复　近视性黄斑变性患者由于长期视力不佳,平时不慎注意,往往因黄斑出血视力突然明显降低、视物变形或中心固定暗点来诊。在高度近视眼中,有漆裂纹及萎缩提示视力预后不良,因为这些眼有发生 CNV 的风险,一旦发生 CNV,60% 的患者视力下降到 0.1 及以下。近年来的抗 VEGF 药物的应用可以说给这类患者的视觉康复带来了巨大的希望。详见本章第四节。

（四）黄斑裂孔

黄斑裂孔(macular hole)是指黄斑的神经上皮层局限性全层缺损。按发病原因分为继发性和特发性黄斑裂孔。继发性黄斑裂孔可由眼外伤、黄斑变性、长期 CME、高度近视眼等引起。特发性黄斑裂孔发生在老年人无其他诱发眼病相对健康眼,多见于女性,病因不清,目前认为玻璃体后皮质收缩对黄斑的切线向的牵拉力起到重要作用。

1. 临床表现及诊断　根据发病机制,Gass 将特发性黄斑裂孔分为 4 期:Ⅰ期为裂孔形成前期,仅中心凹脱离,视力轻度下降,中心凹可见黄色斑点或黄色小环,约一半数病例会自发缓解;Ⅱ~Ⅳ期为全层裂孔,Ⅱ期裂孔<400μm,呈偏心的半月形、马蹄形或椭圆形;Ⅲ期为>400μm 圆孔,Ⅱ~Ⅲ期时玻璃体后皮质仍与黄斑粘连;Ⅳ期为已发生玻璃体后脱离的较大裂孔,可见 Weiss 环。

黄斑全层裂孔者视力显著下降(多在 0.5 以下),中央注视点为暗点;裂隙灯前置镜检查可见裂孔处光带中断现象;OCT 检查可直观显示玻璃体后皮质与黄斑裂孔的关系,及黄斑裂孔处组织病变状况,对黄斑裂孔的诊断和鉴别诊断提供了"金标准"(图 10-3-13)。

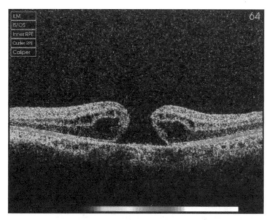

图 10-3-13　黄斑裂孔 OCT 检查

2. 预防及治疗　继发于高度近视眼的黄斑裂孔发生视网膜脱离的危险很大,需行玻璃体切除术治疗。特发性黄斑裂孔一般不发生视网膜脱离,早期黄斑裂孔患眼视力多在 0.5 以上,手术治疗风险较高。对裂孔进行性发展,视力低于 0.3 者,可行玻璃体手术治疗。

近年来,黄斑裂孔的手术治疗方式多种多样,有玻璃体切除联合气体或硅油填充术,术中内界膜(inner limiting membrane,ILM)剥除等,术中辅助使用转化生长因子 -β2、自体浓缩血小板、血清填充裂孔等。治疗进展主要包括局部非甾体抗炎药物促进裂孔自愈,玻璃体切除手术系统进步、手术治疗方式增加(ILM 移植术、ILM 翻瓣术、自体晶状体囊膜移植术等)、术中辅助药物更新(基因重组纤溶酶等)。各种治疗干预方式中更安全的生物黏合剂、生物填充材料、干细胞移植、组织工程视网膜移植等可能是未来值得期待的治疗手段。

3. 预后及视觉康复　影响黄斑裂孔预后及视觉康复的因素有很多:①裂孔是否闭合,裂孔闭合差者,视力康复不满意,术后裂孔是否闭合可能与术中黄斑前玻璃体后皮质是否清理干净裂孔、周围的内界膜是否剥除、裂孔周围是否还有张力等有关;②术后并发症的出现对视力康复亦有影响,如白内障形成、发生医源性裂孔等;③术中在黄斑区操作时应注意避免对下方视网膜组织的损伤。不同手术和治疗方式对黄斑裂孔的预后影响也不同,大量研究表明:内界膜剥除后的黄斑裂孔闭合率明显高于不剥除组,而且 ILM 移植术、ILM 翻瓣术、自体晶状体囊膜移植术、自体血清填充裂孔等方法能够促进黄斑裂孔的闭合,从而达到较好的视觉康复效果。

（五）黄斑视网膜前膜

视网膜前膜(epiretinal membrane)是由多种原因引起视网膜胶质细胞及 RPE 细胞迁徙至玻璃体视网膜交界面,并增殖形成纤维细胞膜。视网膜前膜可在视网膜任何部位发生,发生在黄斑及其附近的纤维细胞膜称为黄斑部视网膜前膜(macular epiretinal membrane),简称黄斑前膜。

1. 临床表现及诊断　该病根据发展阶段与临床表现,可分为:玻璃纸样黄斑病变(cellophane maculopathy)与黄斑皱褶(macular pucker)。玻璃纸样黄斑病变较常见,通常为特发性,黄斑视网膜表面仅有一层透明薄膜,患眼视力正常或仅有轻微视物变形。眼底检查黄斑区呈不规则反光或强光泽,似覆盖一层玻璃纸。随着膜的增厚和收缩,可出现视网膜表面条纹和小血管扭曲。黄斑皱褶是由前膜的增厚和收缩所致,可为特发性或继发性。

患眼视力明显减退（≤0.5）、视物变形。眼底可见后极部灰白纤维膜，边界不清，视网膜皱纹，黄斑区视网膜血管严重扭曲，可向中央牵拉移位。可伴有黄斑水肿、异位或浅脱离。OCT、FFA检查有助于诊断（图10-3-14）。

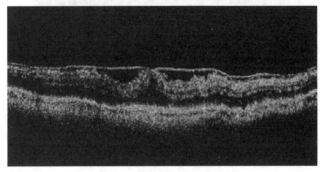

图10-3-14 黄斑前膜OCT检查

2. 预防及治疗 目前尚无有效治疗药物，如患眼视力轻度下降，无需处理。如视力进行性下降，明显的视物变形，可行玻璃体切除黄斑前膜剥除术，视物变形可得到改善。

3. 预后及视觉康复 手术剥除黄斑前膜可使约50%的黄斑前膜患者视力提高和恢复、视物变形也能得到改善。术后视力的提高和术前视力水平及黄斑水肿程度有一定关系，如果术前视力为进行性减退，视力在0.3以上，黄斑水肿较轻，则术后视力恢复良好。如果黄斑水肿严重且持续时间较长，则术后视力恢复差，黄斑水肿消退缓慢，甚至术后2年黄斑水肿仍未消退。

（六）黄斑囊样水肿

黄斑囊样水肿（cystoid macular edema，CME）并非独立的一种眼病，多继发于以下眼病：①视网膜血管病：如视网膜静脉阻塞、糖尿病性视网膜病变等；②炎症：如葡萄膜炎、视网膜血管炎等；③内眼手术后：如青光眼、白内障、视网膜脱离手术后均可发生；④原发性视网膜色素变性。后极部毛细血管受多种因素影响发生管壁损害渗漏，液体积聚黄斑视网膜外丛状层，该层放射状排列的Henle纤维将积液分隔成众多小液腔。

1. 临床表现及诊断 患者自觉视力下降，视物变形。眼底检查可见黄斑水肿，反光增强，典型者可见囊样改变。FFA检查具有特征性表现，静脉期黄斑区毛细血管渗漏，造影晚期（10~30分钟）荧光素在囊腔内积存，呈现放射状排列的花瓣状强荧光，而OCT可更准确地检查出CME及其严重程度（图10-3-15）。

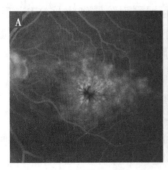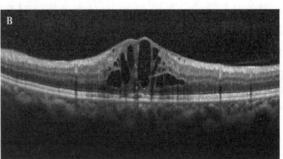

图10-3-15 黄斑囊样水肿FFA与OCT检查

2. 预防及治疗　CME 的治疗主要根据病因不同采取不同的治疗方法。炎症所致者可给予糖皮质激素抗炎治疗；视网膜血管病所致者，可采用玻璃体腔内注射抗 VEGF 药物治疗。玻璃体牵拉引起的黄斑水肿，可考虑玻璃体手术。详见相关疾病的章节。

3. 预后及视觉康复　近年来，玻璃体内注射抗 VEGF 药物或者长效糖皮质激素对多种病因所致 CME 的治疗取得较好效果，但有复发可能。详见相关疾病的章节。

三、视网膜脱离

（一）孔源性视网膜脱离

孔源性视网膜脱离（rhegmatogenous retinal detachment，RRD）发生在视网膜裂孔形成的基础上，液化的玻璃体经视网膜裂孔进入神经上皮视网膜下，使视网膜神经上皮与色素上皮分离。

1. 临床表现及诊断　发病初期有眼前漂浮物，闪光感及幕样黑影遮挡（与视网膜脱离区对应），并逐渐变大。视网膜脱离累及黄斑时视力明显减退。眼底检查见脱离的视网膜呈灰白色隆起，脱离范围可由局限性脱离至视网膜全脱离。大范围的视网膜脱离区呈波浪状起伏不平（图 10-3-16）。严重者，视网膜表面增殖，可见固定皱褶。散瞳后间接检眼镜或三面镜仔细检查，大多数裂孔可以找到，必要时可在巩膜压迫下检查，利于寻找赤道之前的远周边裂孔。裂孔最多见于颞上象限，其次为鼻上、颞下象限。裂孔在脱离视网膜灰白色背景下呈红色。无晶状体眼、人工晶状体眼或慢性下方视网膜脱离眼视网膜裂孔不易发现。先天性脉络膜缺损患眼裂孔多在缺损区边缘。

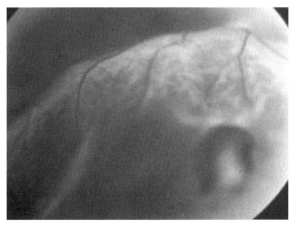

图 10-3-16　RRD 眼底照

2. 预防及治疗　RRD 开始只有裂孔而未形成视网膜脱离时，可予以激光或者冷凝封闭视网膜裂孔；已经发生视网膜脱离时尽早实行视网膜复位术。要点是术前术中查清所有裂孔，并进行准确定位。手术方法有巩膜外垫压术、巩膜环扎术，复杂病例选择玻璃体切除手术。裂孔封闭方法可采用激光光凝、电凝、冷凝裂孔周围，产生的炎症反应使裂孔处视网膜神经上皮与色素上皮粘连封闭裂孔。

3. 预后及视觉康复　视网膜复位手术成功率可达 90% 以上，预后视力取决于黄斑是否脱离及脱离的时间长短。黄斑未脱离及脱离一周以内的患者，术后有望恢复较好的视力；黄斑脱离超过一个月，术后视力不易完全恢复。

（二）牵拉性视网膜脱离

增殖性糖尿病性视网膜病变、早产儿视网膜病变、视网膜血管病变并发玻璃体积血及眼外伤等均可发生玻璃体内及玻璃体视网膜交界面的纤维增生膜，进而造成牵拉性视网膜脱离（tractional retinal detachment，TRD）。

1. 临床表现及诊断　玻璃体视网膜有明显增殖膜或者机化组织，视网膜脱离表面可见增殖膜或机化组织与之相连。在视网膜受牵拉处也可产生牵拉性视网膜裂孔，形成牵拉并孔源性视网膜脱离。大部分眼病可见原发性病变，如糖尿病性视网膜病变、视网膜血管炎等。如伴有严重玻璃体混浊，眼 B 型超声检查有助于诊断。

2. 预防及治疗　TRD 的治疗主要是手术解除增殖膜或者机化组织对视网膜的牵拉，需行玻璃体切除术联合视网膜复位术。

3. 预后及视觉康复　因为没有特效药物，且通常为其他眼部疾病的并发症，因此预后及视觉康复与原发病的情况密切相关。详见相关疾病的章节。

（三）渗出性视网膜脱离

渗出性视网膜脱离（exudative retinal detachment，ERD）有两种类型，即浆液性视网膜脱离和出血性视网膜脱离，均无视网膜裂孔。前者见于 VKH 病、葡萄膜炎、后巩膜炎、葡萄膜渗漏综合征、恶性高血压、妊娠高血压综合征、中心性浆液性脉络膜视网膜病变（central serous chorioretinopathy，CSC）、Coats 病、脉络膜肿瘤等。后者主要见于湿性 ARMD 及眼外伤。

1. 临床表现及诊断　ERD 有几个临床特点：①视网膜脱离随体位改变；②脱离的视网膜表面较为光滑，无牵拉皱褶；③无视网膜裂孔；④存在原发病。

2. 预防及治疗　ERD 主要治疗原发病。

3. 预后及视觉康复　预后及视觉康复与原发病的情况密切相关。详见相关疾病的章节。

四、视网膜色素变性

原发性视网膜色素变性（retinitis pigmentosa，RP）是一组遗传眼病，属于光感受器细胞及色素上皮（RPE）营养不良性退行性病变。该病有多种遗传方式，可为性连锁隐性遗传、常染色体隐性或显性遗传，也可散发。通常双眼发病，极少数病例为单眼。

1. 临床表现及诊断　临床表现上以夜盲、进行性视野缩小、色素性视网膜病变为特征。①夜盲为最早期表现，并呈进行性加重；②典型眼底改变为：视盘呈蜡黄色萎缩，视网膜血管变细，视网膜呈青灰色，赤道部视网膜血管旁色素沉着，典型的呈骨细胞样，色素性改变向后极部及锯齿缘方向发展（图 10-3-17）；③患眼常有晶状体后囊下锅底样混浊。

辅助检查能够帮助医生更好的诊断 RP。①视野检查：发病早期视野呈环形暗点，逐渐向中心和周边扩展，表现为视野进行性缩小，晚期形成管状视野，但中央视力可较长时间保留，双眼表现对称。②FFA 检查：由于 RPE 广泛变性萎缩，眼底弥漫性斑驳状强荧光，严重者有大面积透见荧光区，色素沉着处为荧光遮蔽。约 75% 病例可见染料渗漏，多见于视盘、血管弓区及黄斑区，可伴有黄斑囊样水肿。晚期患眼脉络膜毛细血管萎缩，呈斑片状，多位于赤道附近。③眼电生理检查：ERG 在发病早期即显著异常（振幅降低及潜伏期延长），甚至无波形。EOG 也同时异常。

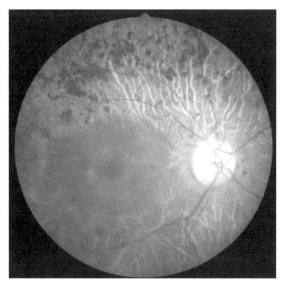

图 10-3-17 RP 眼底照

2. 预防及治疗 对于 RP，目前预防的主要手段是通过早期筛查和诊断，尽早发现 RP 患者，并给予其生育指导并通过产前诊断等方式，避免 RP 继续在下一代中发生。

RP 目前尚无有效疗法。其治疗进展是国内外研究的一个热点问题，主要包括药物治疗、基因治疗、移植治疗和人工视网膜假体等。保守药物治疗，比如维生素 A 棕榈酸酯、各种神经生长因子及营养因子等，仅限于延迟视力损害的发病或减缓其进展，因此基因疗法被寄予厚望。RHO 的第一个致病突变 *P23H* 与美国 12% 的常染色体显性遗传 RP 患者相关，因此研究人员使用 AAV5 载体将编码野生型 *RHO* 的基因转移到 P23H RHO 转基因小鼠上，发现了其能保护光感受体细胞并维持其功能。针对其他致病基因的基因疗法也在不断的探索过程中。然而，对于晚期疾病，基因治疗沉默或取代突变的基因无法挽回退化过重的光感受器细胞，因此一部分人开始研究植入生物电子假体，对视网膜内剩余的神经元或神经节细胞进行外部电刺激，从而恢复视网膜的光敏性。与光遗传学和视网膜假体不同，细胞移植疗法试图通过用新细胞取代退化的细胞来重建已存在的视网膜功能系统。目前色素上皮细胞移植、感光细胞移植、视网膜干细胞移植甚至视网膜细胞片层移植等已有了个别成功案例的报道，这些都能为患者带来光明的前景。

3. 预后及视觉康复 RP 一般在 30 岁以前发病，最常见于儿童或青少年期起病，至青春期症状加重，到中年或老年时因黄斑受累视力严重障碍而失明。在无治疗干预的情况下，RP 患者的视功能预后与遗传方式相关，通常认为常染色体显性遗传的 RP 患者视力预后较好，大部分患者在 30 岁前视力优于 0.6；X 连锁遗传的男性 RP 患者视力预后最差，几乎所有的患者在 50 岁后视力均低于 0.1；而常染色体隐性遗传 RP 患者和散发 RP 患者的预后介于这两个之间。

由于目前 RP 没有有效疗法，对于低视力者可试戴助视器，提高阅读能力。

五、视网膜肿瘤

(一)视网膜母细胞瘤

视网膜母细胞瘤(retinoblastoma，RB)是婴幼儿最常见的眼内恶性肿瘤。发病率为 1∶21 000~1∶18 000，90% 患儿在 3 岁前发病，约 30% 患儿双眼受累。成年人发病罕见。

RB有遗传型和非遗传型两种,35%~45%属于遗传型病例,为常染色体显性遗传。

1. 临床表现及诊断　由于RB发生于婴幼儿,早期不易发现。约半数患儿出现白瞳症,即瞳孔区出现黄白色反光,而被家人发现。位于中心凹或其附近的较小RB即可引起视力显著降低,造成患眼感觉性斜视。此外,较少见的表现包括轻度的眼红痛,角膜混浊、无菌性眼眶蜂窝织炎。眼底检查可见视网膜上有圆形或椭圆形边界不清的灰白色实性隆起肿块,可向玻璃体隆起,也可沿脉络膜扁平生长。肿块表面的视网膜血管扩张、出血,可伴渗出性视网膜脱离(图10-3-18)。瘤组织可穿破视网膜进入玻璃体及前房,造成玻璃体混浊、假性前房积脓,或在虹膜表面形成灰白色肿瘤结节。瘤组织可穿破巩膜侵及球外和眶内,出现眼球表面肿块或眼球突出等。瘤细胞亦可沿视神经向颅内转移,还可经淋巴管向附近淋巴结及通过血液循环向全身转移,导致死亡。

辅助检查:眼B型超声检查,能发现肿瘤钙化并测量肿瘤大小。CT检查可发现钙化斑,还可显示受累增粗的视神经、眼眶、颅内受侵犯的程度及有无松果体神经母细胞瘤。MRI虽不能发现钙化斑,但对于软组织对比分辨率更高,在评价视神经和松果体肿瘤方面优于CT。

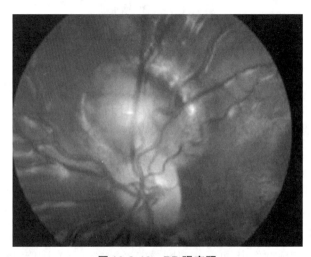

图10-3-18　RB眼底照

2. 预防及治疗　由于RB具有遗传性,遗传性RB患者的后代有50%患病的可能。因此广泛进行科普教育,提倡优生优育,减少患儿出生,应是积极的措施。

近10余年对RB的治疗有了很大发展,有了许多保留眼球的治疗方法。根据肿瘤的大小、位置与发展程度,采用不同的疗法。选择治疗方法时首先考虑保存患儿的生命,其次考虑保存患眼和视力。眼球保留治疗:①激光疗法:对于限制在视网膜内位于后极部的较小肿瘤(直径4mm,厚度2mm)可用激光光凝、TTT及PDT治疗;②冷冻疗法:适于向前发展至赤道部难以行激光治疗的较小肿瘤;③巩膜表面敷贴放疗或称近距离放疗:适于肿瘤直径12mm,厚度6mm,不适于光凝和冷凝治疗且无广泛玻璃体种植的肿瘤;④外部放射治疗:适于肿瘤较大或分散,家属不愿行眼球摘除者,副作用较大,易发白内障、放射性视网膜病变和毁容;⑤化学疗法:可用在冷冻治疗后以巩固疗效。对于巨大肿瘤,采用化学减容法使肿瘤体积缩小,再进行局部治疗,可免于眼球摘除。去除眼球治疗:①眼球摘除术:适于巨大肿瘤或化疗失败,切断视神经应尽量长些;②眼眶内容物摘除术:适于瘤组织已穿破眼球向眶内生长、视神经管扩大等。术后联合放射治疗,但大多预后不良。

3. 预后及视觉康复　RB 有较高的自发退化率,达 1.8%~3.2%,高于其他肿瘤的 1 000 倍。然而肿瘤细胞并未完全凋亡或坏死,受到免疫及其他因素的影响,RB 还可能复发、转移。RB 国际分类法是以 RB 的自然病程和系统化疗作为基本治疗时眼保留的可能性为基础,A 至 E 代表分类组别。RB 失去眼球的危险由 A 组的"最低"到 E 组的"最高"。治愈肿瘤和保留良好视力的可能性均高的患眼归为 A 组。A 组与 B 组患眼的 RB 限制在视网膜,C 组与 D 组患眼的 RB 已扩散进入玻璃体及视网膜下腔。C 组患眼肿瘤为局部扩散,D 组患眼肿瘤呈弥漫性播种。E 组的患眼已被 RB 破坏,难以救治。

单侧性 RB 一般健眼视力正常,双侧性 RB 视力预后与肿瘤大小、侵犯部位和范围以及治疗效果有关,如肿瘤位于黄斑区,虽然治疗效果较好,但是视力预后较差,如肿瘤位于后极部黄斑区以外的区域则治疗效果较好,视力预后满意的可达 50%,视力最佳可达 0.5。由于 RB 是婴幼儿常见的致命的恶性肿瘤,因此早期诊断、早期治疗是促进 RB 患者视觉康复的重点。

(二)视网膜血管瘤

视网膜血管瘤可以合并脑或者全身其他脏器病变,也可以单独发生在视网膜。分为视网膜毛细血管瘤、视网膜海绵状血管瘤以及视网膜蔓状血管瘤。

1. 临床表现及诊断　视网膜毛细血管瘤通常位于眼底周边部,呈红色或粉红色球形,表面因增生组织亦可呈现白色,均有异常扩张、迂曲的滋养血管与其相连,患者常因继发渗出性视网膜脱离累及黄斑,出现视力障碍而就诊。

典型的视网膜海绵状血管瘤是由多数薄壁囊状的血管瘤组成的无蒂肿瘤,呈葡萄串状外观,大小不一,位于视网膜的内层,微隆起,有时可突于视网膜表面。

视网膜蔓状血管瘤为先天性视网膜动静脉吻合,动脉与静脉之间直接吻合没有毛细血管网。有此血管瘤患者通常身体其他部位也有这种血管畸形,如脑部、眼眶等。

2. 预防及治疗　视网膜毛细血管瘤的治疗主要在于破坏血管瘤以控制其发展,包括放射治疗、电凝固术、光凝治疗及冷凝等。

视网膜海绵状血管瘤属于静脉畸形,不像一般肿瘤那样生长,大多数学者认为这种血管瘤一般不需要特别处理,也有报道通过光凝、冷凝来破坏瘤体的。

视网膜蔓状血管瘤病情稳定,通常不易发展,密切观察即可。

3. 预后及视觉康复　对于视网膜毛细血管瘤,早期病例,瘤体小于 1.5PD 的患者,经激光治疗效果较好,瘤体萎缩机化,供养血管自行变细消退,黄斑渗出亦有所减少。多数患者治疗后视力可提高 1~2 行,视力预后取决于治疗的早晚,尤其是在并发症出现前治疗,视力可望提高或保持原有水平。

视网膜海绵状血管瘤视力预后较好,但一旦出现玻璃体积血,视力可永久受损。

视网膜蔓状血管瘤视力可正常或轻微降低,但取决于血管瘤累及的视神经和视网膜范围。

(刘庆淮)

第四节　黄斑脉络膜新生血管性疾病的视觉康复

一、概述

黄斑脉络膜新生血管性疾病(后简称新生血管)作为世界范围内严重威胁视觉健康的

主要原因,得到了广泛的关注。近年随着新的诊疗手段(OCT 血管成像、抗 VEGF 等)的推出,对于黄斑新生血管的诊治有了显著的提高;但不少患者疗效仍欠佳,因此黄斑新生血管性疾病的康复,对于临床眼科医生依旧是一个挑战。

（一）流行病学

黄斑脉络膜新生血管性疾病主要继发于年龄相关性黄斑变性(age-related macular degeneration,AMD)、病理性近视、血管样条纹症、外伤、葡萄膜炎、黄斑营养不良以及原因不明的特发性新生血管。

AMD 是最常见的黄斑新生血管性疾病,主要影响 50 岁以上群体,并且是全球老年人不可逆盲的主要原因。AMD 的人群患病率约为 8%,预计到 2040 年全球患 AMD 的人数将高达 2.88 亿。其中以伴黄斑新生血管湿性 AMD 约占总 AMD 的 10%,但其导致的严重视力丧失却占到所有 AMD 的 90%;也有报道人群中湿性 AMD 的患病率为 0.34%~0.56%。国外流行病学调查(Blue Montain)发现 1.0% 的 50 岁以上的人群在 5 年内会发生合并黄斑脉络膜新生血管的 AMD,而 15 年内有 2.1% 会发生。伴新生血管的湿性 AMD 有不同亚型:典型的新生血管型 AMD(neovascular AMD),息肉状脉络膜新生血管和视网膜瘤样增生(retinal angiomatous proliferation,RAP)。不同亚型的发病率与年龄和人种相关:典型的新生血管型 AMD 和 RAP 的患病率随年龄的增加而增加;而白色人种中 RAP 患者占湿性 AMD 的 10%~15%),在亚洲人种中仅占 AMD 5%。

在年龄小于 50 的人群中,黄斑脉络膜新生血管可能是各种疾病的继发性表现,其中以病理性近视为最常见,其他可以为特发性、血管样条纹症或创伤、感染性及炎性疾病所致。人群中病理性近视的患病率为 0.9%~3.1%,其中 5.2%~11.3% 会出现黄斑脉络膜新生血管。病理性近视引起的黄斑新生血管病变的发病率与年龄及性别相关,研究显示老年病理性近视患者合并新生血管的可能性更高,且女性多见。

（二）病理生理

黄斑脉络膜新生血管一般生长于视网膜神经上皮或色素上皮之下,光镜下新生血管组织由色素上皮、纤维组织、胶原、血管组成,细胞成分主要有色素上皮细胞、类成纤维细胞、血管内皮细胞、淋巴细胞和巨噬细胞。其发病过程中有多种病理生理机制参与,由于原发疾病的不同,其诱因不尽相同。一般认为起因于促血管生成因了和血管生成抑制因子之间平衡的破坏。如软性玻璃膜疣等低等级炎症和组织缺氧等引起局部视网膜色素上皮细胞和光感受器细胞异常分泌促血管生成因子,如血管内皮生长因子(vascular endothelial growth factor,VEGF),引起附近微血管充盈,渗透性增加,巨噬细胞趋化募集;由视网膜色素上皮、脉络膜血管内皮细胞或巨噬细胞分泌的基质金属蛋白酶(MMPs)引起血管基底膜和细胞外基质(如 Bruch 膜)崩解;在多种因子的刺激下脉络膜血管内皮细胞活化、增殖并向促血管生成因子分泌方向伸出伪足芽;内皮细胞移行形成两极对齐的细胞柱,其起前端出现分支,并伴随管腔的形成,血流开始出现,形成新生血管;在晚期促血管形成的物质表达下调,而抑制因子表达增加,新生血管逐渐发生纤维化,细胞成分减少,异常纤维组织增生,形成盘状瘢痕。

黄斑新生血管的病理学特点主要表现为:①新生血管的内皮细胞之间无紧密连接,缺乏屏障功能。血管内液体可渗漏到视网膜色素上皮下(retinal pigment epithelial,RPE)、视网膜下或视网膜内,并发生堆积。②新生血管容易破裂、出血;血液可积聚在 RPE 下或神经上皮下,偶可进入视网膜内甚至玻璃体腔内。③ RPE 下或视网膜下腔的出血和新生血管膜可发生纤维化,最终形成纤维血管性瘢痕,即盘状变性。瘢痕形成后,出血和纤维化仍可反复交替发生,新生血管病灶表面的光感受器细胞死亡。④新生血管膜与周围组织附着不紧密,仅边缘部分粘连,易剥离。⑤新生血管膜中的肌成纤维细胞可以收缩导致新生血管膜的收缩、RPE 撕裂及 Bruch 膜裂开。

新生血管的生长方式因人及病种而异,基于临床病理和视网膜荧光血管造影(fluorescein angiography,FA)的表现,一般可归纳出 3 种新生血管基本的生长模式:RPE 层与 Bruch 膜之间(1 型)、视网膜神经感觉层与 RPE 层之间(2 型)以及两者的混合型。2010 年,病理结合 FA、吲哚菁绿视网膜血管造影(ICGA)和光学相干断层成像(optical coherence tomography,OCT)多模态成像技术,将不同类型的黄斑区新生血管定义为:1 型:伴或不伴息肉样病变,位于 RPE 下间隙,对应 FA 的隐匿型;2 型:位于视网膜神经感觉层下腔,对应 FA 的经典型;3 型:视网膜血管瘤增生型,位于视网膜内。多数学者认为 3 型新生血管本质上是 AMD 的一种特殊类型,又称视网膜血管瘤样增生。这一病变的病理特征是新生血管起源于视网膜神经感觉层毛细血管,伴扩张的视网膜血管及视网膜前、视网膜内和视网膜下水肿、渗出和出血,扩展至视网膜深层及视网膜下腔可形成视网膜 - 脉络膜血管吻合(retinal-choroidal anastomosis,RCA)。目前,RAP 的临床分期多采用 Yannuzzi 研究组提出的 3 期分类法:①Ⅰ期:视网膜内新生血管(inner retinal neovascularization,IRN),起源于旁中心凹视网膜内深层毛细血管,通常生长缓慢,多无症状,约占 RAP 患眼的 41%。②Ⅱ期:IRN 向下延伸突破光感受器细胞层至视网膜下腔,形成视网膜下新生血管,约占患眼的 39%。此期可见扩张的视网膜灌注或引流血管,视网膜下新生血管中央存在小动静脉"发卡样"交通。当与 RPE 融合时,多可发生浆液性色素上皮层脱离。③Ⅲ期:临床和荧光血管造影能证实脉络膜新生血管的存在;可见明显扩张的视网膜小静脉,新生血管的灌注来源于脉络膜循环,部分患眼可见血管性 PED。

（三）临床表现

1. 症状　黄斑新生血管性疾病患者视力通常有突然急剧的下降,伴有视物变形,视物变小、有暗点出现,在视近时尤为明显;也有少数患者无明显的视力下降或仅有轻度的视物模糊。在一些病例中,视物变形和暗点主诉不明显,但可以通过 Amsler 方格表发现。

2. 眼底表现　黄斑部新生血管多位于中心凹旁或旁中心凹神经上皮层下,若其表面无出血遮挡,呈类圆形灰白色或黄白色病灶,导致神经上皮层隆起,病变周边可有硬性渗出或出血。若有出血,可表现为 RPE 下、视网膜下或视网膜内的出血;极少情况下,大量的视网膜下出血可导致视网膜全脱离;大量出血也可以进入玻璃体腔,继发青光眼。

眼底同时伴有浆液性或出血性色素上皮脱离(pigment epithelial detachment,PED)及神经上皮脱离。PED 在临床上表现为边界清晰的穹顶状隆起,若脱离区内只含有浆液成分则呈透明状。同时可以合并 RPE 撕裂,RPE 撕裂通常出现在有浆液性或纤维血管性 PED 的患者,或出现在激光治疗后。撕裂多发生在脱离和未脱离的 RPE 交界的地方。撕裂发生后,RPE 的游离缘向纤维血管组织方向收缩内卷。急性发作时,暴露的脉络膜毛细血管可能造成视网膜神经上皮浆液性脱离。

随着疾病进展,新生血管可形成伴有纤维血管或纤维细胞性组织,临床上能看到新生血管与纤维组织组成的复合体 - 盘状瘢痕,盘状瘢痕可有不同的颜色,典型的是黄白色,瘢痕区域中有时可见一些色素增生的区域。盘状瘢痕会造成永久的视力丧失。偶见视网膜血管长入瘢痕中,若周边视网膜脉络膜萎缩,可见脉络膜大血管暴露。部分患者瘢痕周围再出现新的 CNV,再次出现渗出、出血、机化、瘢痕形成等过程。

引起黄斑新生血管的疾病也会有其特征性的表现,湿性 AMD 眼底检查有时可见黄斑区大小不等、边界模糊的黄白色玻璃膜疣，部分有融合趋势；病理性近视相关的病例中可见典型豹纹状眼底及后极部脉络膜视网膜萎缩、漆裂纹样变和圆形或不规则、色素性的 Forster-Fuchs 斑；血管样条纹眼底检查可见条纹颜色从橘红到暗红或棕色，数量、宽窄、长短不一，越接近视盘越宽，边界清晰。外伤引起的新生血管常可见伴发的脉络膜和 RPE 破裂，表现为黄色弧线末端呈锥形，与视盘同心。

3. 荧光血管造影（fundus fluorenscense angiography，FFA）表现　FFA 上可以显示新生血管网本身及其渗透；根据 FFA 结果，黄斑脉络膜新生血管可以分为典型性、隐匿性及混合型。

（1）典型性：指荧光血管造影早期即出现均匀的强荧光 - 边界清晰的新生血管轮廓（可呈花边状、颗粒状、绒球状、车轮状、斑片状等），后期因荧光渗漏、呈强荧光、边界模糊。

（2）隐匿性：缺乏典型的荧光表现，主要有纤维血管性 PED 和无源性晚期渗漏两种；纤维血管性 PED 在 FFA 早期点状或颗粒状的不规则荧光，通常于造影剂注射后 1~2 分钟出现；无源性晚期渗漏指的是 FFA 晚期出现的强荧光，但这种找不到明确来源的或渗漏与早期显影的 PED 无关。

（3）混合型：同时存在典型性和隐匿性的表现。可分为两种：典型为主型（典型成分占病变区域的 50% 以上）和微小典型（典型成分占病变区域的 0~50%）。

4. 其他影像学表现

（1）光学相干断层扫描（optical coherence tomography，OCT）：可清晰显示新生血管的位置和由新生血管引起的其他改变（图 10-4-1），包括 RPE/ 脉络膜毛细血管层的增厚或断裂，新生血管组织本身在 OCT 上表现为高反射隆起（主要高反射，其间可有不规则低反射区域），可以位于 RPE 或神经上皮下，或与脱离的 RPE 混合在一起；继发的出血和渗出可以引起 RPE 脱离、神经上皮的脱离（浆液性、出血性、纤维血管性等）或视网膜内的积液或出血；也可以有晚期或治疗后的脉络膜视网膜瘢痕，以及相应部位的视网膜萎缩。

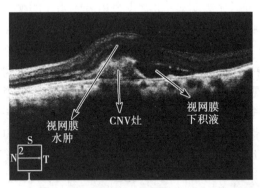

图 10-4-1　OCT

（2）吲哚菁绿脉络膜血管造影（indocyanine green angiography，ICGA）：由于 ICG 的波长较 FFA 长，穿透力强，在隐匿性新生血管中，有 20%~40% 病例能通过 ICGA 明确地展示出新生血管的部位，通常是在 PED 旁的边界清晰的新生血管网，这能够明显提高对新生血管边界和范围的定位。RAP 中，FFA 常不能明确渗漏的来源，但 ICGA 可以显示新生的异常血管。

（3）光学相干断层扫描血管成像（optical coherence tomography angiography，OCTA）：OCTA 不仅可以直接发现新生血管，并定位其所在位置、区分不同类型新生血管，而且在定量上也可以获得新生血管的流量、面积等信息，利于随访疗效。与 FFA 比较，报道中 OCTA

对 FFA 明确的 AMD 新生血管的检出率为 50%~100%。OCTA 图像上新生血管膜可表现为在视网膜外层或脉络膜层均质背景中出现的异常血管信号；可为肾小球形、美杜莎形、枯树枝状或海扇形等，部分病灶周围可伴黑晕。研究发现病程越长，新生血管病灶中血管密度越低。部分例报发现有滋养血管和大的分支血管构成的粗大成熟的新生血管复合体，这些血管在抗VEGF 治疗后并不会完全消失。RAP 病灶则表现为位于视网膜外层，形态弯曲，可呈亮的、血流丰富的小簇状隆起，可以是小圆形、椭球形或大的边界清晰的血管构成的复合体。

（4）眼底自发荧光（fundus autofluorescence，FAF）：经典的 AMD 新生血管病灶中心区呈现低自发荧光，病灶周围 34%~50% 被高自发荧光的薄晕包围。观察到的晕圈可能与周围的 RPE 细胞的增生、增殖或巨噬细胞的存在有关。隐匿型的眼底自发荧光图像显示不规则（增加和减弱）眼底自发荧光信号。继发于其他疾病如卵黄样黄斑变性等，可有其原发病的特殊 FAF 表现。

（四）临床诊断

黄斑区脉络膜新生血管（CNV）的临床诊断依赖于患者主诉及眼底检查、血管造影检查和 OCT/OCTA。

患者可有明显下降的视力；眼底中心凹旁或旁中心凹神经上皮层下类圆形灰白色或黄白色病灶，伴不同层次的渗出或出血；这些都提示黄斑新生血管性病变。血管造影是诊断黄斑新生血管性疾病的"金标准"，FFA 是诊断及定位黄斑脉络膜新生血管的可靠方法，临床上根据 FFA 显影情况将分为典型性、微小经典型和隐匿性三种。对于典型性：由于 RPE 遮挡了大部分正常脉络膜荧光，而新生血管易于渗漏，造影过程中渗漏的强荧光与正常眼底组织荧光对比显著；而 ICGA 由于染料不易渗漏，在部分患者中可区分新生血管与周围网状交织的正常脉络膜血管。对于隐匿性的和 RPA，联合 ICGA 可确定新生血管范围大小、性质及其与中心凹的空间关系，为定位及指导治疗提供更为详实的信息。

OCT 可以直接发现新生血管膜或其继发的改变，视网膜或 RPE 下方反射不均匀的隆起是新生血管膜比较特征性的表现。OCTA 可以直接显示位于新生血管本身在视网膜外层或脉络膜浅层均质背景中出现的异常血管信号。在治疗方面 OCT/OCTA 对于判断新生血管的活动性也有一定的帮助，活动性的病灶 OCT 上一般会有视网膜不同层次的水肿，而在OCTA 上一般有以下特征：病灶内有完整清晰的新生血管轮廓，血管密度高，分支多；有较多的血管吻合、拱形连接；周围有弱信号环。活动性的新生血管对抗 VEGF 治疗应答明显，而非活动性的对治疗存在抵抗性。

由于新生血管往往继发于其他疾病，原发疾病的诊断需要根据不同的原发疾病进行。

（五）临床治疗

各类引起黄斑新生血管性疾病的病因都不相同，在积极治疗原发病的同时，应尽早处理新生血管，防止视力进一步下降。治疗黄斑新生血管的主要方式有激光光凝、光动力疗法、经瞳孔温热治疗、手术治疗、放射治疗、抗 VEGF 药物治疗等。

激光治疗的主要原理是利用激光的热效应封闭新生血管；但光凝不能阻止出现新的新生血管，同时其治疗过程中会破坏正常视网膜，故主要适用于病变边界清晰且不位于黄斑中心凹的病灶。

光动力疗法是通过静脉注射可选择性地与新生血管内皮结合的光敏剂，在特定波长、低强度激光的照射下，与含有光敏剂的部位发生光化学作用，造成细胞的直接损伤，达到新生血管闭塞的作用。这种治疗的一个重要优势在于它能够选择性地破坏新生血管，对周围组织的损伤小，可以适用于中心凹下病灶的治疗。

经瞳孔温热疗法原理是通过在病变区域形成较低的温度升高,导致新生血管发生萎缩,对周围组织损伤小。

手术治疗可以去除新生血管膜,积血和重建黄斑中心凹下视网膜色素上皮和脉络膜,主要手术方式包括:清除黄斑下新生血管膜和/或出血,联合黄斑转位术、自体或异体 PRE 或 RPE-脉络膜移植。

放射治疗的机制在于选择性抑制新生血管内皮细胞的增生,以达到抑制和封闭新生血管的目的,对成熟的内皮细胞几乎没有作用。

抗 VEGF 药物主要是靶向阻断 VEGF 或 VEGF 信号通路中的不同环节,抑制 VEGF 与受体结合后引发的级联反应,抑制新生血管的生长及渗漏,是目前一线的治疗方案。

其他一些方案包括血小板衍生生长因子(PDGF)抑制剂、补体和炎症调节剂,基因疗法等,抗 VEGF 治疗药物剂型及给药方式多样化探索也是研究热点,但其疗效还需要临床试验进一步证实。

(六)并发症与合并症

黄斑新生血管本身的渗漏可以引起视网膜色素上皮/神经上皮浆液性脱离,黄斑区视网膜水肿、渗出;继发的出血也可导致色素上皮/神经上皮血性脱离,玻璃体出血,继发青光眼等;新生血管膜在病程中可以发生色素上皮撕裂、瘢痕化。

引起新生血管的原发疾病本身还可以伴有其他合并症如 ARMD 常合并玻璃膜疣或对侧眼的 ARMD,高度近视常双眼同时有豹纹状眼底、漆裂纹等,其他原发疾病也会有其特征性的改变。

不同的治疗手段也可能会引起不同的并发症,如抗 VEGF 在局部会引起眼内炎、眼内压升高、玻璃体出血、孔源性视网膜脱离、视网膜撕裂和医源性外伤性白内障等,在全身可能有心脑血管意外;PDT 治疗会引起 RPE 撕裂、RPE 萎缩、急性视力严重下降、黄斑裂孔和光过敏等在内的不良反应;激光治疗也可导致部分患者中心视力下降、Bruch 膜破裂引起的视网膜下或玻璃体出血。

(七)预防及预后

可引起黄斑新生血管疾病的原因较多,包括湿性 AMD,病理性近视,脉络膜炎症、肿瘤继发等,其中某些疾病在一定程度上是可以预防的,如最常见的湿性 AMD。

1. AMD 的一级预防　关于 AMD 的多中心研究(AREDS)表明日常服用抗氧化剂、多食用富含胡萝卜素、叶黄素及玉米黄质的食物可以减少 AMD 的发生率;摄入较高含量叶黄素、玉米黄质的食物、维生素 D、锌也可以减少 AMD 合并新生血管的发生。

吸烟,包括使用烟草、无烟型烟草、雪茄等均会使得 AMD 进展;虽然其机制并不明确,但无论是日吸烟量还是吸烟的年限都与 AMD 的发展速度成正相关。改善肥胖,加强锻炼,减少紫外线及蓝光的暴露时间也能够降低 AMD 的风险,对于有糖尿病、高血压、心血管疾病等系统性疾病的患者控制血压(收缩压<160mmHg,舒张压<100mmHg)、血糖,也可减少 AMD 的发生。

2. AMD 的二级预防　AMD 多发生于 50 岁以上的人群,建议定期检查眼底;尤其早期 AMD 患者和有 AMD 家族史的人定期散瞳查眼底,以便尽早发现中度以前 AMD。提示 AMD 可能发生新生血管的临床体征包括:大范围大玻璃膜疣,合并色素的玻璃膜疣,网状假性玻璃膜疣,大于两个视盘直径范围的由玻璃膜疣引起的色素上皮脱离及已有一眼发生了黄斑新生血管。患者可自行检查单眼视力(如单眼阅读)或使用 Amsler 表,以更早地发现视力症状。对于正在进展的 AMD,更需要严格控制血糖、血压,戒烟;补充抗氧化维生素和矿物质补充物(锌化物)。近年来,关于 AMD 基因易感的检测也有了一些报道,如补体因子 H 位点与大玻璃膜疣、I型新生血管的发生相关，而*10q26*等位基因与III型有关。有这些易感基因的AMD患者需更为密切的临床随访，以及更为严格的规避危险因素，但关于易感基因的防控以及是否可提前进行基因修饰，而避免CNV的发生，尚待更为深入的研究结果。

3. AMD的三级预防 一旦AMD出现黄斑区的新生血管，即需要进行三级预防。即通过有效的防控、治疗措施控制并发症的发生，改善视力预后状况，减少该疾病的致残率。相关措施包括：严格控制血糖、血压，戒烟；按AREDS建议补充抗氧化维生素和矿物质补充物（锌化物）；及时地进行必要的治疗如抗VEGF等。

其他继发的黄斑新生血管，需积极控制原发病因，对症治疗，恢复局部组织生理状态，从而减少新生血管的发生。如病理性近视，需一方面努力进行近视防控，另一方面警惕易继发新生血管危险因素，如斑片状萎缩、漆裂纹、后极脉络膜变薄的患者进行密切随访，做到早发现早治疗。

（八）预后

在一些可避免盲得到较好的解决后，黄斑新生血管日益成为主要的致盲原因。Wong TY等报道未经治疗的AMD的患者1年内视力平均下降2.7行，2年内视力下降4行；41.9%的患者在3年内会出现严重的视力下降（下降6行及以上），3年视力<0.1患者增加56%。近年来治疗AMD的方法层出不穷，抗VEGF治疗被证明显著优于其他治疗方法，Bloch SB等报道在2000—2010期间，AMD的致盲率显著下降（由0.52‰下降至0.26‰），尤其在2006年抗VEGF治疗出现以后。抗VEGF在短期内可以显著提高患者的视力，但仍有相当一部分患者长期预后并不理想。Kim LN等分析了42个全球性关于抗VEGF治疗AMD合并新生血管的研究（共纳入24 000例眼），结果显示随访1年、2年、3年后患者较基线视力平均增加了5、3.4及1.1个字母。另外一项长期随访的研究（平均随访时间53.5月）显示在前6个月，患者平均视力提高了6.3个字母，并且在前5年内都保持好于基线的视力；但是7年后平均视力较基线值下降2.6个字母。

与AMD引起的新生血管相比，高度近视合并新生血管的患病群体更为年轻，同时视力也会持续下降。Yoshida T等回顾了27例高度近视合并CNV，发现绝大多数的患者在10年视力都下降至0.1以下，患者的视力预后与新生血管发生的位置、大小、患者的年龄、基线视力相关。抗VEGF治疗相较于光动力学治疗（PDT）对高度近视合并新生血管有更好的疗效。REPAIR研究中65例患者按需进行抗VEGF治疗，随访12个月，平均视力提高了13.8个字母。2016年，Kasahara等进行6年随访，详细报道了贝伐单抗治疗高度近视CNV的效果，结果显示治疗后2年、4年患者视力明显优于治疗前，6年后视力逐渐下降至治疗前水平；随着时间延长，与CNV相关的黄斑萎缩面积逐渐增大，推测这可能是导致治疗后远期视力下降的主要原因。

对于特发性CNV的治疗报道相对较少。一般认为其预后要显著好于湿性AMD；Kim JH等人对26名特发性CNV的患者进行了按需抗VEGF治疗，随访两年后发现治疗后视力较基线视力显著增加，且平均需要的次数为2.5次，显著少于湿性AMD。

大多数的黄斑新生血管未经治疗，会导致视力严重的下降，影响患者的生活质量。抗VEGF是目前首选的治疗。由脉络膜炎症、肿瘤或其他原因导致黄斑新生血管的抗VEGF治疗研究尚少，有待进一步明确。

二、黄斑新生血管性疾病的视觉康复

黄斑新生血管性疾病对视力影响严重，尽管部分患者有原发疾病，但严重的视力丧失通常是由新生血管引起的，因此治疗原则是尽早处理新生血管，避免病变损害的扩大；同时处理原发疾病。治疗从最初的激光光凝、手术治疗、经瞳孔温热治疗，放射治疗，光动力疗法，到目前的抗 VEGF 药物治疗，经过了 30 余年的探索。

（一）激光光凝术

激光封闭黄斑脉络膜新生血管是经典的治疗方法，主要用于治疗黄斑中心凹 0.5PD 外的病灶，由于激光治疗可直接损害治疗区域的视网膜，因此不适合治疗中心凹下的新生血管。激光治疗的主要原理是利用 RPE 和脉络膜中的色素细胞吸收激光能量转化为热能，使眼内组织发生凝固，从而封闭新生血管，但光凝不能阻止新的新生血管的形成。激光波长的选择可以选黄色、绿色激光或者红色激光。黄色和绿色激光可被血红蛋白和视网膜色素上皮细胞吸收，以封闭新生血管。红色激光可高度穿过黄斑叶黄素并且不被血红蛋白吸收，故可穿过稀薄的出血层，直接作用于新生血管。黄斑区叶黄素能直接吸收蓝光，造成对视网膜内层的光损伤，故黄斑区光凝禁止使用蓝光。但是，激光治疗存在很大的局限性：激光治疗无组织特异性，治疗中可能造成神经感觉层损伤形成盲点，还可能引起 Bruch 膜破裂、出血、RPE 撕裂，甚至意外的中心凹光凝导致视力不可逆性丧失等并发症。此外光凝后的复发率也较高（>50%），这使得光凝逐渐被 PDT 和抗 VEGF 所取代。

（二）光动力疗法

光动力疗法（photodynamic therapy，PDT）目前主要采用静脉注射的光敏剂（维替泊芬，verteporfin）后，采用 689 nm 的激光照射。原理是维替泊芬能迅速地与血液中的低密度脂蛋白（low-density lipoprotein，LDL）结合成为维替泊芬 -LDL 复合体，复合体进入眼底血管后，可选择性地与新生血管内皮细胞上的 LDL 受体结合而较多积聚在新生血管内皮细胞，在特定波长、低强度激光（689nm，50J/cm^2，83 秒）的照射下，光敏剂发生光化学作用，造成细胞的直接损伤，包括血管内皮细胞损伤和血管内栓子形成，使新生血管闭塞。这种治疗的一个重要优势在于它能够选择性地破坏新生血管，对周围组织影响小，可适用于中心凹下病灶的治疗。AMD 光动力治疗（treatment of age-related macular degeneration with photodynamic therapy，TAP）研究组组织多中心、双盲、随机对照试验观察 PDT 治疗 609 例 AMD 患者，研究结果显示 PDT 治疗组患者 1 年内的视力、对比敏感度和 FFA 检测指标均明显优于安慰剂组。该研究组还提出 PDT 对典型性 CNV 的治疗效果最好，对隐匿性、面积较小的 CNV 治疗效果尚满意。也有人提出对隐匿性 CNV 患者和早期虽有较大面积 CNV 但无明显视力受损的患者应先进行持续观察，当他们出现视力迅速下降时再治疗。但 PDT 疗法只能选择性地破坏新生血管，却不能去除其病因；一次治疗的范围有限；易复发，需多次反复治疗。

（三）抗血管生成疗法

针对新生血管发生发展过程中起主要作用的血管内皮细胞生长因子（VEGF）的各种抗 VEGF 药物靶向治疗是目前黄斑新生血管治疗的一线选择。不同类型的抗 VEGF 药物能靶向阻断 VEGF 或 VEGF 信号通路中的不同环节，抑制 VEGF 与受体结合后引发的级联反应，抑制新生血管生长及渗漏。进入眼科临床使用的各种抗 VEGF 药物统称结合 VEGF 类药品（VEGF binding agents）。其中，贝伐单抗是人源化抗 VEGF 的 IgG 单克隆抗体；雷珠单抗是人源化的 VEGF 抗体片段；阿柏西普 VEGF-Trap Eye 和康柏西普 KH902 是 VEGF 的受体和 IgG-FC 片段的融合蛋白。给药方式需要综合不同药物、患者的治疗反应等因素个性化考虑。

对于 AMD 的黄斑新生血管的治疗，多中心临床试验显示，每个月固定给雷珠单抗和贝伐单抗对视力的改善相当，进一步随访 2 年显示两种药物同样安全有效；但按需治疗（pro re nata，PRN）在维持治疗效果方面要明显差于每 2 个月固定给药，尤其是在贝伐单抗对组。对于我国自主研发的 anti-VEGF 药物康柏西普，Li 等的研究结果也显示在治疗新生血管性 AMD（Wet AMD，wAMD）中具有良好的效果。2013 年我国中华医学会眼科学分会眼底病学组中国老年性黄斑变性临床指南与临床路径制订委员会指出，抗 VEGF 治疗是 wAMD 的一线治疗方案，先行每一个月 1 次连续 3 个月的初始抗 VEGF 治疗，再次治疗的方法依据每一个月随访临床结果按需选择。再次治疗见于下列情况：①活动性病变有改善但仍持续存在；②病变改善但又重新出现活动性病灶（活动性病灶是指 FFA 检查有新的 CNV 病灶、新的黄斑出血、OCT 显示视网膜内或下有积液、视网膜增厚、与病灶相关的视力下降、PED 范围增大）；③对于浆液性 PED 治疗前后无变化的可以考虑暂时终止治疗；④无应答的病变可以考虑其他治疗。

对于高度近视合并黄斑新生血管的治疗临床常用治疗方案包括 3+ PRN 和 1+PRN，两者均被证实有效，但关于两种方案的选择标准尚无定论。多项研究结果显示，两种治疗方案对视力提高的作用无明显差别，但也有研究者认为 3+PRN 方案使初始注射达到负荷剂量，可能会降低复发率或延缓复发。

对于特发性脉络膜新生血管的研究较少，Kang 等将抗 VEGF 和 PDT 治疗特发性脉络膜新生血管后的治疗效果进行对比研究后发现，在 2 年随访时间中抗 VEGF 的治疗效果优于 PDT。Zhou 等人对 60 例特发性脉络膜新生血管的病例进行雷珠单抗和贝伐单抗的治疗，发现 2 种药物在 2 年的随访过程中对视力提高效果相似，且平均注射次数都为 3 次左右。

（四）经瞳孔温热疗法

经瞳孔温热疗法（trans-pupillary thermotherapy，TTT）采用近红外激光（波长 810 nm），用大光斑（0.5~4mm），长时间（1~10 分钟）经瞳孔照射病变区，使治疗部位组织有限升温，诱发细胞凋亡，新生血管腔内血栓形成，封闭血管，抑制出血及渗出。这种方法的优点有：具有高组织穿透性；不易被眼组织屈光介质吸收；同时红细胞和叶黄素吸收少，故可透过出血并避免对黄斑区视网膜的损害。虽然目前认为 TTT 治疗对正常组织没有太大的损害，然而 TTT 治疗毕竟是一种非特异性的治疗，它既作用于病变组织，也必然会作用于病变周围的组织，其热效应对正常视网膜组织也会造成一定程度的损伤；同时 TTT 疗法的复发率较高，因此目前该疗法在临床已非首选。

（五）手术治疗

手术治疗黄斑脉络膜新生血管已有多年的历史，由于玻璃体手术的发展，手术治疗技术有了长足进展；目前已有多种外科治疗方式。

1. 手术去除黄斑下新生血管膜和 / 或出血　病灶位于黄斑中心凹外的病例，新生血管可以被移除，形成一个小的、安静的、萎缩性的瘢痕。中心凹下的新生血管，手术摘除往往会损伤黄斑中心凹处的视网膜色素上皮，导致预后视力不佳；但如果新生血管位于视网膜色素上皮与视网膜神经感觉层之间，手术中能部分保存黄斑中心凹的视网膜色素上皮，视力预后相对较好。

2. 用组织纤溶酶原激活物（如 tPA）和气体治疗急性出血　对于急性视网膜下出血而导致严重视力丧失的患者，可选择玻璃体腔注射 tPA 及膨胀性张气体，或玻璃体切除联合视网膜下注射 tPA 气液交换。无论是哪种手术后，术后患者都需要保持俯卧位，使气体压迫黄斑下出血转移到中心凹外，常建议合并使用抗 VEGF 药物。几个系列研究表明，该方法优于自然病程。

3. 自体或异体的 RPE、RPE- 脉络膜移植　Peyman 等在 1991 年 1 月 22 日的一份病例报告中首次描述了黄斑区进行黄斑下新生血管膜剥除，同时进行自体 RPE 移植术。最近的一份报告随访了 132 名（134 眼）接受 RPE- 脉络膜复合体移植手术的患者，结果显示部分患者在较长时间的随访过程中取得较好的结果；该系列中也有复发、黄斑皱褶和术后出血等并发症。

4. 黄斑转位术　黄斑转位术具体是指将黄斑中心凹从异常的色素上皮转移至正常的区域，进而使得光感受器的功能得以保存，也使得黄斑中心凹下的新生血管成为黄斑旁的新生血管。黄斑转位术主要有 2 种，一种是 360° 视网膜切开后黄斑转位，Machemer 于 1993 年首次报道该方法，通过 360° 的周边视网膜切开使之脱离，并经平坦部玻璃体切除术使整个视网膜围绕视盘旋转，再让其复位。另一种是基于 De Juan 的局限性黄斑转位术，术中通过缩短或内折叠巩膜而使黄斑移位。这两种手术都能使中心凹区视网膜神经上皮层离开其下有病变的脉络膜和 RPE，然后通过激光光凝新生血管，阻止其进展到新的中心凹区。然而，该手术技术难度大，转位不够、新生血管复发、囊样黄斑水肿加重或 / 和增殖性玻璃体视网膜病变都可能导致手术失败；还需要解决视物旋转变形的并发症，且患者可能需要多次手术。

（六）放射治疗

放射治疗会选择性地作用于新生血管的内皮细胞，成熟的内皮细胞则不受影响，因此可能选择性地破坏快速增殖的新生血管。2010 年一项系统性回顾研究分析了 13 个不同设计的试验，得出结论放射治疗并不能有效提高患者视力。最近的一项研究显示放射治疗联合抗 VEGF 治疗并不能有效提高患者视力或者减少抗 VEGF 治疗的次数。

（七）其他疗法

多种治疗药物正在研究中，包括血小板衍生生长因子（PDGF）抑制剂、补体和炎症调节剂，基因疗法等。除此之外，抗 VEGF 治疗药物剂型及给药方式多样化探索也是研究热点，其中，包括滴眼剂、口服制剂以及抗 VEGF 药物缓释装置的使用，但是这些方法的疗效还有待证实。

除了上述针对新生血管进行治疗的方法，另外应针对引起新生血管的病因以及新生血管产生的并发症进行积极治疗。如研究证实补充维生素 C、E、胡萝卜素 β 和锌可以延缓 AMD 的进展，减少大的玻璃膜疣的眼睛发生新生血管的概率；对于并发于葡萄膜炎的新生血管需应用相关的药物治疗炎症；如果大量出血引起血性视网膜脱离、玻璃体出血或继发青光眼应及时进行玻璃体手术去除积血。

（姜春晖）

参 考 文 献

[1] Fontenot JL, Bona MD, Kaleem MA, et al.Vision Rehabilitation Preferred Practice Pattern®.Ophthalmology, 2018, 125(1): 228-278.

[2] Itoh Y, Inoue M, Rii T, et al.Asymmetrical recovery of cone outer segment tips line and foveal displacement after successful macular hole surgery.Investigative Ophthalmology & Visual Science, 2014, 55(5): 3003-3011.

[3] Shpak A A, Shkvorchenko D O, Sharafetdinov I K, et al.Predicting anatomical results of surgical treatment of idiopathic macular hole.International Journal of Ophthalmology, 2016, 9(2): 253.

[4] Scheerlinck LM, Schellekens PA, Liem AT, et al.Incidence, risk factors, and clinical characteristics of unexplained visual loss after intraocular silicone oil for macular-on retinal detachment.Retina, 2016, 36(2): 342-350.

[5] 陈钰虹, 朱鸿, 王泓 . 孔源性视网膜脱离术后视功能恢复的影响因素 . 眼科新进展, 2018, 38(4): 396-400.

［6］马雪云,沈吟,邢怡桥.家族性渗出性玻璃体视网膜病变研究进展.国际眼科杂志,2017,17(12):2270-2273.

［7］Tan H S, Oberstein S, Mura M, et al.Air versus gas tamponade in retinal detachment surgery.British Journal of Ophthalmology, 2013, 97(1): 80-82.

［8］史春.Nd:YAG 激光消融术治疗玻璃体混浊的疗效观察.国际眼科杂志,2018,18(1):169-171.

［9］Flaxel CJ, Adelman RA, Bailey ST, et al.Retinal and Ophthalmic Artery Occlusions Preferred Practice Pattern®.Ophthalmology, 2020, 127(2): 259-287.

［10］Mitchell P, Liew G, Gopinath B, et al.Age-related macular degeneration.Lancet, 2018, 392: 1147-1159.

［11］Mehta H, Tufail A, Daien V, et al.Real-world outcomes in patients with neovascular age-related macular degeneration treated with intravitreal vascular endothelial growth factor inhibitors.Prog Retin Eye Res, 2018, 65: 127-146.

［12］Spaide RF.Choroidal Neovascularization.Retina, 2017, 37(4): 609-610.

［13］Cheung CMG, Arnold JJ, Holz FG, et al.Myopic Choroidal Neovascularization: Review, Guidance, and Consensus Statement on Management.Ophthalmology, 2017, 124(11): 1690-1711.

［14］Ohno-Matsui K, Ikuno Y, Lai TYY, et al.Diagnosis and treatment guideline for myopic choroidal neovascularization due to pathologic myopia.Prog Retin Eye Res, 2018, 63: 92-106.

［15］Chan NS, Teo K, Cheung CM.Epidemiology and Diagnosis of Myopic Choroidal Neovascularization in Asia. Eye Contact Lens, 2016, 42(1): 48-55.

［16］Kim JH, Chang YS, Kim JW, et al.Age-related differences in the prevalence of subtypes of Neovascular age-related macular degeneration in the first diagnosed eye.Graefes Arch Clin Exp Ophthalmol, 2019, 257(5): 891-898.

［17］Maguire M G, Martin D F, Ying G S, et al.Five-Year Outcomes with Anti-Vascular Endothelial Growth Factor Treatment of Neovascular Age-Related Macular Degeneration: The Comparison of Age-Related Macular Degeneration Treatments Trials.Ophthalmology, 2016, 123(8): 1751-1761.

［18］Sarao V, Veritti D, Macor S, et al.Intravitreal bevacizumab for choroidal neovascularization due to pathologic myopia: long-term outcomes.Graefes Arch Clin Exp Ophthalmol, 2016, 254(3): 445-454.

［19］Zhou P, Yang L, Jin X.Ranibizumab versus bevacizumab for the treatment of idiopathic choroidal neovascularization: 2-Year results.Eur J Ophthalmol, 2016, 26(3): 262-267.

［20］Liang MC, de Carlo TE, Baumal CR, et al.Correlation of Spectral Domain Optical Coherence Tomography Angiography and Clinical Activity in Neovascular Age-Related Macular Degeneration.Retina, 2016, 36(12): 2265-2273.

［21］Moussa M, Leila M, Khalid H.Imaging choroidal neovascular membrane using en face swept-source optical coherence tomography angiography.Clin Ophthalmol, 2017, 11: 1859-1869.

［22］von der Emde L, Thiele S, Pfau M, et al.Assessment of Exudative Activity of Choroidal Neovascularization in Age-Related Macular Degeneration by OCT Angiography.Ophthalmologica, 2020, 243(2): 120-128.

［23］Miere A, Butori P, Cohen SY, et al.Vascular Remodeling of Choroidal Neovascularization after Anti-Vascular Endothelial Growth Factor Therapy Visualized on Optical Coherence Tomography Angiography.Retina, 2019, 39(3): 548-557.

第十一章　屈光不正的视觉康复

第一节　屈光检查与配镜原则

一、屈光检查

屈光检查用来确定眼屈光状态的性质和程度,主要分为三类:①以诊断为目的即诊断性验光;②以配镜为目的即配镜性验光;③以屈光矫正手术为目的即手术性验光。屈光检查通常称为验光,所使用的方法基本相同,但根据验光目的不同会有不同的要求。屈光不正引起的视力低常,通过验光配镜或手术,可使视力提高到正常。

配镜性验光是为了清晰、舒适、持久地用眼,并可能矫正或改善视疲劳、隐内斜或隐外斜等屈光眼肌问题。如果验光可用 5 分制来描述,那么 1~3 分的验光为普通验光,也可称为初级验光:1 分,主觉插片法;2 分,电脑验光 + 主觉插片法;3 分,电脑验光 + 他觉检影 + 主觉插片法;4~5 分可称为综合验光:4 分,3 分 + 双眼调节平衡;5 分,4 分 + 眼位检查 + 双眼单视功能 + 调节 + 集合功能等,作出综合判断后给予处方。

诊断性验光须单眼进行,另眼予以遮盖。应用综合验光仪进行验光时,须根据检测目的比如双眼视觉功能、隐斜测定等合理使用各类镜片。

屈光手术术前验光对于手术设计非常重要,特别需要重视:①判别终点的设定。屈光度的测定需要利用好红绿平衡的方法。②双眼调节平衡。③主视眼。确定主视眼,一般设计使术后主眼与术前保持一致。④其他:如老视的测定、眼位、职业与运动爱好、双眼视觉辐辏、隐斜、集合 / 调节(AC/A)等。有助于术前设计考虑到各方面因素,使手术矫正视力的同时兼顾改善双眼视觉。

验光需要设备:镜片箱和检影镜是必备的,自动电脑验光仪和综合验光仪也在普及。电脑验光仪的数据可作为屈光状态的初筛,不能作为验光的标准。综合验光仪可以高效率地检测屈光度数,同时对眼位、双眼平衡等进行检测定量。综合验光仪的规范应用,可以有效提高验光水平。

常用的验光镜片种类有①球面镜:凸球镜,矫正远视;凹球镜,矫正近视,②柱镜片:凸柱镜,矫正远视散光;凹柱镜,矫正近视散光。凸透镜用"+"符号表示,凹透镜用"−"符号表示。镜片的屈光数字代表其屈光度(D),每 1 屈光度 =1D。综合验光仪最主要的作用是把镜片组合在一起,更有效地转换和协调使用。

验光需要检测眼调节静息状态的屈光度,有一些情况下需要扩瞳验光。验光也可分为他觉验光和主觉验光。他觉验光是通过检影镜,对被检者瞳孔中的光影移动进行判断,适合幼儿或扩瞳情况下的验光,主觉验光是通过被检者戴上试镜片后对矫正视力的变化进行判别,适用主觉配合较好的成人和部分青少年。

验光是否需要睫状肌麻痹剂:对 6 岁以下的儿童、高度远视、伴有内斜视的患者,检查前为使调节充分麻痹,应滴用 0.5%~1% 阿托品眼药水或眼膏,每天 3 次,一般连续滴 3 天;

每次滴药时,应压迫泪囊 2 分钟以免药液流入鼻腔被吸收,引起皮肤潮红、口干、心悸等副作用。对于其他调节偏强的患者也可应用短效睫状肌麻痹剂,可滴用 0.5%~1% 托吡卡胺眼药水、复方托吡卡胺滴眼液等每 5 分钟一次共三次,瞳孔可快速恢复,也可称 "快速扩瞳验光";或点 2% 后马托品(每 15 分钟一次,共 5~6 次)。40 岁以上成人,因睫状肌调节力已较大衰退,一般并不需要睫状肌麻痹剂。对于已经有可靠的验光史包括已有至少一次阿托品眼药水睫状肌麻痹后验光记录的患者,即使高度远视或 6 岁以下仍然可以选择快速扩瞳验光或自然瞳孔验光。

(一)主觉验光法

插片检查使位于无穷远物体通过被检眼前的矫正镜片在视网膜上产生共轭点,根据患者主觉,测量其达到正常视力所需镜片的屈光度数。

验光前,应常规预先进行远、近视力检查,配合裂隙灯和检眼镜检查,在了解屈光间质及眼底情况的基础上,初步了解屈光性质和屈光度数。

(1)远、近视力均正常:为正视眼或调节功能正常的远视眼,部分轻度近视或散光的眼也可以表现为正常的远视力和近视力。

(2)远视力正常,近视力差:为远视眼或老视眼。

(3)远视力差,近视力正常:为近视眼。

(4)远、近视力均差:为散光眼或调节功能不足的远视眼或其他眼病。

1. 远视

(1)云雾法:云雾法的目的是放松调节,事实上所有验光的方法都必须尽可能减少调节对验光结果的影响。

适应证:不宜做散瞳检影的远视患者以及可疑性青光眼、对阿托品及后马托品等过敏的患者。

传统的云雾法对于所加正镜的幅度以及对视表的要求没有很好的统一。可先用检眼镜检查,或用插片法粗略估计远视度数,将此远视镜片放于镜框内,然后在两眼前同时加 +4.00D~+5.00D 球镜,视力立即下降,眼前犹如云雾遮蔽,一刻钟后,再交替递减一眼的凸镜度数(调换镜片时,应先置后撤,以免引起调节),直至达到正常视力所需的最高凸镜度数,也就是远视的屈光度数。

例如:插片法粗测远视为 +2.00,视力达 1.2,双眼前加 +4.00 球镜,一刻钟后,递减右眼镜片度数,当减到 2.25D 时,视力又恢复至 1.2,则其远视度数为 +2.25D。

(2)插片法:在眼前放置凸透镜。在测定远视力的基础上,相对于估计度数再加上 +0.75D~+1.50D 的凸透镜镜片,其度数由 +0.25D 逐渐变化,使远视力达到终点判断(最佳视力或更小更黑的视表主观感受)所需的最高凸透镜度数,即为远视度数。

例如:+2.25D 和 +2.50D 球镜时远视力达 1.5,而加到 +2.75D 球镜时,远视力减低,则其远视度数可判断为 +2.50D。

2. 近视 插片法:在测定远视力的基础上,相对于估计度数再加上 +0.75D~+1.50D 的透镜镜片(放松调节),其度数由 0.25D 逐渐变化,使远视力达到终点判断(最佳视力或更小更黑的视表主观感受)所需的最低凹透镜度数,即为近视度数。

例如:−2.25D 和 −2.50D 球镜时远视力达 1.5,则其近视度数可判断为 −2.25D。

3. 散光 适用于规则性散光,混合性散光则以检影法为适宜。

(1)插片法:可先分别用 −0.50D 球镜及 +0.50D 球镜初测,若加 −0.50D 球镜,视力有提高者为近视；加 +0.50D 球镜，视力有提高者为远视。然后按远视或近视插片法检查，直到视力无法继续提高时为止。在此基础上，近视者用 –0.50D 柱镜，远视用 +0.50D 柱镜，分别放在 90°、180°、45°、135° 轴位；若在某轴位视力有进一步提高，再以此轴位为中心，每 15° 改换轴位，以找出视力最清楚的轴位，此即为散光的轴位，在此轴位上加减柱镜度数，直至视力达到正常或最满意时为止。远视散光度数应为达到正常视力所用柱镜的最高度数；近视散光度数应为达到正常视力所用柱镜的最低度数。

例如：先加 –0.50D 球镜，视力有提高，以近视插片法递加度数，视力只能达到 0.6，其最低度数的镜片为 –2.00D 球镜，将此镜片放在试镜架内，在其前加 –0.50D 柱镜，轴位放在 180°，视力继续提高到 0.7，转动轴位至轴位 160° 时，视力最清楚，在此轴位继续递加柱镜度数至 –1.50D 及 –1.75D，视力均可达 1.2，则其散光度数应为 –1.50D 柱镜轴 160°。此眼的屈光度数表示为 –2.00D 球镜 –1.50D 柱镜轴 160°。

（2）散光表验光法：散光表为直径约 25cm 的圆形钟表面，通过圆心各数字间均有一组平行线条，每组有三条线，其间距与线宽相等，形成放射状排列。

先用球镜按上述插片法查出视力不能继续再提高所需的度数，将此镜片放在镜框内，嘱患者注视墙上的散光表，散光者可发现有一组线条较其他线条更清晰（或更黑），则与此组线条垂直的轴即为散光轴，在此轴位上再按上述插片法加 –0.50D 柱镜，视力进一步提高者为近视散光，加 +0.50D 柱镜，视力提高者为远视散光，然后递加柱镜度数直至视力达到正常时为止。

（二）他觉验光法（检影法）

检影法是他觉验光中基本方法，须在暗室内进行。

检影法适应证：屈光不正的患者。

检影法检查时不必根据患者主觉就能查出屈光性质与度数，特别适用于儿童或精神状态不稳定者。

检影法可在瞳孔散大后进行，也可在自然瞳孔下进行。

检影法的局限性在于屈光间质的混浊程度会影响检影结果，不适合屈光间质特别是光学区明显混浊的患者。检影技术人员的经验和操作的规范与否，也会影响到结果。

1. 检查器械

（1）平面反光镜：为直径 2cm 或 4cm 的圆形平面反光镜，中央 2mm 直径不涂水银作为视孔，一端有柄。

（2）灯：以 100W 磨砂灯泡作光源，套以金属外罩，罩上有 2.5~3cm 直径的圆孔，使灯光仅由此圆孔射出，光源放在患者左（或右）侧，使灯光由检查者手中的反光镜反射入患者的瞳孔内。

（3）电光视网膜检影镜：可不需上述的反光镜与灯源设备，使用及携带均较方便。

2. 检查方法

（1）操作：检查者面对患者 1m 距离（或 75cm，50cm，换算时注意实际距离），右手持检影镜（或反光镜）于右眼前，使自己的眼正对视孔，并移动检影镜，将光线投射于患者的瞳孔内。此时检查者通过视孔可在后者瞳孔领内，窥见光影与黑影交替出现的情况。前者代表视网膜受映照的光反射；后者代表未受映照部分的阴影。在检眼镜上、下及左、右轻微摆动下，瞳孔内光影可表现下列的移动情况。

1）光影不动：检影镜摆动时，光影固定不动，表示有 –1.00D 的近视（因为 1m 的检距使检影镜视孔恰好处于患者眼前 1m 处的远点上,故患眼必为 –1.00D 近视。如检距为 0.5m,则应为 –2.00D 近视)。

2)光影顺动:即光影动向与检影镜动向一致,表示是远视、正视或小于 –1.00D 的近视。用凸球镜可使顺动光影中和,即光影不再随检影镜摆动而移动(反转点)。

3)光影逆动:即光影动向与检影镜动向相反,表示是近视(–1.00D 以上)。用凹球镜可使逆动光影中和。

4)有两个光影沿着不同轴向移动:瞳孔内两条互成直角的子午线上均有光影移动,其明暗程度及移动快慢不等,表示有散光存在;若两个光影均为逆动或顺动,则为复合性散光,一为逆动另一为顺动,则为混合性散光。可用球镜中和一条子午线上的光影,一般先中和度数低者,此时出现一带状光影,即散光带,散光带方向即代表散光的轴向,根据散光带的动向,可分别用凸柱镜(对顺动)或凹柱镜(对逆动)加以中和。柱镜片的轴向永远指向散光带的方向。低度散光时,常见不到明显的散光带,仅表现一卵圆形光影,须仔细观察,否则易被忽略。

5)剪动光影:瞳孔内两个平行光影沿同一子午线(180°轴)作反方向移动,上方光影向下,下方光影向上,而合为一条光带,犹如剪刀双刃的开合动作。剪刀光影无法用镜片全部中和,只能选定一主要光影(常为顺动光影)加以中和,按照实践及患者对镜片的接受程度,对剪动光影的检影结果可为凸球镜或凹柱镜。光影越暗和移动越慢,表示屈光异常程度越深。反之,光影越亮和移动越快则表示屈光异常程度越低,或越接近中和。

检影所得的屈光度数需加上由检影距离的人为近视度数,才是实际的屈光度数。

例一:顺动光影用 +3.00D 球镜中和,其远视度数应为 +3.00D+(–1.00D)=+2.00D。

例二:逆动光影用 –1.00D 球镜中和,其近视度数为 –1.00D+(–1.00D)=–2.00D。

例三:瞳孔内两条子午线上出现不同的光影,说明有散光,检查方法有两种:①一条子午线上用 –3.00D 球镜中和,在 60° 子午线上有一逆动散光带加 –1.00D 柱镜、轴 60° 中和,其结果为 –4.00D 球镜加 –1.00D 轴向为 60° 的柱镜(加 1m 距离人为近视 –1.00D。一般记录为 –4.00D/–1.00C×60°)。②两条子午线上光影分别用球镜中和,两者之差为散光度数。一条子午线用 +3.00D 球镜中和,60° 子午线上有顺动散光带,即散光轴为 60°,撤去镜片用 +4.00D 球镜中和,两者差为 +1.00D,其结果为 +2.00D 球镜 +1.00D 柱镜轴 60°(减去 1m 距离人为近视 –1.00D)。

3. 检影注意点

(1)检影时须以瞳孔中央 4mm 直径的整个光影移动作为标准,不应受周边部光影的干扰。

(2)混合性散光具顺动、逆动相混的光影,检影时宜先中和逆动轴向,以便造成一较大的顺动散光带。使顺动散光带更为清晰,易于定准轴位。

(3)采用麻痹睫状肌检影者,可在瞳孔恢复正常后(如阿托品眼药水扩瞳者一般 2~3 周,快速扩瞳者可 6~8 小时后),按检影测得的屈光度数进行插片复验,必要时适当修正,使视力有满意提高而又感到舒适。

(三)带状光检影法

带状光检影镜是 J C Copeland 所首创,带状光检影镜的特点是光源来自单丝灯泡,由检影镜射入受检眼的光束,在瞳孔内及眼睑皮肤上呈一光带而非光团。灯座可作 360° 旋转,可使光带置于不同的经线上,有利于分别观察不同经线上的光带特征,不受其他经线的干扰,灯座可上下移动,以改变射入光束的聚散度使瞳孔内顺动光带显得狭而亮,有利于散光轴精确定位。

带状光检影法的基本操作与点状光平面镜检影法相似。用大拇指将套管推至最高位作平面镜检影,将内管旋转使光带映在不同经线的皮肤上,检查180°经线上的屈光不正,光带置于90°作左右偏动。检查90°经线上的屈光不正,光带置于180°作上下偏动,检查45°线上屈光不正,光带置于135°,沿45°经线偏动。然后再根据顺动或逆动,用凸镜片或凹镜片中和光影。

散光检影的方法:

(1)利用顺动光带来确定轴位,因顺动光带有明显的边界,如果是逆动光影,可用凹镜片作过度矫正成顺动。

(2)中和互成直角的两经线光带时采用球镜片,不采用圆柱镜片,因圆柱镜片如错置轴位可人为地改变散光的轴位及度数。复合远视散光先以凸镜片中和度数较低的顺动光带,而另一主经线上仍有顺动光带,再用另一凸镜中和,两凸镜的差即为散光。复合近视散光应以凹镜片先中和度数较高的逆动光带,使另一主经线上度数较低的逆动光带,由于过度中和变为顺动光带。再用凸镜中和顺动光带,最后将所得的镜式变轴即为复合近视散光。

利用顺动光带精确的测定散光轴位是带状光检影的主要优点。例如患眼是复合远视散光,水平经线光带已中和,垂直经线上呈顺动光带,将套管置于最高位,当光带转至85的经线上显得最狭最亮,且与眼睑皮肤上的光带并行,当光带转到90或80时即出现与眼睑皮肤上的光带不并行,且瞳孔内光带变宽,边界变模糊,因此可确定轴位在85而非90或80。

（四）电脑验光仪检查

电脑验光仪是光学、电子和机械三方面组合起来的新型仪器。它利用检影原理,产生一个正弦波,记录中和点。由于近刺激反应引起的调节不能完全去除,对于没有应用睫状肌麻痹剂的眼特别是青少年自然瞳孔下的检测结果可有误差,如近视偏高、远视偏低、散光轴可差8°等,需要注意。用自动验光仪因检查时间缩短,适用于普查。

（五）综合验光仪

综合验光仪是一组完整的镜片套件的多功能的组合设备,包括球镜+20.00D至-20.00D(可0.25D/档),柱镜-6.00D(0.25D/档,负柱镜),辅助镜片包括R、PH、RL、O、OC以及辅助镜片Jackson交叉柱镜片和Risley棱镜。在瞳距、水平、顶点距离、倾斜度等均可调整。

视力表可包括E字、数字、字母、图形特殊视标,以及红绿视表、散光表、立体视标、Worth四点、双眼平衡视标等。

综合验光仪的优点是舒适度高、准确性高、额外误差小。并可利用R位进行视网膜检影、验光的精确阶段能进行隐斜和双眼视功能的测定。

局限性为无法用镜片测度计检查镜片后顶点度数、头位偏斜引起柱镜轴位偏斜。

综合验光程序分为:初始阶段;精确阶段;终结阶段。

(1)收集屈光状态基本资料:根据资料预测验光可能结果。①病史、常规眼部检查、全身一般情况、患者阅读习惯的视功能要求;②角膜曲率;③检影/电脑验光;④原有镜片测量。检影验光是该阶段的重点。

(2)对初始阶段获得的资料进行检验。强调患者对验光的细微变化的主观反应,又称主觉验光。只有综合验光仪使该阶段的工作成为可能。

（3）包括双眼平衡和试镜架测试。终结阶段不仅是一种检查或测量技能，更是一种经验和科学的判断。

综合验光仪作主觉验光步骤：①初次单眼 MPMVA；②初次单眼红绿平衡；③交叉柱镜片确定柱镜的轴向和度数；④再次单眼 MPMVA；⑤双眼平衡双眼 MPMVA。

规范应用综合验光仪更是一种验光理念的更新，可以高效率地检测屈光度数，同时对眼位、双眼平衡等进行检测定量，从而可以有效提高验光水平。

二、配镜原则

（一）远视的配镜

1. 儿童和青少年的轻度远视，若不伴有远视力的低常和眼位问题，可不必配镜；远视并伴有调节性内斜时，则宜配镜矫正全部远视；若无内斜视，中高度远视的配镜度数宜减去 1/4~1/3。在高度远视不能接受全部矫正度数时，应适当减低度数，适应后再复配；或在戴镜开始一段时间内，滴用 0.5% 阿托品眼药水，以适应配镜。

2. 成年人轻度远视一般可不必配镜，但如因此而出现视力疲劳，则应配镜，并经常戴用。

3. 40 岁左右的远视患者相对较早或较易出现老视症状，如近距工作或阅读视力受影响，则应及时配镜。

（二）近视的配镜

儿童和青少年的轻度近视，若不伴有远视力的低常和双眼视觉问题且不影响学习（如课堂看黑板等），可观察，可暂不配镜。近视并伴有调节辐辏相关的外斜，则须配镜矫正近视。

1. 轻度近视但远用视力低常对学习工作有影响者或中度近视，应配镜。

2. 高度近视可适当减低度数，使其易于接受，并能适应近距离工作。

3. 已出现老视的近视患者，需配戴渐进镜片。或在戴近视镜片用以矫正远视力，再另配阅读近用眼镜，根据老视程度其度数较远用度数适当减低。

（三）散光的配镜

1. 轻度散光，若引起视力减退或视力疲劳时，应予配镜。

2. 中高度散光应该戴镜矫正。

3. 对复合性散光，配镜处方时，应将球面和柱面符号变为一致，以便易于磨制。

例1：−5.00D 球镜 +1.00D 柱镜轴 90° 应改为 −4.00D 球镜 −1.00D 柱镜轴 180°。

例2：+4.00D 球镜 −1.50D 柱镜轴 135° 应改为 +2.50D+1.50D 柱镜轴 45°。

改换原则：①球面镜实际屈光度为原来球面镜屈光度与柱镜之差，符号按照球面镜符号；②柱镜屈光度不变，但改变符号，其轴大于 90° 者减去 90° 为其轴，小于 90° 者加上 90° 为其轴。

（四）老视的配镜

1. 近用视力清晰、舒适、持久的配镜原则。

2. 在正确的远用屈光度的基础上再验配老视镜。

3. 需要考虑患者阅读或工作的近用习惯距离。

4. 可应用综合验光仪 FCC 法测量老视。

若未用综合验光仪检测老视，可参考表 11-1-1，注意各年龄老视参考屈光度如下：原有屈光不正者则应减去或加上原有的近视或远视屈光度。

表 11-1-1　各年龄老视参考屈光度

年龄（岁）	40	45	50	55	60	65	70
老视镜屈光度（D）	+0.75	+1.50	+2.00	+2.50	+3.00	+3.25	+3.50

（五）角膜接触镜

角膜接触镜由透明的高分子化合物所构成，用以直接贴附在角膜表面，以矫正屈光不正；其表面是球面的，直径比角膜略大，其弯曲度与角膜相一致；所用材料的屈光指数也与角膜相近似。

接触镜虽然说是贴附在角膜表面，但实际上是被泪液和角膜隔开，表面不规则的角膜会同泪液和接触镜片三者共同组成一个新的、具有完整球面的屈光单位，从而对于角膜引起的散光起着矫正作用。接触镜主要优点包括：消除棱镜片作用、消除斜向散光、减少双眼视网膜像差。

接触镜分硬性和软性两种。硬性接触镜是由以甲基丙烯酸甲环乙酯聚合酯所构成，质硬不易弯曲变形。软性接触镜则由以甲基丙烯酸醛乙酯为主体的聚合体所构成，质软。高透氧的硬性镜 RGP 适应证较宽，对于高度近视、高度散光等具有良好的作用。青少年中配戴角膜塑形镜（OK 镜）也在增加。

根据角膜接触镜的更换周期分为传统型（一般指 1 年更换周期）、定期更换型（一般指半年抛）和抛弃型包括月抛、周抛和日抛型。

角膜接触镜安全性的前提是规范配戴和护理。

适应证：①无晶状体眼；②高度近视或散光，特别是不规则散光者包括圆锥角膜等；③屈光参差者、某些特殊职业（如军人、演员、运动员等）等；④需要戴镜又不愿戴框架眼镜期待保持自然仪容的屈光不正者；⑤部分需要保护角膜（如暴露性角膜炎）和起到美容效果如有色角膜接触镜掩盖角膜白斑的患者也可以配戴角膜接触镜。

配戴流程：①选择好适应证；②眼部常规检查；③检查屈光不正度，并根据"镜、眼距公式"计算所需的角膜接触镜度；④测量角膜前曲率半径，以确定拟选择的角膜接触镜的曲率半径；⑤综合考虑患者具体情况，选择不同类型及屈光度的接触镜；⑥宣教注意事项及示范配戴方法，确保配戴成功和安全性。

RGP/OK 镜配戴要求定期随访观察。

（周行涛）

第二节　眼　屈　光

一、正视

正视：眼调节完全处于松弛状态时，来自无限远或 5m 以外视标的平行光线经眼屈光间质的折光作用而形成的焦点准确地落在视网膜上，形成清晰的像。屈光间质与眼轴完善匹配才获得正视。

二、近视

近视:眼调节完全处于松弛状态时,来自无限远或 5m 以外视标的平行光线经眼屈光间质的折光作用而形成的焦点位于视网膜前,在视网膜上形成一朦胧像斑,导致不清晰的物像。

高度近视患者可有家族史,遗传及机制未阐明。

（一）病因与分类

1. 轴性近视 眼屈光间质的屈光力正常,但眼球的前后直径(眼轴)延长,平行光线于视网膜前面结成焦点。轴性近视是近视中最常见的,机制尚未明了。

2. 屈光性近视 眼球前后径长度正常,但屈光间质的屈光力超出正常,因此平行光线仍只能于视网膜前面结成焦点,常见于下列情况:①角膜膨隆或圆锥角膜;②球形晶状体;③晶状体位置倾斜;④早期核性内障(晶状体核屈光指数增加);⑤睫状肌痉挛,引起晶状体过度调节,使晶状体前面突起,临床上称为调节性近视。

（二）诊断

1. 远距离视物模糊而近距离视物清晰。

2. 验光为负镜,配戴适度凹球面透镜能矫正远视力。

3. 轴性高度近视者,可发现乳头颞侧弧形斑,豹纹状眼底,后极部视网膜脉络膜萎缩斑和黄斑变性等眼底病变。

（三）预防

始于学龄时期的近视可逐渐加深,这种近视称为学校性近视,一般属于低度。近视始于幼儿时期者,到青春发育时进展更快,以至超过 -10D 以上者,称为进行性近视,若伴有黄斑变性等视网膜问题,可称为病理性近视。为了预防近视,应做好宣教工作,特别在青少年中:

1. 注意用眼卫生,纠正不良的用眼卫生习惯。

2. 避免过长时间的近距离作业如读、写、看电子产品(如电视、电脑、手机游戏)等。

3. 自然光线下的户外活动,积极参加体育锻炼。

4. 做眼保健操。

5. 已明确有近视以至影响工作与学习者,应配戴合适眼镜。

（四）治疗

1. 验光配镜 配镜原则见本章第一节。

2. 手术治疗 包括角膜屈光手术、晶状体屈光手术和巩膜屈光手术。以近视矫正手术为代表的屈光手术在近三十年来得到了迅速的发展,特别是准分子激光手术、飞秒激光手术以及高度近视的屈光晶状体植入手术,体现出良好的安全性、预测性、稳定性、有效性。

三、远视

远视:眼调节作用完全处于松弛状态时,来自无限远或 5m 以外的视标的平行光线经过眼屈光间质的折光作用于视网膜后面结成焦点,在视网膜上形成一朦胧像斑,导致不清晰的物像。

（一）病因与分类

1. 轴性远视 眼球前后径(眼轴)过短,而眼屈光间质的屈光力正常,此为产生远视眼最常见原因。

初生婴儿眼球的眼轴较短,一般可有 2.5~3D 屈光度的远视。随着年龄的增长,眼轴逐渐加长,远视程度随之减少,以至消失。若眼球停止发育,眼球长度停留不变,结果必导致远视。

轴性远视眼常见于下列情况:①眼球发育不良;②先天性小眼球,常伴有眼部或身体其他部位的发育异常。

2. 屈光性远视　眼轴长度大致正常,但因角膜或晶状体前面弯曲度减弱,造成屈光力的降低,常见于下列情况:①小角膜、角膜手术或炎症后瘢痕形成,使角膜面曲度变为较扁平;②无晶状体状态。

（二）诊断

1. 视力情况　视力与远视程度及晶状体调节能力的大小有关:可以是远近视力皆正常如年轻或远视程度低者;或远视力正常而近视力较差如年龄较大或远视程度较高者;也可以远、近视力都差如老年或远视程度很高者。

2. 视觉疲劳　阅读或近距离工作不能持久,甚至可出现近用视力模糊、眉弓处胀痛和头痛等症状。成年人"过早出现老视"。

3. 验光为正镜　配戴凸透镜能矫正视力并改善症状。

4. 眼底形态　正常或视盘显得较小,高度远视眼可因调节使用过度,使视盘色泽变红,边缘模糊,视网膜及血管的反光增强,称假性乳头炎（亦可因散光引起）。

5. 部分患者可出现调节性内斜视,部分患者前房较浅易患闭角型青光眼。

（三）治疗

1. 验光配镜　根据年龄和主觉接受程度作相应矫正。调节性内斜视必须戴镜矫正。

2. 手术治疗　适应证:①高度远视眼者;②单眼无晶状体而又不适合装人工晶状体或角膜接触镜者。可选择激光手术、屈光晶状体手术。

角膜表面镜片术对部分患者可适用,其主要并发症及处理:①矫正不足或过度,由于术前未精确计算好植片度数所致,必要时需调换合适度数的植片;②植床透明度差,可重新换植片或处理植床;③角膜感染,除去植片按角膜溃疡治疗。

四、散光

散光:眼在各条子午线的屈光力参差不齐,有的子午线屈光力强,有的屈光力弱,平行光线通过眼屈光间质后不能在视网膜上形成清晰的物像,只能形成焦线。以角膜各条子午线的弯曲度参差不齐引起的散光为主要,晶状体表面弯曲异常也可引起散光,但一般度数较低。

（一）病因与分类

1. 规则散光　常为先天性。其特点是两屈光力差别最大的子午线垂直交叉,以屈光力较大的子午线位于垂直轴向者较多见,可用圆柱镜片加以矫正。

当眼调节作用完全静止时,根据平行光线进入眼球后聚焦的不同部位,可将规则散光分成五种不同类型:①单纯性远视散光:光线通过角膜屈光力较强的子午线后聚焦于视网膜上;通过屈光力较弱的子午线后,聚焦于视网膜后面。②单纯性近视散光:光线通过角膜屈光力较弱的子午线后,聚焦于视网膜上;通过屈光力较强的子午线后,聚焦于视网膜前面。③复性远视散光:光线通过角膜屈光力较强与较弱的两子午线后,都在不同的距离聚焦于视网膜后面。④复性近视散光：光线通过角膜屈光力较强与较弱的两子午线后，都在不同的距离聚焦于视网膜前面。⑤混合性散光：光线通过角膜屈光力较强的子午线后，聚焦于视网膜前面；通过屈光力较弱的子午线后，聚焦于视网膜后面。

2. 不规则散光　不规则散光的特点是角膜表面弯曲率参差不齐，无规律性，通常的柱镜片不能起矫正作用。多由角膜疾患所引起，如圆锥角膜、角膜周边退行性病变、角膜炎及角膜溃疡所造成的瘢痕性变化；有些手术后（如白内障，青光眼或眼肌手术等）、眼球表面异常组织（如肿瘤或胬肉）对角膜的牵拉或压迫作用也可导致不规则散光。

（二）诊断

1. 视力模糊、远近视力都差。视力疲劳，以远视散光者为明显。

2. 验光为柱镜（规则散光）。

3. 小孔镜可提高视力；硬性角膜接触镜配戴可提高视力。

4. 角膜地形图或 Plaido 盘提示角膜程规则散光改变或不规则改变。

（三）治疗

1. 验光配镜　规则散光，可用柱镜片矫正。不规则散光，则以配戴角膜接触镜为原则。

2. 手术治疗　激光手术如角膜地形图引导的个体化切削有效。

五、老视

正常成年人在阅读时，读物和眼的距离（近点）约为 33cm，其调节力［（1/ 近点（m）］约为 +3D 屈光度，以便看清字迹，同时还需保留 1/3 的调节力，才能坚持阅读而不致疲劳。

老视常于 40 岁以后开始。原有远视者可相应提早出现，原有近视者可相应推迟，或不表现老视的症状。

（一）诊断

1. 近距离用眼时视力下降或易视觉疲劳，但远视力基本不影响。正视者阅读视力下降如需将书本放远；近视者表现为视近时"原有近视镜度过高"甚至需要脱掉近视眼镜；远视者可在 40 岁以前表现出近视力下降。

2. 老视检测程序　确认调节力下降，确定 ADD。戴凸透镜改善近视力和疲劳症状如阅读时间稍久即感眼睛胀痛，视力模糊等。

（二）治疗

1. 验光配镜　可使用综合验光仪测定 ADD，根据度数配镜，可选配单光、双光或渐进镜。在不能验光检测 ADD 的情况下，也可通过以下方法估算老视度数。

60 岁以下老视可根据近点计算，如阅读时，书本的距离（近点）为 50cm，其调节力（即屈光度）=1/0.5m=2 屈光度，若放在正常距离（33cm）阅读的调节力为 +3 屈光度，则相差（+3）-（+2）=+1 屈光度。另外需保留原调节力的 1/3 即 2×1/3=0.7 屈光度，因此配镜度数应为（3-2）+2×1/3=1+0.7=1.7 屈光度的凸透镜。根据老视和年龄的关系的统计资料也可估计老视度数：45 岁，+1 屈光度；50 岁，+2 屈光度；60 岁，+3 屈光度；70 岁，+4 屈光度。注意该方法较为粗略，配镜度数应为原有的屈光不正度数加老视度数。例如原有屈光不正为 +2.00 屈光度，老视度为 +3 屈光度则应配老视镜度数为 +3.00 加 +2.00 即 +5 屈光度。例如原有屈光不正为 -5 屈光度，老视度为 +2 屈光度，则应配老视镜度数为（-5+2）屈光度，即 -3 屈光度。如原有规则散光，则配镜时亦应加入。

2. 手术治疗　激光手术、传导性角膜成形术（conductive keratoplasty，CK）等都有良好效果。激光手术利用球差调整、改变 Q 值可以有效地改善阅读视力，结合单眼视设计或双眼视设计，可以在不影响远用视力的情形下，改善焦深从而获得较合适的近视力。CK 手术也有效，但会有回退现象。

（周行涛）

第三节　屈　光　手　术

首先需要强调的是，包括近视矫正手术在内的屈光矫正手术是选择性手术，需要一个良好的社会环境、非常理性的态度和健康的精神与心理状态。屈光手术的第一原则是：将患者的利益放在首位，对每个屈光不正患者的安全性、预测性、稳定性、有效性及风险效益比进行全面的衡量。屈光手术的最高境界是真正的个体化矫正并获得完善的视觉。

屈光矫正手术包括改变眼的屈光状态或阻止近视病理过程的手术，根据手术靶组织的不同，分为角膜屈光手术、巩膜屈光手术、晶状体屈光手术。其中，激光屈光矫正手术为当前的主流屈光手术。飞秒激光小切口角膜基质透镜取出手术（femtosecond laser small incision lenticule extraction，SMILE）、优化表层切削、飞秒 LASIK、高度近视屈光晶状体 ICL 植入术、老视矫正是屈光手术发展的重要方向。

飞秒激光基质透镜切除术（FLEX）以及 SMILE 是全飞秒激光术式的代表，可以保留更好的角膜生物力学特性，减少角膜扩张的风险。

角膜地形图引导的个体化切削目前多用于补矫手术或在外伤、炎症及其他角膜手术后遗留的角膜瘢痕等不规则性角膜的手术治疗，使角膜具有更好更平滑的前表面。波前像差引导个体化切削：在波前像差仪测量分析术眼像差的基础上，术中进行激光个体化切削，减轻或消除像差，使激光术后的视力和视觉质量较理想。

激光角膜屈光手术（PRK、LASEK/Epi-LASIK、LASIK）的适应证：①年龄大于 18 岁、精神心理健康有摘镜愿望并有合理期待的屈光不正患者；②合适的屈光不正范围：球镜 +6D 至 -12D，柱镜在 6D 以内；③近 2 年屈光度数相对稳定；④角膜厚度合适；⑤无眼部急性感染或自身免疫性疾病；⑥排除圆锥角膜。

激光角膜屈光手术的副作用：①医学副作用：LASIK 可因角膜基质瓣引起一系列并发症如瓣不全、碎裂、游离、纽扣瓣等；角膜扩张、圆锥角膜等；角膜混浊；角膜感染；干眼等。处理：预防为主，合理设计，规范操作，保留足够的角膜厚度。一旦发生瓣异常，可暂停手术。②光学副作用：术后视觉质量下降。在矫正近视、远视、散光这些低阶像差的同时造成慧差、球差等高阶像差增加。术后出现夜间视力下降、眩光、光晕等。处理：注意暗瞳大小，选择非球面切削。

其他屈光角膜手术：

1. 表面角膜镜片术　是一种简单、有效、可逆的屈光手术。角膜基质环（ICR）植入术是一种矫正低、中度近视的角膜屈光手术，具有安全、稳定及可逆的优点，但矫正屈光度的范围较小，也可在圆锥角膜中应用。

2. 传导性角膜成形术（CK）　是一种非激光屈光矫正手术，主要用于正视或轻度远视的老视人群中的远视、老视矫正。CK 矫正原理主要是通过射频能量产生热量直接作用于角膜基质适当的深度,使角膜胶原组织收缩,达到角膜中央曲率变陡来实现远视矫正以及改善老视的症状。CK 不损伤角膜中央光学区,不切削角膜组织,具有较好的安全性、有效性与可预测性,但有一定回退。

3. 其他 如外科性角膜切开术[如角膜放射状切开术(RK)]和切除术等目前开展较少、角膜微波技术等有待探索。

一、飞秒激光小切口角膜基质透镜取出手术

飞秒激光小切口角膜基质透镜取出手术(femtosecond laser small incision lenticule extraction,SMILE)是指飞秒激光在角膜基质扫描形成光学透镜,将透镜从角膜边切口取出,矫正近视、远视、散光等。

(一)适应证

1. 近视、散光。老视需结合单眼视设计,远视需结合特殊软件。

2. 患者本人具有通过 SMILE 改善屈光状态的愿望,心理健康,对手术疗效具有合理的期望。

3. 年龄在 18 周岁及以上的近视、散光患者(特殊情况除外,如具有择业要求、高度屈光参差等);术前在充分理解的基础上,患者本人或必要时家属须共同签署知情同意书。

4. 屈光度数相对稳定(在过去 1 年内屈光度数变化≤0.50D)。范围为球镜度数 –1.00~ –10.00D,柱镜度数≤–5.00D。矫正极低屈光度数需酌情而定。

5. 角膜透明无明显云翳或斑翳;角膜地形图检查形态正常,无圆锥角膜倾向。

6. 无其他眼部疾病和/或影响手术恢复的全身器质性病变。

7. 经术前检查排除手术禁忌证者。

8. 其他 参考准分子激光角膜切削术、准分子激光角膜上皮瓣下磨镶术及 LASIK 等准分子激光角膜屈光手术。

(二)禁忌证

1. 圆锥角膜与其他角膜扩张性疾病。

2. 重度干眼、干燥综合征。

3. 角膜过薄,预计透镜取出后角膜中央残留基质床厚度<250μm。

4. 活动性眼部病变或感染。

5. 严重的眼附属器病变,如眼睑缺损和变形、严重眼睑闭合不全。

6. 未控制的青光眼。

7. 影响视力的白内障。

8. 其他眼或角膜异常,如明显的角膜混浊、角膜变性、角膜基质或内皮营养不良等,角膜移植术后、放射状角膜切开术后等角膜手术后,眼外伤、严重眼表和眼底疾病等。

9. 存在全身结缔组织疾病或自身免疫性疾病,如系统性红斑狼疮、类风湿关节炎、多发性硬化等。

10. 全身系统性疾病或精神疾病,如癫痫、癔症等致无法配合检查和手术的疾病。

11. 其他同 LASIK 和准分子激光角膜上皮瓣下磨镶术。

12. 已知存在焦虑、抑郁等严重心理、精神疾病;怀孕及哺乳期,正在服用全身药物,如糖皮质激素、雌激素、孕激素、免疫抑制剂等。

(三)知情同意书

术前建议向患者说明以下问题,并签署知情同意书:

1. SMILE 是矫正屈光不正的方法之一。

2. 手术目的。

3. 手术局限性。

4. 替代的方法与种类。

5. 手术过程中的配合方法。

6. 可能出现的并发症。

（四）术前准备

1. 患者准备　建议嘱咐患者在术前至少 1 周时间内：①任何时间均不建议配戴角膜接触镜；②避免眼周及眼部化妆。

2. 术前用药（术前 1~3 天）　使用抗生素滴眼液。

（五）手术流程

1. 手术前 2~5 分钟进行眼表局部麻醉，结膜囊内滴入眼用表面麻醉剂 2 次，每次 1 滴。

2. 按常规铺手术巾，必要时粘贴睫毛。

3. 选用一次性无菌治疗包、负压吸引环。选择治疗模式，根据治疗屏幕的治疗程序，开始治疗步骤。

4. 开睑器开睑，摆正头位，注视上方绿色注视光，术者借助手术显微镜和操纵杆进行准确对位。水印达 80%~90% 时启动负压固定眼球。

5. 确认中心对位和吸引是否正确，开始扫描。激光扫描过程中，若发现角膜基质透镜成形异常，患者眼球大幅度转动或切口的长度和位置偏离等情况影响预期治疗时，应立即暂停手术。在未能确定异常情况发生的原因并加以解决之前，推迟手术。

6. 用合适器械分离并取出角膜基质透镜。分离透镜；取出透镜并确认透镜的完整性。

7. 按需冲洗层间。

（六）术后用药

广谱抗生素滴眼液和糖皮质激素滴眼液点眼 1~2 周。

（七）手术并发症

1. 术中并发症　①角膜帽缘撕裂；②角膜基质透镜分离困难；③负压脱失；④角膜基质透镜撕裂或组织残留；⑤角膜基质透镜偏心；⑥角膜帽下异物；⑦角膜帽穿破；⑧角膜上皮异常；⑨角膜基质白区（不透明气泡层）；⑩角膜基质黑区。

2. 术后并发症　①弥漫性板层角膜炎；②薄纱或薄雾状视物不清、眩光等视觉不良现象；③角膜基质层间雾状混浊（haze）；④感染；⑤屈光度数回退、欠矫或过矫；⑥视力恢复延迟；⑦小切口处上皮岛或上皮植入；⑧角膜板层层间微皱褶；⑨干眼；⑩其他如激素性高眼压等。

二、有晶状体眼后房型屈光晶状体植入术

屈光晶状体手术近年发展非常快速，对于超高度近视比如 1 200 度以上甚至 1 400 度以上的近视，在适应证确凿的前提下，进行有晶状体眼人工晶状体的植入是一个十分有前景的途径。

屈光晶状体手术包括透明晶状体摘除人工晶状体植入术、有晶状体眼人工晶状体植入术、可调节式人工晶状体植入术等。

有晶状体眼人工晶状体植入术分为三类：房角支撑型、虹膜固定型、后房型。目前国内开展最多的是后房型屈光晶状体，是由新型 Collamer 材料制成的 ICL，并有可矫正散光的 T-ICL。术中在虹膜与晶状体前囊膜之间植入人工晶状体，光学部分直径为 5.5~6.0mm，具

有微创、可折叠、植入简捷、可逆等优点,另外,术后视力恢复的满意程度及有效调节功能的保留方面也具有一定优势。

(一)手术适应证

1. 患者本人有通过 ICL 手术改善屈光状态的愿望,心理健康,对手术具有合理的期望。

2. 21~45 岁相对稳定的近视、散光患者。

3. 屈光度数相对稳定(连续 2 年每年屈光度数变化≤0.50D)。矫正范围为球镜度数 –0.50D 以上,散光度数≤–6.00D。若特殊情况,如,小于 21 岁、或 45 岁以上者,有择业要求、高度屈光参差、角膜疾病等,可酌情考虑,需在术前充分理解的基础上,须患者本人或及家属共同签署知情同意书。

4. 前房深度≥2.80mm,角膜内皮计数≥2 000/mm^2,房角开放。角膜形态稳定、晶状体无进行性混浊。玻璃体无增殖性病变,黄斑及周边视网膜无活动性病变。特殊情况下如或前房深度 2.8 以下者或已相对稳定的圆锥角膜等,可酌情考虑。

5. 无其他眼部疾患和 / 或影响手术恢复的全身器质性病变。

6. 术前检查排除手术禁忌证者。

(二)手术禁忌证

1. 绝对禁忌证 存在下列情况中任何一项者,不能接受手术。

(1)明确诊断为圆锥角膜并在进展期,其他角膜扩张性疾病,并且角膜情况不稳定。

(2)重度干眼症。

(3)存在活动性眼部病变或感染。

(4)严重的眼附属器病变,如眼睑缺损和变形、严重眼睑闭合不全。

(5)未控制的青光眼。

(6)严重影响视力的白内障。

(7)严重眼表或眼底疾病。

(8)存在全身结缔组织疾病或自身免疫性疾病,如系统性红斑狼疮、类风湿关节炎、多发性硬化等(经过相关专科医生评估后认为不影响手术及效果的除外)。

(9)已知存在焦虑、抑郁等严重心理、精神疾病。

(10)患有无法配合检查和手术的疾病,如癫痫、癔症等。

(11)严重甲亢或甲亢性突眼并且病情尚未稳定。

2. 相对禁忌证

(1)年龄未满 18 周岁。

(2)屈光度数欠稳定(每 2 年屈光度数变化在 1.00D 或以上)。

(3)眼底病变,经过观察或治疗后较为稳定,如视网膜劈裂、视网膜脱离、黄斑病变等。

(4)在术前视功能检查中发现的眼动参数明显异常,包括调节、集合等影响手术效果等参数。

(5)妊娠期和哺乳期。

(6)眼压偏高但已排除青光眼、已控制的青光眼。

(7)轻中度睑裂闭合不全、面瘫。

(8)轻中度干眼症。

(9)糖尿病(经药物治疗血糖稳定);正在服用全身药物,如糖皮质激素、雌激素、孕激素、免疫抑制剂等。

（三）手术知情同意

术前须向患者说明以下问题，并签署知情同意书。ICL 是矫正屈光不正的方法之一。

1. 手术目的　矫正近视和散光，减少对眼镜的依赖，并不会改变眼球结构和视功能。

2. 手术局限性　并不是从根本上治疗或预防近视。术后可能出现欠矫、过矫或散光矫正不足。

3. 替代的方法与种类　框架眼镜，角膜接触镜，角膜屈光手术。

4. 手术过程中的配合方法　遵照医嘱，全身放松并自然睁大眼睛，避免眼部和身体过度移动。

5. 可能出现的并发症　医学并发症包括感染、出血、角膜内皮损伤、人工晶状体旋转、青光眼、白内障等。光学并发症包括眩光、光晕、夜间视觉表现欠佳等，近视眼本身并发症：飞蚊、视疲劳、视网膜相关并发症等。

6. 术后需要定期随访　一般建议术后 1 天、1 周、1 个月、3 个月、6 个月、1 年复查，以后每半年复查一次；常规检查项目包括：眼前后节检查、视力、眼内压、屈光度、ICL 位置、拱高等。必要时检查其他项目包括角膜内皮计数、眼部 B 超等。

（四）术前准备

1. 患者准备　手术当天避免化妆，不能涂染睫毛或者使用睫毛膏等，建议卸下假睫毛。

2. 术前用药

（1）用广谱抗生素滴眼液：常规使用每天 4 次，连续 3 天，若无法达到上述时间，应采用强化给药方式。

（2）选择性用非甾体抗炎滴眼液。

3. 手术须在无菌条件下进行，患者眼周皮肤、结膜囊的消毒应符合《消毒技术规范》中的相应规定。

4. 所有手术器械均需要高压灭菌，不可采用擦拭或浸泡消毒。

5. 核对患者信息，包括姓名、出生日期、眼别、手术方式、屈光度数、轴向等，并确认晶状体参数。

6. 术前宣教　告知患者手术过程中的注意事项及与手术医师的配合方法。

（五）手术流程

1. 术前准备

（1）散瞳：术前使用快速散瞳剂，适度散瞳。

（2）散光标记：TICL 应行坐位轴向标记，建议采用裂隙灯下标记，有条件者可采用手术轴向定位 / 导航系统。

（3）查对晶状体参数：主刀医师与巡回护士、助手共同核对人工晶状体参数（参照《手术安全核查制度》卫办医政发〔2010〕41 号）。

2. 麻醉与消毒　可首选表面麻醉剂，特殊情况可口服镇静剂和 / 或选择球周麻醉。按内眼手术常规消毒铺巾，粘贴睫毛，开睑器开睑。

3. 手术过程

（1）ICL/TICL 装载技术：首先用平衡盐溶液（BSS）或粘弹剂水化晶状体舱，使用充分水化的海绵棒取出晶状体，置于晶状体舱，并用专用拉镊稳妥拉入舱内。防止晶状体翻转和晶状体破损。

将海绵棒导入推注器内，将晶状体舱置入推注器中并将晶状体推至距晶状体舱前端 1mm。装转载好的推注器，置于装有 BSS 的容器内。

（2）手术切口：主切口选择透明 3mm 角膜切口，建议水平颞侧位置，可选择辅助切口。

（3）植入晶状体：注入适量粘弹剂以维持适当前房深度，将晶状体舱前端斜面朝下插入到角膜主切口，将晶状体平缓推注入前房内。确认晶状体展开时襻孔位于右前襻和左后襻，避免晶状体翻转。

当 ICL 进入前房之后，在 ICL 上方注入粘弹剂以维持前房，伸入晶状体调位钩，先调整远端襻端，再调整近端襻端，置于睫状沟内。

TICL 专有步骤：调整 Toric ICL 轴向，根据晶状体定位图表和角膜标记，将 TICL 调整至适当轴位。

（4）清除粘弹剂：充分清除前后房粘弹剂，再次确认 TICL 轴向。

（5）眼压与切口：检查切口闭合情况。可水密切口。确认眼压适中。

4. 手术相关注意事项

（1）切口与术源性散光：选择适当切口，尽可能避免或减小术源性散光，也可以选择切口位置松解部分角膜散光。

（2）双眼手术时间：要求双眼分台手术。

（3）安装 ICL：安装 ICL 要保持对称折叠，不能扭曲。

（4）粘弹剂应用：选择前房支撑性好、利于冲洗清除的粘弹剂，注意合适的填充量和眼内压。

（5）推注 ICL：推注器前端插入切口与内切口持平；ICL 注入前房须平缓不能急就。确认识别标记。如发现 ICL 有翻转倾向，需调整旋转推注器。ICL 进入前房后若翻转，须取出 ICL，重新装载后植入，不可前房内翻动晶状体。

（6）避免接触光学区：建议所有操作都在 ICL 光学区之外的周边区域，避免直接接触光学区。

（7）清除粘弹剂：无论手动冲洗法、手动注吸法、超乳仪 I/A 法，都需充分清除粘弹剂。

5. 术后用药及随访处理

（1）常规使用广谱抗生素滴眼液。酌情可用糖皮质激素滴眼液 1~2 周。可用人工泪液 1~3 个月。

（2）术后一般观察 2~4 小时，包括裂隙灯显微镜检查、眼压、瞳孔及 ICL 位置等。

（3）定期复查：一般为术后第 1 天、1 周、1 个月、3 个月、6 个月、1 年，以后每半年检查一次。具体根据患者情况决定，及时发现和 / 或处理术后并发症。

（4）术后 2 周内避免不洁液体进入眼内。

6. 主要手术并发症及处理原则

（1）术中并发症

1）ICL 破损：①主要原因：操作不当或不熟练。②处理原则：暂停手术，更换晶状体；中止手术，择期植入。

2）晶状体损伤：主要原因：做角膜切口或 ICL 调位时操作不当，手术器械接触晶状体甚至导致前囊穿破。处理原则：轻微损伤且前囊膜完整者可继续手术，加强术后观察。若囊膜破损，皮质溢出，应及时行透明晶状体摘除加人工晶状体植入术。

3）ICL 翻转：主要原因：ICL 装载有异，或 / 和推注过快且未注意标记。处理原则：需取出 ICL，重新装载后再次植入。

4）术中高眼压、虹膜脱出：主要原因：粘弹剂注入过多，积聚于后房，前后房交通受阻，后房压力增加。处理原则：及时后房清理粘弹剂，降低眼压后将虹膜回纳。

5）术中出血：包括切口出血、前房出血等；主要原因：术中损伤包括虹膜损伤等，处理原则：及时止血。

（2）术后并发症

1）眼压升高：主要原因：术后早期高眼压与粘弹剂残留、小梁网水肿、晶状体拱高异常等有关。处理原则：及时前房放液。如有瞳孔阻滞，给予扩瞳。与晶状体直径相关的高拱，需要更换晶状体。

围手术期后出现的高眼压，有较多因素如糖皮质类固醇高敏感、拱高过大导致前房角部分关闭、虹膜色素播散等。处理原则：查找原因，对因处理。

2）眼内炎：主要原因：术前消毒不严格或术中污染。处理原则：按白内障术后眼内炎专家共识处理。

3）角膜内皮细胞损伤：主要原因：术中创伤。处理原则：密切观察。

4）白内障：主要原因：可能与拱高过低，ICL 与晶状体接触有关。处理原则：密切观察，若最佳矫正视力下降明显，可行超声乳化手术。

5）色素播散：主要原因：虹膜机械接触或损伤等相关。处理原则：持续性色素播散且引起眼压增高，需取出 ICL。

6）晶状体旋转：主要原因：TICL 直径过小，与眼球解剖结构差异性有关。处理原则：手术调位。更换 TICL。

7）拱高过大或过小：主要原因：ICL/TICL 尺寸选择不当；处理原则：在临界范围可密切观察，必要时更换 ICL。

8）眩光等光学并发症：主要原因：与患者瞳孔过大或个体敏感特异性因素有关。处理原则：观察。眩光等随时间推移可逐渐适应或消失，必要时取出 ICL。

三、巩膜屈光手术

巩膜屈光手术的主要目的在于阻止近视发展，防止近视眼底病变进展。以 Synder-Thompsan 改良法为主的后巩膜加固术，对病理性近视眼有临床效果。

（一）适应证

高度近视伴黄斑变性；每年因后巩膜扩张造成 1D 以上的进行性高度近视；明确的遗传性病理性近视患者。

（二）并发症及处理

玻璃体或视网膜出血：常因加固的条带裹扎黄斑区巩膜太紧引起，应适当放松条带，以贴附巩膜为度。复视：因下斜肌束分离不完全，或因条带放置部位欠佳而影响眼外肌运动。若复视明显者需适当调整条带位置。植入物排斥，可予以取除。

（周行涛）

第四节　视功能异常的视觉康复

外界物体在两眼视网膜相应部位所形成的像，经过大脑的视觉中枢融合为一，使人们感觉不是两个相互分离的物体，而是一个完整的立体形象，这种功能称为双眼视觉，是我们静开双眼看世界的基础。视觉系统要保持清晰的双眼视觉，必须将两眼视线对准所注视物（集合）和准确对焦（调节），在不同的距离位置上的外物对视觉系统有一定的调节需求，并且有足够的储备和灵活性，方能看得清晰、舒适和持久。正常的视觉是指：两眼同时注视一物体时两眼的视线相交于注视点上，注视视标像落在双眼黄斑中心凹，两眼视网膜完全处于对应状态。这个功能是由视觉中枢的平衡作用支配的，当平衡功能受到某种因素破坏时，双眼单视的完整性发生障碍，也就是发生双眼视觉异常。双眼视觉异常的类型较多，但其症状大都相似，如眼部不适、眼痛头痛、视物疲劳、时有复像或文字跳行重叠等。视觉功能异常的发生，有许多因素在一起作用，以调节和聚散因素为主或其中单一或多种因素综合。视功能异常有较高的发病率，在眼视光门诊中，调节与非斜视性双眼视觉功能异常是一种普遍、常见的现象。随着电脑、手机普遍使用，持续近距离用眼导致视功能失衡，视疲劳的发生越发普遍，其中以年轻人群的发病率最高。

一、调节

在变换注视远、近物体时，人眼晶状体屈光能力改变的现象叫调节。正常人注视远处物体时，双眼向前平视，调节完全放松。当注视近处物体时，为使物像清楚就要调节，此时睫状肌收缩，晶状体悬韧带松弛，晶状体由于弹性而变凸。调节力以屈光度为单位。正视眼看 5m 以外物体时，可以不使用任何调节，当注视 25cm 近处物体时，需要 4D 的调节。儿童及青少年时期调节力强，可以看清近处物体，随着年龄增长，晶状体逐渐硬化、弹性减弱，睫状肌功能逐渐减低，调节力逐渐下降。一般 40 岁以后可出现老视，即视近模糊不清，需借助适度凸透镜（老花镜）。

（一）调节与屈光状态

调节范围与调节程度与静态屈光状态密切相关，近视眼所需的调节少，矫正后则其调节力与正视眼无异。远视眼无论看远或看近，都需要更多的调节力。如注视眼前 33cm 处物体，正视眼需要 3D 的调节力，3D 近视眼需要 0D 调节力（远点正好在眼前 33cm 处），而 3D 远视眼则需要 6D 调节力（远点在眼后 33cm 处，即虚远点），故远视眼容易出现视疲劳。

（二）调节的测定

临床上常用主观法测定调节功能：将视标由远到近接近患者的眼睛，直至患者看不清视标（视标变模糊），眼与视标间的距离即为调节近点，亦即调节能力。

（三）调节功能异常

正常的调节功能可使眼睛能迅速适应看远或看近的改变，并保持其屈光状态，从而保证在各种变化的情况下维持良好稳定的远近视力。当调节功能出现异常，眼不能准确地聚焦，或者维持、改变调节状态，就会导致屈光异常，出现视物模糊。完整的病史采集对调节功能异常的诊断尤其重要，常需与有类似症状的其他眼病鉴别。调节异常者往往无异常体征，表现为看远或看近不清，两者居其一，可有眼部酸胀等视疲劳症状。神经质或高度紧张患者可发生调节异常，患者的健康状况和全身疾病也影响调节功能。

1. 调节痉挛　是由于副交感神经兴奋过度，导致非自主性的睫状肌强直。分为功能性和器质性，功能性多因过度使用调节所致，如远视眼，加上全身状态，如健康、精神及心理因素的影响，并在长时间近距离过度用眼或环境不良条件，如照明不足或照明过强情况下出现。器质性多因神经受刺激引起，如三叉神经痛、眼部炎症、外伤、药物反应、精神因素（癔症）等。

调节痉挛症状的主要特点是视觉干扰，包括眼部不适、头痛、头晕、眉弓部酸胀、恶心、畏光、复视、间歇性视物模糊、视物变大等，全身症状如头痛、头晕、恶心、失眠等。由于睫状肌张力增加,使得远点及近点均移近,形成假性近视,导致原有的近视度数加深、正视变近视、原有的远视度数减少。用1%阿托品睫状肌麻痹验光是本病可靠的诊断方法。

调节痉挛的康复治疗如下。

(1)改善视觉卫生环境,注意阅读距离、时间及照明,阅读距离保持30cm,每30分钟休息1~2分钟,休息指眼睛不再视近,如远眺、起身活动等。阅读照明亮度不宜太暗或过亮,一般感觉舒适、阅读不费力即可。

(2)去除病因,治疗原发病。

(3)矫正屈光不正和肌力不平衡,远视应足矫、近视要防止过矫,尤其注意轻度远视及隐性远视的配镜矫正。

(4)症状较重者可使用解痉药物,如阿托品眼液。

(5)因近距离用眼导致者,应减少视近时间,增加户外运动及体育锻炼。

(6)注意心理卫生,克服焦虑,放松精神,保持良好心情、充足睡眠及休息。

(7)视功能康复训练:有报道经屈光矫正并视轴矫正训练,大部分有效,部分完全缓解。

2. 调节麻痹 调节麻痹可为单眼或双眼,可突然发病或由部分性调节衰竭发展而来。原因可为眼局部或全身病变,药物作用是常见原因,如抗胆碱类的睫状肌麻痹剂、阿托品及其衍生物的局部及全身应用、治疗帕金森病药物、抗组胺类药物和神经阻滞药物、过量使用地西泮等,其他原因有神经性、炎症、外伤、中毒等。

调节麻痹的典型症状是近点远移,可合并瞳孔放大、视物变小。调节麻痹后对视力的影响与原屈光状态有关,正视眼仅影响近视力,近视眼远近视力影响不大,远视眼则远近视力都看不清楚。对于正视眼的老视则影响不显著,因其本来调节功能已减退。

调节麻痹的康复治疗。

(1)关键是去除病因,如使用以上药物者(包括全身用药及眼药)应停药。

(2)缩瞳剂毛果芸香碱不仅可以刺激睫状肌,而且其缩瞳及使屈光状态向近视漂移的作用可以增进视力。

(3)可配戴渐进眼镜提高视力。

(4)如单眼麻痹,可遮盖患眼,或患眼配戴轻度凸透镜等矫正眼镜。

3. 调节功能失调 调节不足是调节功能失调中最常见的类型,对调节刺激反应困难,通常指在正常的或习惯的阅读距离有视觉干扰或看不清,出现相应视疲劳症状。原因可能是功能性或屈光性的,通常与长时间近距离过度用眼有关,其他原因有集合异常、远视、看近不戴眼镜的近视、老视、屈光参差等,或其他眼疾及其他身心异常。主要表现为调节幅度低于相应年龄的正常值。调节不足不同于老视(老花眼),老视是调节幅度降低,表现为调节不足症状,但其调节幅度与相应年龄一致。

调节不足的治疗及康复训练。

(1)首先应矫正屈光不正,精准医学验光,配戴合适眼镜,通常可以明显改善症状。

(2)使用附加镜片。

(3)视觉功能训练

1)移动注视法,戴远用矫正眼镜,手持近视力表或画有细短线的卡片,从远到近向眼前移动,注视视标,直至变模糊为止,远近切换注视目标,如此反复进行,每次尽可能移近眼前,坚持用力注视片刻,以不出现视疲劳为度。每日可训练数次。如患者集合过强,则训练时遮盖一眼,两眼轮流进行训练。如果集合不足,则双眼同时训练。此训练可以改善调节幅度和近点会聚能力,集合也可得到加强。

2)交替注视法,远视力表及近视力表,患者注视最佳视力的视标,看清远视标,即刻转换注视近视标,如此反复进行,此方法可改善调节的灵活度。

3)双眼翻转镜训练,常使用的翻转镜度数为 +2.00D/–2.00D,对于开始训练暂不适应者,可以选用度数较低的翻转镜。该训练是一种增加调节灵活度的有效方法,可同时结合集合功能的训练。以康复室训练为主,家庭训练辅助,训练室训练一般需要 12~24 次。

4)调节不足、调节不能持久患者进行翻转拍(Flipper)训练:注视 40cm 处视标,快速翻转 Flipper,每次变化均需看清视标,每天 9 分钟,持续 2 周。

二、集合

集合亦称辐辏,是指注视近处目标时双眼同时内收的现象。集合是双眼视觉不可缺少的一种异向运动功能,为调整两眼视线夹角以对准外物,达到双眼单视,以获得最佳立体视。集合主要为内直肌收缩的结果,由动眼神经支配。集合与调节为联动关系,即当视近时,双眼发生调节的同时发生集合。当物体距离眼睛近到无法聚焦看清而出现复视时,此极限点距离即为集合近点。近点距离因年龄、屈光状态及身体状况而异。调节与集合两者可在一定范围内联动而程度不同,如远视眼调节大于集合,而近视眼的调节小于集合。

(一)集合功能异常

集合功能异常在临床上并不少见,涉及眼肌本身功能不全和眼的屈光状态。集合功能异常表现为视疲劳所导致的一系列视觉干扰症状,如视物模糊、阅读错行、头晕、头痛、阅读困难等。

1. 集合不足　是双眼视觉异常中最为常见的类型,也比较容易引起重视。集合不足的发病率约占总人数的 3%~5%,表现为近距离阅读需求与实际用眼能力之间的不协调。双眼视觉是指一个外界物体分别成像于双眼视网膜对应点上,双眼神经兴奋沿视觉传导系统进入大脑,高级中枢将来自双眼的视觉信息分析、综合成一个完整的、具有立体感知印象的过程。人的眼位由静力学因素和动力学因素维持,当注视近距离物体时,为了达到双眼单视的目的,内直肌和外直肌会协同作用,眼球发生内转,双眼视线夹角对准目标物,此时需动用正融像性聚散。集合不足、基本型外隐斜、假性集合不足患者由于视近均有较高度外隐斜,双眼的近正融像性聚散量无法满足舒适用眼的需求,造成神经肌肉持续处于较高负荷状态,最终导致肌性疲劳,引发近距离视疲劳等症状。

典型的集合不足患者有头痛、视疲劳、阅读或近距离工作困难等症状。患者可在近距离视物时表现为外隐斜。远距离视物时表现为正视或较视近幅度小的外隐斜,AC/A 比率低,症状可以是非常轻微到非常强烈,一般易发生在小学生、大学生或用眼比较多的职业人群。大多数集合不足患者可能同时伴有调节功能障碍,有很多人随着老视的来临,集合不足症状也日益明显。值得注意的是,部分没有近距离工作的集合不足患者可能不会出现视觉疲劳症状。

(1)诊断要点

1)询问病史,了解患者年龄、阅读习惯、症状严重程度、症状发生时诱因、伴随症状、缓解因素、全身情况等。

2)眼部一般检查。

3)屈光检查,如患者存在未矫正的屈光不正,先行屈光矫正,在屈光矫正基础上再行双眼视功能检测。

4）必须了解视远时双眼视情况，以排除分开过强和外隐斜、间歇性外斜等情况。

5）近用双眼视功能测定是诊断的主要依据，包括遮盖试验、近用水平隐斜测定、集合近点测定、AC/A、融像性聚散范围、调节灵活度、调节幅度测定等。

（2）治疗及康复训练：双眼集合不足的程度因人而异，可借助训练而"增强"。

1）病因治疗：对于有较大视近工作负荷的患者，建议减少工作时间和工作量，每工作30分钟远眺1~2分钟。

2）光学矫正：未矫正的远视、近视、散光，特别是屈光参差，都会影响阅读的有效性。屈光矫正对集合不足患者的康复尤为重要，近视者要足矫。戴镜矫正后，通常患者症状可明显改善。

3）假性集合功能不足：患者原发问题为调节功能不足，集合不足为继发因素，此时配戴正镜片，在解决了调节功能不足后，集合不足的症状会自然改善，如仍有症状，则必须进一步行视觉康复训练。

4）如果出现间歇性的外斜，且患者有明显症状，则必须行视觉训练，有时配戴棱镜片能明显改善症状。

5）对于棱镜片的使用要谨慎，仅视觉训练效果不佳或依从性差者尝试使用，适合度数的棱镜片（底朝内）一般用于近距离用眼的眼镜处方中。

6）视觉康复训练为首选方案，通过视觉训练可以改进集合不足患者的正融像聚散功能，视觉训练对缓解集合不足症状效果良好，有很高的成功率（85%~95%），且对各个年龄段的患者均有效。常用的训练方法有笔尖法训练、Quoits环、三点卡等。集合不足患者的平均治疗时间为4~16周，坚持完成完整的治疗至关重要，中途放弃的患者容易反弹。坚持完整的治疗且达到正常标准后，治疗效果至少能保持1~2年。

7）假性集合不足的康复治疗：有屈光不正首先进行屈光矫正，需考虑患者日常用眼强度。假性集合不足原发症状为调节功能不足，因此处理原则上应针对调节。视觉训练可以显著改善患者症状，一般为首选方案，适合能配合训练的患者。通过正镜附加可以增进患者集合近点，改善症状，对于不能配合视觉训练但有较强看近需求的患者可以使用该方法，但建议一旦可以配合视觉训练，应马上进行训练。视觉训练时先分别提高单眼调节能力，然后进行集合训练，最后进行双眼的调节集合协调训练。常见的训练方法有翻转拍训练、Brock线、远近交替注视、镜片排序等。假性集合不足是由调节不足引起的，调节不足和辐辏不足可以通过特殊的训练以改善和减少症状，甚至治愈。

8）移动注视法：把笔尖放在眼前40cm处，双眼盯住笔尖逐渐向眼前移动笔尖，直至笔尖模糊为止，记下模糊时眼睛的距离，直至笔尖可以到达眼前5cm处才模糊达到正常。每天可训练数次，每次锻炼数分钟，坚持一周应该会有明显改善。

9）康复训练流程：开始1~2周，球绳操1（训练目标：集合近点达到2.5cm）、球绳操2[训练目标：集合近点达到2.5cm（加上 ±2.00DF）]、字母表操。3~4周，集合训练卡片、镜片排序。5~6周，离心圆卡片、计算机视觉训练程序、字母表操。7~8周，计算机视觉训练程序、镜片排序。9~10周，计算机视觉训练程序、离心圆卡片、双眼调节速度。

2. 集合过度　也称集合痉挛，是指在视近情况下出现的双眼明显内隐斜，而视远双眼正位的情况。集合过度是比较常见的双眼视功能异常之一，患者的症状出现往往与长时间近距离用眼如使用电脑有关，或远视欠矫、近视新矫及老视初期。

（1）临床表现：复视；眼部紧张、疲劳；眼周围牵拉感；到晚上时眼眶上方额部疼痛；有聚焦过度感；视物模糊（在视远及视近时均可出现）；希望尽可能避免近距离工作；阅读时喜欢将书本放得很近；希望能闭眼；视物疲劳后会发生头部倾斜。

（2）诊断要点

1）询问病史：了解患者年龄、阅读习惯、症状是否与这些功能性病因相关，严重程度、症状发生时诱因、伴随症状、缓解因素、全身情况以及用药情况等。

2）眼部一般检查、屈光检查：如患者存在未矫正的屈光不正，先行屈光矫正，在屈光矫正基础上再行双眼视功能检测。

3）睫状肌麻痹扩瞳验光：如有隐性远视，或屈光检查时发现屈光度数有波动、不稳定，则需行睫状肌麻痹扩瞳验光，视近时内隐斜的出现往往可以提示有隐性远视。

4）必须了解视远时双眼视情况、进行视远时隐斜程度、储备性聚散范围的测定，以排除分开不足和内隐斜等情况。

5）近用双眼视功能测定，这是诊断的主要依据，包括遮盖试验、近用水平隐斜测定、集合近点测定、AC/A、融像性聚散范围、调节灵活度、调节幅度测定等。

（3）治疗及康复训练

1）散瞳验光矫正屈光不正，如未进行屈光矫正或矫正不当（如远视或近视过矫）也会出现集合过强类似表现，必须行睫状肌麻痹验光。

2）近距离工作时，眼镜附加正镜光度，可有效减轻症状。如正视眼，阅读镜可附加 +0.75~+1.25D，如远视，则可增加正镜片度数。

3）进行底向内的棱镜片功能训练，以提高远距离负相对集合。

4）仔细询问病史，了解患者用药史、剂量以及药物与症状的关系，停用或调整导致过度集合和调节痉挛的药物如毒扁豆碱、毛果芸香碱等。

5）治疗造成集合过度甚至集合痉挛的原因如神经症，也见于脑炎后、外伤等情况。

6）双眼合像法是从放松集合着手带动放松调节，训练效果通常较好。患者通过两个透明卡片注视远方目标，教会患者能够利用卡片上的视标形成生理性复视和双眼合像，从而可使双眼的调节和集合放松。

7）对于更为困难的病例可用分视镜、立体镜或弱视镜进行解痉训练，也可通过计算机视功能训练程序进行康复训练，可取得较好效果。

3. 散开不足　是由强直性集散功能不平衡所致，一般是功能性，表现为看远重影、模糊、头痛、驾驶障碍等。其特点为：①看远内隐斜，度数大于看近 8~10 棱镜度；②远负融像性辐辏减弱；③远集散灵敏度减弱，使用 BI 时明显；④双眼调节灵敏度，−2.00D 镜片完成困难；⑤PRA 减弱；⑥AC/A≤3∶1。

康复治疗及训练：

1）屈光矫正，强调欠矫。

2）配戴基底向外棱镜片可消除视疲劳。

3）视觉训练效果不佳，不建议训练。

4. 散开过度　看远时双眼视轴过度散开，但看近时眼位正。表现为复视、广场恐惧症、不喜欢参加群体活动。其特点为：①看远外隐斜，度数大于看近 10~15 棱镜度；②远近正融像性辐辏基本正常；③远集散灵敏度减弱，使用基底向外三棱镜时明显；④双眼调节灵敏度，+2.00D 镜片完成困难；⑤眼睛的调节放松能力（负相对调节）减弱；⑥计算性 AC/A 高，梯度性 AC/A 可正常。

康复治疗及训练：

1）基底向内棱镜片矫正复视，看远双眼分担，主导眼少，非主导眼多，棱镜片先 1/3，慢慢过渡到 3/3，患者需棱镜度往往随时间增大。

2）正位训练有效。

三、双眼视功能异常的康复训练

调节与集合的视觉本能由眼外肌通过神经、大脑控制。双眼视功能是双眼视的基础，通过眼球的运动功能（集合能力）、眼睛的调节能力，即单眼是否能看清物体、双眼的协调能力、双眼的运动、调节是否匹配等，检查双眼视功能是否正常。根据检查结果合理矫正，合理戴镜，合理训练，能有效解决成年人由双眼视功能异常引起的视疲劳、眼酸、眼涨、视近困难、困倦感等，解决青少年由于双眼视功能异常引起的近视度数加深快、复视等。由于双眼视觉功能各项检测并不是各自独立的，其诊断也无法用单一的参数来确定，相互间的参数及其关系是分析和诊断视功能异常的关键。检查包括：①眼球的运动功能（集合能力）；②眼睛的调节能力，即单眼是否能看清物体；③双眼的协调能力，即双眼的运动、调节是否匹配。只有拥有正常的双眼视功能，才能享有舒适、持久的视觉。

（一）康复训练目标

调节功能异常通过视觉功能训练获得同年龄应有的持续调节能力、正常的调节与集合平衡。通过光学、心理物理学等方法，训练双眼聚焦能力（调节功能、集合功能）以及双眼协调合作能力，以提高双眼视觉系统的应用能力，改善及治愈视功能异常，提高患者生活质量。功能性视力强调视觉能力的可改变性、视觉使用的场景性和目的性。它是对生理学和眼科学意义上视功能固有功能的延伸，是视觉康复的立脚点和出发点。我们知道，视觉系统把光信号转换成电信号，传递到脑视觉中枢，进一步分析处理形成视觉，因此，"看"是由眼睛和大脑共同完成的。视功能康复训练是一种眼睛和大脑的训练方式，持续进行大脑视觉神经认知系统的刺激与训练，从而重新协调眼和大脑之间的关系。

（二）康复训练方法和步骤

部分视功能异常通过精确验配合适的眼镜即可解决，其余部分通过视觉康复训练则可以达到较好效果，并且在任何年龄都可进行并有效。集合不足是引起视疲劳的常见原因，调节不足次之。通过视觉训练可以明显改善患者的集合和调节功能，缓解视疲劳。视觉康复训练通常综合运用眼镜、棱镜、滤光镜、双面镜、视力卡、字母表、聚散球、集合卡、裂隙尺训练器、特殊治疗仪及计算机视功能训练系统等。

视觉康复训练是一种个体化的过程，应个性化设计，根据患者病情需要制订康复训练方案并定期随访、监控实施，从而改善提高视功能，达到改善患者生活质量的目的。根据训练方法和所需训练工具，视觉康复训练分为家庭训练和训练室训练两种方式。训练室强化训练在专业训练师指导下进行，有针对性，操作以互动体会的方式进行，并根据训练情况调整不同阶段的训练方案，可取得较好效果。家庭训练一般在医生指导下进行，通过在家训练以巩固提高效果。疗程通常数周至数月。

医学验光配镜，除了更深入侧重对视力的矫正，同时还要全面评估患者的双眼视功能情况，合理制订配镜处方。对于双眼视功能异常者，根据诊断类型，予以合理的视觉训练。此类患者眼部体征检查及视敏度未有显著异常情况，所以在诊治过程中，眼科临床工作者通常都会将其忽略。进行积极有效的治疗和康复训练，可以减轻或消除患者的用眼不适症状。就功能性双眼视异常情况而言,双眼视异常与调节异常是导致其发生的主要因素,易形成一系列非特异性视疲劳症,不仅会降低人群的生活质量,使人体视觉功能发生紊乱,而且还会影响心理健康。

对于青少年儿童近视患者来说,双眼视功能检查能更好地对近视的发展前景作出预测,从而提出更有效的干预方案。它分为调节异常、集合异常、双眼视异常,可根据结果进行训练。在对青少年近视患者进行全面的"双眼视功能检查"之后,可以选择多种不同的矫正方案,包括球面镜片、非球面镜片、抗疲劳镜片、渐进镜片、OK 镜、RGP 以及配合双眼视功能训练等,解决青少年由于双眼视功能异常引起的近视度数加深加快、复视等。注意用眼卫生,避免长时间近距离用眼,每 30 分钟须休息(远眺)3 分钟,滴低浓度阿托品(0.01%)减缓近视进展,以减少视疲劳及视功能障碍的发生发展。

针对成年人,可根据检查结果合理矫正,合理戴镜,进行合理的功能性视觉训练,能有效解决成年人由双眼视功能异常引起的视疲劳、眼酸、眼涨、视近困难、困倦感等问题。

1. 视觉康复训练的一般原则

(1)首先矫正屈光不正,训练时戴全矫眼镜。

(2)让患者意识到自己调节功能异常,了解调节功能训练的目的。

(3)告知患者在训练过程中所达到的效果是自己视觉系统发生的改变而不是训练仪器的帮助,关键让患者意识到自己的眼睛发生改变。

(4)综合训练,调节紧张和调节放松,训练注意事项如下。

1)先训练较难部分(如调节不足者先训练刺激调节,再训练放松调节)。

2)首先进行幅度训练然后进行灵活度训练。

3)训练过程早期强调视标清晰度而不是翻转的速度。

2. 调节功能训练常用方法,训练大体步骤如下。

(1)单眼训练:双眼调节能力一致。

(2)双眼分视训练:可以抗抑制治疗,如果没有抑制可以简化。

(3)双眼单视训练:双眼视觉系统下训练调节,注意避免出现抑制。

(4)综合训练:结合集合、调节训练。

集合异常可以通过集合功能的康复训练得以改善。集合训练的目标是教会患者掌握控制集合功能的方法和技巧。集合功能的训练步骤:

1. 集合感知训练　这是视觉刺激感知阶段,让患者能够意识到集合以及散开的感觉,希望患者能明确感知到眼睛在看远处(发散)和近处(辐辏)时的不同感觉,并且能学会控制这种感觉。

使用的工具包括引导棒、笔尖或小视标,具体方法如下:

1)不断移近引导棒,直至引导棒变为两个或者眼睛不能耐受(在此过程中体会眼睛的感觉),然后再将引导棒移向远处,再比较此时眼睛的感觉。

2)询问患者引导棒移近时身体有何感觉?眼睛有何感觉?以及头部的感觉。

3)询问患者看远处时感觉如何,与刚才感觉是否相同?如果不同,有何不同?如果患者无感觉,尝试将目光移向更远的地方再次感觉。

在训练的过程中,康复训练师需要注意以下两点。

1)在询问感受时,尽量让患者描述,而不是由训练师过多地描述感受。

2)引导棒移近移远的过程中,尽量引导患者用余光去感受周边环境(非常重要)。

2. 集合与调节同步训练　这个阶段是训练集合的同时,调节功能同步发生变化的过程,建立调节功能与集合功能的协调性。使用的工具包括聚散球、Barrel 卡等。

3. 相对性集合功能训练　此阶段重点训练在调节固定不动的状态下，训练集合功能的幅度、灵敏度，使用的工具包括聚散球、偏振立体图或红绿立体图、裂隙尺、救生圈卡等。其中，裂隙尺和救生圈卡更偏重开放空间下的集合灵敏度训练。这一过程主要分为两大步骤，第一步训练集合的幅度、第二步训练集合的灵敏度。

4. 视觉训练　此阶段难度更高，通过增加棱镜和球镜的方式改变训练难度，从而增加正负相对集合范围和灵敏度。主要工具包括双层可插片式双面镜 + 视力卡 / 聚散球 / 立体图 / 裂隙尺等。可改变棱镜和球镜的度数来增加难度从而提高正负相对集合的范围和灵敏度。

（三）其他视功能训练及康复方法

1. 计算机视觉功能训练　目前对视觉的基础研究已经发展到心理物理学及神经生物学层面，基于对视觉中枢神经可塑性及感知觉学习治疗方法的不断研究，目前国内外比较公认的感知觉学习理论及相关弱视研究模型，包括噪声理论、空间整合理论、侧向交互理论、空间扭曲理论和平衡点理论，利用大脑神经系统的可塑性，通过特定的视觉多媒体生物刺激，激活视觉通路，矫治和改善大脑神经视觉系统的信息加工处理能力，达到恢复、重建与提高双眼视功能的目的。

2. 研究表明，中国盛产、国人爱喝的茶中的营养成分对视觉康复与眼保健有良好的作用。茶多酚类是一类存在于茶树中的多元酚的混合物，作为一类出色的天然高效抗氧化剂，茶多酚具有极强的清除自由基的能力，对保护视网膜、促进视觉康复具有良好效果。

3. 随着现代人生活及工作方式的改变，长时间用电脑、手机等近距离用眼增加，视功能异常者视疲劳发生率也不断增加。视疲劳是视觉在长时间超负荷工作后出现的一种持续衰弱状态。超过 70% 的长时间电脑使用者会有不同程度的视疲劳，特别在 40 岁以上及高度近视患者，由于调节力下降或滞后，视疲劳症状会更加明显。康复治疗可使用七叶洋地黄双苷滴眼液，可增加睫状肌的收缩力及增加睫状肌、视网膜供血，以加强、恢复调节力。

（张建华）

参 考 文 献

［1］王光霁.《双眼视觉学》.第 3 版.北京：人民卫生出版社，2011.

［2］Yekta A，Khabazkhoob M，Hashemi H，et al.Binocular and Accommodative Characteristics in a Normal Population.Strabismus，2017，25（1）：5-11.

［3］吴丽娟.高校学生双眼视功能异常状况调查分析.中国卫生标准管理，2019，01（4）：7-10.

［4］Porcar E，Montalt JC，Pons ÁM，et al.Symptomatic accommodative and binocular dysfunctions from the use of flat-panel displays.Int J Ophthalmol，2018，18（3）：501-505.

［5］李雨雨，霍昭，高磊，等.视觉训练在临床中的应用进展.世界最新医学信息文摘，2019，19（16）：131-132.

［6］蔺琪，阎丽，诸航，等.弱视的感知觉学习模型研究.中国斜视与小儿眼科杂志，2017，25（1）：44-46.

［7］Masland RH.Vision：Two Speeds in the Retina.Curr Bio，2017，27（8）：303-305.

［8］吴芹瑶，杨江帆，徐国兴.茶与视觉康复的相关性研究进展.眼科学研究，2016，2：35-38.

［9］王志玲，魏莹莹，贾杨雪，等.视疲劳患者近视力受损的发生率及影响因素.国际眼科杂志，2019，19（10）：1800-1804.

第十二章

斜视与弱视的视觉康复

第一节 概　　述

　　斜视与弱视为眼科常见病、多发病,是与双眼视觉和眼球运动相关的疾病。斜视患病率约为3%,弱视患病率为2%~4%,两者相互影响。斜视是弱视的重要原因,由于眼位偏斜后引起异常的双眼相互作用,斜视眼的黄斑中心凹受到抑制,导致斜视眼最佳矫正视力下降,形成弱视。50%的内斜视在发现时已存在弱视,斜视的矫正可以促进弱视的治疗。除了斜视性弱视,还有屈光性和形觉剥夺性弱视,弱视一旦诊断明确应该立即治疗,弱视的治疗可以改变斜视度,提高斜视的手术成功率,改善视功能和减少复发。弱视本身也可造成知觉性斜视,积极治疗弱视可以预防斜视的产生。

　　儿童期的斜视与弱视和视觉发育密切相关,两者都会影响视力和双眼视功能。尽早明确诊断,及时精准治疗和后续密切随访对于视功能的改善和恢复至关重要。斜视与弱视的治疗过程就是视功能矫正和康复的过程,应根据不同的情况给予不同的治疗。治疗是一个长期的过程,需要患儿、家庭和社会的共同参与。如果延误治疗或无法坚持治疗,则会造成视功能的永久受损,不仅影响患儿的学习和生活,而且也会对家庭和社会造成严重负担。

(姚　静　赵　晨)

第二节　斜视的视觉康复

　　斜视是指任何的双眼位置不齐。多数斜视是先天性的,少数是获得性的,原因包括脑神经麻痹、眼眶肿物、眼眶骨折、甲状腺相关眼病等。斜视与视觉密切相关,一旦诊断明确应该尽快治疗,以便获得最佳视力和双眼视功能。

一、斜视的分类和治疗

　　斜视根据偏斜方向分为水平斜视、垂直斜视、旋转斜视和混合型斜视,临床上最常见的是水平斜视,包括内斜视和外斜视。

(一)内斜视

　　内斜视是指视轴的异常内聚。基于发病年龄或者发病原因分为先天性(婴儿型)内斜视、获得型内斜视和其他类型内斜视。其他类型内斜视包括展神经麻痹、Duane眼球后退综合征Ⅰ型、知觉性内斜视、限制性内斜视、连续性内斜视和眼球震颤阻滞性内斜视,临床上比较少见。

　　1. 先天性(婴儿型)内斜视　　出生后3~6个月内发病,一般无明显屈光异常,少数可有调节性因素存在;恒定性的大角度内斜视,斜视度可随时间增大;常交替性注视,交替性注视者无弱视,单眼性斜视常合并弱视;有假性外展限制,用娃娃头试验可以排除;双眼视功能异常;可合并下斜肌功能亢进、垂直分离性斜视和眼球震颤等。

治疗原则:通常需要手术矫正,但术前必须进行睫状肌麻痹下屈光状态的检查,如果存在远视,应先全屈光处方矫正远视;如果存在单眼弱视,应先治疗弱视,待双眼视力接近平衡后(可交替注视),及时手术矫正。手术时机为 18~24 个月以内。早期(2 岁之前)手术矫正内斜视可以促进弱视的治疗,改善双眼视功能,减少发生垂直性分离斜视的可能,而且越早手术,获得双眼视的可能性越高。双眼视的获得对维持稳定的眼位和减少复发具有重要的作用。双侧内直肌后徙术或单侧内直肌后徙联合外直肌缩短术是最常用的手术方式,对大角度内斜视,可能需要行三条或四条水平肌肉的手术,合并下斜肌亢进和 DVD 者,手术设计时应给予相应考虑,下斜肌转位术可矫正下斜肌亢进及同时合并的 DVD。手术后应保留小于 $10^{\triangle}$ 的微小内斜视,以利建立周边融合和粗立体视。对中等程度的婴儿型内斜视($\leqslant35^{\triangle}$)和需要再手术的内斜视,肉毒杆菌毒素的注射可以作为一个相对安全的方法来替代眼外肌手术。但由于其药物的副作用、需要多次注射和注射本身的风险,肉毒杆菌毒素的注射在儿童中的应用仍需慎重。

2. 获得型内斜视 一般在出生后 6 个月后发病,进一步分为调节性内斜视、部分调节性内斜视和非调节性内斜视。

(1)调节性内斜视:两种作用机制单独或共同参与,中高度远视需要较多的调节以得到清晰的物像形成屈光性调节性内斜视;一定量的调节引起更多的集合形成高 AC/A 型调节性内斜视;两种机制共同参与则形成屈光调节性内斜视合并高 AC/A。以屈光调节性内斜视多见,平均发病年龄为 2 岁半;中度或高度远视性屈光不正,散瞳或配戴全屈光处方眼镜可以矫正眼位;单眼内斜视常合并弱视;眼球运动无明显受限。如果配戴全屈光处方眼镜矫正远视后出现看远时眼位正常,看近时仍有持续性内斜视则为屈光调节性内斜视合并高 AC/A;如果没有明显远视的儿童看远时眼位正常,看近时出现恒定性或间歇性内斜视则为高 AC/A 型调节性内斜视。

治疗原则:此类斜视通常不需要手术矫正。配戴全屈光处方眼镜矫正,有弱视者治疗弱视。一般每年重新验光一次,根据屈光变化决定是否调换眼镜,需要时也可以提前验光。调换眼镜时应满足视力和眼位正常。如戴镜后有轻度外斜,则应减小球镜,以戴镜后正位或内隐斜为好。对屈光调节性内斜视合并高 AC/A 和高 AC/A 型调节性内斜视,在配戴全屈光处方眼镜矫正的基础上可给予双焦点眼镜治疗或点缩瞳剂减少中枢性调节矫正看近过多的内斜视。如果看近的斜视度大于 $20^{\triangle}$,可以考虑手术矫正高 AC/A。

(2)部分调节性内斜视:一般发病年龄 1~3 岁,中度远视,散瞳或配戴全屈光处方眼镜后内斜视部分改善,常合并屈光参差、弱视、下斜肌功能亢进和垂直分离性斜视。治疗原则:首先配戴全屈光处方眼镜矫正,有弱视者治疗弱视。戴镜 3~6 个月后眼位不能完全矫正者,应手术矫正非调节部分斜视;调节部分斜视继续戴镜矫正。每半年至 1 年重新验光一次,并根据屈光变化决定是否调换眼镜。调换眼镜原则同调节性内斜视,即应满足视力和眼位正常。

(3)非调节性内斜视:常在出生后 6 个月后出现,无明显远视性屈光不正或者不能通过配戴全屈光处方眼镜来改善斜视度数,看远和看近斜视度相同,单眼斜视可合并弱视。诊断时需排除神经系统异常和眼底病变等器质性病变。治疗原则:同婴儿型内斜视,通常需要手术治疗,有弱视者先尝试治疗弱视,待双眼视力接近平衡后及时手术矫正眼位。

随访：随访内容包括视力、眼位和屈光状态。内斜视的儿童，无论是否手术，至少每年评估远视度数一次，如果视力下降或内斜视程度增加，则需要更经常的评估。根据屈光变化决定是否调换眼镜，调换眼镜时应满足视力和眼位正常。如戴镜后有轻度外斜，应减小球镜，以戴镜后正位或内隐斜为好。如果内斜视似乎是调节性引起的，但目前的眼镜却不能控制，在做出有非调节性成分的结论之前应当进行重复的睫状肌麻痹下屈光检查。关于重复睫状肌麻痹下屈光检查的指征详见屈光不正的矫正部分。残余性或复发性内斜视对眼镜、遮盖或药物治疗都没有反应，如果斜视的程度足够大，可以建议再次斜视手术。眼位良好和没有弱视的儿童可以 4~6 个月随访一次。合并单眼弱视的儿童，因遮盖治疗有产生遮盖性弱视的危险，随访时间需根据年龄确定，年龄越小，随访间隔时间越短。一般建议每 3 个月随访一次，重度弱视建议每月随访。由于弱视治疗易反复，双眼视力平衡后，要逐步减少遮盖时间和慢慢停止遮盖治疗，维持治疗半年以上，以使疗效巩固。

（二）外斜视

外斜视是指视轴的异常分离。可以分为以下类型：婴儿型外斜视、间歇性外斜视、集合不足和其他类型外斜视。其他类型外斜视包括连续性外斜视、知觉性外斜视、动眼神经麻痹、Duane 眼球后退综合征和先天性眼外肌纤维化等，临床上比较少见。

1. 婴儿型外斜视　少见，出生后 6 个月内出现的恒定性外斜视，斜视度大，双眼视功能较差，有发生弱视的风险，可合并下斜肌功能亢进、垂直分离性斜视和隐性眼球震颤。因常合并神经系统异常，诊断时需排除神经系统异常和眼底病变等器质性病变。治疗原则：以手术治疗为主，有弱视者先尝试治疗弱视，待双眼视力接近平衡后尽快手术矫正眼位，手术方式同间歇性外斜视。

2. 间歇性外斜视　发病较早，常在 3 岁以前发病，但发现较晚，一般到 5 岁左右才逐渐表现明显；由于受融合控制，斜视度变化较大，疲劳、注意力不集中或生病时由于融合代偿机制的减弱，斜视表现更明显；斜视出现频率可随年龄增大逐渐增加；患儿常畏光，即在强光下喜闭一眼；由于偏斜眼的物象被抑制，通常无复视，对于无视觉抑制的大龄儿童和成人有时会感觉复视；当利用调节性集合控制眼位时，有视疲劳、阅读困难、视物模糊、头痛等。控制正位时有一定的双眼视功能，眼位偏斜时，偏斜眼抑制；始终保持正常视网膜对应，没有或很少有弱视；无明显屈光不正，且眼位偏斜与屈光不正无特殊联系。根据看远、看近斜视度的不同临床可分为 4 种类型：①基本型：看远与看近的斜视度基本相等；②分开过强型：看远斜视度明显大于看近（≥15△）；③集合不足型：看近斜视度明显大于看远（≥15△）；④假性分开过强型：看远斜视度明显大于看近，但遮盖单眼 1 小时或双眼戴 +3D 球镜后，看远和看近的斜视度基本相等。

治疗原则：以手术治疗为主，当眼位偏斜过于频繁或者角度过大无法接受，或者不能通配戴眼镜或遮盖疗法缓解症状时，可以考虑手术矫正。根据 Mohney 和 Holmes 等提出的间歇性外斜视在诊室检查时的眼位控制能力分级方法，控制能力在 3 级以上需要进行手术治疗。对于有良好融合控制力的幼儿，可以不予手术随访观察。手术时机应掌握在双眼视功能受损之前，发现双眼视功能损害时提倡早期手术，但要看患儿是否合作，所查斜视度是否可靠，检查结果不可靠时不可贸然手术。双侧外直肌后徙术和单侧外直肌后徙联合内直肌缩短术是常用的手术方式，具体采用单侧非对称手术还是采用双侧对称手术可根据斜视的类型、斜视度、视力和手术医生的偏好等决定。对基本型间歇性外斜视来说，两种术式没有差异；当 A 或 V 征伴有或不伴有明显的斜肌功能亢进时，倾向于采取双侧手术。对于高 AC/A 型外斜视，手术治疗常导致术后看近过矫，因此不提倡手术治疗，可以通过配戴负镜过矫的双焦点眼镜来刺激调节性集合。对于暂时不需要手术和不愿手术的患儿，可尝试非手术疗法，包括遮盖疗法、集合训练等。集合训练可能有暂时效应，但不能矫正眼位，不要因集合训练而延误手术时机，手术前尤其不应进行集合训练，否则容易出现手术后过矫。

3. 集合不足　常见于较大儿童和青少年，典型表现为近距离注视时有间歇性外斜视，集合融合幅度减少，集合近点变远，近距离工作时易视疲劳。治疗原则：最有效治疗方法就是通过正位视觉训练来增加集合功能，包括基底朝内棱镜片、集合近点训练、视轴矫正训练等。

随访：所有类型的外斜视均应随访。随访的内容包括偏斜程度与频率、视力和双眼视功能。随访的频率应根据患儿的年龄、视力和对斜视的控制情况而定。对于具有很好融合控制的间歇性外斜视和没有弱视的儿童，每 6 个月 ~1 年随访一次。恒定的或者控制不好的外斜视处于弱视和双眼视功能丧失的危险之中，应当进行更为频繁的随访。

术后如果出现残余性外斜视或外斜视复发，早期可用基底向内的压贴棱镜片或负镜过矫来刺激集合或进行集合训练，如果 6 个月后外斜视仍然超过 15$^\triangle$，可以考虑再手术。术后如果出现内斜视，则需根据不同的情况进行处理。手术当天出现较大内斜视并有手术眼的运动受限，可能是由于机械性因素如内直肌过量切除或外直肌滑脱或丢失引起，需要立即进行手术干预。其他不伴运动受限的内斜视，早期可先行双眼交替遮盖；若过矫≥2 周，调节性内斜视应根据睫状肌麻痹后的屈光不正结果给予全矫处方配镜，高 AC/A 型应给予双焦点眼镜；若过矫≥4 周，应给予基底向外的压贴棱镜片以消除复视和预防弱视；若过矫≥6 个月，内斜度数≥10$^\triangle$，建议再次手术。手术方式可以将已手术的外直肌复位或将未手术的内直肌后徙和 / 或外直肌缩短。

二、斜视的视功能矫正和康复

斜视治疗的主要目标是建立正常眼位，改善或维持双眼视觉功能，防止弱视或促进弱视的治疗，恢复正常外观。儿童斜视一经确诊即应开始治疗，斜视治疗的过程就是视功能矫正和康复的过程。

（一）内斜视的视功能矫正和康复

1. 弱视的治疗　内斜视是弱视的首要原因，由于眼位偏斜后引起异常的双眼相互作用，斜视眼的黄斑中心凹受到抑制，导致斜视眼最佳矫正视力下降，多发生在单眼斜视。婴儿型和获得型内斜视都有发生弱视的危险。获得型内斜视常同时合并远视或屈光参差，一般认为远视≥5.00DS，散光≥2.00DC 会增加弱视的风险；两眼球镜相差≥1.50DS，柱镜相差≥1.00DC 可以使屈光度较高眼形成弱视。一旦确诊为弱视，应立即治疗。精确配镜和对单眼弱视的优势眼的遮盖是弱视治疗的两个基本手段，详见本章第三节。调节性内斜视可以通过屈光矫正来改善和矫正斜视，减少弱视发生的危险。对婴儿型内斜视和戴镜后仍无法恢复正位的获得型内斜视，早期手术矫正可以减少弱视的发生和改善双眼视功能。由于合并中度或重度弱视的内斜视患者的手术成功率低于合并轻度或者没有弱视的患者，而且弱视的治疗可以增加或减少部分调节性内斜视的斜角,所以对于合并单眼弱视的内斜视一般先治疗弱视,待双眼视力接近平衡后(可交替注视)再行手术矫正,只要手术后继续坚持弱视的治疗,手术前弱视是否完全矫正对手术后的运动和知觉结果没有影响,而且手术矫正内斜视本身也可以治疗弱视。弱视的治疗也可以增加术后获得良好双眼视的可能性,良好的双眼视对于维持双眼正位和减少复发至关重要。

2. 屈光不正的矫正　对于远视患者,屈光参差是发生调节性内斜视的危险因素。高度远视和屈光参差都是弱视的高危因素,积极矫正远视和屈光参差可以减少发生调节性内斜视和/或弱视的危险。对于没有内斜视的儿童,目前还没有建立其需要治疗的远视的阈值,可以参考我国儿童屈光矫正专家共识中远视婴幼儿建议配镜列表(表 12-2-1)。对于内斜视的儿童,给予远视眼镜的阈值要低于没有内斜视的儿童,参考小儿眼病评估 PPP 中第 II 部分眼部检查中的婴儿和幼儿屈光矫正指南,通常 2 岁及以下的内斜视儿童≥+2.00D 给予配镜,2 岁以上的内斜视儿童≥+1.50D 给予配镜。国内斜视专家普遍建议,对于内斜视的儿童,即使是更低度数的远视(<1.50D),也应该根据睫状肌麻痹后的屈光不正结果给予全矫处方。矫正临床有意义的远视性屈光不正是治疗内斜视的基础。

表 12-2-1　远视婴幼儿建议配镜列表

屈光度,D	年龄<1 岁	年龄 1~2 岁	年龄 2~3 岁
高度远视			
屈光参差<2.50D	≥+6.00D	≥+5.00D	≥+4.50D
屈光参差≥2.50D	≥+2.50D	≥+2.00D	≥+1.50D

在大多数病例中,应该根据睫状肌麻痹后的屈光不正结果给予全矫处方。1% 环戊酮在大多数患者中可以有效地获得屈光检查所需要的睫状肌麻痹。如果不能达到充分的睫状肌麻痹时,可以应用 1% 阿托品来建立充分的睫状肌麻痹。对于内斜视的儿童,首次验光首选长效的 1% 阿托品充分睫状肌麻痹后验光,验光后即刻配镜可以增加戴镜的依从性。在较大的儿童中,如果眼位偏斜得到控制,可以尝试逐渐减少远视矫正度数。减少远视矫正度数的效果可以在诊室里通过在眼镜前放置负镜片来模拟或非睫状肌麻痹下的显然屈光检查来帮助确定,以保证维持最佳矫正视力的同时仍能获得最理想的双眼眼位。当内斜视对于初始给予的远视屈光矫正没有反应,或者手术后内斜视复发,建议重复睫状肌麻痹下屈光检查。下列几种情况建议重复睫状肌麻痹下屈光检查:①内斜视持续存在,在考虑手术之前建议重复睫状肌麻痹下的屈光检查,因为额外的远视性屈光不正可能没有被发现。②对于配戴远视眼镜后最初眼位很好,但是又发生复发性内斜视的儿童,应重复屈光检查。通常应用 1% 阿托品来建立充分的睫状肌麻痹。③手术后内斜视复发或外斜视手术后的连续性内斜视,也应重复睫状肌麻痹下的屈光检查。

3. 双焦点眼镜　临床上双焦点眼镜不常用,一般只用于过度集合的患者。过度集合是指当远视全矫后,看近时内斜视的度数明显大于看远时的度数(≥10$^\triangle$),即临床高 AC/A。通常双焦点眼镜的设计是在全屈光矫正的情况下给予 +2.50 至 +3.00 的下加,我国全国高等学校五年制本科临床医学专业教材《眼科学》(第 9 版)建议在全屈光矫正的情况下给予 +1.50 至 +3.00 的下加,一些临床医师在诊室里应用试镜架来估计,给予维持看近时的内隐斜所需的最小强度。双焦的顶端在学龄前儿童中应当在原位注视时平分瞳孔,在较大的儿童中稍低数毫米。由于双焦点眼镜的接受度差和治疗价值不确定,临床上更推荐斜视手术治疗高 AC/A 型调节性内斜视。

4. 棱镜片治疗　在一些合并复视的获得型内斜视患者中,配戴棱镜片使两眼视轴平行,可以第一眼位和阅读眼位,消除复视,可能有利于促进双眼视。婴儿型内斜视由于眼位偏斜度通常过大以致单独使用棱镜片无法矫正,所以临床上很少应用棱镜片治疗。除了合并复视的获得型内斜视,目前临床上棱镜片还应用于:①外斜视手术后的连续性内斜视:间歇性外斜视在中国的发病率远高于内斜视,文献报道的术后连续性内斜视的发生率为 1.5%~27%,后者可以引起复视、双眼视功能的损害和弱视。通过棱镜片矫正不仅可以消除复视、维持双眼视功能和预防新的弱视产生,而且通过一段时间的棱镜片矫正,内斜视的度数逐渐减少,脱镜率 1 年时达到 32%,3 年时达到 82%,大多数患者可以不用二次手术。②伴有复视的其他类型内斜视:对于该类内斜视患者,棱镜片可以用来消除复视,一般常用于小度数和 / 或早期的内斜视;大度数和稳定的内斜视首先考虑手术矫正,如果手术后仍残留少量内斜视和复视,也可以用棱镜片来消除复视。③压贴棱镜片也可选择性应用于术前棱镜片适应性治疗,以确定作为施行眼外肌手术基础的全部斜视度数。

(二)外斜视的视功能矫正和康复

1. 弱视的治疗　婴儿型外斜视有弱视的风险,而间歇性外斜视和集合不足没有或很少有弱视。少数情况下由合并的高度近视、远视、散光或屈光参差导致弱视。一旦确诊为弱视,应立即治疗,弱视的治疗可以改善融合控制,降低外斜视度数和 / 或提升斜视手术的成功率。弱视的治疗详见本章第三节。

2. 屈光不正的矫正　对任何导致单眼或双眼视力减退的有临床意义的屈光不正,包括近视、高度远视、散光和明显的屈光参差都应该进行矫正,从而在视网膜上形成清晰的图像以促进融合,同时也有助于调节和集合的平衡。通常,近视建议足矫以获得调节性融合,即使对轻度近视予以矫正也有益于间歇性外斜视;远视建议欠矫,欠矫的度数取决于远视程度、患者年龄和 AC/A,一般不提倡矫正轻中度远视,因为这样会减少调节性集合,从而加重外斜视。

3. 刺激调节性集合　通过负镜过矫刺激调节性集合来改善融合控制和降低外斜视度数。可以在近视患者中增加近视的矫正,在远视患者中减少远视的矫正,或者在其他屈光不正患者中给予近视矫正。对集合不足的外斜视患者,将双焦点眼镜的下部分给予负镜可作为延缓治疗,而对分开过强的外斜视患者,将双焦点眼镜的上部分给予负镜有一定效果。一般年幼儿童能耐受负镜刺激调节,也不会加重近视,但是随着年龄增大和近距离工作的增多,负镜刺激调节会引起调节性视疲劳或视力下降,患者可能不能耐受该治疗。

4. 棱镜片　一般不用于外斜视的治疗,但当外斜视患者伴有集合不足时,可以在集合训练时使用基底向外的棱镜片。对训练无效的有症状的集合不足外斜视患者,可以将基底向内的棱镜片置于眼镜片内以提高阅读的舒适性。

5. 遮盖疗法　可用于间歇性外斜视的治疗。对于 1~3 岁间歇性外斜视的患儿,无论遮盖与否,病情恶化均不常见,对于 3~11 岁间歇性外斜视的患儿,部分遮盖(每天遮盖 2~6 小时)可改善融合控制和 / 或减少斜视度数,轻度降低病情进展的比率。部分遮盖可以在注视偏好眼进行或在无注视偏好时,遮盖在双眼中交替进行。

6. 集合训练　主要用于集合不足。具体机制不明,通过训练可以改善集合不足外斜视和小度数外斜视患者(≤20△)的融合控制,来达到加强融合性集合幅度的目标。具体方法包括基底朝内棱镜、在家做集合训练(或美国 pencil push-ups 训练)、在家做集合训练结合医院的视觉训练／视轴矫正训练等。

（姚　静　赵　晨）

第三节　弱视的视觉康复

弱视(amblyopia)是一视觉发育性疾病,在儿童中普遍存在,患病率约为学龄前和学龄儿童的 1.3%~3%。弱视是儿童可预防性盲的主要类型,也是　成人期持续性单侧视力损害的原因。弱视的高患病率使之成为一重要的公共卫生问题,未治愈的弱视会造成终生的视觉损害,给患者心理以及工作、生活质量带来影响。人群中单眼弱视比双眼弱视多,单侧弱视往往与屈光参差、斜视等相关。弱视在早产儿、有家族史、发育迟缓等儿童中更常见,弱视的环境危险因素包括母亲在怀孕期间吸烟、吸毒或酗酒史等。弱视是一可治愈疾病,人群的治愈率达 80% 以上,早期的发现,积极康复治疗是关键。弱视的康复是视力和双眼视功能的康复。

婴幼儿的视觉发育包括视力、注视功能以及双眼视觉等。从出生至 6 个月为视觉迅速发展期,视力发展可从 20/800 到 20/20,许多因素促使其发展,包括黄斑和中央视网膜解剖机构的发育、神经系统以及视觉体验的发育成熟;从 6 个月 ~6 岁仍处于视觉可塑期,故在此阶段任何阻挡光线正常进入眼的因素,均会影响视觉的发育,而 7 岁以后出现的一些异常的视觉体验造成弱视的可能性不大。

通过细微的精确眼球转动,注视某一特定目标的能力为眼的注视功能,一般在 2 岁之内建立。在此时期,如双眼视力差,固视功能没有很好发育则产生眼球震颤,称为感觉性震颤。眼球震颤加重了弱视的程度,事实上不断移动的视网膜像是产生弱视的一个重要原因,一旦出现眼球震颤则很难消除,只有当双眼视力较差时才易产生震颤。

双眼视觉的发育成熟期不同于视力,目前还没有确切定论。有些双眼的协调功能可能在生后 3~4 个月即出现,一些干扰双眼视觉建立的因素如出现在 6~7 岁之内,建议尽早干预,因为双眼视功能一旦失去,可能意味着永远失去。

一、定义及分类

（一）定义

弱视是指单侧或双侧最佳矫正视力(BCVA)下降,矫正视力低于同年龄正常儿童视力,而眼本身无器质性改变。弱视是由生命早期异常的视觉输入引起的,通常发生在结构正常眼睛,是一种由于视觉信息处理异常而导致的中枢神经性视觉功能障碍,视力下降。比较少见的是,弱视的产生与眼睛或视觉通路的结构异常有关。

随着人们对弱视临床治疗和研究的深入,对弱视的诊断定义以及疾病的理解不断给予完善。

1. 婴幼儿的视觉生长发育有一过程,故不能将发育中的视力当成弱视。根据中华眼科学会斜视与小儿眼科学组会议建议：3~5 岁儿童正常视力参考值下限为 0.5，6~7 岁为 0.7。弱视的诊断除了视力情况，还必须有造成弱视的因素存在。

2. 弱视是一种与双眼视觉发育有关的疾病，是在视觉发育早期，竞争着的双眼视刺激的输入失去平衡，占优势的就成为主眼，劣势者成为弱视眼，故诊断弱视不是单纯的考虑单眼的矫正视力低于正常，同样要考虑两眼矫正视力的差异，双眼矫正视力相差两行，劣势眼可为弱视。

3. 弱视眼本身并非完全无器质性改变，在屈光不正性弱视中屈光不正本身就有眼轴过长过短，角膜曲率改变、晶状体折光率及形态改变等。如高度近视造成的弱视，除屈光成分外，本身在视网膜结构功能方面也存在异常；形觉剥夺性弱视，如上睑下垂、先天性白内障等许多形觉阻断因素本身也是器质性改变。

4. 弱视是视觉系统发育过程中，受到某些因素的干扰、障碍与抑制，使视觉细胞的有效刺激不足，形成形觉、色觉、光觉及空间立体觉等功能的障碍。所以弱视不仅仅表现在中心视力低下，同时会有双眼视功能、同时知觉、融像与立体视的障碍。

（二）分类

弱视是由生命早期异常的视觉输入引起的。传统上按照病因进行分类，可分为以下大类。

1. 斜视性弱视（strabismus amblyopia） 为单眼弱视。患有斜视时，两眼视线不能同时注视目标，同一物体的物像不能落在双眼视网膜的对应点，因而产生视觉混淆、复视，为了减轻不适症状，大脑就主动产生抑制，特别在恒定的、非交替的或不均匀交替的斜视（如典型的内斜视），传导给斜视眼的神经活动出现了抑制，该眼的黄斑部功能长期处于抑制状态，导致最佳矫正视力下降，形成斜视性弱视。斜视性弱视被认为是来自两眼的不均衡的竞争性或抑制性的神经元之间的相互作用所致，结果是注视眼在视皮层占主导地位，而非注视眼在视觉中枢的反应降低。

2. 屈光性弱视（refractive amblyopia） 可分为屈光不正性弱视（ametropic amblyopia）和屈光参差性弱视（anisometropic amblyopia）。

（1）屈光不正性弱视：在弱视中比较少见，为双眼性弱视。往往是双眼屈光程度高且类似，在视觉发育期间未能矫正，使所成的像不能清晰聚焦于黄斑中心凹，造成视觉发育的抑制，被认为是视网膜图像模糊导致。近视性屈光不正弱视较少，因为近视对眼前有限距离的物体可于黄斑中心凹处形成清晰的像，但高度数近视，有认为在 −7.0D 以上，特别可能伴有眼底的病变，如在儿童发育期未进行矫正，也可能形成弱视。

（2）屈光参差性弱视：双眼屈光参差较容易引起弱视，以单侧弱视为主。在未矫正眼，双眼的视觉刺激不均衡，特别在远视性屈光参差，屈光不正程度较低的眼提供相对清晰的视网膜像，大脑选择该眼的像，而抑制另一屈光不正程度高的眼的模糊像，造成该眼的弱视。弱视可能与斜视合并出现。屈光参差性弱视部分原因是图像模糊对视觉发育的直接影响，部分来在于眼间竞争或抑制类似于斜视性弱视的。程度越高的屈光参差，弱视的风险和严重程度越高。

3. 形觉剥夺性弱视（visual deprivation amblyopia） 是少见的弱视类型，但是最严重和最难治疗的，是由于视轴线上完全或部分信息输入阻塞引起的，导致视网膜图像退化。在婴幼儿期由于眼屈光间质混浊如先天性白内障、角膜瘢痕、完全性眼睑下垂等，限制了充分的视觉感知输入，干扰了视觉正常发育，均会产生弱视。单侧性剥夺性弱视会比同等病变程度的双侧性弱视更严重,因为同时存在的双眼间的竞争性抑制和形觉剥夺导致的像质退化的影响。

4. 遮盖性弱视(occlusion amblyopia) 最近的美国眼科学会的弱视PPP提出这一概念,又称为可逆性弱视,是一种特殊类型的形觉剥夺性弱视。往往是在弱视治疗中遮盖了非弱视眼或者使用阿托品抑制非弱视眼而导致视力的下降。只要停止了目前的遮盖和药物治疗,或者减少治疗剂量非弱视眼视力可以恢复到基线水平。

二、弱视的临床特征

1. 视力低下 最佳矫正视力低于同年龄正常儿童的视力。由于弱视的患者大多是儿童,所以选择合适的评估视力的手段十分重要。

2. 拥挤现象 对单个字体的识别能力比对同样大小但排列成行的字体的识别能力要高得多。所以为防治弱视漏诊,必须选择行视力表。

3. 光觉 在弱视眼前放置中密度滤光片视力不降低,而器质性弱视视力降低。在暗淡和微弱的光线下,弱视眼的视力改变不大。

4. 患者可有眼位偏斜、眼球震颤等,注视不稳等。

5. 注视性质 弱视眼中存在两种注视性质,即中心注视和旁中心注视,用中心凹以外的某点注视为旁中心注视,分中心凹旁、黄斑旁及周边注视等。

6. 屈光度异常 患者可以为双眼屈光参差、双眼屈光异常等。

7. 双眼视功能异常 单眼抑制,无同视功能,立体视觉差。

8. 眼部疾病 患者可有上睑下垂、先天性白内障等疾病伴随。

9. 对比敏感度功能 弱视眼的对比敏感度功能在中高空间频率下降并伴峰值左移。

10. 视觉皮层诱发电位(VEP) 弱视患儿表现为VEP振幅的降低和峰时的延长。弱视眼的这种改变在中高频率中更为明显。

三、弱视的临床诊断和检查

弱视患儿没有主诉,而是在视力检查中发现有异常,所以早期的筛查对于弱视的发现十分重要。对怀疑患有弱视的儿童进行全面的眼科检查,注意弱视的危险因素如斜视、屈光参差等,关注有斜视或弱视家族史者以及有屈光介质混浊或结构缺陷等患者。弱视的诊断必须依据病史及相关的检查确定。

（一）病史

性别、年龄、目前主诉的眼的问题、先前眼病史、出生体重、胎龄、母亲产前和围产期史(如怀孕期间饮酒、吸烟和吸毒)、以往全身疾病史、一般健康和发育情况,有无发育迟缓和脑瘫、当前药物史、眼部疾病家族史及相关系统疾病等。

（二）检查

1. 眼部常规检查 通过裂隙灯与眼底检查,排除眼部器质性病变,同时了解是否有先天性白内障、青光眼、先天性眼底发育不良等病变引起的弱视。

2. 视力测定 视力测试应该在单眼下进行,已进行屈光矫正者必须在有最佳的屈光矫正到位时进行。理想的情况下,应该用一块胶布或胶带覆盖另一只眼睛,必须注意防止孩子偷看和使用"被遮盖"眼检查。对眼球震颤或潜伏性眼球震颤患者,进行单眼视力测试需要一些特殊的技术,如使用正镜片或使用半透明镜片来模糊非检查眼。

（1）对于婴幼儿，可以用视动性眼震和选择性观看等方法来评估其视力情况。视动性眼震颤方法（optokinetic nystagmus，OKM）：在患儿眼前使用能旋转的黑色条纹的眼震鼓，观察幼儿对震鼓的反应，以能引起患儿眼球震颤的最细条纹来评估其视力。选择观察法（preferential looking，PL）：利用各种不同宽度的黑白条纹或棋盘方格作刺激源制作成观看视表，显示于婴儿前，评估者站在选择性观看视表后面，通过视表的小孔观察婴儿的反应，当患者对特定视表有反应时，可以此评估其视力情况。

（2）婴幼儿视力的测量还包括对外界物体注视和跟踪的评价：将孩子的注意力吸引到检查者手持式灯、玩具，或其他固定目标，然后慢慢移动目标。可以记录眼的"固定并跟随"的能力。

（3）2~4 岁的儿童，一般在家长和老师的指导会用 E 字视力表，如不会，可选用图形视力表。检测时，应完全遮盖一眼。每半年检测一次视力。

（4）5 岁以上儿童，可以和成人一样用 E 字视力表进行检查。

3. 注视性质检查　让患儿注视检眼镜中心的视标，根据黄斑中心凹反光和投射镜中心视标的关系可分为：①中心注视：黄斑中心凹在中心视标内；②中心凹旁注视：中心凹在中心视标外但在 3° 环内；③黄斑旁注视：中心凹在 3° 环和 5° 环之间；④周边注视：中心凹在 5° 环之外。检查注视性质对于估计预后和指导治疗有重要的意义。

4. 斜视检查　见本章第二节斜视检查。

5. 屈光状态检查　验光对于弱视的患儿十分重要，可以判断屈光不正的性质和程度。对于弱视患儿一般采用睫状肌麻痹下的检影验光结合主观验光或插片的方法，对于配合的儿童，也可在检影或电脑验光的基础上，采用综合验光仪进行主观验光。

与成人相比，儿童的调节力过强，适当的睫状肌麻痹对儿童验光是必要的。目前还没有绝对理想的起效快、恢复迅速、提供足够的睫状肌麻痹及无局部或全身副作用的睫状肌麻痹药物。对于首次就诊的小于 6 岁的儿童、内斜患者可以使用强效的睫状肌麻痹药物如阿托品，也有建议使用 1% 环戊通眼药水，其有阿托品类似效果，但持续时间短。对于大于 6 岁、随访患者、近视患儿等可以采用快速睫状体麻痹药物如托吡卡胺以及复方制剂等。由于儿童的视觉处于不断的发育过程中，屈光状态不断变化，一般 3~6 个月定期随访，6~12 个月要重新验光，如有较大变化，重新处方眼镜。

6. VEP 检查　一般用图形 VEP，部分弱视眼的 VEP 振幅明显下降，而且各峰的潜伏期明显延长。VEP 为弱视的临床诊断提供了一种新型的、客观的、无损伤性的检查方法，对小儿弱视的早期诊断具有参考意义，而且对弱视的鉴别诊断和治疗预后，都具有一定参考价值。

总之，弱视的诊断需要检测到视力缺陷和相应的可能的病因。无斜视、屈光异常、屈光介质通路障碍、或结构异常而导致弱视的情况非常少见。如没有发现明确原因而视力低下，一定要寻找更有效的检查和诊断手段。

四、弱视的视觉康复

弱视康复的成功率随年龄增长而下降，但是弱视的治疗首先是面对所有人群，包括一些年龄较大的儿童和青少年。弱视眼康复的预后取决于许多因素，包括发病年龄、弱视的原因、严重程度和持续时间、开始干预的时间以及对先前治疗的反应、患者的依从性和坚持治疗以及其他眼部条件等。

（一）弱视的预防

弱视治疗的关键及疗效取决于开始治疗的时间，治疗的效果取决于年龄、弱视程度和对治疗的依从性。尽早发现危险人群，及时干预对于弱视康复至关重要。

视力筛查对于识别弱视很重要，早期发现有临床意义的屈光不正和斜视。对于有弱视危险因素的婴幼儿应至少有一次全面的眼科检查，危险因素如胎龄小于 30 周、出生体重小于 1 500g、病因不明的视觉或神经系统发育迟缓、有斜弱视家族史、上睑下垂、先天性白内障，或儿童青光眼等。进行筛查和眼部检查的目的是尽早发现患者，及时治疗。

（二）屈光矫正

由于多数弱视患儿存在屈光不正，首先进行屈光矫正，配戴适合的眼镜或角膜接触镜，这是弱视治疗中很重要的部分。最近的一项荟萃分析支持屈光矫正在治疗屈光不正、斜视或联合性弱视中的价值，其对视力提高有积极作用，甚至仅此可以完全治愈弱视，屈光矫正成为弱视治疗的一线方案。配戴合适的光学矫正镜片，提供视网膜中心凹清晰影像，有助于改善视力，在戴镜早期更为明显。研究显示在未进行过治疗的屈光参差性弱视，仅屈光不正矫正本身 18 周可使三分之一的 3~7 岁弱视患者的视力提高两行及以上，在 7~17 岁患者四分之一可以达到。在双眼屈光性弱视甚至斜视性弱视患者中，仅通过矫正屈光不正也能提高视力，且戴镜的持续时间与恢复的程度和速度均有关。由于患者视觉系统处于不断发展的过程，需定期检查屈光的变化，根据变化及时调整镜片度数。

1. 框架眼镜　框架眼镜是屈光性弱视中最常使用的光学矫正手段，且很多研究也证实了单独框架眼镜矫正屈光不正就能治愈弱视。儿童对眼镜的耐受性很好，即使有双眼屈光参差、高度数的情况下，患儿也能很快接受，特别是在视力有改善的时候。儿童框架眼镜必须注意材料的安全，不易造成过敏反应以及硬材料对眼及周围组织的损伤；设计必须合理，无视野死角，材质轻便，眼镜的一些配件有助于眼镜的固定，抗冲击镜片提供更大的安全性，更适合弱视儿童。

2. 接触镜　在某些屈光参差性弱视，如婴儿单眼白内障术后的无晶状体眼，近视屈光参差性患者，由于镜片放大倍率关系，造成严重的双眼像大小不等，且高度近视戴框架眼镜后的像明显变小，均对视力的恢复存在影响。而接触镜的放大倍率几乎为 1，可以保持物象大小的一致，减少双眼之间的像不等，并有助于增视。接触镜有软性水凝胶镜片、硅水凝胶镜片以及硬性透氧性镜片（RGP）。软性角膜接触镜配戴舒适，适应期短，但镜片一般透氧性低，多数情况下仅用于日戴方式，通常用于成人无晶状体眼的矫正。硅水凝胶镜片透氧性是传统水凝胶镜片的 6 倍以上，保持了水凝胶镜片柔软特性，但是对于角膜散光，特别是术后角膜不规则散光的矫正效果比较差。RGP 镜片的透气性高，对散光的矫正效果好，镜片参数可按个体化的要求订制和修改，特别适用于角膜曲率半径太大或太小者，术后角膜不规则散光等患者，镜片耐污性强，护理相对简单，相关并发症较少，另外，镜片直径小，不产生皱褶，容易戴镜和摘镜，在儿童中应用广泛。

对于屈光参差性弱视，特别是程度大的屈光参差以及近视性屈光参差，选择配戴 RGP 镜片对于消除双眼像不等，提高弱视眼的视觉质量，从而消除双眼间的竞争抑制是有积极作用的。

（三）遮盖治疗

遮盖治疗目前仍是治疗弱视的标准和最有效的方法。遮盖视力较好一眼，即优势眼，这样可消除双眼相互竞争中优势眼对弱视眼的抑制作用，强迫弱视眼注视，消除大脑对弱视的抑制，提高弱视眼的固视能力和视力。弱视眼视力的提高与优势眼神经信号传入的减弱有关，在动物实验中在视觉皮质监测到相应的变化。遮盖最好是用直接贴在眼睛周围皮肤上的不透明的胶布，然后再戴眼镜。在患儿对遮盖物有过敏或无法接受情况下，则选择眼镜架上安置遮盖物，遮盖物需完全不透光，且足够大，防止遮盖物周围光线入眼。目前对于遮盖的时间和遮盖方案还缺乏循证医学的基础和标准化的制定。一项随机对照研究显示在 7 岁以下儿童中，中度弱视者（VA 6/12 至 6/30），每天遮盖 2 小时和 6 小时同样有效；在重度弱视者（VA 6/30 至 6/120），每天遮盖 6 小时和全天遮盖同样有效；在 15 岁之前进行遮盖治疗还是有作用的。更多的一些遮盖模式需要随机对照的结果来证实。目前一般的建议是遮盖时间根据双眼视力相差情况、幼儿年龄大小而定。除常规遮盖外，可根据年龄及弱视眼视力，令患者用弱视眼做些需要精细目力的工作。

在进行遮盖治疗时，必须嘱患者定期密切随访，对于年幼儿尤要注意，随访时除了解弱视眼的视力情况，还须注意被遮盖眼的情况，特别要注意优势眼的视力，防止遮盖导致的弱视产生。也有患儿在遮盖过程中出现斜视或原斜视程度加重，但也有相类似比例的斜视是改善的。一些大龄儿童，如没有进行过弱视治疗，遮盖治疗仍然可以是有效的。

（四）压抑疗法

分为光学压抑和药物压抑疗法。利用过矫或欠矫镜片以及每日点滴阿托品以压抑主眼功能。主要用于延误了治疗时机的学龄儿童以及不能坚持遮盖或遮盖失败的、隐性眼球震颤者、维持治疗等，适合 3~15 岁轻中度弱视的患儿，也有一些弱视严重程度超过 20/80 的成功案例。由于不用遮眼，较易为儿童接受，但疗程长，费用高，且疗效没有传统遮盖好。

药物压抑疗法：一般在非弱视眼或优势眼每日滴用 1% 阿托品。也有相关研究显示每天使用与每周连续两天使用获得相同的治疗效果。阿托品治疗的副作用包括出现眼部过敏反应、畏光等，导致非弱视眼的视力下降，所以使用期间必须监测非弱视眼的视力。有些患者在使用阿托品时出现内斜，也有相同比例的儿童已存在斜视改善。

光学压抑疗法：改变非弱视眼的度数，通常通过增加 1.00D 至 3.00D 的正球面屈光度，使该眼视远模糊而起到压抑非弱视眼的目的。滤光片也是治疗轻度弱视儿童的合适选择，采用一种半透明滤光片，附着在非弱视眼的眼镜片，比较适合于轻中度弱视以及眼球震颤患者治疗。

（五）综合治疗

矫正屈光不正是弱视治疗的基础，矫正一段时间后合并遮盖或其他治疗可以提高治疗的依从性和视力的效果。综合治疗是将戴镜、遮盖/压抑治疗等传统治疗方法与穿珠子、描图等精细目力训练以及光学仪器等相结合，以达到最理想的治疗效果的方法。对大龄弱视儿童进行综合治疗的临床观察研究表明，各种类型弱视患者视力均有提高，弱视眼在低空间频率的对比敏感度比治疗前均提升，从而得出大龄弱视儿童虽然超过了视觉发育敏感期，但给予积极的综合治疗，也可以改善视力及视功能。

（六）视知觉学习

视知觉学习（visual perceptual learning，VPL）是利用大脑神经系统的可塑性，通过特定的视觉刺激和视觉学习，激活视觉信号通路，矫治和改善大脑神经系统的信号加工处理能力，从而达到治疗弱视的目的。近年来由于计算机技术的发展以及对于视知觉学习的神经机制的了解，视知觉学习方法在弱视康复中发挥积极作用。视知觉学习在临床上是采用虚拟现实系统来完成的，即指提供人和计算机生成环境的一种交互界面，使人产生类似于实际视觉环境的一种体验。多媒体系统展示的是虚拟刺激图像,模拟大脑对实际环境的反应。知觉学习涉及许多的视觉任务,如立体视觉、栅条觉察、对比敏感度视力、游标视力、位相辨认、运动探测、质地辨认、搜索和模式辨认、视野中的定位、方向的辨认、空间频率和运动方向的探测等。弱视患者进行视知觉学习的优势是:视知觉学习更积极,强度更大,结果更容易巩固;观察者在作出视知觉反应前必须很仔细地观察刺激物的细微特征,每一步测试都要求观察者迅速地反应,一旦观察者出现错误,还有足够的时间仔细观察刺激物,重新作出正确的判断,学习的主动性增加;包含直接反馈的元素(如竞争获得高分、计算机游戏的互动场景),有吸引观察者的注意力的功效。

视知觉学习,可以在常规屈光矫正、遮盖或非遮盖情况下进行,相对传统治疗方案,视知觉学习具有视力提高速度快、知觉眼位恢复好、功能恢复多、可行"个性化治疗"等特点。视知觉学习不仅能够使患者弱视视力康复,还能重建患者视觉缺失期未发育的视觉功能,视知觉学习联合调节灵敏度训练还能够有效提高弱视患者的视力、对比敏感度、调节力以及立体视功能、明显改善弱视患者视刺激的反应强度。视知觉学习对儿童、青少年甚至成人弱视康复均具有良好的效果。

(七)推拉双眼同视训练

推拉训练模式的建立是基于视知觉训练在弱视治疗中的应用,采用现代计算机技术和云技术形成虚拟现实系统,而模拟大脑对实际环境的反应。其利用人类大脑神经系统的可塑性,双眼同时给予相似的视觉刺激信号,激活视觉信号通路,并在给予弱视眼兴奋刺激的同时通过下调健眼的刺激信号(下调对比度)来降低其对视觉信息的传递效率和对弱视眼的抑制,矫治和改善大脑神经系统的信号加工处理能力,从而达到双眼视功能的平衡。与传统遮盖优势眼,消除竞争的理念不同,推拉训练模式是给予双眼同等的刺激能量,通过双眼同视,利用双眼的协同作用来治疗弱视。其训练模式的优势是避免传统遮盖治疗法对患者带来的不便,在提高弱视眼视力的同时,注重双眼视功能的建立,方式新颖,比较为患者接受。初步的研究表明,通过短时间推拉训练的弱视患者的感官优势眼(SED)有显著降低,弱视眼视力提高,改善对比敏感度和立体视等。但相对传统治疗遮盖治疗,推拉训练弱视眼视力进步的速度会缓慢。针对不同的弱视类型和不同的弱视程度,如何选择训练模式、刺激强度以及训练的间隔和持续时间,还在待于进一步研究摸索。

(八)手术

在有明显的眼部屈光介质的混浊,如白内障、玻璃体混浊、角膜白斑,或上睑下垂等,严重影响弱视眼的视觉康复,此时必须手术解除这些病变。斜视的手术在有些情况下,有利于弱视的康复,但手术本身无法替代弱视治疗,且在严重弱视的情况,过早的斜视手术仍有术后复发可能性,所以选择合适的手术时机非常重要。晶状体半脱位,造成高度数的屈光不正,无法用框架眼镜或接触镜获得较好视力,此时也必须摘除晶状体。消除病因后,后续仍需要常规的弱视治疗,首先进行屈光矫正、遮盖优势眼、训练弱视眼等,才能帮助弱视者视觉的康复。

关于在屈光参差性弱视儿童中进行屈光矫正手术还是有争议,尽管临床研究也发现对于光学矫正依从性差患儿,进行屈光手术后对于恢复最佳矫正视力和立体视有积极作用。由于儿童存在屈光不断发育的特性,所以对于儿童进行屈光手术仍必须谨慎。

(九)眼部疾病中弱视的视觉康复

从定义上而言,弱视属于矫正视力低下,但无明显器质性病变。婴幼儿时期是眼部先天性疾病好发年龄,如先天性白内障、先天性青光眼、上睑下垂、眼底有髓神经纤维残留等。这些疾病除本身会造成视觉通路的透明性、视细胞功能的障碍外,还会同时伴有异常的屈光状态,可能同时有屈光性或形觉剥夺性等造成弱视的因素存在。

一项先天性上睑下垂的荟萃分析显示:先天上睑下垂患者中弱视可达 22.7%,形觉剥夺是主要因素,仍有部分存在有屈光异常和斜视,如近视为 30.2%、散光 22.2%、斜视19.6%、17.3% 屈光参差、4.0% 远视。所以先天性上睑下垂患者的早期筛查非常重要,在未进行手术前就存在屈光的异常,及时的屈光矫正和综合的弱视康复非常重要,不能等待手术后才进行弱视的康复。如弱视康复的效果差,及时的手术矫正上睑下垂就非常必要了。

先天性白内障是儿童终生视力丧失的全球最普遍原因。适当的干预可获得良好的视觉功能。当存在严重的白内障时,视觉结果很大程度上取决于手术时机。据报道,单侧白内障患儿在 6 周龄之前进行手术,双侧白内障患儿在 10 周龄之前进行手术的视觉康复效果好。白内障摘除后放置人工晶状体植入物已成为 2 岁以上儿童的常规做法。

尽管进行了早期手术,术后仍可能存在屈光的异常,且术前的形觉剥夺因素的影响,儿童仍可能出现剥夺性弱视、眼球震颤、斜视等,单侧白内障则更为严重。单眼无晶状体眼的弱视可能是一种形觉剥夺性弱视、双眼屈光参差弱视或斜视性弱视。单眼无晶状体眼可以选择接触镜,2 岁后可配戴双焦点镜片以保证看远看近均清晰。儿童在远近用屈光度矫正的基础上,遮盖治疗仍是一最主要的方法。由于患儿仍处在视觉发育期,故遮盖好眼的周期必须进行很好的选择,否则易致遮盖性弱视。年龄越小,遮盖时间越短,从每天 1 小时、2小时至 6 小时,随年龄增大后,时间也可作适当调整增加,一般 1 岁后遮盖注视眼所致弱视的危险也减少。在遮盖治疗初期,低年龄婴儿必须密切随访,甚至每 10 天即进行随访,1 岁后才能改为 1~3 个月随访,其目的是避免优势眼产生形觉剥夺性弱视。同样如不适当地遮盖了无晶状体眼,几乎所有眼均发生内斜及出现感觉性斜视,必须严密观察低年龄儿童的视觉变化情况,适时调整治疗方案。

先天性青光眼术后,49% 患者会出现角膜混浊、15% 出现屈光参差等,先天性青光眼患者由于眼压作用下的眼球生长的关系,更容易产生高度近视和散光。角膜混浊以及存在异常屈光不正,使得患者在术后除疾病本身的神经因素(12%)外,角膜混浊造成的形觉剥夺性弱视(64%)、屈光参差性弱视(20%)仍是影响术后视觉康复的因素。所以积极的屈光矫正,遮盖优势眼,训练弱视眼,对于术后的视觉康复至关重要。

(十)药物治疗

研究认为,患者年龄一旦超过视觉发育的敏感时期(7 岁),弱视治疗效果明显减退,很多国内外学者通过研究已证明左旋多巴(L-dopa)及胞二磷胆碱(CDP-choline)可以延长视觉发育敏感期,从而提高弱视患者的部分视功能。多巴胺是中枢神经系统重要的神经递质,能增强神经元的活性,在视觉发育中起着重要的作用,对视力、比敏感度、空间信号等视功能有影响。胞二磷胆碱则在中枢神经系统内能活化多巴胺的代谢,增加多巴胺的含量,促进神经系统修复、功能再生,从而改善视皮层神经元活性,延长视觉发育敏感期。

(十一)弱视的随访

弱视的康复是一长期的过程,在整个治疗过程中随访尤其作用,其目的是监测治疗的反应并调整治疗方案,观察弱视眼的视力情况,同时发现可能的副作用,如优势眼视力的下降，了解屈光度的动态变化，并及时调整。在治疗早期建议 3~4 个月安排一次随访检查，低年龄幼儿早期甚至 10 天 ~1 个月即安排随访，随着患者弱视功能康复的好转，可延长随访时间到 3~6 个月。在随访时如果双眼的视力没有变化，且患者对治疗的依从性良好，则必须增加治疗强度或改变模式，如增加遮盖时间和精细手工训练时间，或改用多媒体训练模式；如在随访中发现优势眼视力下降，则需减少治疗强度，如下降明显，甚至暂停治疗；如果弱视眼的视力下降并且另一只眼睛稳定，则应重新检查视力、验光、观察瞳孔反应、进一步检查眼底情况，要防治如视神经发育不全、黄斑变性以及其他视路障碍疾病；如弱视眼视力已经提高，与非弱视眼视力相同或接近，可以考虑巩固治疗，逐步减少治疗强度，对于低年龄儿童巩固期可达 1~2 年。在完全停止弱视治疗后仍然必须密切随访，大约 1/4 的患儿在停止遮盖的第 1 年，会出现弱视眼的视力下降，所以密切随访非常重要。

弱视治疗是一个长期的问题，需要孩子、父母和专业人员的配合。眼科医生应向父母解释这种疾病的特点和建议的治疗方法，包括持续时间和治疗模式，提供纸质附加说明，帮助父母阅读有关该病的材料和视频信息，了解诊断和治疗原理的父母在弱视的康复中会提供更多的帮助。弱视的治疗过程，虽然治疗本身费用较低，但治疗周期长，需要定期复查，所以家长的支持和鼓励和一位有耐心有经验的医生同样重要。

弱视的诊断和治疗对于儿童的健康成长有着重要的意义。早期的筛选，如幼托机构的视力检查对于早期发现十分重要，新生儿定期的儿保门诊的检查以及 3 岁左右的专业的医院进行筛查非常必要，越早诊断，越早开始治疗，疗效也最好。目前仍认为弱视必须在视觉发育关键期治疗才能获得比较好的效果，一般建议在 7~8 岁之前，年龄越小治疗效果越好；但是对一些未进行过弱视治疗的 7~17 岁的大年龄儿童，进行弱视治疗仍然能发现视力的改善，所以弱视康复适合于所有儿童，包括一些大年龄的儿童。弱视患者的视觉康复需要社会、家庭和专业人员的协同。

（瞿小妹 王钰靓）

第四节 低视力的视觉康复

一、低视力概述

（一）视力损害标准

1. 世界卫生组织制定的视力损害标准 视力残疾包括低视力和盲。根据世界卫生组织于1973年制定的标准（表12-4-1），低视力是指经手术、药物等治疗及屈光矫正后，好眼最佳矫正视力仍低于 0.3，但好于或等于 0.05。盲的标准是指好眼最佳矫正视力低于 0.05，或最佳矫正视力好于 0.05，但视野半径小于 10°。

表 12-4-1 世界卫生组织制定的视力残疾诊断标准（WHO, 1973）

类别	级别	双眼中好眼最佳矫正视力	
		低于	等于或好于
低视力	1	0.3	0.1
	2	0.1	0.05（3m 指数）

续表

类别	级别	双眼中好眼最佳矫正视力	
		低于	等于或好于
盲	3	0.05	0.02（1m 指数）
	4	0.02	光感
	5	无光感	

注：无论中心视力是否损伤，以注视点为中心，视野半径<10° 但≥5° 为 3 级盲，视野半径<5° 为 4 级盲

2003 年 9 月在日内瓦 WHO 总部召开的"制定视力丧失和视功能特征标准"会议上制定了新的视力损害标准，以日常生活视力来评估视力损害，并于 2006 年公布了这一标准（表 12-4-2）。日常生活视力是指一个人在日常的屈光状态下所拥有的视力，它指以下几种情况：①如果一个人平时不配戴眼镜，则将其裸眼视力作为日常生活的视力；②如果一个人平时配戴眼镜，无论这副眼镜是否合适，则将配戴这副眼镜的视力作为日常生活视力；③如果一个人已配有眼镜，但他日常生活的大部分时间中并不戴用，则以其裸眼视力作为日常生活视力。

表 12-4-2 世界卫生组织制定的视力损害标准（WHO，2006）

类别	日常生活视力	
	低于	等于或好于
0 级，轻度或无视力损害		0.3
1 级，中度视力损害	0.3	0.1
2 级，重度视力损害	0.1	0.05
3 级，盲	0.05	0.02
4 级，盲	0.02	光感
5 级，盲	无光感	

2. 我国视力残疾分级标准 2011 年国家发布了《残疾人残疾分类和分级》国家标准（GB/T 26341—2010），其中盲为视力残疾一级和二级，低视力为视力残疾三级和四级。视力残疾分级标准见表 12-4-3。

表 12-4-3 我国视力残疾分级标准

类别	级别	双眼中好眼最佳矫正视力
盲	一级	无光感 ~<0.02，或视野半径<5°
	二级	≥0.02~<0.05，或视野半径<10° 但≥5°
低视力	三级	≥0.05~<0.1
	四级	≥0.1~<0.3

（二）视力残疾流行病学

1. 我国视力残疾现状 我国是世界上视力残疾患者最多的国家之一，视力残疾已经成为严重威胁我国人民健康的公共卫生和社会问题。1987 年我国进行的全国残疾人抽样

调查显示,我国视力残疾患病率为 1.01%,其中低视力患病率为 0.58%,盲患病率为 0.43%。2006 年国家开展了第二次全国残疾人抽样调查,显示视力残疾患病率为 1.53%,其中低视力患病率为 1.03%,盲患病率为 0.50%。盲和低视力的患病率随年龄增加而明显增加,女性的盲和低视力患病率高于男性,农村患病率高于城市。随着人口老龄化,视力残疾患病率将进一步增加。

2. 我国视力损害的主要病因　我国分别于 1987 年和 2006 年两次进行了全国残疾人抽样调查,结果显示,1987 年前五位主要病因依次为白内障(46.1%),角膜病(11.4%),沙眼(10.1%),屈光不正及弱视(9.7%),视网膜和葡萄膜疾病(6.0%)。2006 年引起视力残疾的前五位主要病因依次为白内障(46.9%),视网膜和葡萄膜疾病(12.6%),角膜病(8.5%),屈光不正(6.4%)以及青光眼(5.6%)。

随着白内障复明手术的大力开展,白内障已不再是我国最主要的致视力损害的原因。近年来,年龄相关性黄斑病变和糖尿病性视网膜病变成为我国主要的致视力残疾眼病。我国是近视高发国家,高度近视人群众多,高度近视性黄斑病变引起的视力损害也是我国视力残疾的重要原因。

（三）我国低视力康复工作的开展情况

我国于 1983 年在北京同仁医院建立了第一个低视力门诊,低视力康复工作从 20 世纪 80 年代初在我国逐渐开展起来,低视力康复工作开始受到眼科及社会各界的重视。1984 年国家成立全国防盲指导组,统筹全国防盲治盲工作。中国残联对我国低视力康复工作进行了指导并制定了国家低视力康复计划,《中国残疾人事业"八五"计划纲要(1991 年—1995年)》及《中国残疾人事业"九五"计划纲要(1996 年—2000 年)》中均对我国低视力康复工作有配套实施方案。目前,国内开设低视力门诊的医院尚不多,大多数的低视力康复工作是在各级残联开设的低视力康复中心与康复点进行。近几年我们国家在低视力助视器研发和生产方面有了很大的进步,国内已有专业的低视力助视器生产厂家,可提供光学助视器、电子助视器等各种类型助视器,电子助视器的研发和生产已处于世界领先水平。

虽然我国在低视力保健与康复工作中已取得了很大的成绩,但仍存在一些问题值得重视:①社会各界特别是眼科界对低视力工作的认识仍不足;②低视力康复专业人员的数量匮乏;③低视力门诊、康复中心及康复点数量远远不能满足广大低视力患者的需求;④低视力康复训练比较欠缺。目前的低视力康复服务能力和水平无法满足广大低视力患者的需求。

二、低视力检查

低视力检查的目的是明确患者眼病的程度和残存的有用视力,帮助患者充分利于其有用视力,提高患者的生活质量,增强独立生活的能力。检查的内容包括以下方面。

（一）观察

观察患者在不熟悉环境中的视觉行为,如姿势、走动、取物等,可以给检查者提供非常重要的信息,有助于确定进一步检查和低视力重建策略。头转向一边或倾斜常是周边视野损害的表现,在偏盲或象限盲患者中尤为突出。头转向一边也可以是患者有中心暗点的表现,可能是患者使用旁中心注视的结果。

（二）病史

详细的病史可提供患者的眼病、视力及治疗状况等非常重要的信息。一份全面的低视力病史除了包括眼病史外,还应包括患者的职业、教育状况、生活状况、兴趣爱好和患者的视力目标。

(三)视力检查

视力检查是最重要的低视力检查,它可以帮助患者了解自己残余的视力状况,反映患者眼病的发展变化,也是计算助视器放大率的基础。视力表包括远用视力表和近用视力表,国内常用的远视力表有标准对数视力表和低视力视力表。近用视力表有标准对数近视力表。其他视力表还包括 Snellen 视力表、国际标准视力表和 LogMAR 视力表等。视力检查应包括裸眼视力和矫正视力,单眼视力和双眼视力。视力检查结果的记录应包括检查距离、使用的视力表和照度。

(四)验光

对于每一位患者均应进行仔细的验光,以明确其屈光不正性质和度数,这对于确定诊断和处方低视力助视器十分重要。对低视力患者验光的原理和正常人群一样,但在具体使用时应注意特殊情况的验光。视网膜检影在低视力患者验光中十分重要,由于低视力患者视力多较差,常不能告诉你非常详细的主观信息,而视网膜检影为客观检查,可检查出患者存在的实际屈光度数,受主观的影响较小。对于非中心注视患者,或有明显眼球震颤者,由于综合验光仪的视孔较小,使用综合验光仪进行验光时容易出现偏差,而眼镜架较大的视孔有利于患者旁中心注视以及验光师观察震颤眼移动中的影动,因此,此时采用试镜架和镜片箱进行验光会更准确。

(五)视野

仔细和准确的视野检查对于明确低视力患者的诊断、功能评价和监测未来病情变化十分重要和必要,确定视野损害的程度和类型对于选择何种类型的助视器和确定视野扩大设备是否有益于患者也是十分重要。

视野检测包括中心视野和周边视野检测。在低视力检查中一般检测三个视野区域,分别是:①中心 10° 视野;②中央 25° 视野;③周边视野。对照法是以检查者的正常视野做对照来检测患者的视野,该方法操作简便,不需仪器,但只能粗略获得患者的大致视野。Amsler 表可检出中心 10° 范围内中心和旁中心暗点以及有无视物变形。临床上常用的视野计有自动视野计(Octopus、Humphery、Topcon 等)、Goldmann 视野计、微视野计等,可以较精确地检测患者视野缺损范围。

(六)对比敏感度检查

低视力患者通常伴有不同程度的对比敏感度降低,进展的糖尿病性视网膜病变和青光眼患者往往有较明显的对比敏感度降低,黄斑病变患者也常有较严重的对比敏感度降低。若患者对比敏感度重度降低,其大部分活动将严重受限。对比敏感度检查可以通过对比敏感度测试仪进行,准确评估患者的对比敏感度对于低视力康复十分重要。

(七)色觉检查

色觉检查对于患者视力下降原因的诊断和监测病变的进展十分有益,还可以测量患者在进行和色觉有关活动或工作的困难程度。最常使用的检查工具为色觉表。

三、助视器

(一)助视器概述

凡可改善视力残疾患者活动能力的任何装置或设备均称为助视器,借助于助视器的帮助，视力残疾患者可以看到原本看不到或看不清的物体。助视器分为两大类，即视觉性助视器和非视觉性辅助设备。视觉性助视器包括光学助视器、非光学助视器和电子助视器。非视觉性辅助设备是指借助听力或触觉等视觉以外的感知来改善患者活动能力的设备。

（二）光学助视器

光学助视器是指借助光学性能的作用来提高视力残疾患者视觉活动水平的设备，分为远用光学助视器和近用光学助视器，具体包括眼镜助视器、手持放大镜、立式放大镜、望远镜、棱镜片等。

1. 眼镜助视器　是屈光度较大的凸透镜，一般屈光度大于 +4D，外观和普通眼镜相同，主要是用于看近用。优点是允许双眼矫正，不必用手握持，在各种助视器中具有比较大的视野。缺点主要是阅读距离比较近，如果阅读距离太近，长时间阅读容易视疲劳及不适。

2. 手持放大镜　是患者比较常用和熟悉的助视器，主要用于看近，包括有带光源和不带光源两种。优点是价廉且使用方便。缺点是需要用手握持，长时间下容易疲劳，手抖患者较难使用。一般常用于短时间的阅读，如看药物说明书、标签等。

3. 立式放大镜　是固定在架子上的正透镜，透镜至阅读物的距离保持恒定，有固定的焦距，其产生的物像较稳定，放大倍率一般为 ×2~×10，主要用于看近用，包括带光源和不带光源两种。具有照明装置的立式放大镜对于对比敏感度降低需要较强照明度的患者更为适合。缺点是较手持放大镜笨重，携带不便，且需要患者使用一定的调节力，对于老年患者常需要加戴老视镜。其放大率随支架底座与透镜的距离不同而改变。镇纸式放大镜是一种没有支架的立式放大镜，使用时置于阅读物上，图像变形小，使用很方便。常用放大倍率为 ×3~×5。

4. 望远镜　主要用于看远处物体，如看交通信号站牌、演出表演、看电视、上课看黑板等。缺点主要是视野明显缩小，透过望远镜看运动的物体移动速度会随着望远镜放大倍率的增加而成倍增加，因此，不能用于在运动中使用。将望远镜镜筒安装在常规眼镜架上就是眼镜式望远镜，根据患者双眼视力状况可以是单筒，也可以是双筒眼镜式望远镜。它可以像普通眼镜一样戴在眼睛上，可长时间使用，避免了长时间手持的不便及易疲劳，尤其适合于手抖的患者。若用于看近处物体，可通过给望远镜增加辅助透镜或改变物镜和目镜的距离达到看近的目的。

5. 视野扩大助视器　视野的缺损和视力障碍一样可对患者的生活造成很大的影响，甚至更大。但视野半径小于 10° 时就属于盲。一个人的中心视力正常，但视野严重受损，他的日常活动将明显受限。若患者的视野缺损严重无法看全完整一个字或一个词时，他的阅读也将明显受限。常见的辅助视野扩大助视器有 Fresnel 棱镜片、反射镜、倒置望远镜、凹透镜等，主要用于提高患者的周边视野，改善患者活动能力。其中 Fresnel 棱镜片比较常用，Fresnel 棱镜片是一种压贴式棱镜片，其作用是将患者视野盲区内物体的影像移到靠近有功能的视网膜视野区。将 Fresnel 棱镜片放在患者的眼前，基底朝向视野缺损区，只需稍微的眼球或头部的移动即可看到旁边的物体，其使用十分简便，可随时调整镜片的位置和更换镜片。但使用 Fresnel 棱镜片时一定要注意，通过棱镜片看到的前方物体的位置并不是该物体实际存在的位置，同时，通过棱镜片看时存在物体跳跃现象。因此，患者需要经过一定时间的训练和适应后才能使用。新型的电子辅助视野扩大助视器已经研发成功，克服了光学视野扩大助视器的缺点，明显扩大了视野及提高了舒适性，已初步应用于临床。

（三）非光学助视器

非光学助视器是不借助于光学放大作用，通过改变物体大小、照明度、对比度、颜色等达到帮助患者改善视功能的目的，对于提高低视力患者工作和生活的质量十分重要。非光学辅助设备在低视力中的应用远较光学助视器早，它不仅可单独使用帮助患者，也常常用以辅助光学助视器，以提高其使用的成功率。

常见的非光学辅助设备有：①大印刷字体和其他大号设备；②控制眩光、对比度和照明度的设备；③保持舒适姿势的设备；④辅助书写的设备；⑤定向、活动技能和设备。

1. 大印刷字体和其他大号设备　如大印刷字体阅读材料、大字电话号码盘、大表盖的手表及大号的玩具等。主要优点是容易被患者所接受，主要缺点为放大倍数有限，对患者比较重要的和患者感兴趣的东西不易获得。

2. 控制眩光、对比度和照明度的设备　使用滤光片以减少眩光，提高对比度。使用阅读卡片减少眩光和字体间的相互影响等。

3. 保持舒适姿势的设备　使用合适的阅读架有益于保持舒适的姿势，使用的阅读架应可以调节倾斜，通常保持阅读材料与垂直方向呈 45°~70° 倾斜。

4. 辅助书写的设备　辅助签名的工具可以有效地帮助患者准确签名。使用粗体的毡尖笔写的字有较强的对比度，一般黑的墨水对比度强。患者使用的纸也应考虑纸上的线条要显眼，相邻线条间距离应足够大，不建议使用彩色的纸。

5. 定向、活动技能和设备　定向是指在环境中有目的地活动。在患者的定向和活动中，视野的完整性较视力更为重要。若患者具有 20° 以上的视野，其日常活动将不受限制且定向准确。若患者由于视野和视力的障碍限制了其活动，在提高患者定向和活动技能的基础上可以提供其他的帮助，如：他人、手杖、导盲犬及电子交通辅助设备等。

（四）电子助视器

是一种高科技电子设备，是将阅读的文件、图片、观察的物体等通过摄像镜头，将影像传送到显示器上供使用者看，可以根据使用者视力受损程度和需要来调整影像的大小、对比度、明暗度和色彩等，达到最佳使用效果。阅读距离可根据患者的需要而改变，其放大倍率可以超过 50 倍。便携式电子助视器可随身携带，使用方便。新型的电子助视器兼有辅助近距离阅读和看远等功能，还拥有上网等多种功能，极大地方便了视力残疾患者。对于视网膜色素变性晚期等重度视力残疾患者，光学助视器常常无效，电子助视器是唯一有效的能改善其生活质量的方法。电子助视器根据用途可分为远用电子助视器、近用电子助视器和远近两用电子助视器，台式电子助视器、头戴式电子助视器和手持式电子助视器，读写一体式电子助视器等。

由于电子助视器具有光学助视器不可比拟的诸多优点，在低视力患者的工作、学习和生活中用途十分广泛，它可用于阅读、书写、打印、特殊的日常生活技能、休闲娱乐以及计算机操作等。

（五）非视觉性辅助设备

当视力严重损害的视力残疾患者无法依靠视觉性助视器改善其生活能力时，只能借助听力、触觉等非视觉性辅助设备来提供帮助。

1. 其他感官替代设备　若低视力患者视功能障碍严重影响其工作和生活，可给予其他感官替代设备帮助，听觉、触觉、嗅觉和味觉功能都可给患者提供帮助。感官替代设备中最常用的两大类为听觉和触觉替代设备。

（1）听觉替代设备：如可发音的书、发音的温度计、语音报时钟及其他可发音的产品等。

（2）触觉替代设备：最常用的为 Braille 盲文。

2. 盲杖　盲杖的实质是将患者的手臂触觉延长，使他能了解身体周围地面的情况，避免碰伤，是盲人外出独立行走最常用的工具。如何熟练、正确使用盲杖需要经过专门的训练。

3. 电子导盲装置　通过定向发射某种形式的能量波并以接收障碍物反射回波的方式来定位，包括激光导盲系统、超声波导盲系统等。这些高科技导盲装置能帮助盲人有效避开障碍物和辨别方向。

4. 导盲犬　是通过人工驯养能忠诚地为盲人服务、引导盲人安全行走、乘车和参与社会活动的工作犬。它可以给主人更多的安全保障，使主人可不再需要依赖他人而更加独立。

四、低视力康复

（一）概述

低视力康复是指向视力残疾患者提供合适的助视器，并通过适当的训练，使其能熟练掌握助视器的使用，能最大限度地利用其残存的有用视力，看到原来看不到或看不清的东西，提高其独立生活的能力和生活质量。

WHO 倡导的低视力保健服务分 3 个等级：初级低视力保健，包括视力筛查、简单的环境改造及非光学的干预措施；二级低视力保健，是在低视力门诊或康复中心，利用现有眼保健专业人员，如验光师，为视力障碍者配备光学眼镜；三级低视力保健，是由训练有素的专业团队提供综合低视力保健服务，包括视觉功能评估、光学、非光学及电子助视器使用，日常技能训练、定向移动训练、环境改善等多学科康复服务。

低视力康复人员包括眼科医师、视光师、视力康复治疗师、定向和行走专业人员、视力残疾教师及社会工作者等。在我国低视力康复专业人员还是比较匮乏。

（二）如何处方低视力助视器

1. 提供的助视器需满足以下基本要求

（1）能提供足够的放大率，可满足患者工作、学习或生活基本需要。

（2）患者应用时不应有明显不适。

（3）必须是体现患者意愿，即患者愿意使用。

2. 为患者处方低视力助视器的步骤

（1）全面检查评估患者眼病情况，明确病情是否稳定，了解患者的需求。

（2）验光，确定屈光不正度数，确定最佳矫正远视力及最佳近视力（应包括检查距离）。

（3）根据患者的需求确定目标视力。

（4）计算所需的放大率。

（5）提供不同类型的助视器给患者试用。

（6）确定适合于患者的最佳助视器。

应该注意提供给患者的助视器的放大率在满足患者需要下应尽量小，因为放大率越大，则周边变形越明显,视野也越小,观察的运动物体移动越快,患者应用十分不便。

(三)低视力康复训练

低视力康复医师根据患者的病情和对生活或工作的要求处方合适的助视器后,还应教会患者如何正确、有效地使用该助视器,不正确的使用助视器往往不能达到预期的效果,甚至产生负作用,因此训练患者成功使用各种助视器是低视力康复治疗不可缺少的步骤。

低视力康复指导者应制订一套完整的训练计划,这套计划除了有详细的训练步骤外,还应有对患者训练效果的评价和指导。制订具体计划时应注意因人而异,应根据不同患者不同的需要制订不同的训练计划,整个计划可能需要多个阶段才能完成。训练过程和在训练中发生的各种情况均应记录在案,这对保证最后的成功十分重要。

1. 低视力康复训练基本要点

(1)指导者应对患者使用的各种助视器或其他设备的光学特性、局限性和可变性非常熟悉。

(2)指导者应掌握患者视力障碍的生理和功能特点,熟悉患者学习使用助视器中可能遇到的挫折。

(3)指导者应知道患者的个性、动机、目的、自我认识及已获得的帮助等情况,因为这些情况可影响患者对助视器使用的接受;指导者还应对患者的目的要求进行分析,并和患者一起讨论以明确其是否实际可行。

(4)指导者根据患者的临床检查资料应知道使用助视器后患者可能达到的预期效果。

(5)患者参与的所有活动都应和患者的目的有关,且应让患者知道它们之间的关系。

(6)使用舒适的椅子、可调节的桌子、最佳的光源和令人愉快的训练环境可极大地促进训练的完成。

(7)训练的早期训练时间不宜太长,且要有选择性。

(8)训练任务应由简单到复杂,比较好的方法是开始时将和患者目标材料大小相类似或稍大的材料提供给患者训练,若成功则可提供患者希望阅读的材料或其他物体进行训练;若不成功则使用更大字体的材料训练一周,若成功完成,再提供患者需要的材料训练。

(9)训练应从静止到运动。

(10)训练中若患者使用高倍数的助视器完成某一任务有困难时,可降低该助视器放大倍数和降低任务的难度进行训练,在掌握低倍数助视器使用后,患者可更容易接受和适应高倍数助视器的使用。

(11)在训练中及时总结训练要点十分重要,这些要点最好用大字体写下,以备患者需要时参阅。

(12)在对患者进行指导时最好有患者家属或朋友参与,他们可以在家中帮助患者训练和正确使用助视器。

(13)在训练中经常给予休息可避免疲劳。

2. 视近技巧训练　视觉技巧训练一般是在医疗场所进行,训练的房间应足够大,可容纳训练所需的仪器设备和材料、患者和医师及可能和患者相伴的一个或两个亲属,还应有适当的活动空间。房间应该安静不受干扰,有良好的照明且可以调节。训练场所备有训练所需的基本设备和训练材料,有些患者可能有特殊的需要,在训练时可让患者将该样本带来。

在使用助视器前医师应知道患者具有的视觉技巧水平，若患者不能很好地使用其视觉技巧，医师应该先培训他们这方面的技巧。近距离学习或工作所需要的视觉技巧包括：①注视：对于黄斑病变的患者，由于中心暗点的存在，保持最清晰地注视一个目标常较困难，常需要经过训练才能有效地使用其旁中心注视；②寻找定位：通过移动患者的眼使其最佳的视力对准某一目标；③扫描：通过有规律地上下、左右移动患者的眼；④跟随：跟随一个移动的目标，保持其最佳视力始终盯住该目标。

在掌握了以上视近基本技巧后，再进行使用助视器下视觉技巧训练，包括：对焦、寻找定位、扫描、跟随等技巧，其中如何快速、准确地对焦是最重要的技巧。

3. 视远技巧训练　训练视远技巧也应依据不同患者的需要和其从事的工作不同而不同。训练远距离视物技巧通常先在医疗机构内进行，然后将所学到的技巧应用到家中、学校和其他地方。最常用的远用助视器是望远镜。在使用望远镜之前，患者应掌握以下基本视远技巧：对准目标、注视、观察、追寻静止物体、跟随运动物体和扫描技巧。只有先掌握了这些技巧，才能进一步训练使用望远镜下运用这些技巧。

若患者对焦有困难，也可使用另外两种方法，一种是使用可自动调焦的望远镜；另一种方法是由他人先替患者调节好焦距，在望远镜上标记下该位置，以后患者使用时只需对准该标志即可，这种方法只适合于使用望远镜看固定距离的患者用。

定期随访十分重要，因为患者的视力可能随着病情的进一步发展而改变，或者患者可能有了新的要求。在随访中若发现患者使用助视器有一定的困难，应让患者回到医疗机构重新进行训练。在患者使用助视器一段时间后进行电话随访将十分有益，能及时发现患者使用助视器出现的问题并给予指导。

4. 定向行走　重度视力残疾患者常常无法独立走出家门到户外活动，定向行走训练可以使其实现独立行走、融入社会。定向是视力残疾患者利用感觉信息确定自己在环境中的位置以及自己与周围物体之间的位置关系的心理过程。行走是在定向的基础上，独立地从一个地方移动到另一个地方的过程。定向行走训练是训练视力残疾患者充分应用自身的感官器官（眼、耳、鼻、舌、皮肤）实现安全、有效、自如行走的一门学科。行走的前提是定向，定向的基础是感觉，因此，定向行走训练的基础是对视力残疾患者进行感觉训练，除了对残余视力进行训练外，还应包括听觉训练、触觉训练、嗅觉训练等。行走训练包括随行技巧训练、独行技巧训练和使用盲杖技巧训练。随行技巧即视力残疾患者跟随引导者行走的一种方法，独行技巧指在熟悉的环境中独立行走的方法。盲杖的实质是将视力残疾患者的手臂触觉延长，使其能了解自己身体周围地面的情况，使用盲杖行走是最常见的视力残疾患者行走方法。导盲犬也可有效帮助盲人在户外行走。

5. 儿童低视力康复　虽然儿童低视力患者只占整个低视力人群的一小部分，但儿童低视力应该比老年低视力受到更多的关注，因为低视力儿童视力残疾年数长，视力残疾伴随其终身。而且，儿童身体处于生长发育阶段，视力残疾起病年龄越小，对儿童身心健康的发育影响越大。低视力儿童常常合并其他生理缺陷。由于儿童的配合度较差，使得对儿童进行低视力康复治疗较成人更为困难。但儿童的调节力比较强，对于晶状体正常的低视力儿童，看近一般不需要借助近用助视器的帮助。

（1）低视力检查：和成人一样包括病史、视力检查、验光、视野、色觉等，对于不配合的年幼儿童，客观评估其视力是一种挑战。①视力检查：若患儿检查配合，用于成人视力检查的方法和步骤也适合于患儿。若检查不合作,不能精确测定患儿的视力时,可通过其他视功能评价结果对患儿的视功能进行估测。如通过观察患儿是否被新出现的物体所吸引?是否能注视一个运动的物体等。②验光:若患儿能配合验光,则用于成人的验光方法和步骤同样适合于儿童,但患儿常常不能配合,尤其低年龄和视力较差的患儿,对于这些患儿可以在睡眠状态下进行检影验光。准确的验光,配戴合适的矫正眼镜对于改善低视力儿童视功能十分重要。

（2）低视力康复

1）视觉刺激治疗:有计划的视觉刺激治疗对于有视力损害的婴幼儿和儿童十分有益。对于有眼病而不能获得足够光线或其他刺激的患儿,视觉刺激治疗将有助于他们视觉系统的正常发育,有助于改善视功能。目前用于治疗弱视的方法也是低视力患儿较好的视觉刺激治疗方法。

视觉刺激治疗中提高视力并不是唯一的目的,还应教会患儿理解看到的东西,以便学会各种技能,如:走路、定向及其他生活技能。

2）低视力重建:由于儿童患者有很强的调节力,用于视近的助视器一般不常用,或者和患者的调节力一起使用,即只使用较低度数的助视器。使用高度数助视器的患儿长时间使用较强的调节也容易疲劳,因此适当度数的阅读附加镜对许多患儿还是必要的。可提供放大作用的各种助视器对于低视力患儿十分有益,其基本的原理和成人使用的助视器相同,但具体使用方法应根据患儿的年龄、身体状况和认知能力作适当的改变,以适应不同患儿的需要。患儿有效使用助视器的能力和对其关心爱护程度决定了助视器使用的寿命和康复治疗能否成功。另外患儿所在学校和家庭环境也要作必要的改变,使其适合于患儿的康复治疗。

和老年患者一样,患儿的身体状况决定了他使用助视器的种类,如双手残疾的患儿只能使用立式放大镜而不能使用手持式放大镜。在孩童时代使用引人注目的助视器能否被同年龄人接受是影响患儿有效使用助视器的重要因素,惧怕被人嘲笑往往导致患儿拒绝使用助视器。对于学龄儿童,在进行检查和康复训练时,应叫家长将患儿的学习材料带来,以确定患儿需要的放大倍数和处方最佳的助视器,以及辅助其更有效地训练。远近两用电子助视器同时满足了上课时看黑板及近距离阅读的需要,对于学龄儿童十分有用。低视力儿童也可使用大印刷字体的教材或其他书。其他可提供帮助的非光学辅助设备包括粗体笔、粗线条纸、改善照明设备及辅助阅读和书写的设备等。

6. 视野损害康复　视野的缺损和视力障碍一样可对患者的生活造成很大的影响,甚至更大。一个人的中心视力正常,但视野严重受损,他的日常活动将明显受限。若患者的视野缺损严重无法看全完整一个字或一个词时,他的阅读也将明显受限。

（1）视野缺损类型:根据视野损害的位置不同可将视野缺损分为以下两类:向心性视野缩小和扇形或象限性视野缺损。根据视野缺损的严重程度可将视野缺损分为以下三类:轻度视野损害:周边视野损害,但中心视野不小于20°。中度视野损害:周边视野损害至中心视野仅为10°~20°。重度视野损害:周边视野损害至中心视野仅为10°或更小。

当患者残存视野的最大直径不小于20°时,其日常活动多不受限,若残存视野小于10°时,患者的行动将明显受限。视野介于以上两者之间时,其活动受限程度依患者的不同而有明显的不同。低视力康复医师应明确患者的活动是否受限及受限的程度,可以通过仔细询问患者的日常生活情况,尤其是和活动有关的情况。若患者有活动障碍存在,医师应明确是由看不清物体引起活动障碍,还是由不能看全物体导致。

（2）扩大视野方法

1）扫描方法：最简单的扩大视野的方法是使用有效的扫描技巧。当一个人的视野受损时,学会系统有条理的扫描技巧可以帮助患者有效扩大其看到的视野范围,提高其活动能力。

2）视野扩大助视器：包括 Fresnel 棱镜片、反射镜、倒置望远镜、凹透镜等,其中 Fresnel 棱镜片最为常用。新型的电子辅助视野扩大助视器克服了光学视野扩大助视器的缺点,具有更大的视野及舒适性。

（戴锦晖）

第五节　眼球震颤的视觉康复

眼球震颤是一种非自主性、有节律的眼球摆动,是由于某些视觉的、神经的或前庭功能的病变导致的眼球运动异常,同时影响交互神经供应两方面协调功能。眼球震颤病因不详,临床表现复杂,严重危及视力和双眼视功能。由于常合并全身疾病或其他眼病,治疗较为棘手。

一、眼球震颤的分类

眼球震颤的分类有很多种：根据眼球震颤的节律分为冲动型眼球震颤和钟摆型眼球震颤；根据眼球震颤的形式分为水平性眼球震颤、垂直性眼球震颤、旋转性眼球震颤和混合性眼球震颤；根据发病年龄分为分先天性眼球震颤和后天性眼球震颤,其中先天性眼球震颤多在出生后 6 个月内发生,进一步根据发病部位分为先天性运动性眼球震颤和先天性知觉缺陷性眼球震颤。

（一）先天性运动性眼球震颤

又称先天性特发性眼球震颤,约占先天性眼球震颤的 20%。确切病因不明,与遗传有关,主要是传出机制缺陷,可能累及神经中枢或同向运动控制径路,而眼部无其他器质性病变。影响精细视觉的正常发育,表现为视力的轻中度降低,最佳矫正视力多在 0.1 以上,部分可达 0.5。双眼同向眼球震颤,通常为水平性的,向上或向下注视时保持水平震颤,可以表现为钟摆型、冲动型、旋转性,也可以多种类型同时存在。以水平冲动型多见,表现为快相期和加速的慢相期。眼球震颤的频率和幅度可随患者的精神状态和注视方向发生变化。精神紧张时眼球震颤频率增加,睡眠和注意力不集中时频率下降。集合时震颤减轻,因此常合并内斜视。可存在静止眼位(中间带),即眼球震颤减轻,视力提高的位置。如果静止眼位不在第一眼位,患者采取代偿头位以在该位置获得最佳视力。

（二）先天性知觉缺陷性眼球震颤

约占先天性眼球震颤的 80%,继发于视觉传入径路的缺陷(如先天性白内障、眼白化病、视网膜营养不良、Leber 先天性黑蒙等),黄斑部模糊的物像,引起反馈紊乱,造成固视反射发育障碍,使正常维持目标于中心凹的微细运动系统能丧失,形成眼球震颤。视力重度降低,多低于 0.1。如果出生时视力即丧失,则在 3 个月时出现眼球震颤。眼球震颤的严重程度取决于视力丧失的程度。此类眼球震颤多为水平钟摆型,少数患者侧方注视时可转为水平冲动型。

二、眼球震颤的视功能矫正和康复

迄今没有直接有效的治疗方法,只有一些改善临床症状的间接治疗方法。

（一）光学治疗

1. 屈光不正的矫正　睫状肌麻痹检影验光后,如果存在明显的屈光不正,应配镜矫正。角膜接触镜可使视轴和镜片的光学中心重合,使其持续通过镜片的光学中心注视,避免框架眼镜带来的镜片棱镜效应,而且可以通过三叉神经传入反馈机制抑制眼球震颤,但最近一项随机对照试验并没有发现角膜接触镜和框架眼镜在眼球震颤参数减少和阅读能力方面的差别。

2. 棱镜片　利用先天性运动性眼球震颤在静止眼位或使用集合时,可以减轻或抑制眼球震颤的特点,配戴棱镜片,以消除代偿头位,增进视力。

（1）异向棱镜片:对于融合功能良好和集合时眼球震颤减轻的患者,可在其双眼均放置基底向外的棱镜片,以诱发集合,从而抑制眼球震颤,提高视力。

（2）同向棱镜片:对于存在静止眼位而产生代偿头位的患者,可在其双眼放置同方向的棱镜片,基底与静止眼位方向相反,尖端指向静止眼位(健侧),使静止眼位由侧方移向正前方,从而消除代偿头位,增进视力。压贴棱镜片每眼最大 $30^\triangle$,不适合大角度的代偿头位,而且会降低视觉清晰度,临床上常用于小角度代偿头位或术后残余代偿头位,也可在术前用于对手术效果的评估。

3. 低视力助视器　对于先天性知觉缺陷性眼球震颤等视力非常差的患者,可使用低视力助视器,详见本章第四节。

（二）药物治疗

局部使用碳酸酐酶抑制剂布林佐胺可以改善眼球震颤,增进视力,推测可能是通过眼外肌神经末梢细胞膜相关蛋白起作用,从而作用于眼部知觉系统。肉毒杆菌毒素注射双眼外直肌后也发现眼球震颤幅度的减少和视力的改善。另外,美金刚、加巴喷丁等药物对某些类型的后天性眼球震颤有效。但目前关于眼球震颤的药物治疗都未经多中心临床试验证实。

（三）手术治疗

手术是眼球震颤的主要治疗方法,通过减轻原在位的眼球震颤幅度和/或纠正其代偿头位来改善视力和视功能。根据是否有代偿头位,手术方式可分为两类:①不合并代偿头位的手术方式包括直肌断腱再缝合术、水平直肌后徙术、Cuppers 法（双眼内直肌后徙造成外隐斜以刺激融合性结合）、眼外肌本体感受器切除术（可联合眼外肌缩短术）。②合并代偿头位的手术方式包括 Andersons 法（减弱慢相侧肌肉）、Kestenbaum 法（削弱慢相侧一对配偶肌和增强快相侧一对配偶肌）、Parks5-6-7-8,通过手术将静止眼位由侧方移向中央,可改善或消除代偿头位,增进视力,但不能根治眼球震颤。手术前须先行棱镜片试验,如果双眼放置同向棱镜片,尖端指向健侧,可使头位消除或明显改善,则提示手术后可以矫正头位。手术效果以眼外肌本体感受器切除联合眼外肌缩短术和 Parks5-6-7-8 为好,术后患者的视力和视功能都有不同程度的提高。对于少见的垂直代偿头位和旋转代偿头位也可手术治疗,对于合并斜视的眼球震颤患者可以同时行斜视手术。

（姚　静　赵　晨）

参 考 文 献

［1］Birch EE, Stager DR Sr.Long term motor and sensory outcomes after early surgery for infantile esotropia.J

AAPOS, 2006, 10（5）: 409-413.

［2］中华医学会眼科学分会斜视与小儿眼科学组.弱视诊断专家共识（2011 年）.中华眼科杂志, 2011, 47（8）: 768.

［3］Lee EK, Yang HK, Hwang JM.Long-term outcome of prismatic correction in children with consecutive esotropia after bilateral lateral rectus recession.Br J Ophthalmol, 2015, 99（3）: 342-345.

［4］中华医学会眼科学分会眼视光学组.儿童屈光矫正专家共识（2017 年）.中华眼视光学与视觉科学杂志, 2017, 19（12）: 705-710.

［5］Donahue S, Chandler DL, Holmes JM.Pediatric Eye Disease Investigator Group（PEDIG）.Randomized trail comparing bilateral rectus recession versus unilateral recess-resect for basic-type intermittent exotropia.J AAPOS, 2017, 21: e7-e8.

［6］赵堪兴, 史学锋.我国斜视与小儿眼科近五年的研究进展.中华眼科杂志, 2010, 46（10）: 906-910.

［7］李志超, 刘洪婷, 赵武校, 等.视知觉学习与传统疗法治疗屈光不正性弱视的对比研究.中国临床新医学, 2010, 3（8）: 704-706.

［8］Jing Yao, Hye-Won Moon, Xiaomei Qu.Binocular game versus part-time patching for treatment of anisometropic amblyopia in Chinese children: a randomised clinical trial.Br J Ophthalmol, 2020, 104（3）: 369-375.

［9］Yassin SA.Long-Term Visual Outcomes in Children with Primary Congenital Glaucoma.Eur J Ophthalmol, 2017, 27（6）: 705-710.

［10］Writing Committee for the Pediatric Eye Disease Investigator Group（PEDIG）, Repka MX, Dean TW, et al.Visual Acuity and Ophthalmic Outcomes in the Year After Cataract Surgery Among Children Younger Than 13 Years.JAMA Ophthalmol, 2019, 137（7）: 817-824.

［11］Tseng YC, Liu SH, Lou, MF, et al.Quality of life in older adults with sensory impairments: a systematic review.Qual Life Res, 2018, 27（8）: 1957-1971.

［12］Xia F, Wu, LC, Weng CH, et al.Causes and Three-year Incidence of Irreversible Visual Impairment in Jing-An District, Shanghai, China from 2010-2015.BMC Ophthalmology, 2017, 17（1）: 216.

［13］Altınbay D, İdil ŞA.Current Approaches to Low Vision（Re）Habilitation.Turk J Ophthalmol, 2019, 49（3）: 154-163.

［14］Fontenot JL, Bona MD, Kaleem MA, et al.Vision Rehabilitation Preferred Practice Pattern®.Ophthalmology, 2018, 125（1）: 228-278.

［15］Bagheri A, Abbasi H, Tavakoli M, et al.Effect of Rigid Gas Permeable Contact Lenses on Nystagmus and Visual Function in Hyperopic Patients with Infantile Nystagmus Syndrome.Strabismus, 2017, 25（1）: 17-22.

［16］Jayaramachandran P, Proudlock FA, Odedra N, et al.A randomized controlled trial comparing soft contact lens and rigid gas-permeable lens wearing in infantile nystagmus.Ophthalmology, 2014, 121（9）: 1827-1836.

［17］Aygit ED, Ocak OB, İnal A, et al.The effects of topical carbonic anhydrase inhibitor in treatment of nystagmus. Int Ophthalmol, 2018, 38（1）: 265-269.

［18］Hertle RW, Yang D, Adkinson T, et al.Topical brinzolamide（Azopt）versus placebo in the treatment of infantile nystagmus syndrome（INS）.Br J Ophthalmol, 2015, 99（4）: 471-476.

［19］李济华, 初宪华, 季强, 等.A 型肉毒杆菌毒素治疗先天性眼球震颤临床研究.中国斜视与小儿眼科杂志, 1999, 7（1）: 7-10.

［20］Hertle RW, Dell' Osso LF, FitzGibbon EJ, et al.Horizontal rectus tenotomy in patients with congenital nystagmus: results in 10 adults.Ophthalmology, 2003, 110（11）: 2097-2105.

［21］谢小华, 吕露, 陈英, 等.眼球震颤诊治进展.国际眼科杂志, 2019, 19（5）: 791-795.

第十三章　眼眶病的康复治疗

第一节　概　述

眼眶作为视器的组成部分，对保护眼球、固定其生理位置极为重要。眼眶病虽然不是常见病和多发病，但内容繁多，与全身各系统联系异常广泛，具有交叉学科的特征，除眼科以外，还涉及颅脑外科、耳鼻喉科、口腔科、医学影像以及组织病理等多学科的专业知识。因此，眼眶病的康复治疗，就要求医师具备更多的全身整体观念和综合知识。

（一）流行病学

天津医科大学第二医院眼科在 1976 年至 1995 年间 3 406 例眼眶病数据分析显示，10种常见的眼眶病依次是甲状腺相关眼病（thyroid-associated ophthalmopathy，TAO）、海绵状血管瘤、炎性假瘤、静脉性血管瘤、颈动脉海绵窦瘘、黏液囊肿、神经鞘瘤、皮样囊肿、脑膜瘤和静脉曲张。海绵状血管瘤多发于中青年，静脉性血管瘤和横纹肌肉瘤常见于青少年。

天津医科大学眼眶病中心 1976—2008 年间的数据分析显示：0~10 岁的患者以毛细血管瘤为主；青少年时期的患者以静脉性血管瘤、视神经胶质瘤、横纹肌肉瘤及绿色瘤居多；中青年患者常发良性病变为甲状腺相关眼病、海绵状血管瘤、神经鞘瘤、脑膜瘤、泪腺多形性腺瘤，恶性病变为泪腺腺样囊性癌；老年患者则以恶性肿瘤及转移癌为主。

眼眶肿瘤的发病年龄具有双峰特点，50 岁左右和 70 岁左右是两个高峰期。甲状腺相关眼病主要发生在中年，40~60 岁。眼眶结构异常性病变随年龄增大而减少。炎症性、血管性、退变性疾病发病情况未见明显年龄趋势。

（二）病理生理

纷繁复杂的眼眶病，按其病理过程分类，无外乎以下五类：炎症、肿瘤、解剖结构异常（获得性或先天性）、血管性病变、变性和沉积性疾病，以上五种病理过程，可以独立存在，也可以一种为主导合并存在。不列颠哥伦比亚大学眼眶病中心近 4 000 例患者中，60.3% 为炎症，18.1% 为肿瘤，解剖结构异常 12.6%，血管性病变 4.6%，变性和沉积性疾病 1.7%，其余为功能性病变。眼眶病变病理分类参见图 13-1-1。

（三）临床表现

眼眶病临床表现千变万化，但万变不离其宗，即疾病病理过程决定其临床表现和发展过程。下面以最常见的炎症和肿瘤为例讲述。

约 60% 的眼眶原发疾病是炎症，其中，85% 以上是甲状腺相关眼病。炎症分为急性、亚急性和慢性。

急性炎症发展迅速，病程以"天"计算。典型的如急性细菌感染所致眶蜂窝织炎，眼眶内白细胞聚集并释放大量化学递质，导致组织坏死和组织结构的破坏；早期具备红、肿、热、痛、功能障碍等急性炎症的典型表现；后期形成脓肿、瘘管；如未及时处理，可能播散。

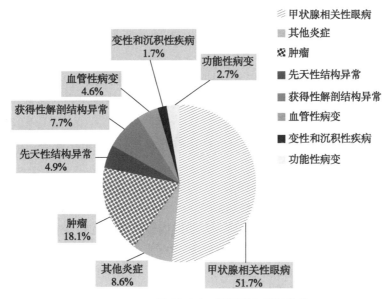

图 13-1-1　眼眶病的病理分类

亚急性炎症发展较慢，病程以周计算。典型的如甲状腺相关眼病，眶内淋巴细胞、肥大细胞和浆细胞浸润，黏多糖、结缔组织和水含量增加，导致眼外肌增粗和眶脂肪增多，临床表现为眼睑、结膜水肿、充血、眼球突出、复视、眼球运动受限、视力下降。

慢性炎症起病慢，表现较为安静，或仅为轻微的炎症体征，可因慢性浸润的占位效应导致组织移位和眼眶功能障碍。典型的如特发性硬化性炎症和眼眶的肉芽肿疾病，炎症刺激网状细胞反应，眼眶浸润，导致组织结构固定，正常组织丢失，不规则肿块形成。

眼眶肿瘤约占眼眶疾病的 18%，其共性为不断生长的肿块，都具有占位效应，根据其生物性行为，分为良性和恶性。良性肿瘤常常是非浸润性的，孤立的，缓慢生长的，比如神经鞘瘤，存在占位效应，不破坏或包裹组织，其表面光滑、规则。恶性肿瘤常常是浸润生长的，除占位效应之外，还存在组织破坏和包裹，导致功能损害，如腺样囊性癌，有不规则的边缘，可以吞没组织、破坏骨质。

较为常见的眼眶外伤，眶骨骨折，属于获得性解剖结构异常。

（四）临床诊断

当临床遇到疑似眼眶病的患者时，医师需要围绕以下两个问题问病史和体检：①病变位于哪里（定位）；②病变是怎样影响眼眶结构的（定性）。

可以通过分析眼眶组织的机械移位明确病变定位。病变使眶组织移位分为正负两种效应。占位效应表现为正效应，即病变将眶组织推离到另一侧，如眶外上方的泪腺多形性腺瘤，眼球向内下移位。眶骨骨折或溶骨等各种原因引起的眶容积增加和眶内容萎缩以及眶内瘢痕等硬化性病变限制、牵引眶组织都可表现为负效应，是眶组织移向病变组织。

眶组织的机械移位可以有水平方向、垂直方向和轴向的移位。引起轴向移位的病变常常位于球后肌锥内。引起水平或垂直方向移位的病变常位于球周相应部位。

除了眼眶组织移位的提示之外，还可以根据功能障碍去判定病变位置。例如，视力下降伴眼球运动障碍的疾病常常位于眶尖。

疾病定位相对容易，定性较为困难。病变定性可以从其所致眼眶组织变化的规律、发病时间和进展速度推断,并且根据病理生理特点,可分为四种基本类型:炎症、占位、浸润、血管性变化。眼眶病变常以其中一种类型为主,可伴有其他类型改变。

炎症效应如前所述,不再赘述。

占位效应包括组织移位,可伴有感觉异常和神经肌肉受压的症状。

浸润性变化指破坏性或/和出血性改变,包括对眼球运动和神经功能的影响,如复视、运动受限、视神经病变、疼痛或感觉异常。

血管性变化,包括静脉扩展、搏动,Valsalva 动作后的血管扩张,组织渗出、出血,血管结构的改变等。

眶组织周期性的变化可以给医师一些提示。如甲状腺相关眼病患者的眼球突出、眼睑水肿和复视在早上常常更为明显,下午略微减轻。

发病时间和进展速度可以提示病变的性质。几小时内骤然发生的病变常常是眶内出血或急性炎症。几天或几周内逐渐发生并持续进展的病变可能是进展期的炎症或肿瘤。数月或数年中隐匿发病的病变一般是轻微的炎症或肿瘤。如果存在搏动性或伴随 Valsalva 动作有所改变,则提示有眶骨缺损或血管系统病变。

(五)临床治疗

根据各类眼眶病的病因和病理生理改变,可以对因或对症地给予药物治疗、物理治疗、放射治疗和手术治疗。

药物治疗可以是局部用药,常常需要同时口服、肌注或静脉用药。常用的药物包括各类抗生素、血管扩张/收缩/硬化剂、高渗脱水剂、抗肿瘤药和免疫调节剂。

物理治疗包括热疗、光疗、电疗、超声波治疗和高压氧疗法。

放射治疗包括电磁射线(如 ^{60} 钴)、粒子射线(如 β 射线)、γ 刀。其中 γ 刀是近年发展起来的一种有效的放射疗法,对某些肿瘤(主要是眶尖部已无视力的肿瘤和眶颅沟通肿瘤)可以达到外科手术的效果,同时可以避免某些手术并发症。

外科手术是眼眶病、特别是眼眶肿瘤治疗的有效方法。眼眶手术可以分为经皮/结膜前路开眶术、经皮外侧开眶术、经皮/鼻内侧开眶术以及经颅开眶术。另外还有眶减压术、眶骨折修复术、视神经减压术、眶内容切除术和眼眶重建术等。

(六)并发症与合并症

眼眶通过眶上下裂、视神经孔等骨隙与颅脑紧密相连,内侧有筛窦,下方有上颌窦,上方有额窦,后方有蝶窦。眼眶的病变容易向颅脑和鼻窦扩散,反之亦然。

如眶深部蜂窝织炎,高眶压可使化脓性病菌或毒素沿眼静脉进入海绵窦引起炎症,导致体温升高,眶深部剧烈疼痛,额部及一侧头痛,恶心、呕吐,严重者神志不清。还可并发眼眶脓肿、脑膜炎、脑脓肿、硬脑膜外脓肿、眶颅骨骨髓炎、暴露性角膜炎、视神经炎、视网膜和脉络膜坏死等并发症。

(七)预防及预后

虽然很多眼眶病,比如眼眶肿瘤,病因不明,难以预防;但最常见的眼眶病——甲状腺相关眼病,在预防方面还是有不少工作可以做的。

1. 甲状腺相关眼病的一级预防　吸烟,特别是当前吸烟,可以增加甲状腺相关眼病的发生/发展风险。相反,戒烟则可以降低甲状腺相关眼病的发生/发展风险。一项前瞻性研究,纳入 253 例新发格雷夫斯病患者,发现当前吸烟>20 支/d 者发生眼病风险的相对危险度为 7.0,而曾经吸烟>20 支/d 者的相对危险度仅为 1.9。

所以,戒烟是所有格雷夫斯病(Graves disease)患者应当遵循的最重要预防措施,是甲状腺相关眼病唯一的一级预防措施。针对无眼病者,应该给予忠告:如果不戒烟,在疾病自然发展的过程中,会有发生甲状腺相关眼病的高风险,而且,吸烟者的眼病更重于非吸烟者;如果戒烟,会降低眼病发生的风险;如果发展为中重度眼病而不戒烟,治疗反应不仅会降低,而且会延迟。当然,针对眼病患者,更有必要敦促其戒烟。

众所周知,患者主动戒烟失败率很高。因此,应当尽一切努力帮助甲状腺相关眼病的吸烟患者戒烟,特别是轻度甲状腺相关眼病者,应推荐到戒烟门诊接受治疗。

2. 甲状腺相关眼病的二级预防　甲状腺相关眼病约 90% 发生于 Graves 甲状腺功能亢进,另 10% 发生于甲状腺功能正常或减退。Graves 甲亢患者 25%~35% 会出现临床的甲状腺相关眼病,剩余的 65%~75% 会伴发亚临床的甲状腺相关眼病。亚临床甲状腺相关眼病仅可通过影像学检查(如 CT、MRI)或特殊的检查(如向上注视的眼压测量)才能够诊断;但是,却可能会发展至不同严重程度的眼病,而且可能和危险因素密切相关,特别是可以矫正的危险因素,如吸烟、甲状腺功能异常和放射性碘治疗。因此,针对亚临床眼病的格雷夫斯病患者,甲状腺相关眼病的二级预防措施包括戒烟、恢复正常的甲状腺功能和谨慎的放射性碘治疗,可适当补硒治疗。

3. 甲状腺相关眼病的三级预防　一旦甲状腺相关眼病进展至临床期,即需要进行三级预防,以避免并发症和减少残疾。三级预防的措施包括:戒烟、恢复正常的甲状腺功能、全程的局部保护性治疗、药物或手术治疗眼病和康复性手术。

4. 预后　眼眶急性炎症,尤其是急性细菌性蜂窝织炎,如果病原体毒力较小,抗感染治疗及时,形成脓肿后及时切开排脓引流,常常能痊愈,预后较好;但如果病原体毒力强,或治疗延误,可引起严重并发症,感染可上行至颅内引起颅内感染甚至败血症,危及生命。

甲状腺相关眼病,轻、中度患者及时有效治疗后多数能恢复正常功能和外观,极重度患者常会残留不同程度的功能障碍和异常外观。

眼眶良性肿瘤,如果与视神经等重要的神经或肌肉、血管无明显粘连,手术完整取出后常可痊愈;若与上述重要结构粘连明显,手术后可能出现相关的并发症如视力下降甚至失明、斜视/复视、上睑下垂等。

眼眶恶性肿瘤,常浸润性生长,可侵蚀骨质,导致眶颅沟通侵犯颅内,如泪腺腺样囊性癌;也可远处转移,或反复复发,其预后严重程度取决于肿瘤的生物性行为特性和分化程度,一般预后较差。

(黄　潇　魏锐利)

第二节　眼眶病的视觉康复

眼眶病引起的视觉障碍有以下几类:①视力下降;②复视;③上睑下垂。本节将针对以上三种视觉障碍鉴别诊断,并提出康复治疗的原则。

一、眼眶病所致视力下降的原因及治疗

任何原因的眶内病变,如果压迫或侵及视神经或眼球,就可导致视力下降或丧失。眶内的

急性炎症、肿瘤，尤其是起源于眶尖部的肿瘤、原发于视神经及其鞘膜的肿瘤，可在疾病早期出现视力下降。肌锥内的占位，压迫眼球后极部可引起脉络膜皱褶、眼轴变短，导致视力下降。眼眶外伤引起视神经损伤，常是眶外上方受力，应力传导至蝶骨小翼，眶内段视神经鞘和骨性视神经管交界处产生类似"挥鞭伤"的改变，较少是视神经管骨折碎片直接嵌顿损伤视神经。

急性炎症如细菌感染所致眶深部蜂窝织炎引起眶压高压迫视神经导致的视力下降，早期需要及时足量抗感染、抗炎、降眶压治疗，脓肿形成后需及时切开引流。

因肿瘤压迫视神经引起的视力下降，如神经鞘瘤、海绵状血管瘤，虽为良性肿瘤，但其占位效应药物治疗或放疗一般均无效果，需要手术开眶取瘤对因治疗。眶尖静脉性血管畸形、海绵状血管瘤等血管性病变，手术摘除风险很大，易引起医源性失明，可在病灶内注入博来霉素缩小血管畸形的体积，术中对眶尖骨壁减压，避免注药后一过性水肿对眶尖重要组织的压迫，从而保全视功能。

眶外伤引起的视神经损伤，其治疗方案业内仍有争议，主要是围绕是否需要行视神经管减压术。视神经管减压术需要切开视神经鞘膜才能达到减压效果，这一操作风险极大，对手术技术要求很高，容易产生医源性失明。一般认为，存在骨折碎片直接嵌顿的需要手术取出碎片并实施视神经管减压术；其他的视神经间接钝性损伤，因水肿等原因受压视力下降的，笔者认为，如果医者所在单位视神经管减压术手术技术非常成熟，可以由专家行视神经管减压术；否则，在全身情况允许的情况下，第一时间给予糖皮质激素冲击治疗，成人予500mg甲泼尼龙针静滴，每8小时1次，连续5次，可以获得和视神经管减压术相当的效果。如果行视神经管减压术，经颅或内镜下经蝶窦入路是较好的选择，术中的立体定向导航技术也会起到很大的帮助。另外，儿童的视神经损伤，即使存在就医延迟，也需要积极救治，其糖皮质激素用量应根据体重适当减少。

甲状腺相关眼病，其病程的不同阶段，引起的视力下降的原因也不同。疾病初期，因为眼睑退缩或眼球突出，结膜、泪阜充血、水肿，眼表泪液成分和泪水引流途径的改变，泪膜稳定性较差，泪液镜不规则并伴有角膜上皮点状脱落，引起一过性视力下降，可予人工泪液、湿房镜等对症治疗；活动期通过糖皮质激素免疫抑制剂冲击治疗；稳定期存在眼睑退缩的，行睑退缩矫正术治疗，睑退缩矫正可选取经结膜米勒氏肌切除术或上睑提肌延长术。病程进展，眶脂肪增多、眼外肌增粗，尤其是内直肌增粗，压迫视神经，视神经供血不足，可表现为色觉异常，视物变暗，局部视野缺损；同时，眶内容增多，眶内血流瘀滞，眶压增高，眼球血液回流不畅，眼压增高，也可以引起视力下降。存在视神经受压的极重度患者，需行眶减压手术，常用的有眼眶骨壁减压术和眼眶脂肪减压术。

一过性黑蒙是一种视神经病变尤其是视神经鞘脑膜瘤较典型的临床症状，可能的原因是当视神经鞘肿瘤增长后压迫视神经的血液供应，当眼球转向某一方向时出现一过性供血障碍而黑蒙，一般持续数秒，而后自然恢复。目前，视神经鞘脑膜瘤的首选疗法是立体定向放射疗法，有研究显示原发性视神经鞘膜脑膜瘤患者接受立体定向放射治疗后68个月时，基于MRI的肿瘤控制率为100%，治疗后患者视力38.4%有提高（10/26），38.4%保持稳定（10/26），23.1%降低（6/26）；在治疗前视力良好（最佳矫正视力6/18或更高）的患者中，有92.3%的患者治疗后视力稳定或改善。总体而言，治疗耐受性良好，没有2级或更高的急性毒性；仅一名患者发展为迟发性3级放射性视网膜病，仅观察到极少的其他眼科并发症。有报道称，位于视神经管内下方的小肿瘤，患者视力进行性下降，进行内镜下经鼻入路手术，该患者术后立即恢复了视觉症状，完全康复。手术后24小时的术后影像学检查显示肿瘤已被完全切除。术后1年，患者眼科检查正常。该报告强调了内镜鼻内入路在特定视神经管病变中的价值。

有些眶内肿瘤体积较小，眼球突出不明显，其引起的视力下降，在临床上易误诊为眼底病、视神经炎、球后视神经炎等病变长期治疗，延误诊断。由于进展缓慢，部分患者单眼视力丧失后很长时间才偶然发现。

有些眼眶病变导致显著的眼球突出，引起暴露性角膜炎，如治疗不及时，可引起角膜溃疡、瘢痕，导致视力下降。因暴露性角膜炎引起视力下降的，予人工泪液保湿、抗生素眼液预防感染，排除感染因素可予角膜绷带镜治疗，必要时行睑裂缝合术保护角膜。

二、眼眶病所致复视的原因及治疗

（一）眼眶病引起复视的原因

任何眼外肌肌源性或神经源性损伤均可引起眼球运动障碍，如果患者视力尚佳，则导致复视。复视是眼眶病较常见的临床体征和症状，但需要详细检查病因。短期内发展的病变常可引起复视，如各种炎症、恶性肿瘤、出血以及眼位突然变化如静脉曲张、外伤骨折、近期眼眶手术等。病程进展非常缓慢的疾病，如眼眶一些体积较大的良性肿瘤，虽然眼球突出非常明显，甚至突出睑裂外，却不出现复视，可能是因为较长的病程和缓慢的变化使大脑适应了物像的变化。

一般某一条肌肉或其支配神经发生病变时常致此条肌肉运动障碍，如内直肌炎症多出现眼球内收受限，展神经受压麻痹导致外展受限；而TAO多相反，如下直肌肥厚或纤维化引起向下牵拉眼球，所以临床常见眼球向上运动受限。

（二）眼眶病引起复视的治疗

眼眶急性病变引起的复视，抗炎、止血、骨折修复、降眶压等对因、对症治疗后，有些复视可消除，无需手术矫正。前期治疗结束，疾病进入稳定期后，仍有复视的，若复视度数较小，可行棱镜片或压贴棱镜片矫正；度数较大，无法耐受棱镜片的，需要手术治疗。麻痹性复视的治疗和康复，参见第十二章第二节斜视的康复，此处不赘述。下面主要谈一下最常见的眼眶病——甲状腺相关眼病引起的限制性斜视复视的治疗。

TAO复视的手术时机，应该是甲状腺相关眼病的稳定期，即甲状腺功能正常、甲状腺相关眼病不活动和眼球运动功能稳定至少6个月。另外，如需进行眼眶减压手术，眼外肌手术必须在其后至少3个月再实施。术前需要评估疾病活动性、斜视角、眼球运动情况等，而且需多次复查。另外，应该进行被动牵拉试验，确认是纤维化的眼外肌功能障碍所致限制性斜视复视。

TAO复视手术成功的标准为：①双眼单视视野增加；②Graves眼病生活质量问卷调查表（GO~QoL）评分改善。

TAO复视的手术目的是恢复双眼对称运动，增加双眼单视视野；原则是后徙纤维化的眼外肌，解除限制因素。

手术方法：表面麻醉，主动运动试验和被动运动试验确定受累眼外肌。以角膜缘为基底的结膜切口，拉钩分离眼外肌，预置缝线。受累眼外肌自眼球壁完全游离。主动运动试验和被动运动试验，确定游离的眼球运动功能。嘱患者尽量向相反方向注视，如下直肌后徙，向上注视，如内直肌后徙，向外注视，确定后徙量。在无张力的状态，眼外肌后徙，重新固定至巩膜壁或以不可吸收缝合线悬吊于原肌止端。随之，单眼主动运动功能检查。如果主动运动功能发生翻转，即向受累眼外肌之方向的眼球运动受限，则受累眼外肌的后徙稍向前移或略收紧悬吊线。嘱患者视近处和远处视标，确定复视得以缓解；遮盖试验，确定斜视得以缓解。8-0可吸收线缝合球结膜。

　　TAO 患者水平和垂直两个方向常常都有运动受限,复视也常是斜向的。首次手术选择复视最明显的方向,如水平方向复视明显,轻度的垂直复视,患眼内直肌增粗明显,外展受限,则选择患眼内直肌后徙术。术后垂直复视常常有所改善甚至完全缓解。若两个方向均有明显的复视,则处理较为困难,需要分 2 次,甚至 3 次手术矫正。

　　术后可能有残存的小度数复视可以通过佩戴压贴棱镜片矫正。

三、眼眶病所致上睑下垂的原因及治疗

(一)眼眶病引起上睑下垂的原因

　　眶上方或眶尖浸润性病变如炎症、恶性肿瘤等均可导致不同程度的上睑下垂,如眶上部炎性假瘤、上直肌肥大性肌炎、静脉性血管瘤、淋巴管瘤、眶尖部病变、某些恶性肿瘤、神经纤维瘤病等。外伤也是导致上睑下垂的原因之一,尤其是颅底或颌面部严重外伤,除上睑下垂外常含并其他脑神经如动眼神经、滑车神经和外展神经麻痹。

　　重症肌无力是自身免疫性疾病,眼肌受累在所有重症肌无力患者中约为 90%。肌肉易疲劳和缓解复发是其特征性表现,几乎总有一定程度的上睑下垂,最初常为单侧,也有白天或疲劳后加重的现象。眼外肌受累并无定式,眼球向上运动常最先受累,内收肌无力也很常见,临床可表现为单一或全部眼外肌麻痹。重症肌无力的临床诊断主要依据病史和体检,新斯的明试验阳性对诊断最有帮助。甲状腺相关眼病有时可合并重症肌无力。

(二)上睑下垂的治疗

　　眼眶病引起的上睑下垂的治疗和康复,参见第二章第二节眼睑位置异常的治疗和康复,此处不再赘述。

(黄　潇　魏锐利)

第三节　义眼手术及验配

　　为填补眼球摘除或眼内容摘除术后空虚的眶腔,常需植入义眼台改善外观。目前主流的义眼台材料为羟基磷灰石(hydroxyapatite,HA)和高密度聚乙烯,本节将以 HA 义眼台为例,简要介绍义眼手术的适应证和手术时机、手术方式、义眼尺寸选择。

一、义眼手术适应证和手术时机

(一)一期义眼植入手术适应证

　　除眼部恶性肿瘤、感染性眼内炎和新鲜的眼球破裂伤外,符合眼球摘除或眼内容摘除手术适应证,且患者要求行义眼台植入的,都可以在眼球摘除或眼内容摘除的同期行义眼台植入手术。

(二)二期义眼植入手术适应证

　　先行眼球摘除或眼内容摘除手术,而后再择期行义眼台植入手术称为二期义眼植入手术;一般在前次手术之后 1~2 个月,局部水肿消退后即可实行。如术后时间过长,则眶内组织萎缩,眼外肌痉挛,眶内瘢痕形成,术中不易寻找眼外肌,会影响手术效果。

　　但是肿瘤,尤其是恶性肿瘤患者,建议观察 1 年以上,确实无复发再行义眼植入术。若接受放射治疗,则需待放疗结束后至少半年到 1 年再行此手术。

二、义眼植入术的手术方式

（一）一期义眼植入术手术方式

麻醉：多采用全身麻醉，或局部麻醉加全身镇静镇痛。2% 利多卡因及 0.75% 罗哌卡因（1:1 混合，含 1:100 000 肾上腺素）球后及球周浸润麻醉，球结膜下浸润麻醉。

眼球摘除：沿角膜缘全周剪开球结膜，并沿四直肌间分离。在四直肌附着处肌腱上预置牵引线，然后离断直肌，断视神经行眼球摘除，热盐水纱布肌锥内压迫止血。

义眼台植入：用塑料片包裹 HA 义眼台植入肌锥腔内，抽出塑料片。

异体巩膜覆盖：有条件的单位，取眼库甘油保存的异体巩膜（或异体硬脑膜、阔筋膜）置于生理盐水中复水 15 分钟，再用妥布霉素生理盐水溶液浸泡 10 分钟，然后用双层或单层异体巩膜覆盖 HA 义眼台前 1/2 部分，以 6-0 可吸收线将 4 条直肌在对应肌止端处与异体巩膜缝合；没有相关条件的单位，可直接将 4 条直肌的预置缝线缝合固定于 HA 义眼台的前端，或两条水平直肌和两条垂直直肌的预置缝线分别打结，将义眼台包裹于肌锥腔内。

缝合：筋膜和球结膜分层间断缝合。结膜囊内置入透明眼膜，睑缘暂行 1 针褥式缝合，以防术后结膜水肿脱垂。

注意：筋膜层的紧密闭合非常重要，特别是未行异体巩膜覆盖时，要以 6-0 可吸收线行内翻褥式缝合法缝合筋膜层，球结膜层可以 6-0 可吸收缝线间断缝合。

术后处理：全身予口服或静脉地主抗生素 3 天，可予止血剂 1 次；眼部予加压包扎 48 小时，局部抗生素眼水点眼每日 3~4 次，5 天拆除睑缘缝线，结膜缝线不必拆除。根据结膜水肿消退及伤口愈合情况，在术后 3 周左右佩戴临时义眼，术后半年再定制义眼。

（二）二期义眼植入术手术方式

麻醉方法同前。

预置直肌牵引线：沿原瘢痕处切开球结膜及浅层筋膜，充分分离至上、下、左、右眶缘，嘱患者上下左右运动，即见到四直肌运动的凹陷点，寻找出四条直肌，预置四条直肌牵引线。如为全麻，术中无法看到直肌运动，可用有齿镊于肌肉凹陷点处牵拉，如有张力，则为直肌。分离肌锥腔，热盐水纱布肌锥内压迫止血。如为眼内容摘除术后，有自体巩膜存在，自颞上至鼻下象限将巩膜剪成两半，再断视神经。

义眼台植入及后续操作同眼球摘除术后一期义眼台植入术。

三、义眼台尺寸的选择

有临床病例回顾性研究显示，患者眼轴实际长度减 2mm，或 A 型超声测量眼轴长减 1mm，为较理想的植入物尺寸。

正常成人眼球直径为 24mm，体积约为 6.5~7.2ml。义眼片平均体积约为 2.4ml。所以植入的义眼台体积 4.7ml 较为合适，即需植入直径 21mm 的义眼台。

因外伤或眶内多次手术后眶内软组织及脂肪有不同程度的萎缩，成年男性一般需植入直径 22~23mm 的义眼台，成年女性可视情况植入 21~22mm 直径的义眼台。

12 岁左右儿童眶腔发育接近成人大小，可按成人尺寸选择义眼台。为促使幼童患者眶腔发育，应植入偏大的义眼台：3 岁植入直径 20~21mm 的，5~6 岁植入直径 21~22mm 的。

（黄　潇　魏锐利）

第四节　眶内容剜出术后的整形康复

　　眶内容剜除术后，眶周区域缺损畸形，严重影响患者颜面部的美观和生存质量。目前解决这个问题的较好的办法，是根据患者缺损区域大小和类型配置赝复体。赝复体通过精准的测绘技术打造成形，固定于体表，可以方便拆卸；形态逼真，与健眼可以做到基本一致；有利于患者的术后康复，消除或减少患者因遗留缺损而导致的心理障碍和精神创伤。但是赝复体不是自身组织，可能会引起皮肤过敏反应，有时会有感染或炎症反应。

　　常见的永久性赝复体有无镜架赝复体、连接眼镜架的赝复体、骨整合种植体支持的赝复体三大类。无镜架赝复体靠黏合剂固定于眼窝皮肤面，黏附力一般在一天以内，第二天佩戴时需要使用新的黏合剂。如果患者皮肤对黏合剂过敏，或担心佩戴时赝复体脱落，或健眼因屈光不正需要戴镜，可以选择连接眼镜架的赝复体。要求更高的患者可以选择类似于种植牙的骨整合种植体支持的赝复体。

　　一般在术后 6 个月，患者伤口完全愈合、眼窝大小稳定后，制作永久性赝复体。在自然光下，测量健侧眼睛虹膜和瞳孔的直径，上下眼睑距离，内外眦之间的距离，以及瞳孔、虹膜与眼睑、睫毛的毗邻关系。使用快凝的乙烯基聚硅氧烷为材料制作赝复体石膏阴阳模型，再根据该模型做赝复体的石蜡模型，最后制成硅胶赝复体，并在眼睑处安置睫毛。将硅胶赝复体安置于患者眼窝内，对比健眼，完成细节补色。

（黄　潇　魏锐利）

参 考 文 献

［1］宋国祥.眼眶病学.第2版.北京：人民卫生出版社，2010.

［2］鲁特曼.眼眶疾病.第2版.孙丰源，译.天津：天津科技翻译出版公司，2006.

［3］肖利华.现代眼眶病诊断学.北京：北京科学技术出版社，2006.

［4］Yue H, Qian J, Elner VM, et al.Treatment of orbital vascular malformations with intralesional injection of pingyangmycin.British Journal of Ophthalmology, 2013, 97（6）：739-745.

［5］魏锐利，程金伟.甲状腺相关眼病.北京：科学出版社，2018.

［6］Udhay P, Bhattacharjee K, Ananthnarayanan P, et al.Computer-assisted navigation in orbitofacial surgery. Indian J Ophthalmol, 2019, 67（7）：995-1003.

［7］Güler TM, Yılmazlar S, Özgün G.Anatomical aspects of optic nerve decompression in transcranial and transsphenoidal approach.J Craniomaxillofac Surg, 2019, 47（4）：561-569.

［8］Ratnayake G, Oh T, Mehta R, et al.Long-term treatment outcomes of patients with primary optic nerve sheath meningioma treated with stereotactic radiotherapy.J Clin Neurosci, 2019, 68：162-167.

［9］Hunt PJ, DeMonte F, Tang RA, et al.Surgical Resection of an Optic Nerve SheathMeningioma：Relevance of Endoscopic Endonasal Approaches to the Optic Canal.J Neurol Surg Rep, 2017, 78（2）：e81-e85.

［10］李冬梅.眼整形美容外科图谱.第2版.北京：人民卫生出版社，2016.

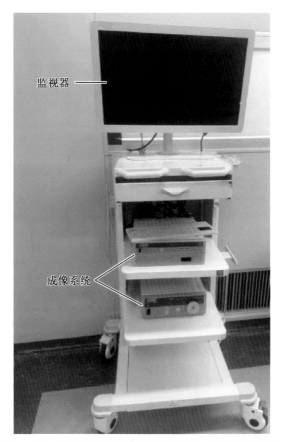

监视器

成像系统

图 3-3-1　内镜摄像系统、监视器及图像、录像采集系统

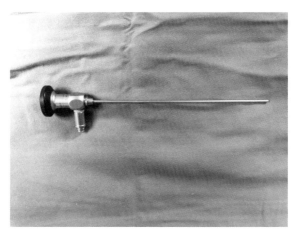

图 3-3-2　0°内镜

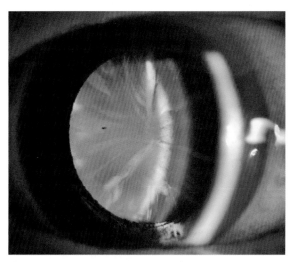

图 7-2-1 年龄相关性白内障

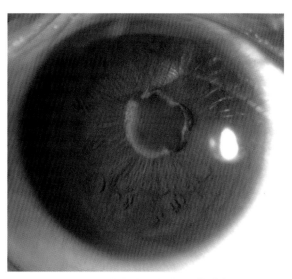

图 7-2-2 并发性白内障(葡萄膜炎)

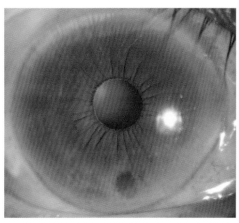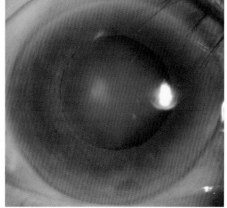

图 7-2-3 假性囊膜剥脱:小瞳孔与散瞳后

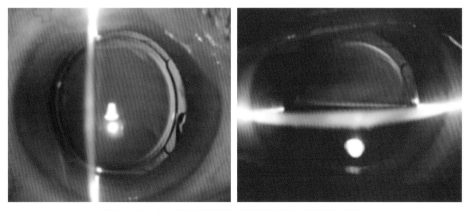

图 7-2-4　人工晶状体偏位：裂隙灯 90°；裂隙灯 180°

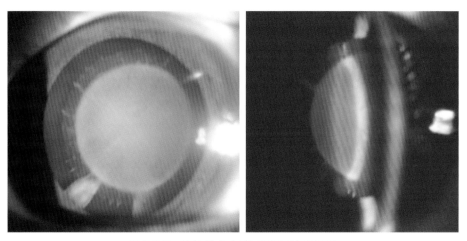

图 7-2-5　绕核性白内障：正面观与侧面观

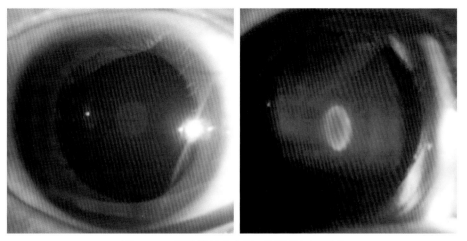

图 7-2-6　胚胎核性白内障：正面观与侧面观

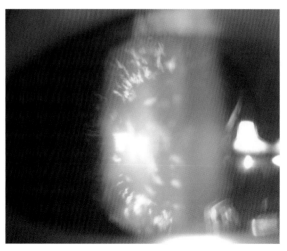

图 7-2-7　点状白内障

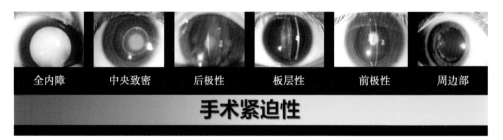

全内障　　中央致密　　后极性　　板层性　　前极性　　周边部

手术紧迫性

图 7-5-1　先天性白内障形态、位置与手术紧迫性间的关系
不同形态先天性白内障手术紧迫性从红到蓝逐步降低

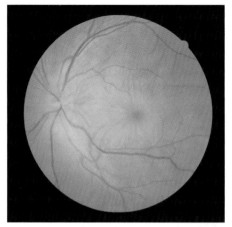

图 8-3-1　低眼压导致视盘水肿、静脉略迂曲、
黄斑区皱褶

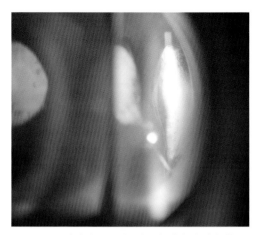

图 8-3-2　房角镜下见超过 3 个钟点的睫状体从
巩膜突上解离下来，前房与脉络膜上腔沟通

4

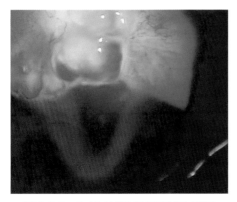

图 8-3-3　Seidel 试验显示滤过泡渗漏

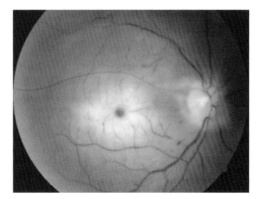

图 10-3-1　CRAO 眼底照

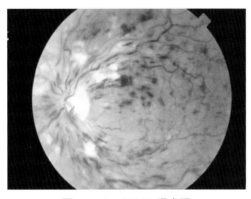

图 10-3-2　CRVO 眼底照

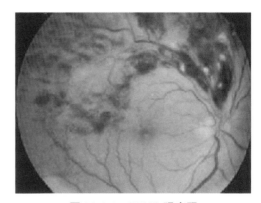

图 10-3-3　BRVO 眼底照

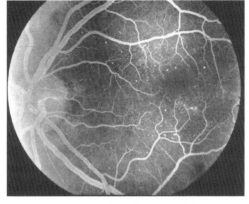

图 10-3-4　NPDR　FFA 检查

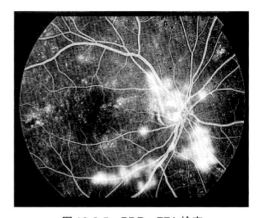

图 10-3-5　PDR　FFA 检查

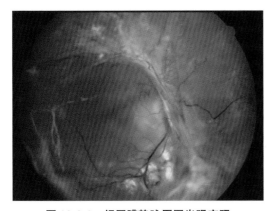

图 10-3-6 视网膜静脉周围炎眼底照

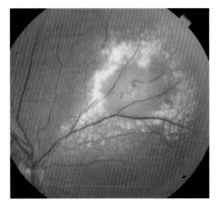

图 10-3-7 Coats 眼底照

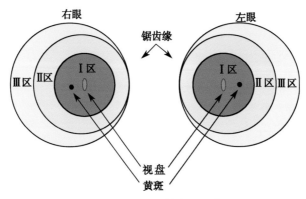

图 10-3-8 ROP 的分区示意图

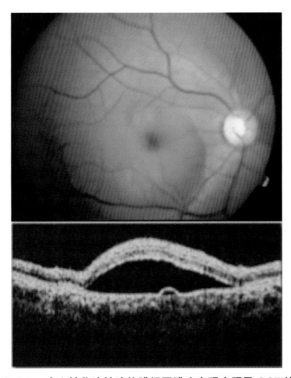

图 10-3-9 中心性浆液性脉络膜视网膜病变眼底照及 OCT 检查

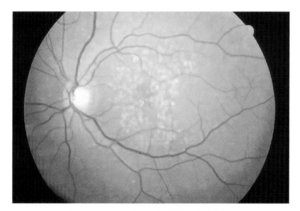

图 10-3-10　萎缩型 AMD 眼底照

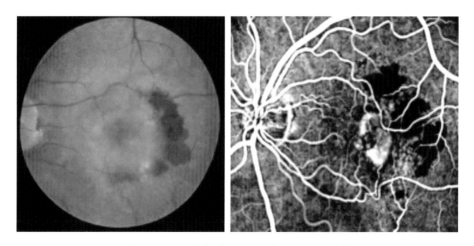

图 10-3-11　渗出型 AMD 眼底照及 FFA 检查

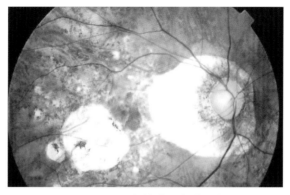

图 10-3-12　近视性黄斑变性眼底照

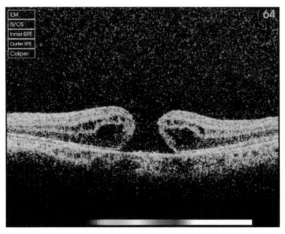

图 10-3-13　黄斑裂孔 OCT 检查

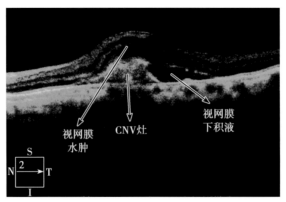

图 10-4-1　OCT